全国名老中医药专家

陈扬荣学术思想和临证经验

陈扬荣◎主审　吴　竞◎主编

陳揚榮印

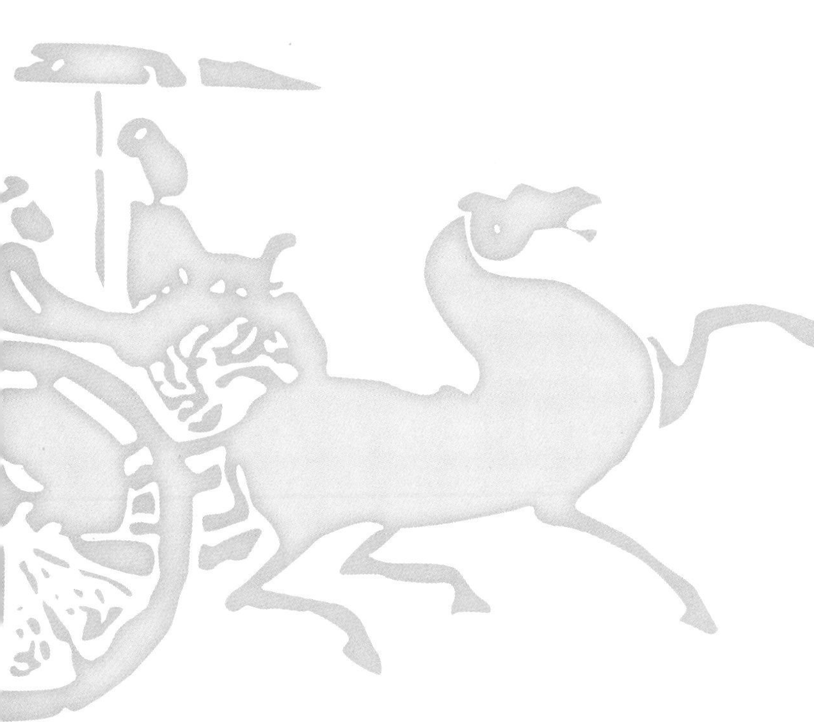

主　审　陈扬荣

主　编　吴　竞

副主编　任文英　李鹏飞

编　委　王　永　章　亭　黄争荣

朱为坤　王玉海　陈壮威

林雪琴　李兰芳　朱小洪

林佳莺

图书在版编目（CIP）数据

全国名老中医药专家陈扬荣学术思想和临证经验 / 吴竞主编．—福州：福建科学技术出版社，2020.12
ISBN 978-7-5335-6292-2

Ⅰ．①全… Ⅱ．①吴… Ⅲ．①中医临床－经验－中国－现代 Ⅳ．①R249.7

中国版本图书馆 CIP 数据核字（2020）第 233877 号

书　　名　全国名老中医药专家陈扬荣学术思想和临证经验
主　　编　吴竞
出版发行　福建科学技术出版社
社　　址　福州市东水路 76 号（邮编 350001）
网　　址　www.fjstp.com
经　　销　福建新华发行（集团）有限责任公司
印　　刷　福州德安彩色印刷有限公司
开　　本　889 毫米 ×1194 毫米　1/16
印　　张　22
插　　页　20
图　　文　352 码
版　　次　2020 年 12 月第 1 版
印　　次　2020 年 12 月第 1 次印刷
书　　号　ISBN 978-7-5335-6292-2
定　　价　238.00 元

陈扬荣

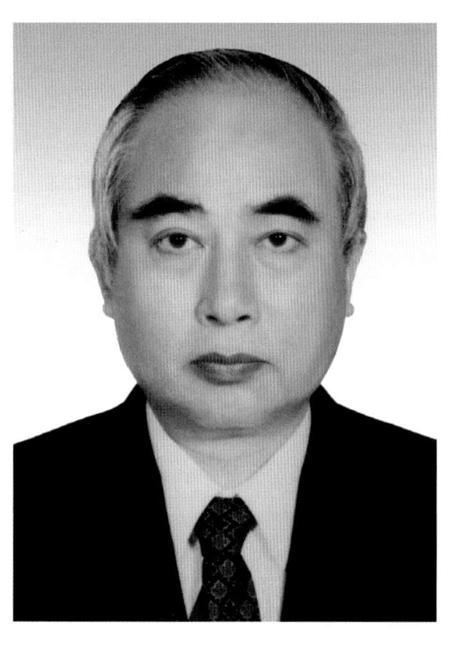

陈扬荣，男，福建莆田人，1942年9月生。原福建中医学院（现福建中医药大学）副院长，福建中医药大学教授，福建省重点学科中医临床基础学科创建带头人，北京中医药大学中医临床基础学科博士生导师。曾获福建省优秀教师等称号。享受国务院政府特殊津贴，为第三批全国名老中医药专家学术经验继承工作指导老师、全国名老中医药传承工作室专家。曾任福建省中医基础理论整理委员会主任委员、福建省中医内科专业委员会顾问、全国中医药高等教育学会临床研究会顾问，被特聘为中医药文化研究会医药科技专家委员会专家。现任福建省中医药学会传承研究分会顾问。

陈扬荣从医从教五十四载，在医教研三结合道路上不断前进，是全国名老中医药专家、福建省著名温病学和内科学专家，在国内享有一定声誉。先后主持10余项省部级课题，获奖10多次，在国内外学术刊物发表系列研究论文100余篇，多次应邀赴港澳台进行学术交流。

陈扬荣简介

扬荣老师的学术思想和临证经验的总结，是我省中医药学术的传承与弘扬。

陈立典敬题

二〇二〇年三月

（陈立典：教授、医学博士、主任医师、博士生导师，岐黄学者，现任福建中医药大学党委书记）

序

学术思想和临床经验的总结是中医药传承的重要组成部分。长期以来，中医药学家在长期的临床实践中总结了自己的经验并不断凝练成为自己的学术思想，形成了相应的文献资料，为后人留下了宝贵的财富。

陈扬荣教授长期从事中医药临床、教学和管理工作，他早年毕业于福建中医学院，先后担任福建中医学院中医系主任和副校长等职，在中医临床尤其是温病学理论和实验研究方面具有很高的学术造诣。同时，他把相关的研究成果广泛用于传染病和内科杂病的临床诊疗中，得到了良好的疗效。陈扬荣教授从领导岗位退下来后依然坚持临床工作，更加难能可贵的是他不辞辛劳，系统总结了自己50余年从医的心得和学术思想，编撰成《全国名老中医药专家陈扬荣学术思想和临证经验》一书，形成了自己比较完整的学术体系，也为后人开展中医温病学研究和内科杂病的临床治疗，提供了一部难得的参考书。

本书分为5章，包括陈扬荣教授的学术思想、临证治验、学术传承、教学研究和师生情，也收录了陈教授在不同时期的部分学术论文，从不同层面展示了陈教授渊博的学识和丰富的临床经验。

对于中医药院校的学生和广大中医药工作者而言，本书具有很好的参考价值和临床指导意义。

陈扬荣教授是我的老领导、老前辈，在本书即将付梓之际，陈教授让我为本书作序，实在诚惶诚恐，然恭敬不如从命，故不揣荒陋，谨此数语，以表敬意！

是为序！

福建中医药大学校长 李灿东

2020年3月1日

（李灿东：教授、医学博士、主任医师、博士生导师，岐黄学者，现任福建中医药大学校长）

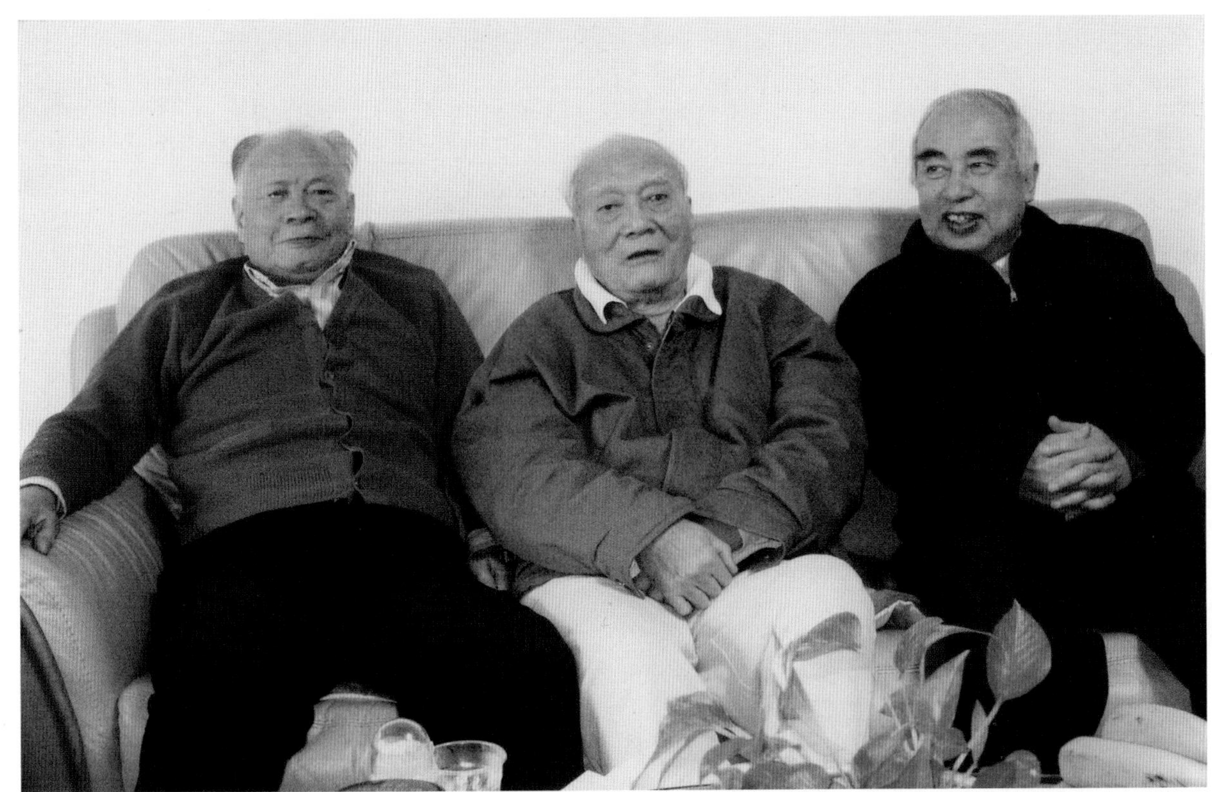

福建中医学院首任党委书记李庆京（中）、福建中医学院原人事处处长卑孔廉（左）、陈扬荣教授（右）

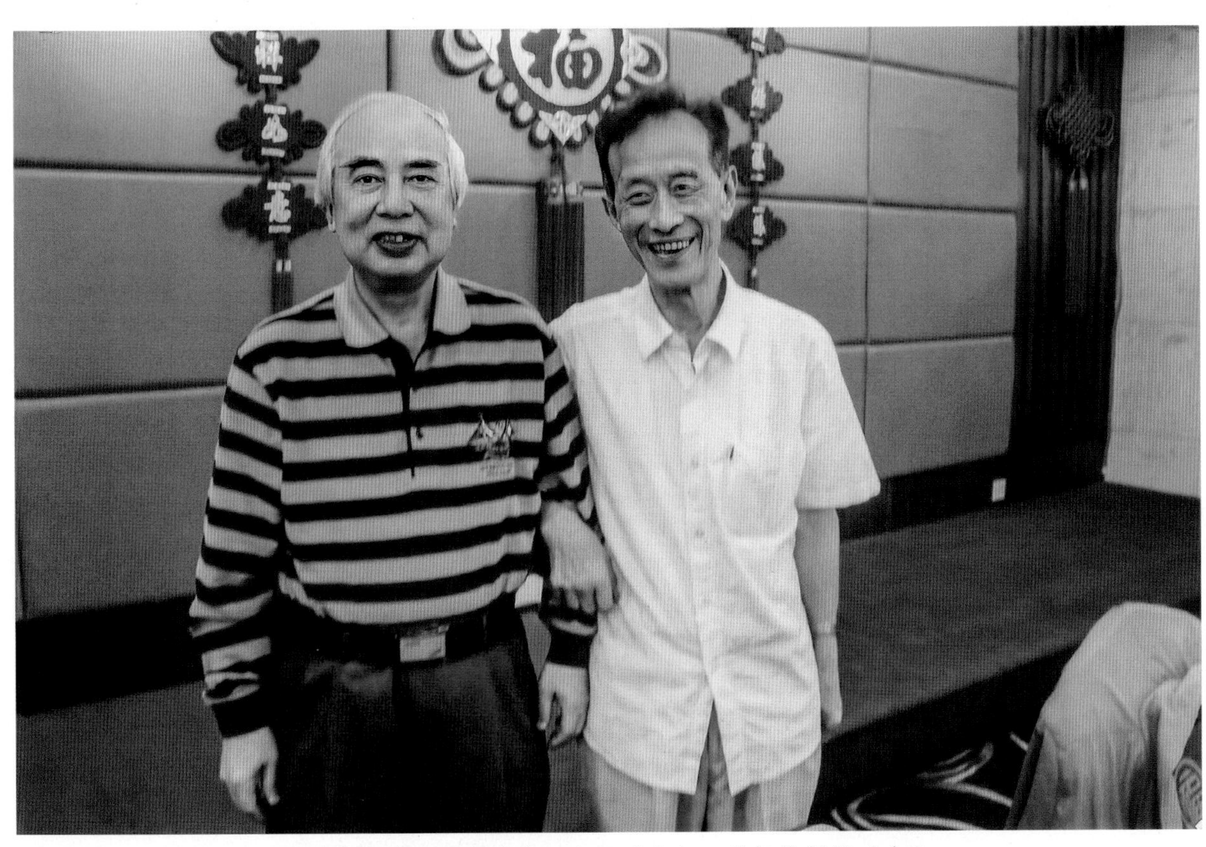

福建中医学院原党委书记朱旭（右）、陈扬荣教授（左）

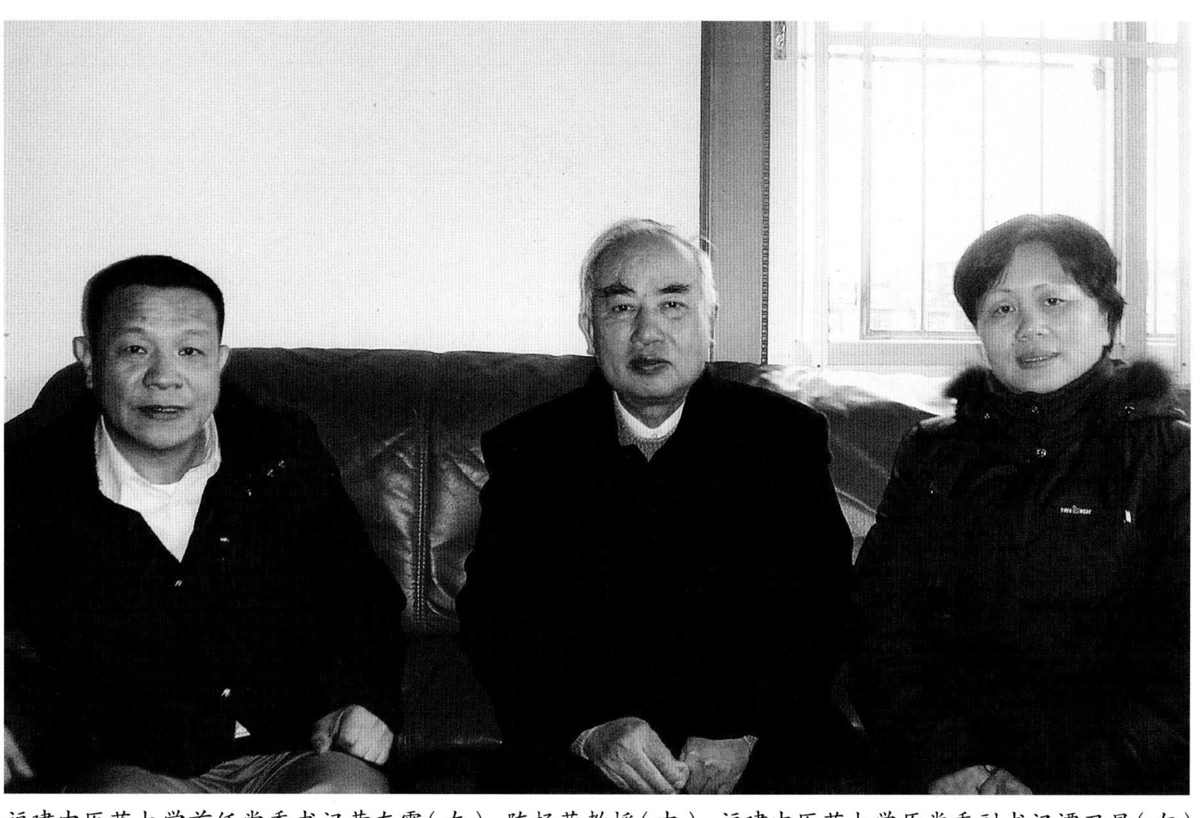

福建中医药大学首任党委书记黄友霖（左）、陈扬荣教授（中）、福建中医药大学原党委副书记谭卫星（右）

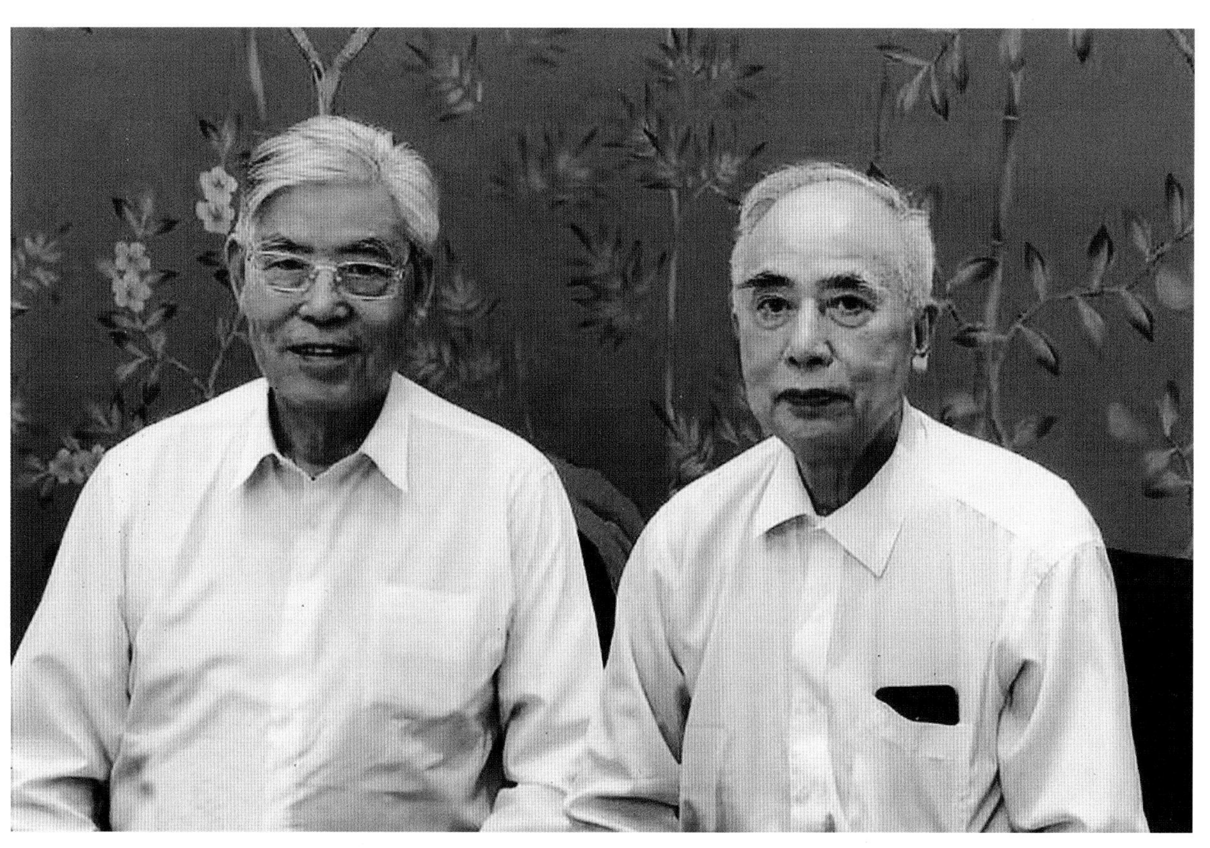

国医大师晁恩祥教授（左）、陈扬荣教授（右）

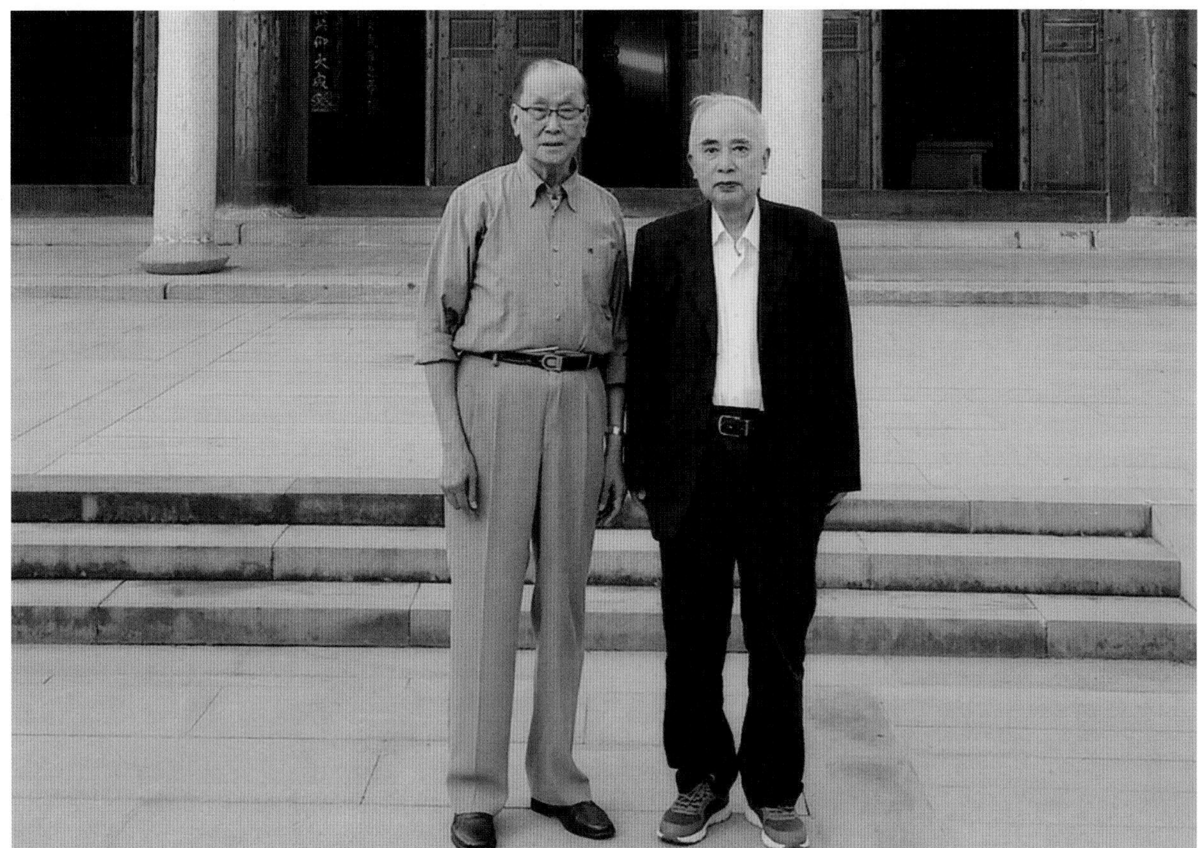

国医大师杨春波教授（左）、陈扬荣教授（右）

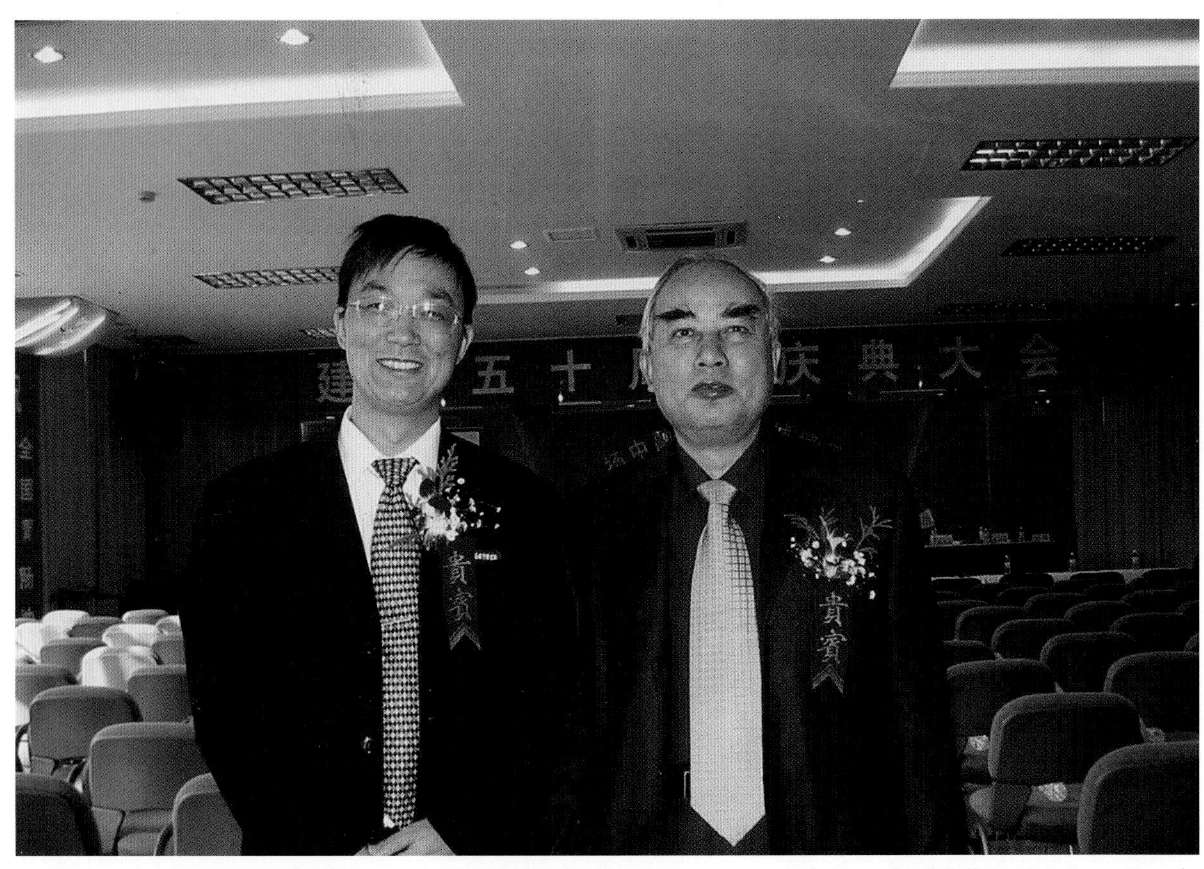

时任福建中医学院副院长、现任福建省政协副主席刘献祥（左），陈扬荣教授（右）

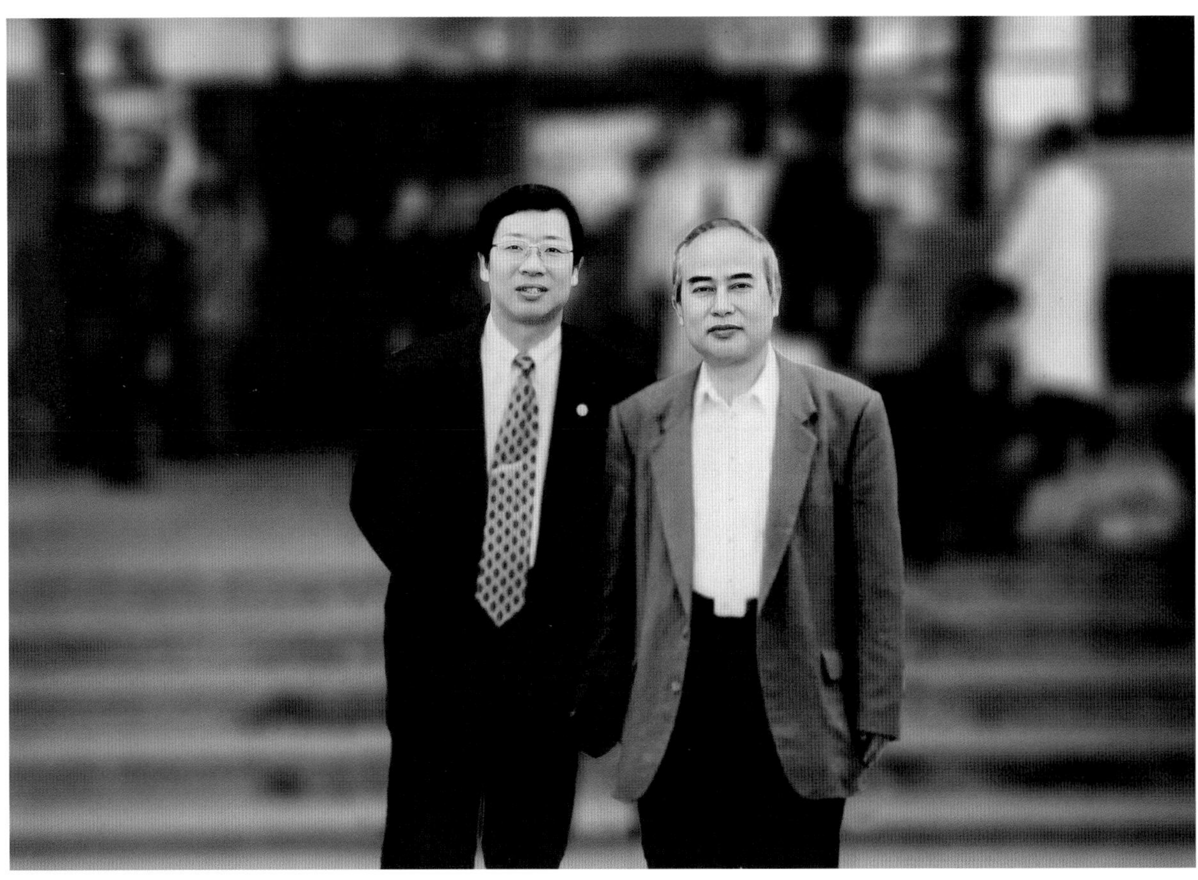

时任福建省人大原副秘书长方群（左）、陈扬荣教授（右）

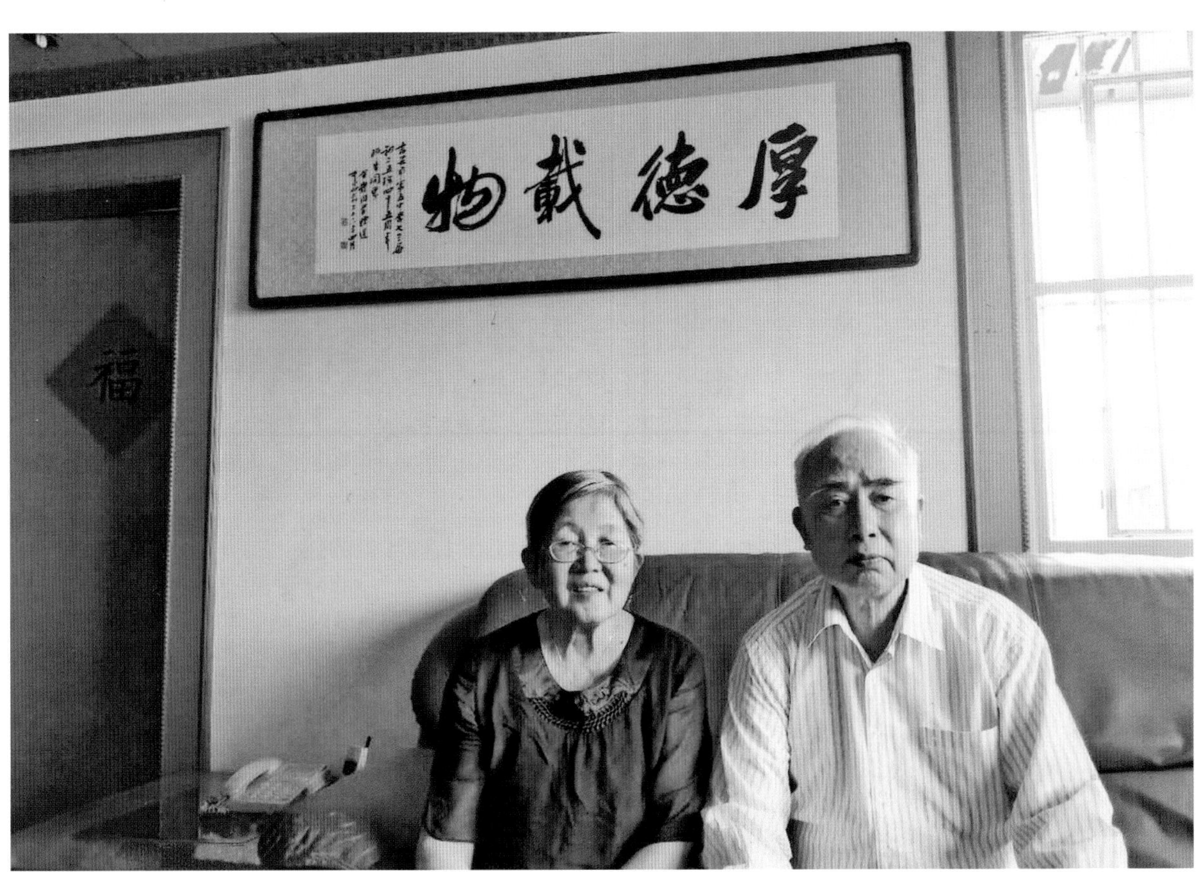

江明教授（左）、陈扬荣教授（右）

中国中医研究院全国中医研究班开学典礼留影

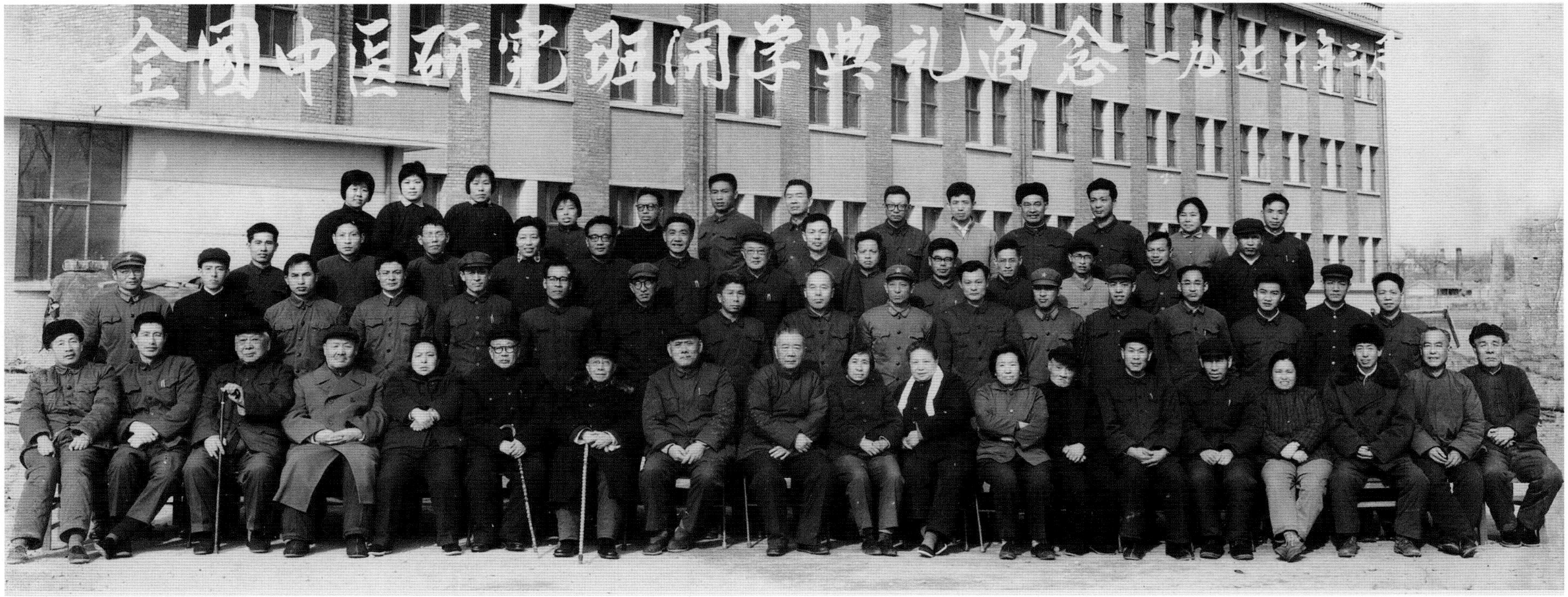

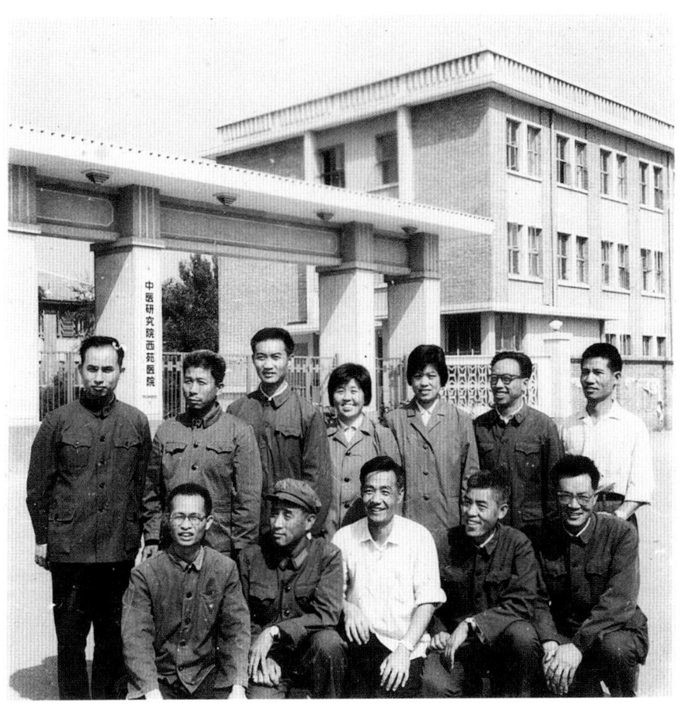

全国中医研究班部分学员合影

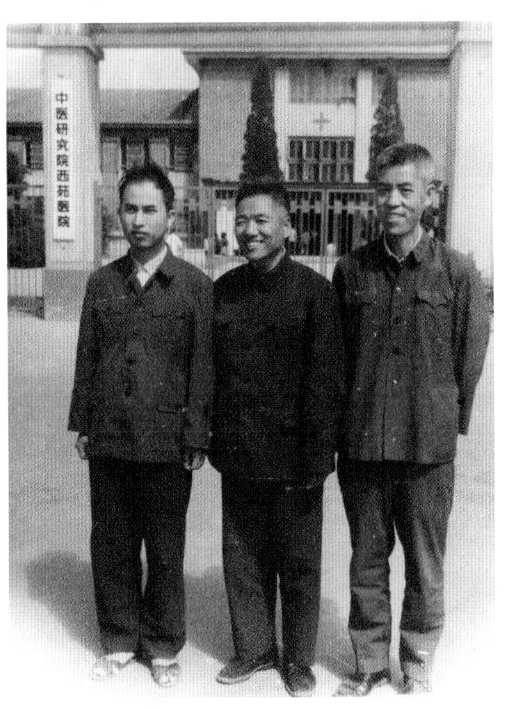

全国中医研究班福建学员陈扬荣（左）、内蒙古学员曹恩祥（右）

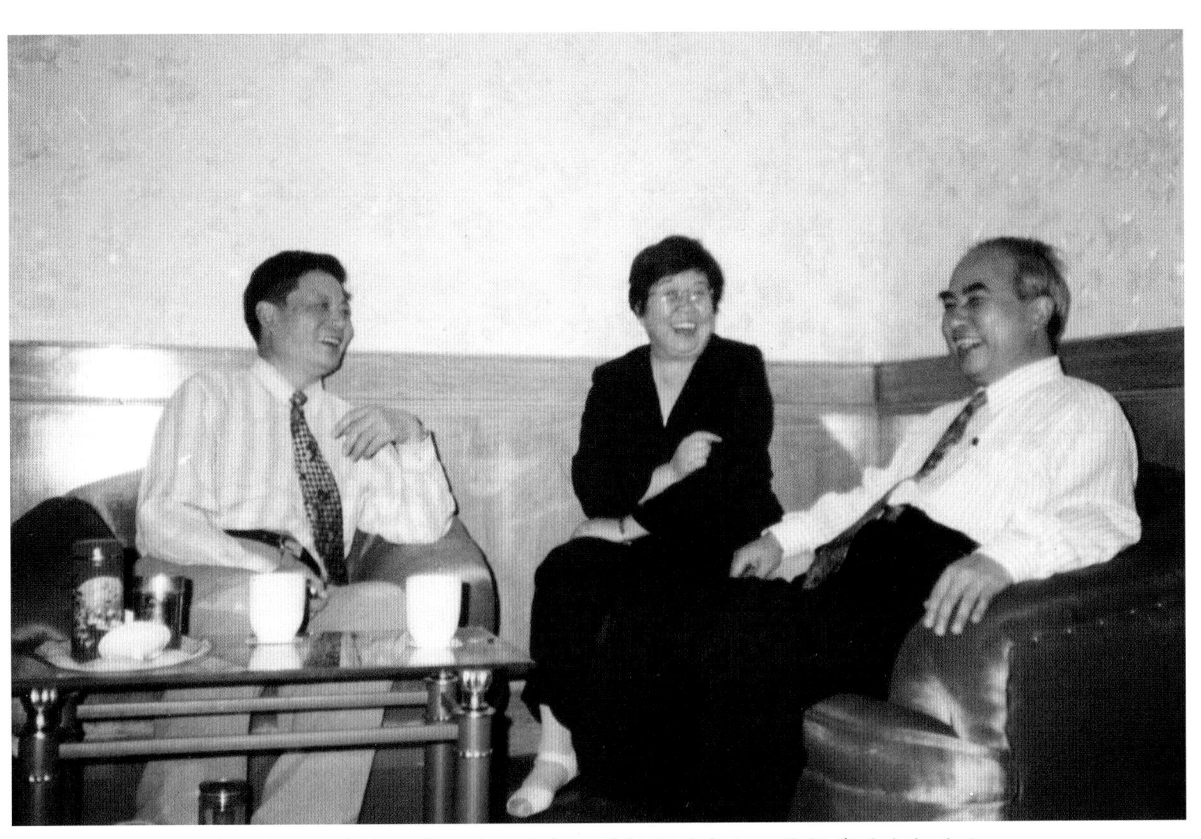

全国中医研究班同学王琦（左）、姜静澜（中）、陈扬荣（右）重聚

福建中医学院学术活动留影

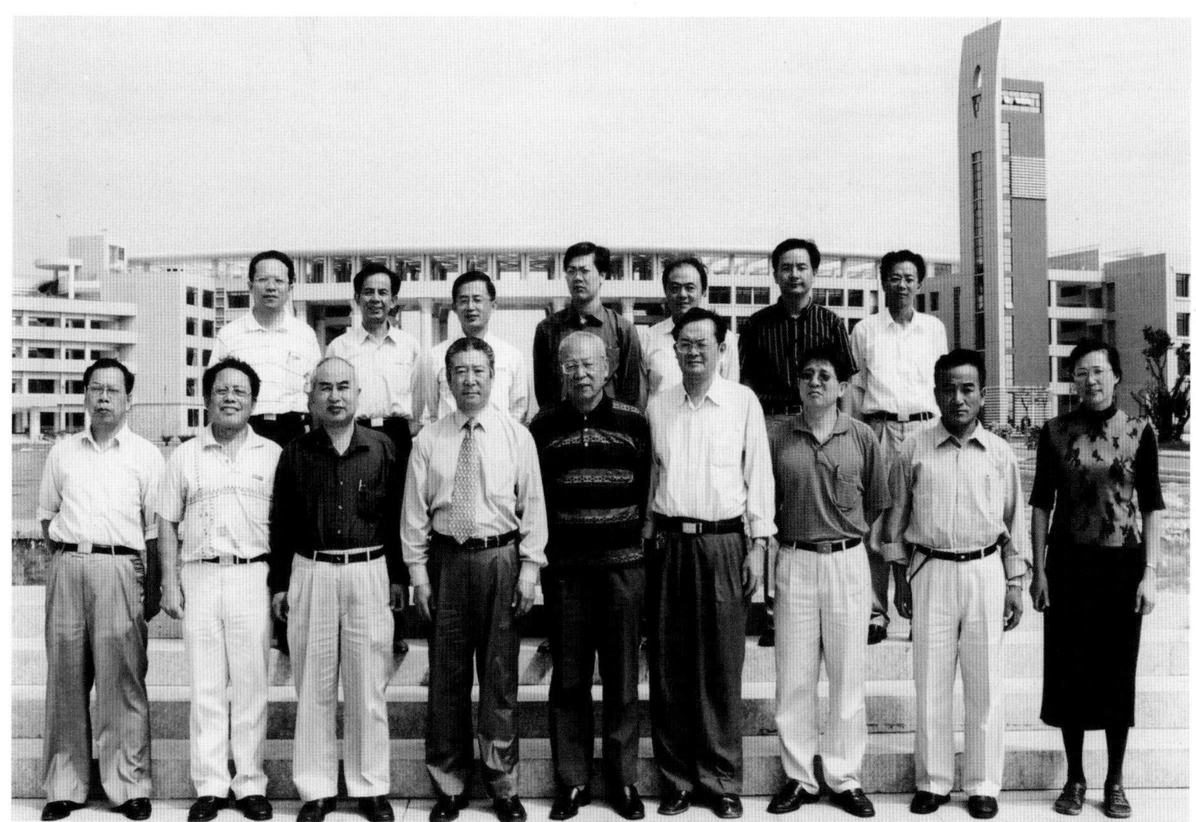

2003年教育部本科教学评估检查团来福建中医学院指导工作全体成员合影

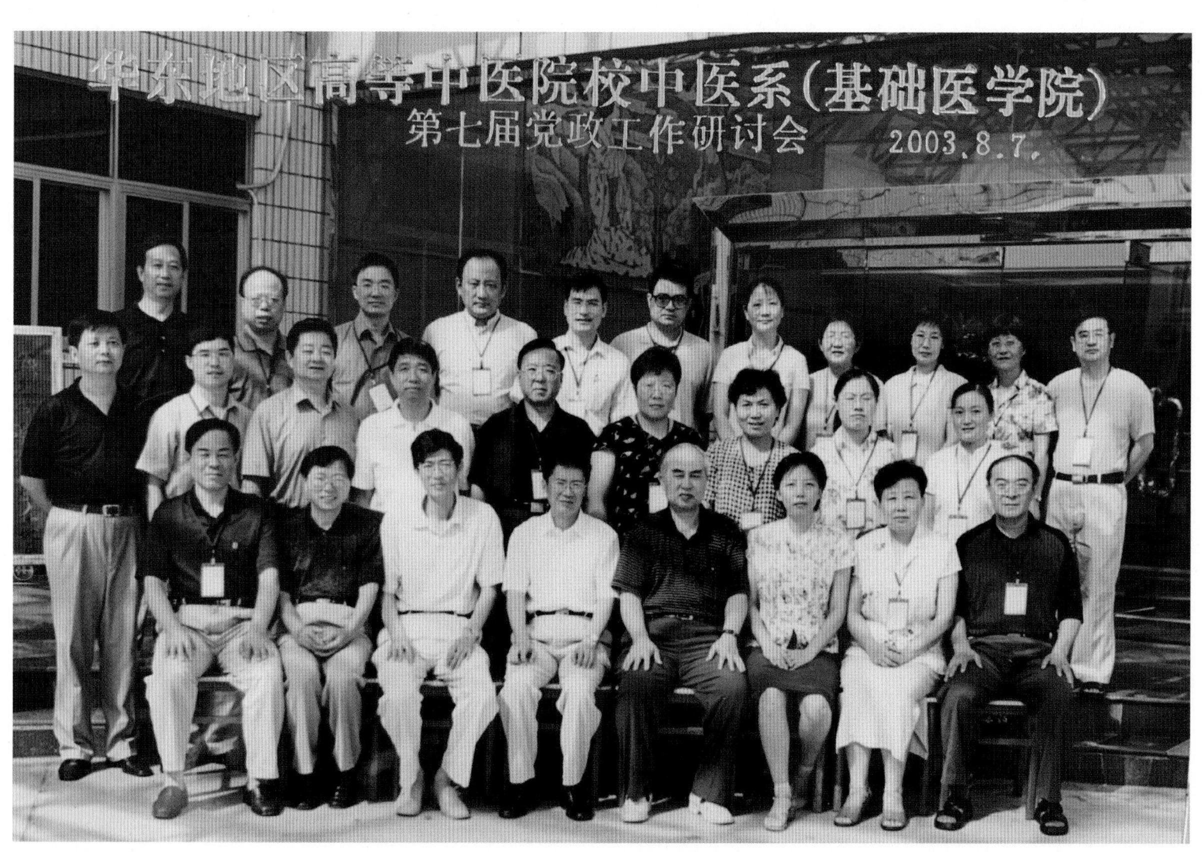

2003年华东地区高等中医院校中医系（基础医学院）第七届党政工作研讨会全体成员合影

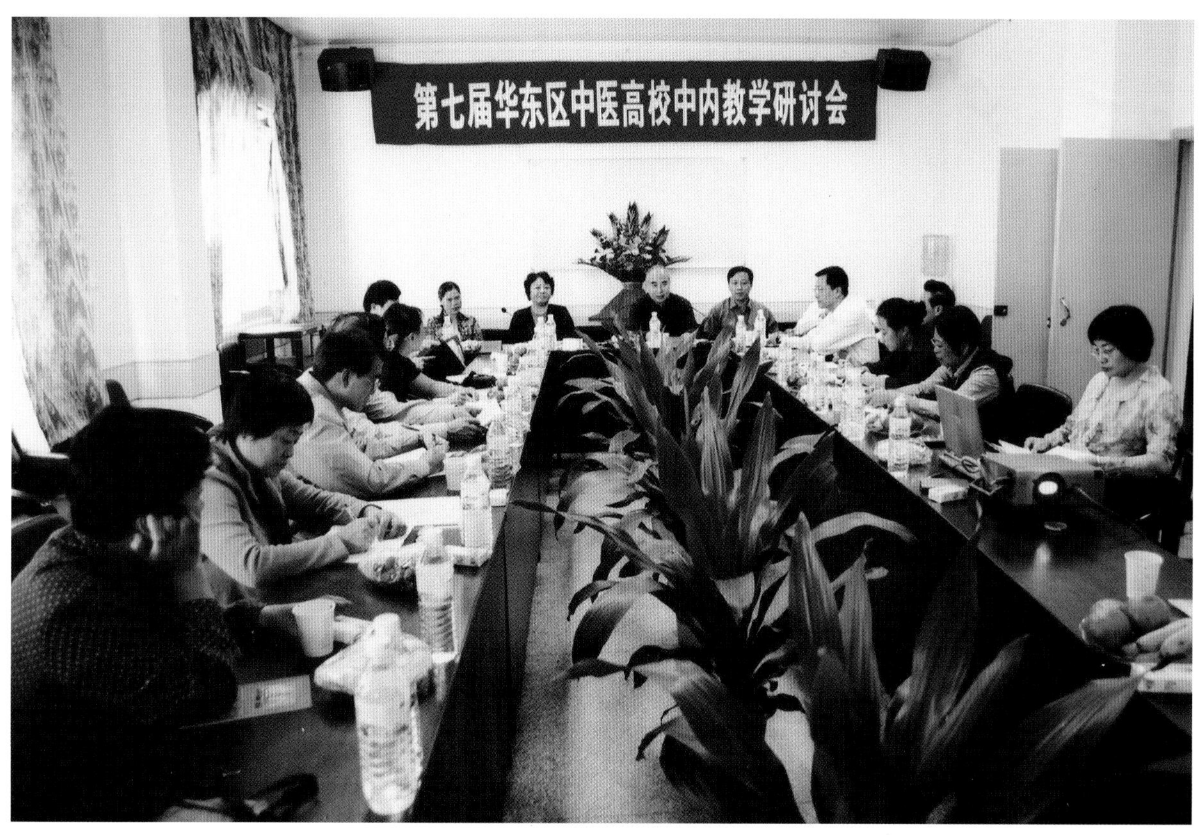

第七届华东区中医高校中内教学研讨会

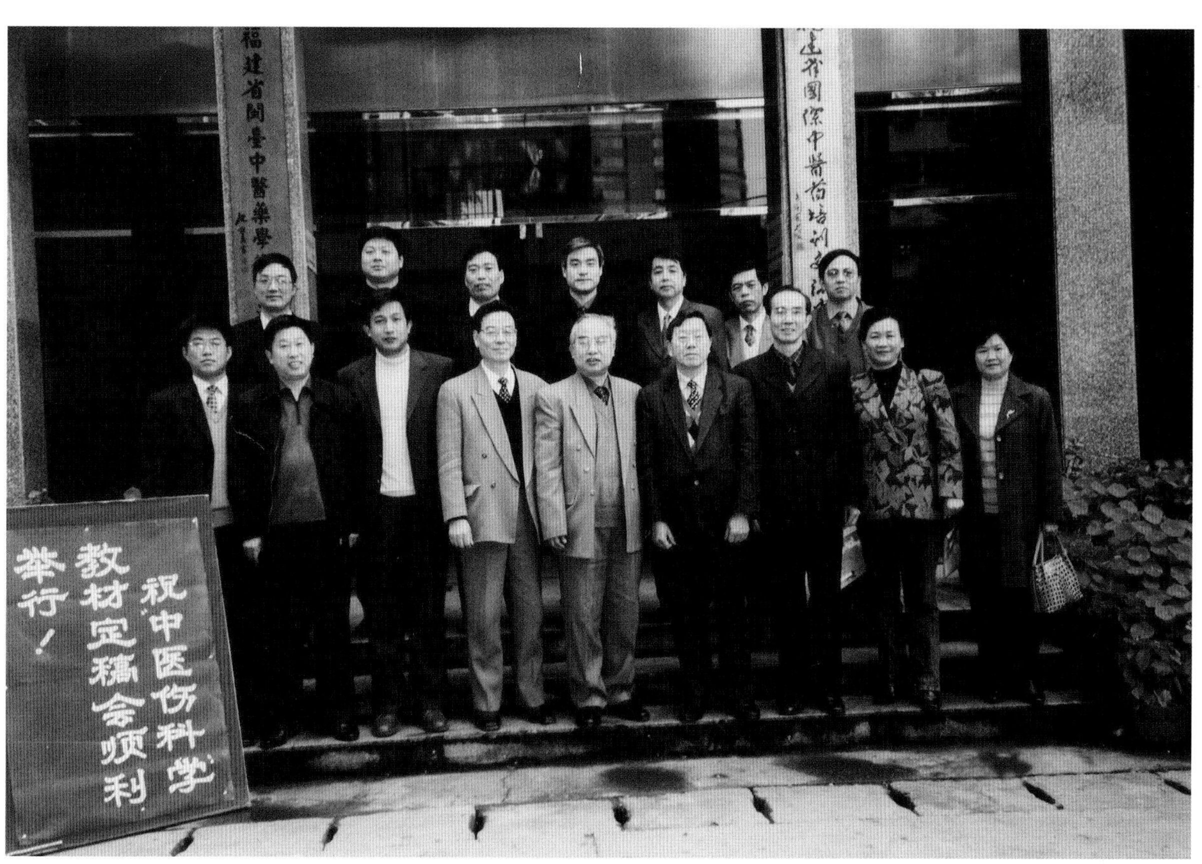

2002 年中医伤科学教材定稿会全体成员合影

福建中医药大学本（3）班毕业五十周年聚会留影
2016.10.28 于母校

福建中医学院本科三班毕业50周年聚会合影

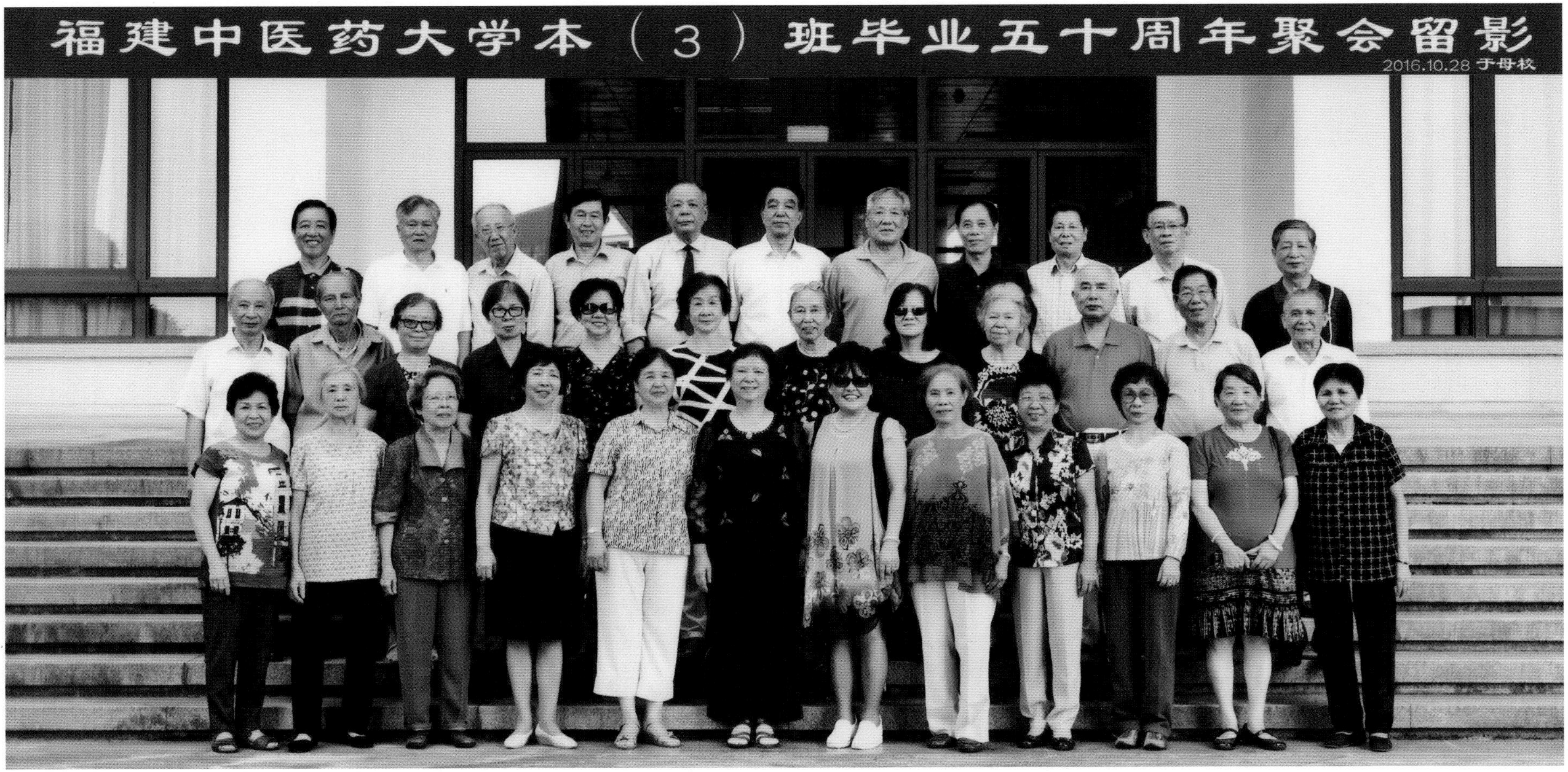

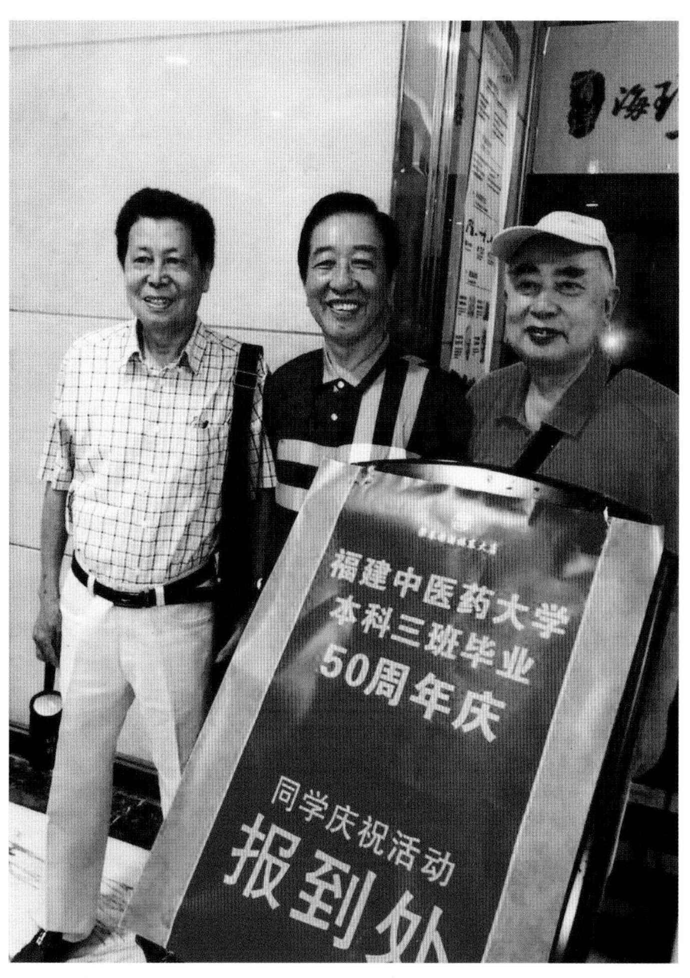

本科三班毕业 50 周年庆同学庆祝活动报到处

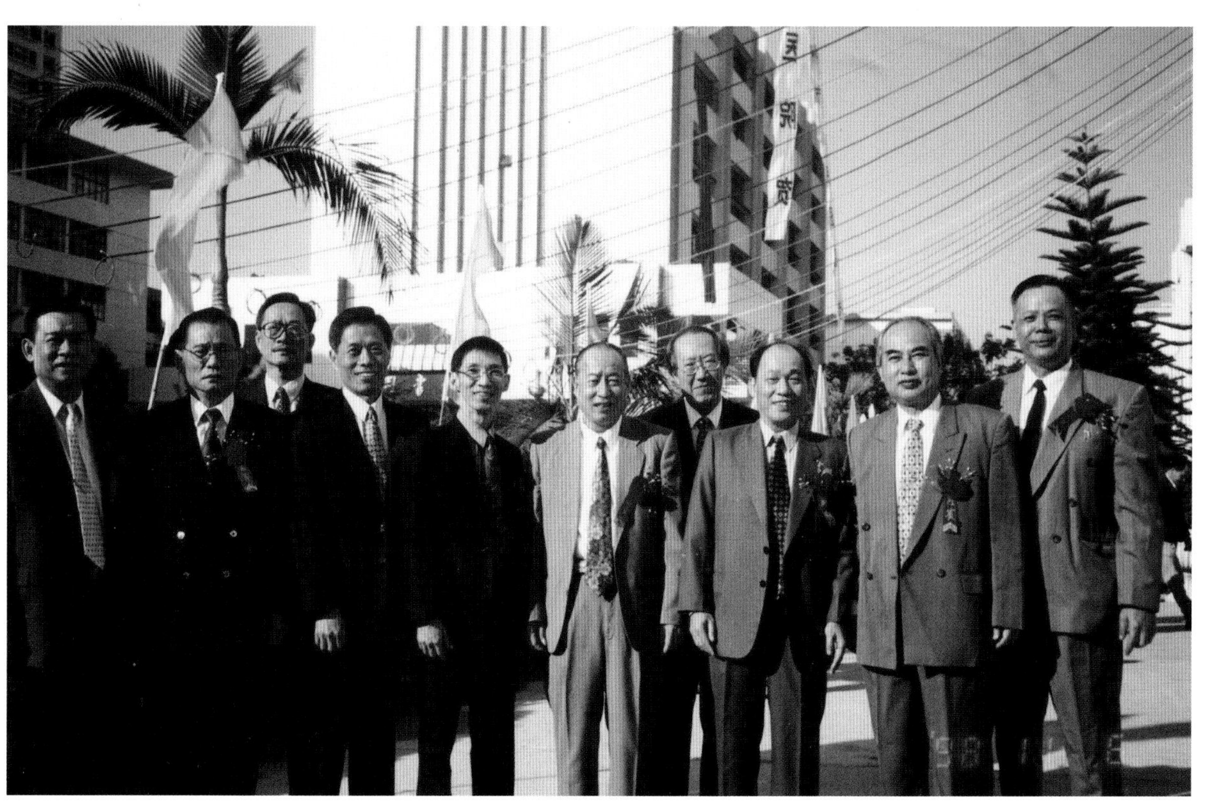

本科三班部分同学与香港校友会同学合影

对外交流

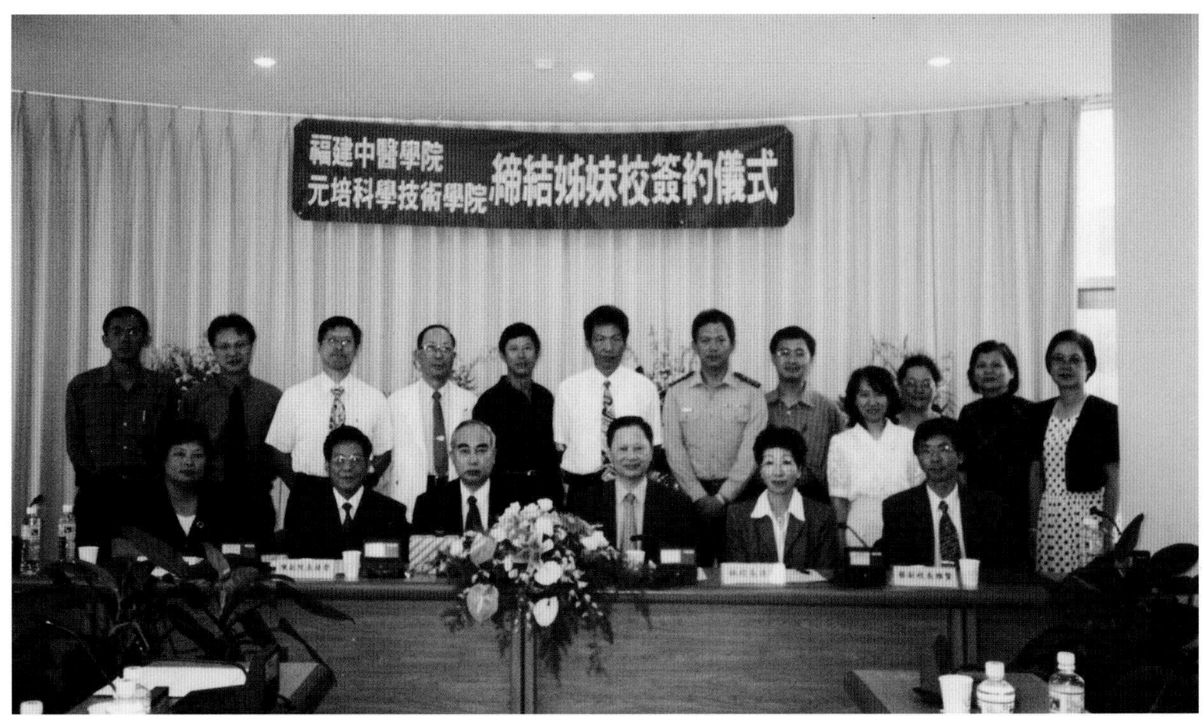

福建中医学院、元培科学技术学院缔结姐妹校签约仪式

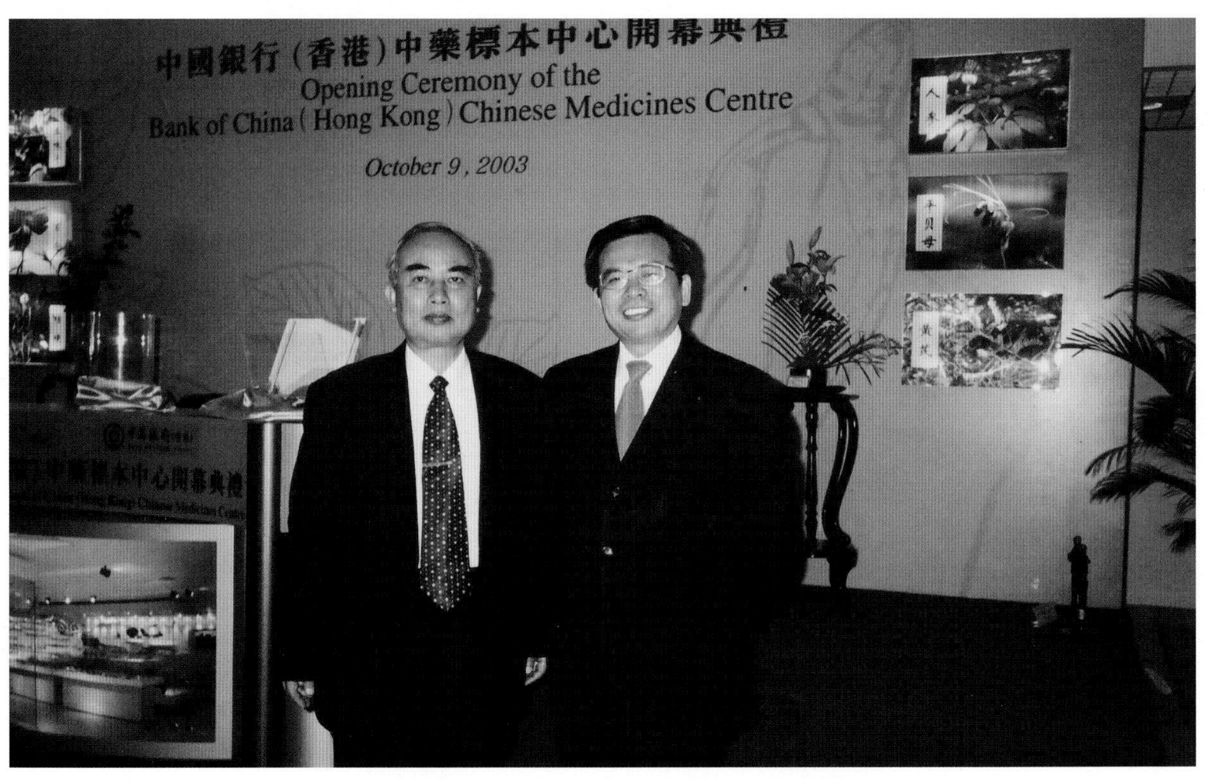

中国银行（香港）中药标本中心开幕典礼

陈扬荣教授（左）、时任中药标本中心主任刘良（右）、

省、市学术会议留影

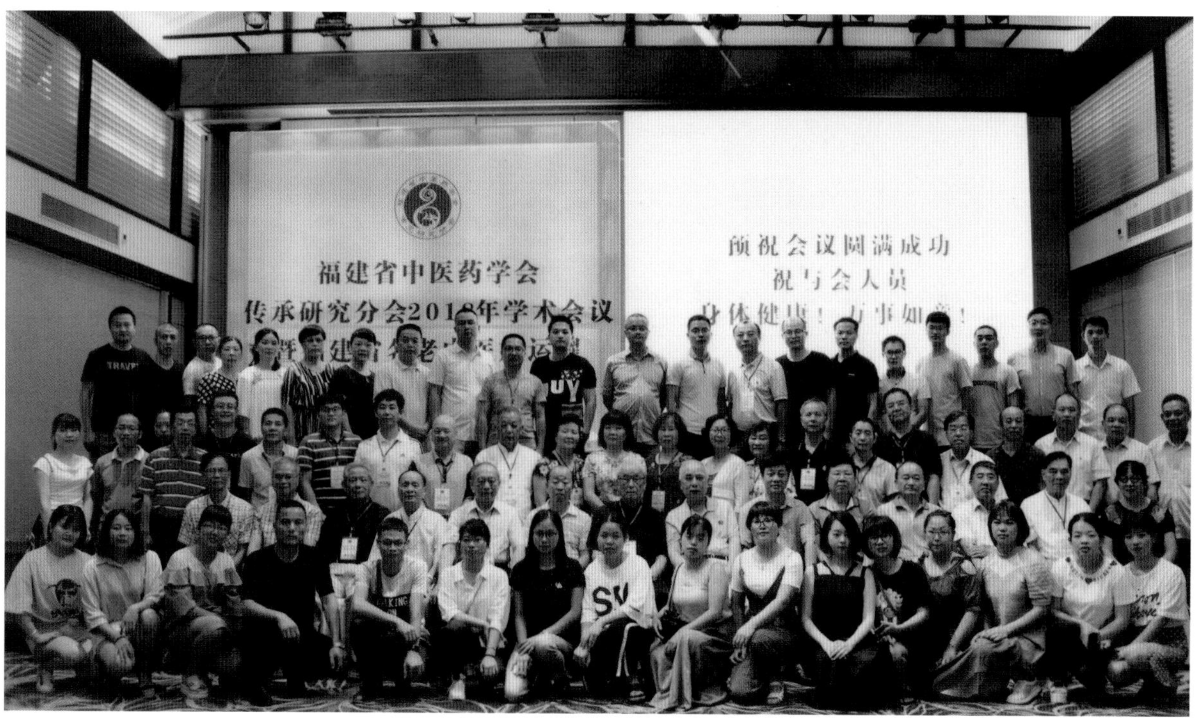

2018 年福建省中医药学会传承研究分会学术会议

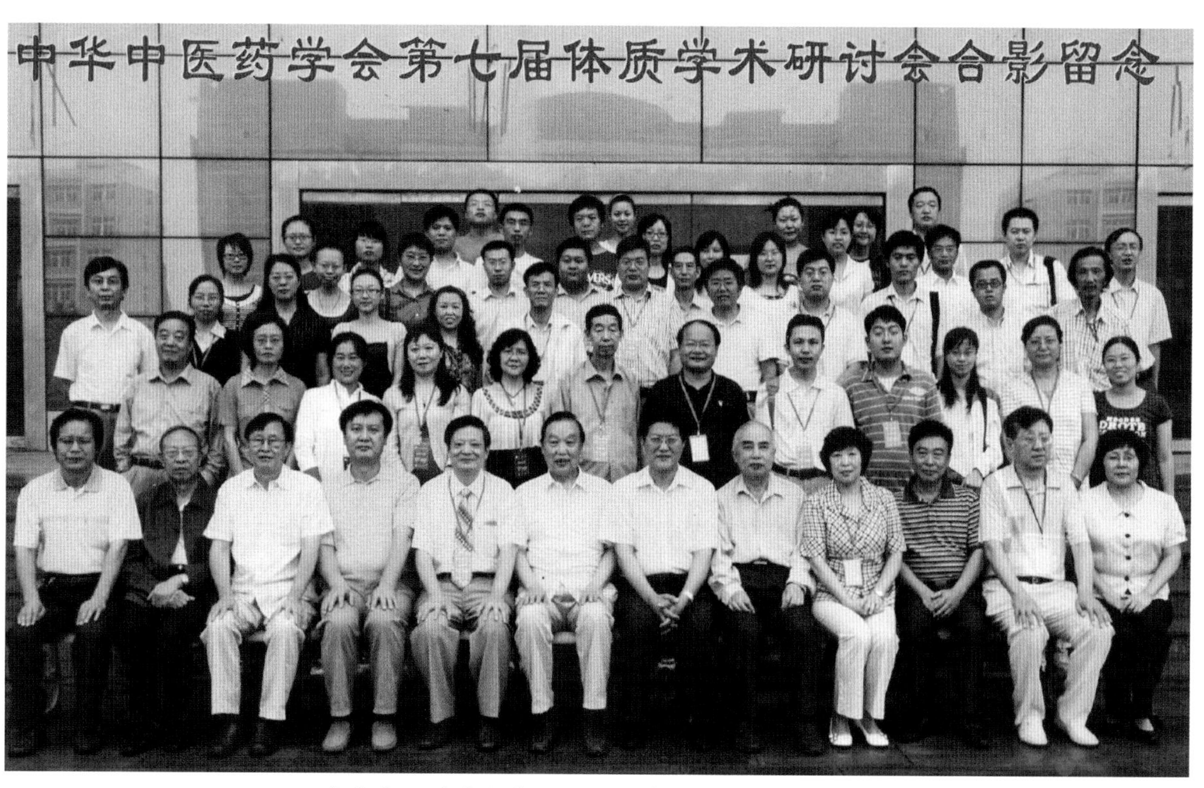

中华中医药学会第七届体质学术研讨会合影留念

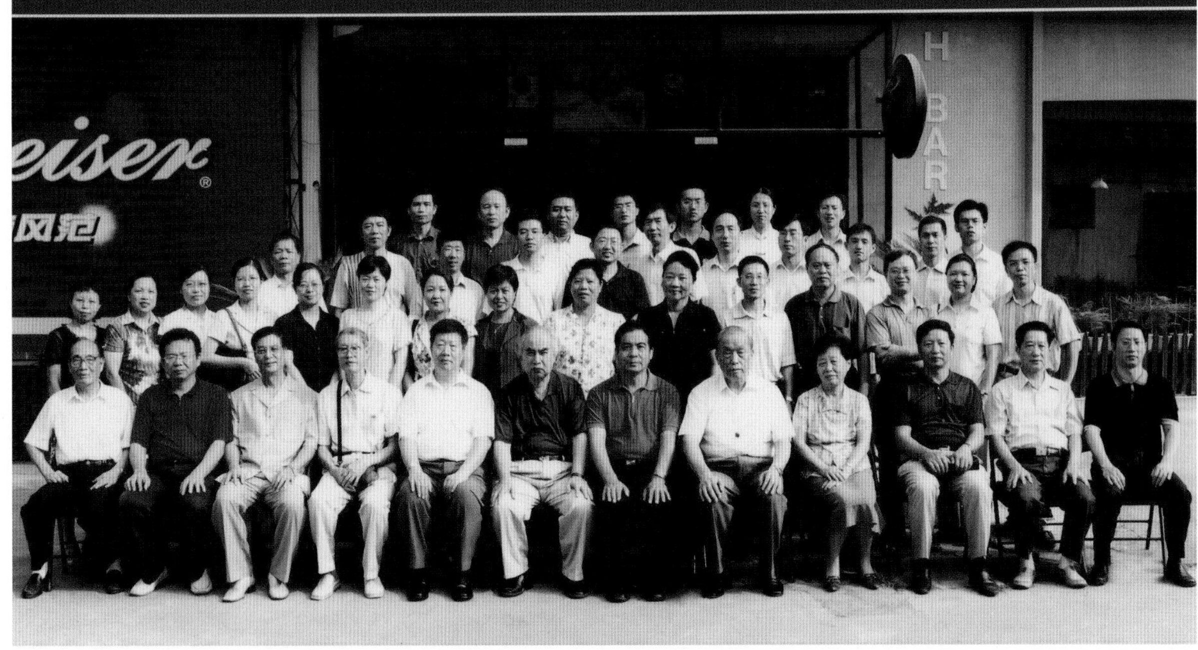

2006 年福建省中医药学会脾胃分会第九次、中西医结合消化分会第七次学术交流会

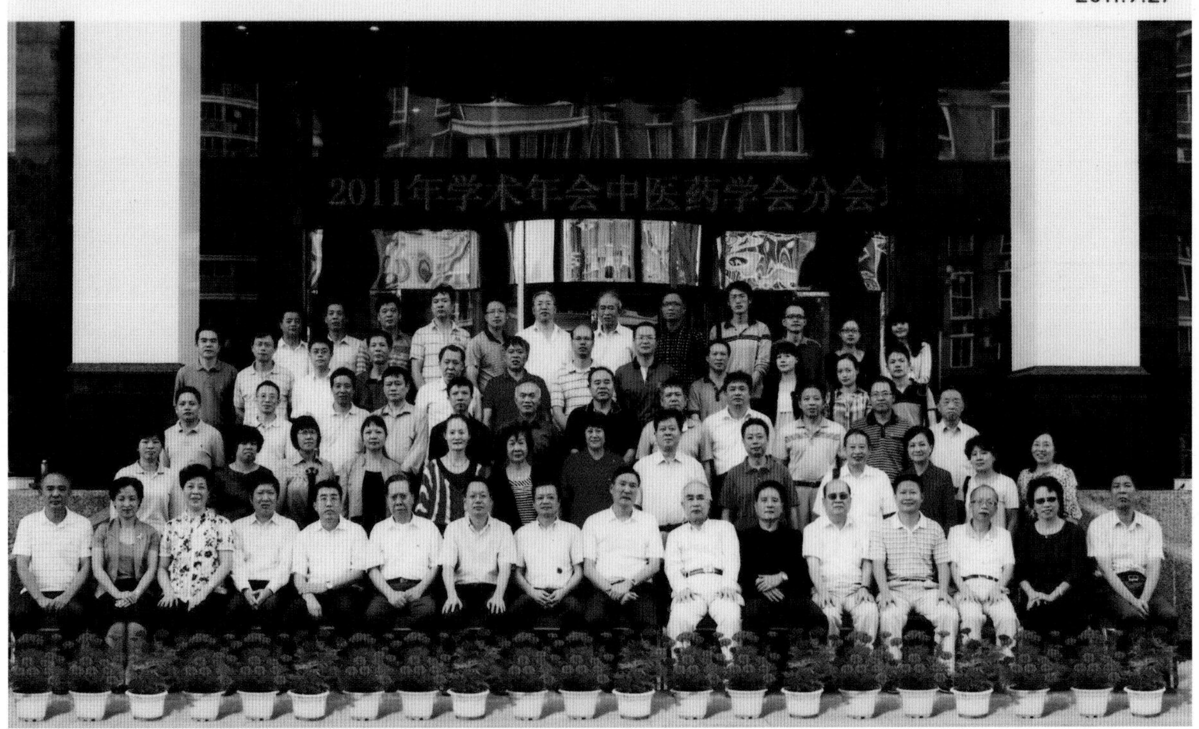

福州市科协 2011 年学术年会中医药学会分会场学术研讨会代表合影

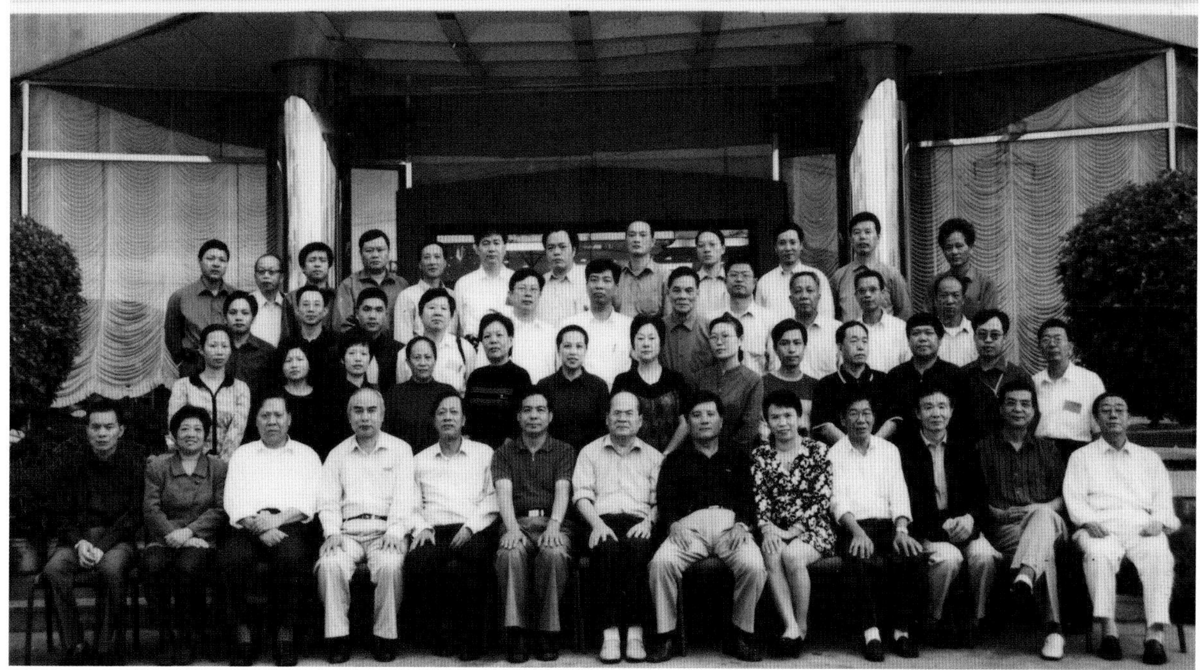

2003 年第四届福州地区中医、中西医结合学术会议

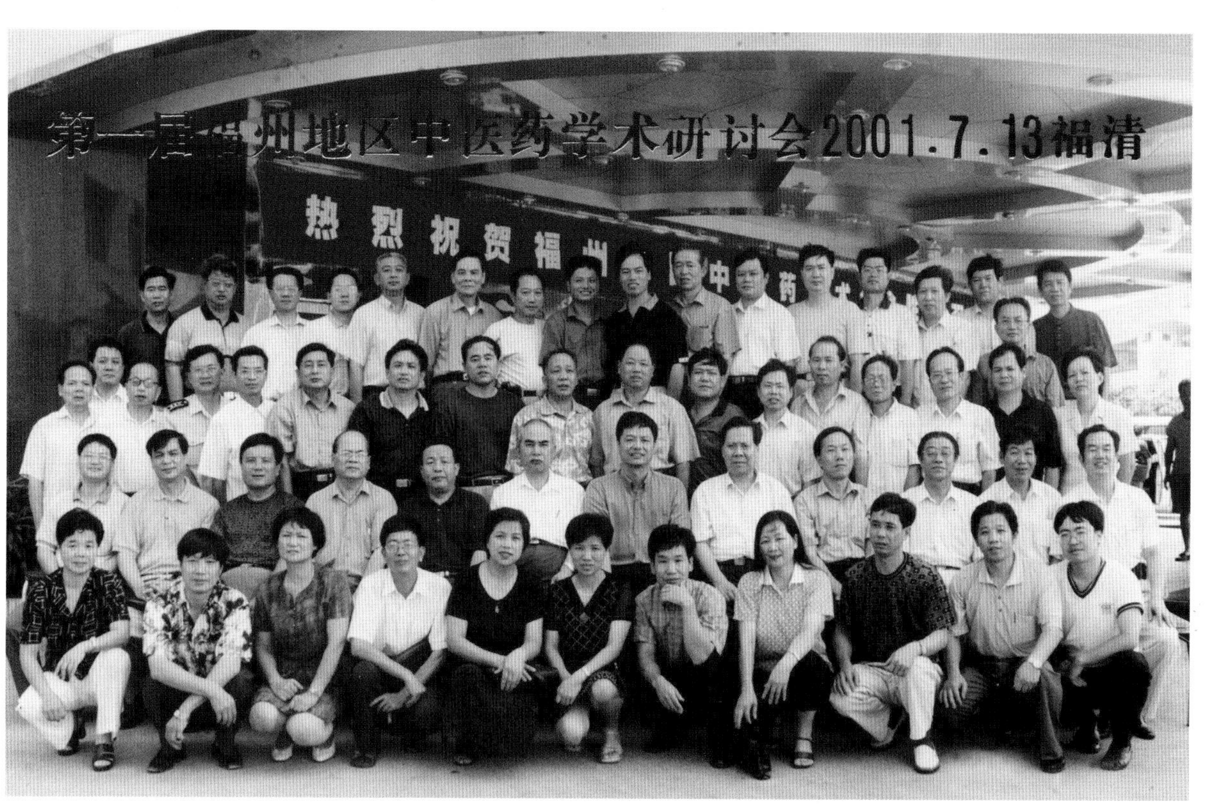

2001 年第一届福州地区中医药学术研讨会

高等院校教学、临床研究会留影

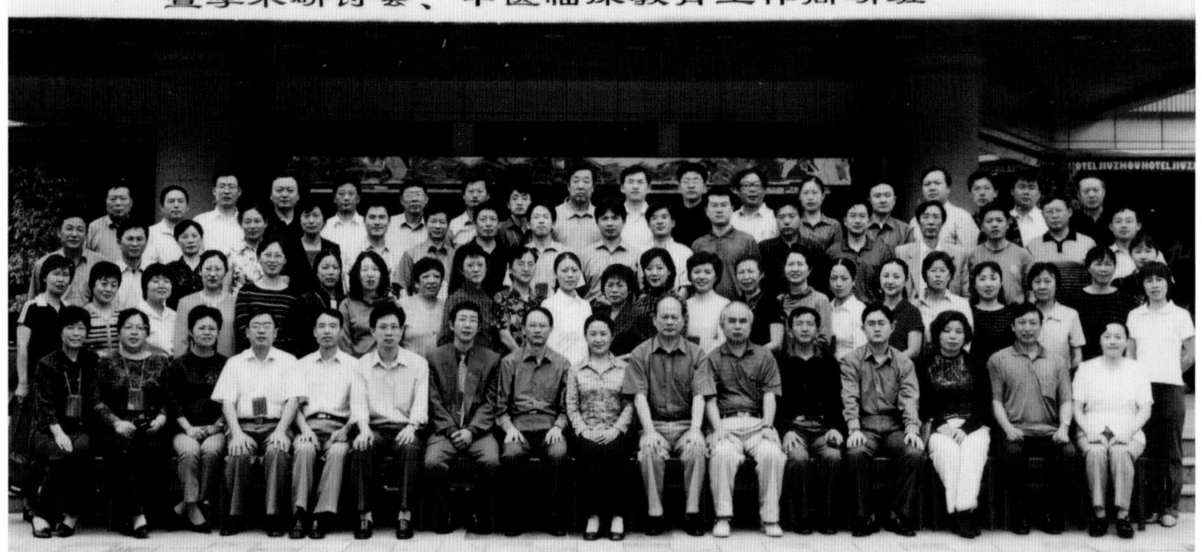

全国中医药高等教育学会临床研究会三届二次理事会暨学术研讨会、中医临床教育工作高研班合影留念

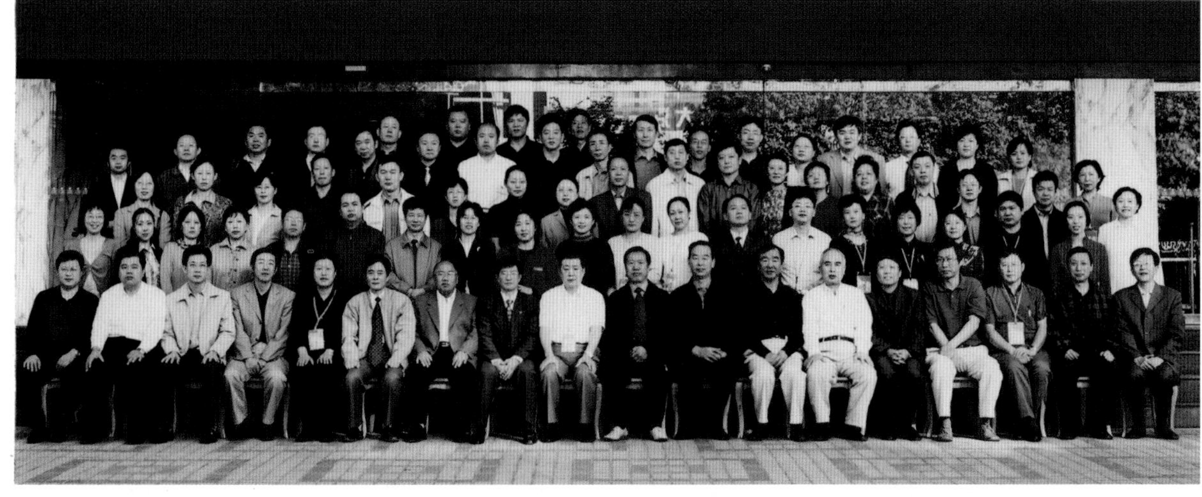

全国中医药高等教育学会临床教育研究会三届三次暨四届一次理事会代表合影留念

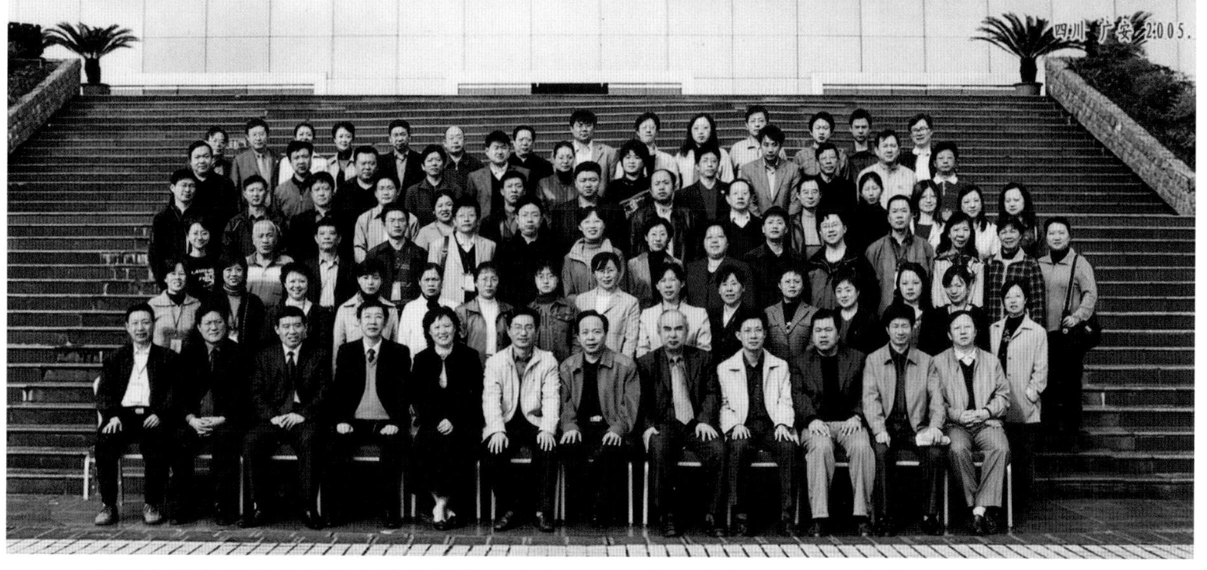

全国中医药高等教育学会临床教育研究会四届二次理事会暨四届一次学术研讨会合影留念

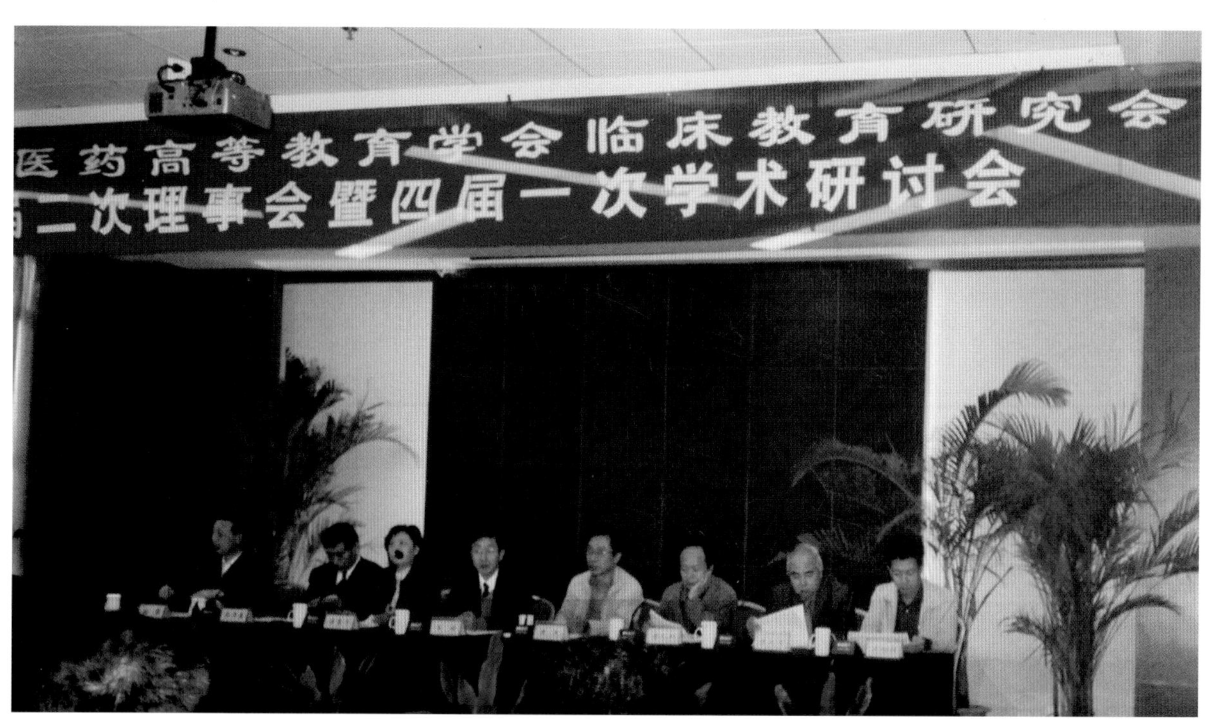

全国中医药高等教育学会临床教育研究会四届二次理事会暨四届一次学术研讨会

师生情

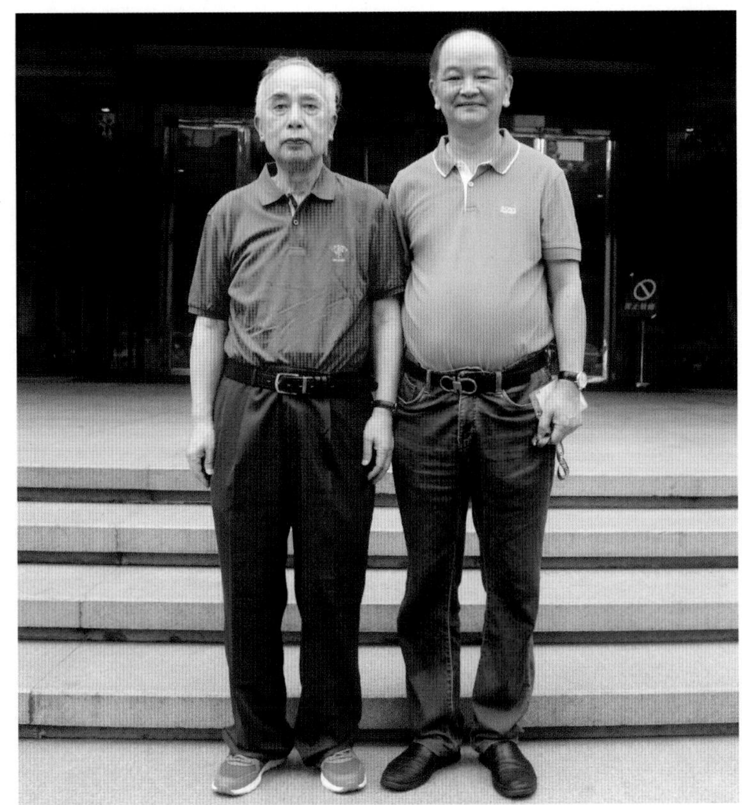

陈扬荣教授（左）与学生吴竞主任（右）

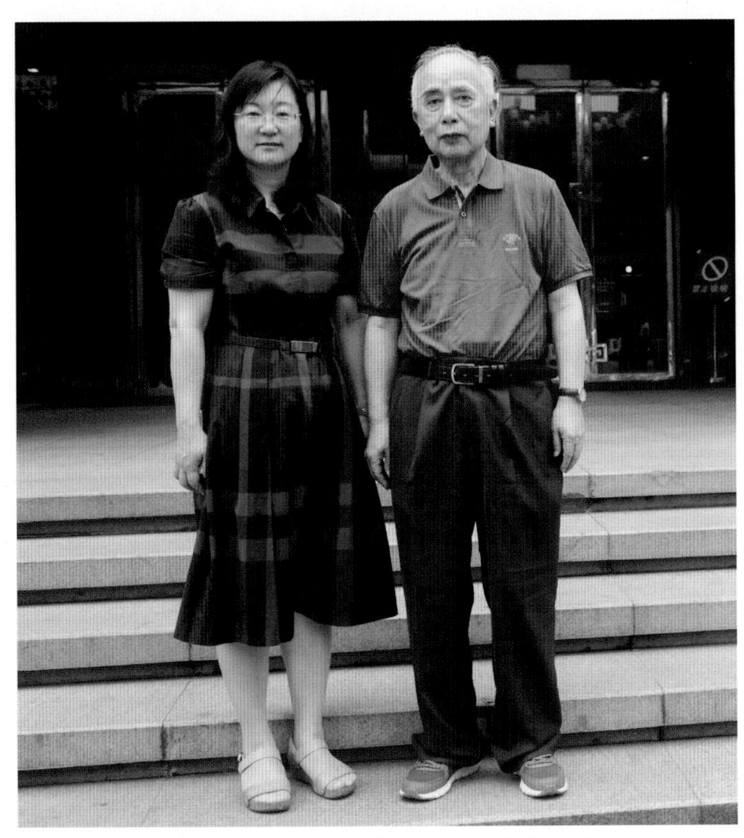

陈扬荣教授（右）与学生任文英博士（左）

全国名老中医药专家陈扬荣传承工作室师生合影

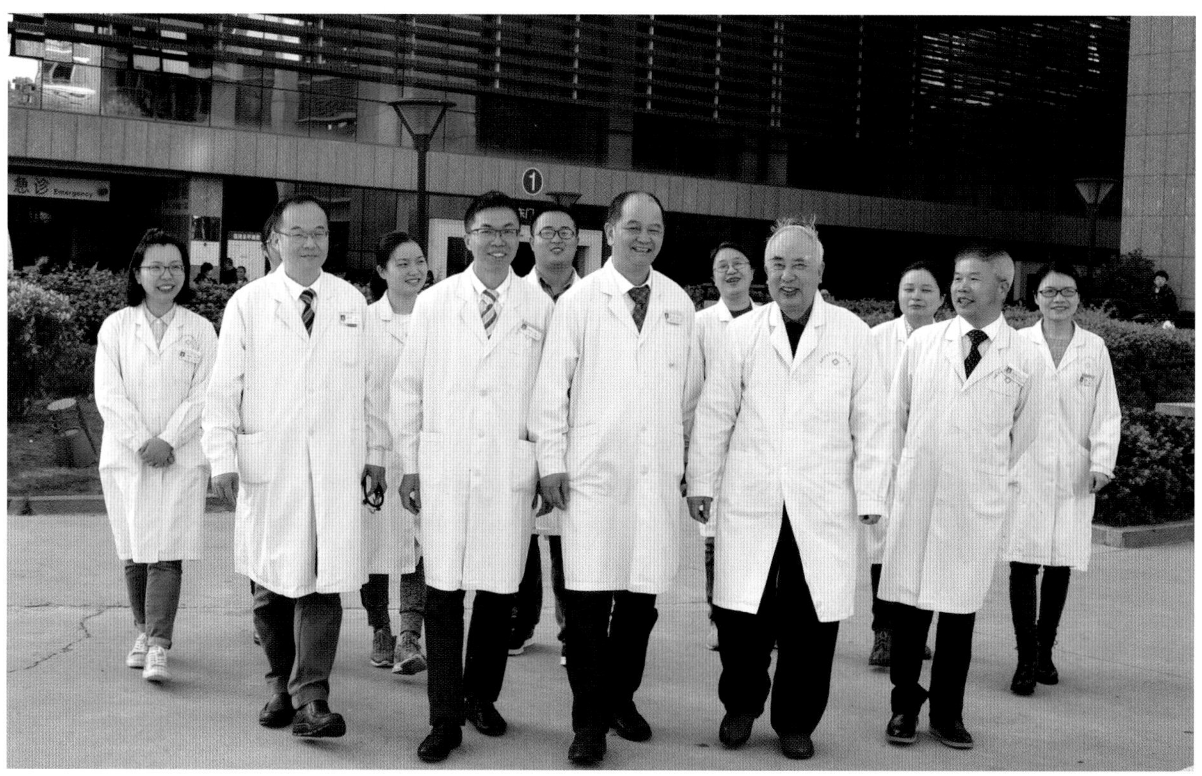

全国名老中医药专家陈扬荣传承工作室师生合影

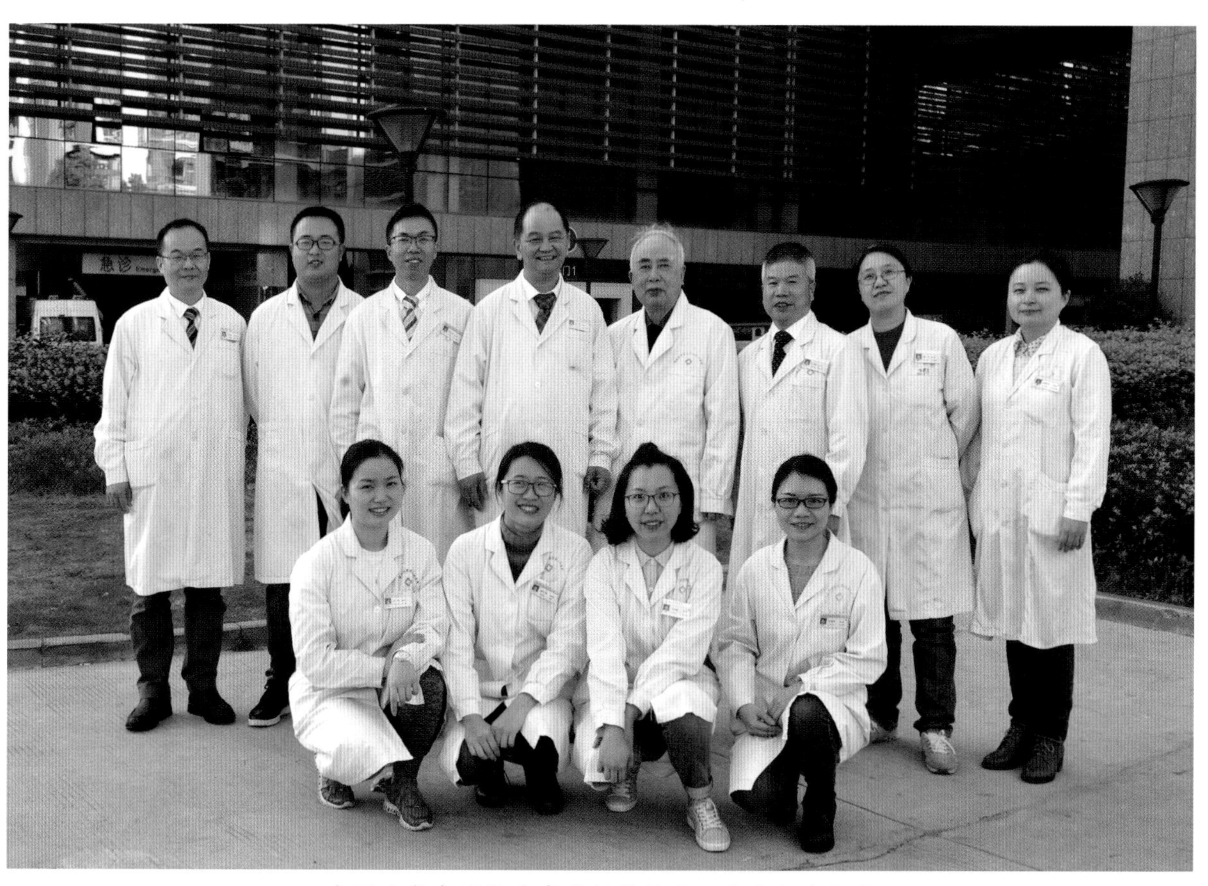

全国名老中医药专家陈扬荣传承工作室师生合影

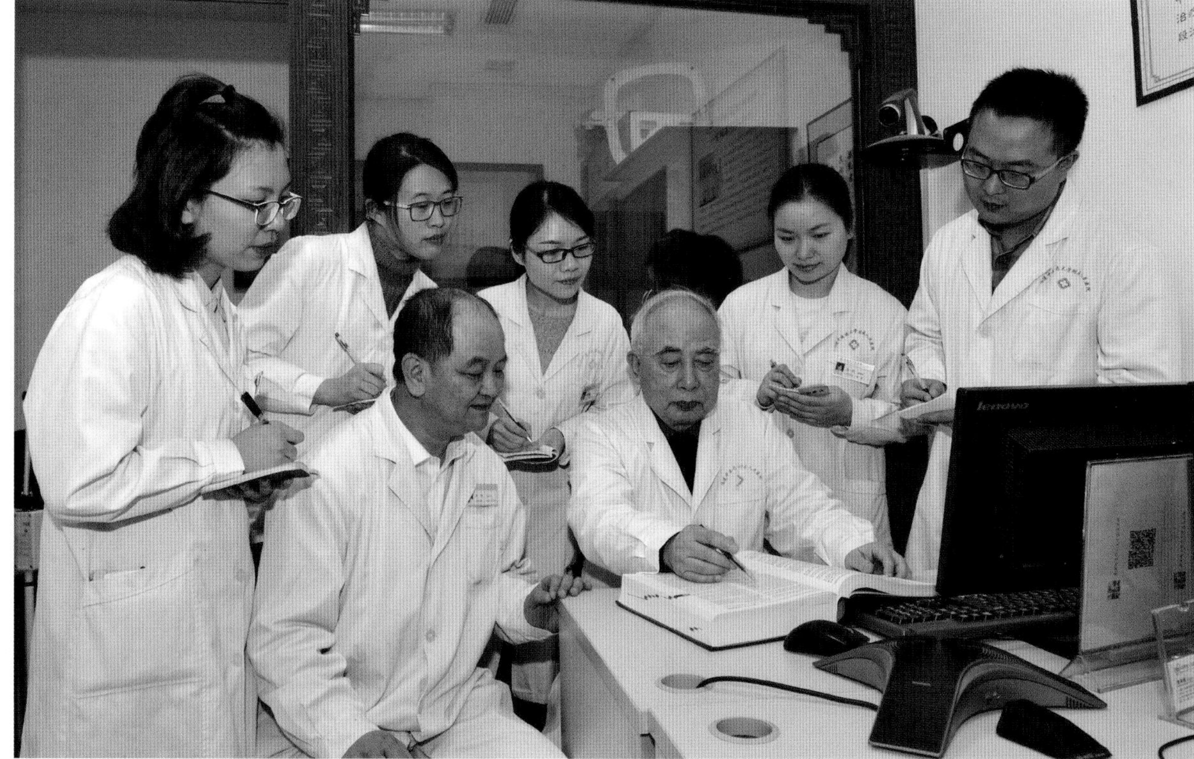

陈扬荣教授给工作室的学生们授课

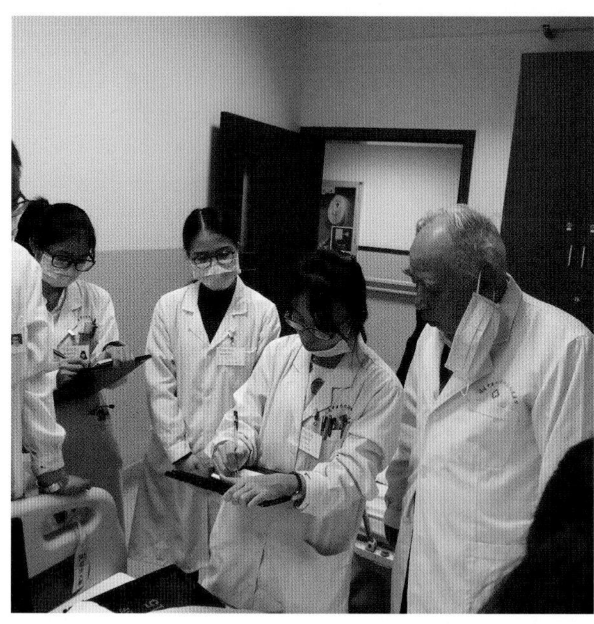

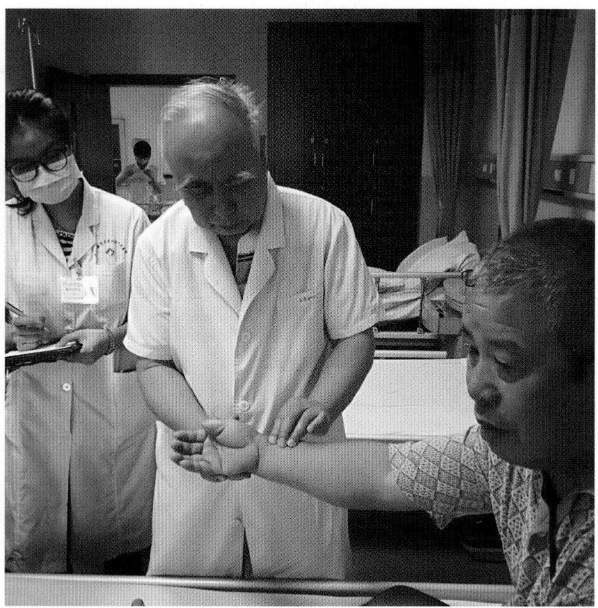

陈扬荣教授带领工作室的学生们临床查房

福建省中西医结合学会肾脏病分会第十三次学术会议
慢性肾脏病中西医结合诊治新进展学习班
开幕式

传承工作室举办学术会议

福建省中西医结合学会肾脏病分会第十三次学术会议欢迎您！

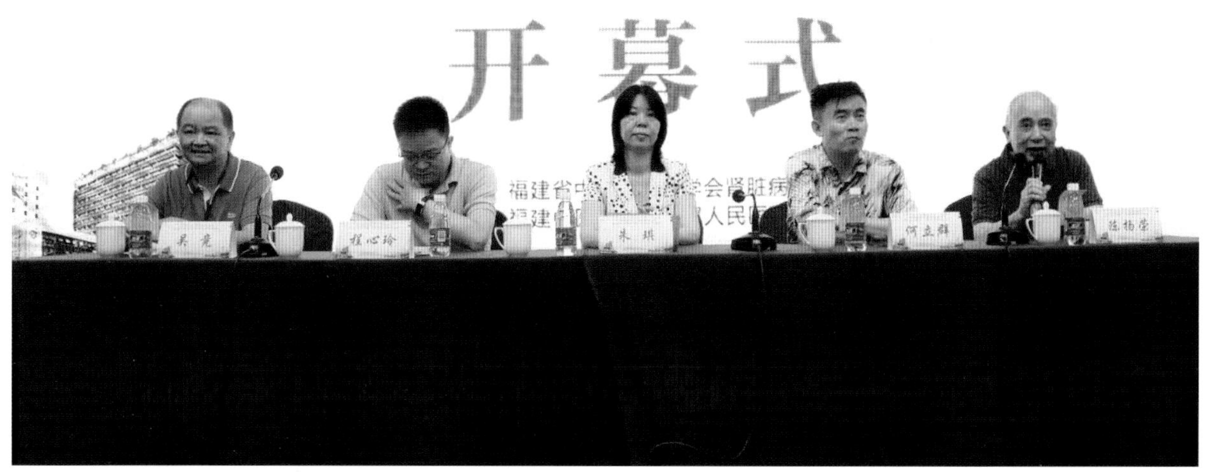

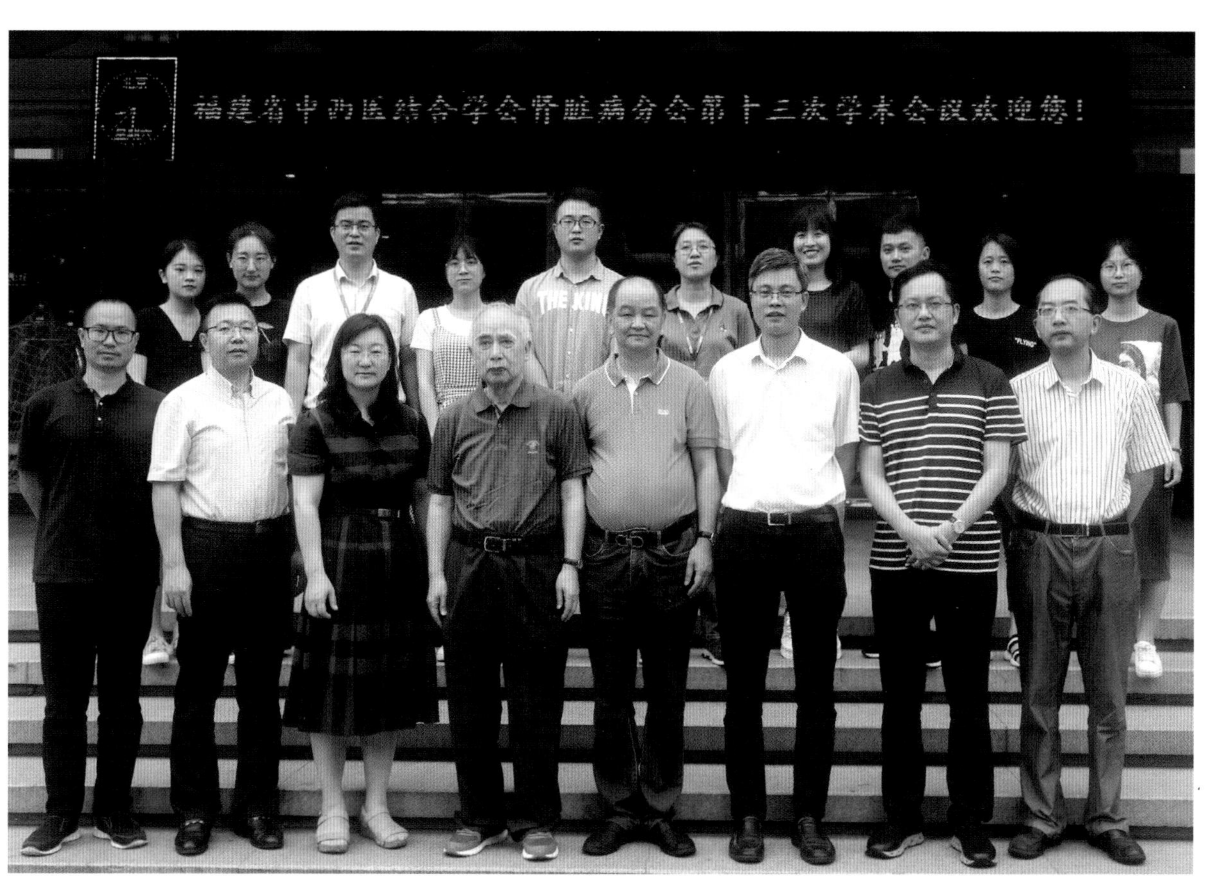

陈扬荣教授与部分学生合影留念

陈扬荣教授在全国名老中医传承诊室坐诊

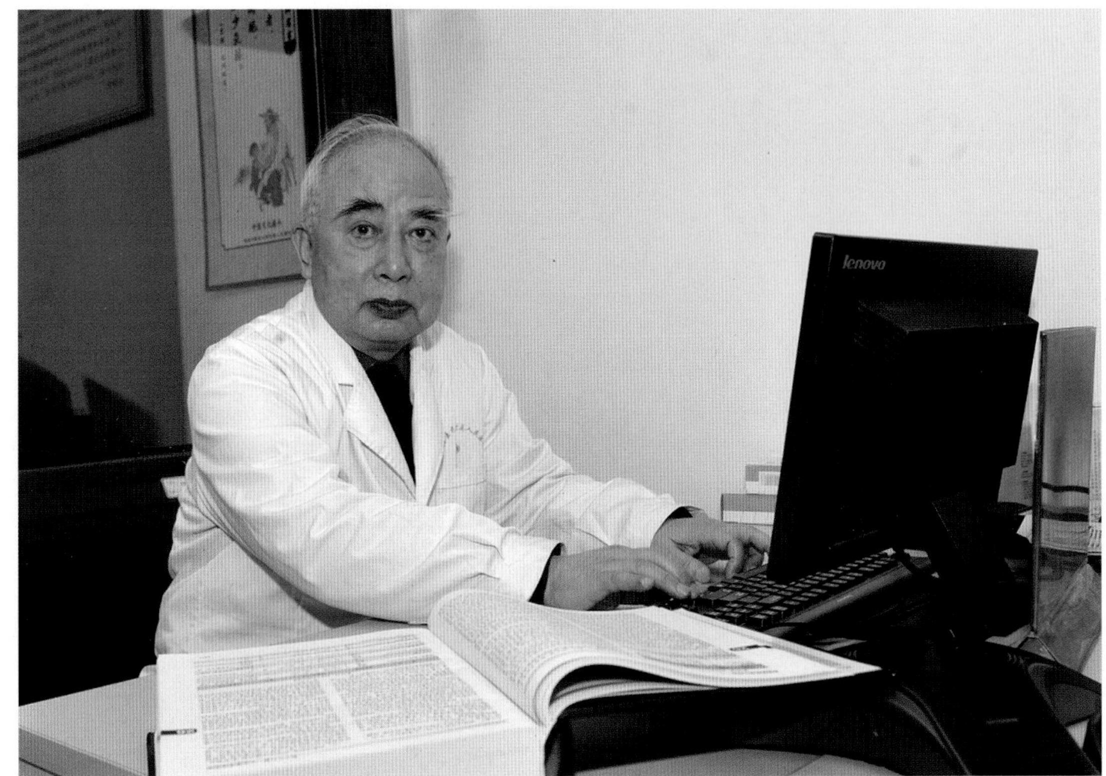

陈扬荣教授于诊室内留影

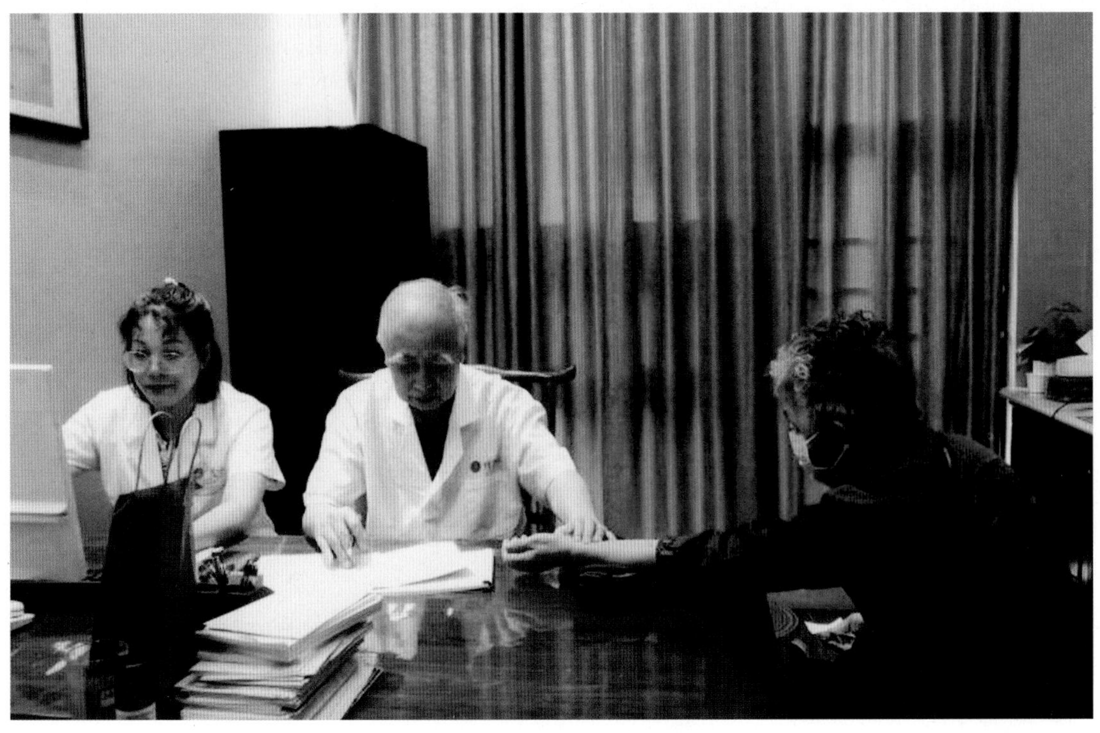

陈扬荣教授于诊室内诊治患者

前言

陈扬荣于1976年在中国中医研究院全国中医研究班学习，深受一代宗师、著名老中医岳美中先生学术思想和临床经验的影响。毕业后，到福建省人民医院工作专研肾脏病，临床走中医之路。1987年，陈扬荣到福建中医学院温病学教研室担任教师，仍坚持下临床，读中医经典、名家医案，博采众学，注重古为今用，宗古而不泥古，创新探索。在对温病深入研究时，发现温病与肾脏病之间的联系，尤其三焦辨证与肾脏病密切相关。根据多年临床观察，陈扬荣总结出“上焦宜调，中焦疏调，下焦通调”的治疗原则，以此大法治疗慢性肾衰竭（CRF），取得了一定疗效和收获。2016年4月，在国家级刊物《中医药通报》上发表学术论文《运用温病三焦理论治疗慢性肾衰竭经验》。

根据近年来国内对慢性肾脏病（CKD）流行病学调查结果显示，其发病率为10%~13%，且有不断上升的趋势。慢性肾脏病是多种病因导致的慢性肾实质损害综合征，以进行性变化、病情重、预后差为发展特征的疾病。一旦进入终末期，唯有透析和肾移植是最佳方案，但费用高昂！因此，对慢性肾脏病的早、中期治疗或非透析治疗，延缓其进展，已成为目前重要课题。所以，对慢性肾脏病患者来说，早发现、早治疗，极为重要。

肾脏病是影响人民生命健康的疾病，延误不得！发掘祖国医学宝库，重视中医辨证和个人体质差异特点，采用中医药治疗是一个大方向。因人而异的治疗措施，对初期轻微肾功能不全患者至关重要。如能抓住机遇治疗，把握住初期的治疗关键，可使肾功能不全患者病情稳定或逆转，回到正常生活轨道。

编写本书，旨在总结和归纳陈扬荣的学术思想和临证经验，特别是在中医药治疗温病和肾脏病的总结和传承方面，希望对后来学者有所启迪和帮助，也为广大患者坚持中医药治疗慢性病树立信心。

陈扬荣中医之路

陈扬荣，1960年参加高考，考入福建中医学院本科六年制医疗专业，1966年毕业，由于全国“文化大革命”，1968年被分配到革命老区三明地区宁化县济村公社，接受贫下中农再教育。这个公社是宁化偏僻山区，陈扬荣与群众同吃、同住、同劳动。夜间农民请出诊，陈扬荣随叫随到，不管风雪、雨天行进在深山老林中。3年来，他为群众治病，担负着白衣战士救死扶伤的责任，深受群众爱戴和敬仰，成为群众喜爱的人民医生。公社革委会成立后，他被选入公社革委会成员，兼任公社卫生院院长。

1971年，全省大中专毕业生重新分配，陈扬荣被分配到福建省人民医院工作。当时全国正在开展轰轰烈烈的防治慢性支气管炎工作，各省成立防治小组，福建省人民医院也成立专业队，由庄子长、林求诚、陈琦、林礼务、陈扬荣5人组成。陈扬荣积极参加福建省防治老年慢性支气管炎小组工作，下乡访贫问苦，开展“一根针、一把草”的治疗活动，深深体会到群众疾病的痛苦和自己知识的贫乏，认识到临床工作是多么需要多面手！1972年，陈扬荣调回医院门诊急诊室上班，白天看中医门诊，中午、晚上看急诊门诊。这5年的工作、生活给了陈扬荣很大锻炼，使他在实践过程中掌握了中西医两套基本功和急诊处理能力，能独立应付门诊医疗工作，得到上级医师的赞扬，被评为中医党代表，出席福建医学院党代会。陈扬荣的成绩得到院方的认可，被推荐到福建省卫生厅，参与中国中医研究院全国中医研究班学员选拔，经过三选一的激烈竞争，陈扬荣入选了。

1976年2月，陈扬荣前往中国中医研究院西苑医院参加该中医研究班的学习，这是陈扬荣人生的重大转折。该班由岳美中任班主任，任应秋、董建华、刘渡舟、姜春华、方药中、王文鼎、赵锡武等全国知名中医药专家担任教学工作，为全国培养了一批高级中医人才。在学校期间，陈扬荣精研中医经典及国学文化，系统聆听了老中医药专家教诲，探讨学术渊源，受益匪浅，终生难忘。老一辈恩师们的教诲传授，坚定了陈扬荣进一步深造中医的决心，树立继承发扬祖国医学的信心，为他日后坚持走中医之路，钻研经典、潜心临床，成为中医名家打下了坚实的基础。

1977 年 8 月，陈扬荣从中医研究班毕业，回到福建省人民医院上班，接受组织安排，到中医病房十一区参加中西医结合治疗急腹症的攻关课题，用西医指标化验诊断，用自拟配方纯中药治疗急腹症。陈扬荣积极参加工作，发挥自己的能力和作用，运用老师传授的理论和经验诊断治疗疾病。经过病区全体医护人员的紧密团结、合作攻克，终于成功治疗了急性胰腺炎（水肿型）、急性阑尾炎、急性胆囊炎、胆道蛔虫病合并感染、胃及十二指肠出血等多种疾病。成果得到推广，广泛地应用于临床，并总结成论文发表，得到表彰。

1987 年，陈扬荣被分配到福建中医学院温病教研室，从此走上三尺讲台，成为人民教师。当步入大学殿堂时，陈扬荣悲喜交集，心情一度恍惚，该如何面对众多学生和同事老师，怎样使他们接纳中医学知识呢？当走进图书馆，看到那无数的藏书，陈扬荣顿时喜上心头，有办法了，请它们当老师。从此，陈扬荣钻进书堆，如饥似渴地博览古今医籍，掌握医学知识，为师生服务。同时，深入学生当中，与他们聊天，了解他们的学习和生活。经过一段时间的了解后，他发现学生们对大学课堂教学并不满意。教师教学生学，单调机械，自己担任的温病教学也是如此，温病传统教学以课堂为主，脱离实际，达不到培养学生动脑动手能力的目的。

1990 年，陈扬荣被任命为福建中医学院中医系主任兼党总支书记。针对单调的传统课堂教学模式，他决心进行教学改革，活跃课堂教学，开设温病学实验课，开展课间临床见习，提高了教学质量。继而，为了培养能适应新科技革命要求的创新型和适应型人才，系部确定以课程建设为中心的教学模式，标志着系部进入向更新更高层次的发展阶段。随着教学不断发展和科学技术日益进步，中医现代化成为当前中医发展的重大趋势，中医药高等院校必须深入科学技术研究领域，用新成果更新教学内容，提高教学水平，加强学科建设。只有抓好课程建设，学科建设才会有广泛的基础，大家才能不停步地向前进。温病学所在的中医临床基础学科，通过评估验收，被评为省级重点学科。通过 12 年的努力，温病学获得 3 次教学成果奖——“中医系教学改革成果”，于 1993 年 4 月获福建省高等学校优秀教学成果二等奖；“温病学实验教学的突破带动课程建设改革与实践”，于 1997 年获福建省教育成果一等奖；“开展医教研协作，提高临床教学质量”，于2001年1月获福建省教育教学成果二等奖。陈扬荣个人也获得了一些奖励：1993年教师节，获“福建省优秀教师”称号；1994年9月10日，获朱梅南兴医奖金基金会奖励金，同年获（株）佐藤国际机构向福建省部分高校的重点学科带头人赠予慰问金决定书。

陈扬荣先后主持了10余项省部级科研课题，在国内外学术刊物上发表系列研究论文100余篇。主持的“温病气分证血瘀实验研究”，1994年获福建中医药卫生科技进步二等奖，填补了温病气分证无血瘀理论的空白，处于国内先进水平；1996年，获第三届世界传统医学大会暨世界传统医学优秀成果大会国际优秀成果奖。在此基础上，又创立“清热养阴化瘀”作为温病气分证的主要治法，2000年9月，获福州市科学技术进步奖。

陈扬荣在对温病深入研究时，发现温病与肾脏病之间有密切联系，尤其是三焦辨证与脏腑之间关系密切。三焦辨证理论是吴鞠通在《温病条辨》中提出的辨证体系，将温病的病理变化归纳为上、中、下三焦证候，用以描述疾病传变及病情的深浅。上焦证主要包括肺与心包的病变，中焦证包括脾、胃、肠的病变，下焦证包括肝、肾的病变。这就很明显看出三焦与脏腑辨证体系的联系，三焦辨证与脏腑辨证有互通、关联、交叉的关系。因此，在摸索三焦理论治疗肾衰竭这个当前急需解决的难题的过程中，陈扬荣认为慢性肾衰竭病理病机关键为肺、脾、肾三脏功能虚损，三焦气化功能失常，导致水液等代谢产物排泄不畅，出现痰、湿、毒、瘀等一系列邪实的病理状态。痰、湿、瘀、毒弥漫三焦，而湿毒为犯是关键，应当依靠三焦辨证理论辨治改变这种状况，要及时地疏利三焦，这是治疗慢性肾衰竭的大法。

那么既然疏利三焦是慢性肾衰竭的治疗大法，又应该怎么从理论运用到实际临床中呢？根据多年的临床观察，陈扬荣总结出了“上焦宜调，中焦疏调，下焦通调”的治疗原则。具体来说，首先上焦宜从肺论治，宣发肃降并重，津液方可上通下达。中焦应从脾胃论治，宜疏调。疏调主要是指健脾助运、和胃降逆、顾护胃气、疏畅气机。对下焦而言，因其如沟渠水道，故宜通，重在助肾与膀胱之气化，泌别清浊，通导二便。只要气机通畅，上下焦的排泄通道疏通了，三焦气化恢复，才有恢复功能的可能，水道得通，邪气乃散，阴阳乃和。

陈扬荣通过观察三焦辨证在临床中治疗慢性肾衰竭的效果，在中华中医药学会主办的国家级杂志《中医药通报》上发表《陈扬荣从三焦辨治慢性肾衰竭经验》，并发表应用三焦辨证论治各种肾病，都收到比较满意的效果。

2016年，陈扬荣被评为“全国名老中医药传承专家”。这时他已退休多年，年近八旬，但勇挑重担，接受党和祖国的任务，把自己的经验毫无保留地贡献出来，培养下一代中医药人才。至今，他还活跃在临床第一线，在病房指导下级医师查房，把自己多年的经验方交给研究生临床论证，撰写毕业论文；参加研究生论文开题报告，指导设计和修改报告，参加病案讨论，发表见解、诊断意见，引导大家向深层次思考解决问题。如今，陈扬荣被称为“温病学的肾脏病专家”。由于陈扬荣治疗注重中医辨证和个体化方案，效果极好，疗效确切可信，随着时间的推移，陈扬荣的名声逐渐远扬，慕名而来的患者不断增多。相当一部分患者经其他医生治疗无效，抱着试一试的心态来求诊，结果如愿以偿，高兴而归。至今，陈扬荣还担任福建省中医药学会传承分会顾问，致力于中医文化传承工作，经常出席各种学术会议，吸收营养，充实自己，提高自身学术水平。他强调人应该不断进步，活到老、学到老、用到老，与时俱进，做时代的贡献者；在遇到困难时，常勉励自己，要有自信，“爱拼才能赢”。

陈扬荣从医从教五十四载，在医教研三结合道路上不断前进，精研岐黄，学验俱丰，医术精湛，医德高尚，是全国名老中医药专家，是福建省著名温病学和内科学专家，在国内享有一定声誉。

目录

第一章

陈扬荣学术思想和临证经验

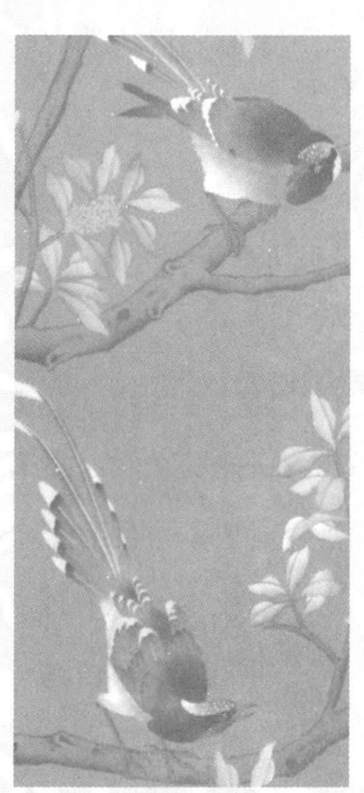

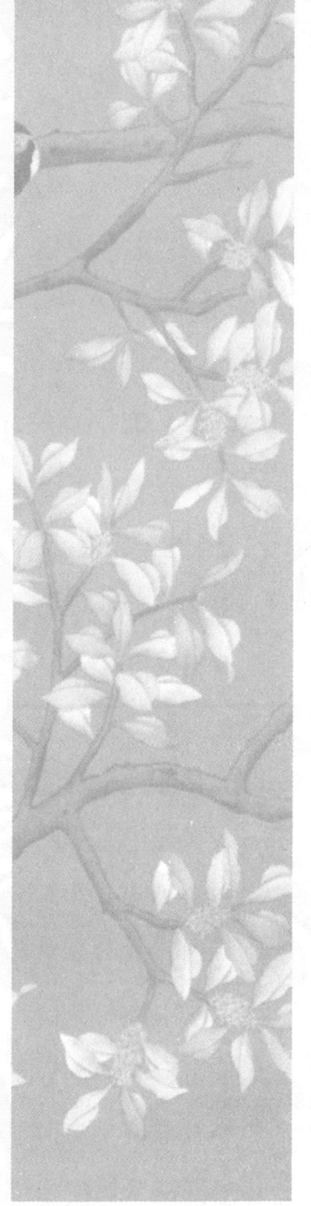

第一节

精研温病理论，宗古而不泥古

“中医是有根的、中医根在经典”。陈扬荣对经典有较深的研究，尤其在温病学方面有着很深的造诣，是福建省著名的温病学专家。陈扬荣提出了“血瘀是温病气分证的一个重要病理变化”，创立了“清热养阴化瘀法作为温病气分证治则”，并自拟清气养阴汤作为温病气分证治疗主方，填补了温病气分无血瘀理论的空白，丰富了中医对温病气分证的证治。陈扬荣深入研究温病“清法”理论，从热在气分、营分、血分等 7 个方面阐述了清法在温病中的应用，指出临床应用必须重视阴伤程度及邪正虚实；创新了湿温治法三禁，认为需灵活应用，临证识变，不可一成不变；指出肾有实证的临床证据，创立肾实证的立法、方药；秉承古今名医的学术经验，立足临床，勤于科研，创立了“清气养阴汤、补肾清热毒方、陈氏降浊方”等一系列疗效确切的中药方剂。

一、温热病气分证研究

以下将陈扬荣在温病气分证中的学术理念及相关实验研究进行相关探讨。

1. 温热病气分证理论研究

气分证是温病发展过程中的重要阶段，阶段范围广泛，证情复杂，如治疗得当可防止病邪进一步内陷营血而造成昏谵、惊厥、阴竭等危急证候，从而提高温病的治疗效果。陈扬荣精研温病气分证理论，不仅传承了叶天士“到气清气”的气分证治则，提出了血瘀是温病气分证重要的病理变化，更创新了温病气分证活血化瘀治法。

陈扬荣认为，温病气分证血瘀成因主要与邪热、津伤两方面相关，提出血瘀证往往是病情恶化的一个重要因素，多年的临床实践及科研研究均证实了这一观点。陈扬荣从家兔耳静脉注入大肠内毒素制作温病气分证模型，通过对家兔症状、脏器形态及相关理化指标的观察，发现实验动物存在血瘀的病变，对比发现白虎汤加活血化瘀药物治疗气分证疗效优于单纯白虎汤药物组。

温病气分阶段为温邪出表或入于营血之枢纽，关系到疾病的进退，处于十分重要的位置。通过多年的理论溯源、临床实践、动物实验研究，陈扬荣发现温病气分证治疗，应重视阴液耗伤及血液瘀滞两方面，又不能忽视“到气清气”的温病气分证治则。故应清热、养阴、活血化瘀三法紧密配合，才能切合病机，辨证施治。

此外，对于温病的治疗，陈扬荣将清法贯穿始终。无论在气、在营、在血，均重视清法应用。分别从辛透清热、凉营透气、清营凉血、凉血清气、解毒清热、清热养阴等多方面入手，从容应对温病发展病程，取得很好的疗效。

相关论文：

清法刍议

清法，属八法之一，是在《素问·至真要大论》“热者寒之”“温者清之”“治热以寒”的理论指导下，针对火热之邪清除里热证的一种治法。但由于热邪有轻重、虚实、气血、脏腑之不同，因此在具体运用清法时又显示出不同的清热之法。现结合方药探讨如下。

一、热在气分，辛透清热法

热盛气分，充斥内外者，具有大热烦渴、自汗脉洪（洪大或洪数）等症；或病后余热未清者，往往有心烦不安等症，都属于热在气分的实热证。气分有热，当以清气，但清气勿忘其透，清透并用构成辛透清热的清法，常选用石膏、知母、竹叶、栀子等清热泻火之品为主配组成方以清气退热，其中石膏又有辛透之性。但由于热邪易伤气津，常兼有气虚或津伤者，故每每配合益气生津之品，如人参、麦冬、天花粉等。其代表方剂如白虎汤、竹叶石膏汤、栀子豉汤等。白虎汤与竹叶石膏汤均能清解气分之热，唯前者主在清热生津，适用于肺胃热盛，壮热烦渴，自汗，脉洪大之症；后者清热生津，并能益气和胃，适用于热病后期，气阴两伤而余热未尽者。栀子豉汤清热除烦，适用于邪热内扰胸中，心烦懊侬之症。

二、热初入营，凉营透气法

邪热初入于营，当以清营为主，尚可加入透泄之品，仍立足透热外达，使营分邪热转出气分而解。凉营透气之清法，常配合金银花、连翘、竹叶等清泄之品，方可达到透热转气的目的，因此又称为透热转气法。透热转气就是透营分之热，使之向气分证转化，以达到清退营热的目的。故叶天士说：“乍入营分，犹可透热，仍转气分而解。”王孟英将其辑载入《温热经纬》后，篇名为《叶香岩外感温热篇》，其文改为“入营犹可透热转气”，其代表方剂就是清营汤。方中就是在清营凉血法中配有清气药，适用于热初入营之证。

三、热入营血，清营凉血法

热入营血，出现神昏谵语、舌绛、脉数、烦躁不寐、吐衄发斑等症。营热血热并存，心藏血主营，因此热入营血一方面扰心神，另一方面又易动心血，必须清营与凉血并举，构成了既清营又凉血的清法，常选取生地黄、牡丹皮、赤芍、犀角等清热凉血之品为主配合成方。犀角

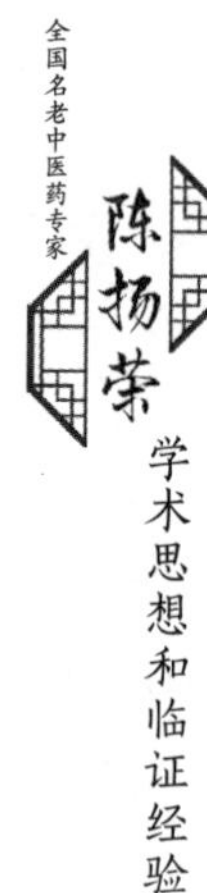

地黄汤为清营凉血的代表方，主治营血并热的实热证。

四、气血两燔，凉血清气法

热邪既扰气分又犯血分之证，称为“气血两燔”。气血两燔证，既要凉血又要清气，构成了气血两清之清法，此法多以清气分热与清营凉血的药物组合成方，使气血两清。如清瘟败毒饮由大清气血诸药组成，适用于气分、血分并热的气血两蟠、火热毒盛之证，是为气血两清的代表方。

五、热甚毒炽，解毒清热法

热甚毒炽可见时疫温病、热毒疮疡、烦躁狂乱、热甚发斑，或头面红肿、口糜咽痛等。热甚毒炽证，既要解毒又要清热，构成了解毒清热之清法，常选用黄连、黄芩、黄柏、栀子、石膏、连翘、板蓝根、升麻等清热泻火解毒之品为主配合成方。由于热毒有在气分、血分的不同，若热在血分者，又当配伍清热凉血药同用，常用代表方剂如黄连解毒汤、普济消毒饮等，主治实热邪火疮毒诸证。黄连解毒汤与普济消毒饮均有清热泻火解毒作用，都可用于痈疮肿毒、咽喉肿痛等症，但黄连解毒汤纯由大苦大寒的药物组成，能清利三焦实火，并有清湿热作用，可用于一切火热及湿热之证；而普济消毒饮具有疏风消肿作用，以上焦头面风热肿毒最宜。脏腑郁热，热邪偏盛于某一脏腑，发生热证火证，则应针对某一脏腑所发生的证候，选择作用有所偏重的相应药物为主组方，构成了随脏清泄之清法，常用药物如黄连、黄芩、黄柏、栀子、龙胆草、桑白皮、石膏、竹叶等。如导赤散泻心与小肠之火，龙胆泻肝汤泻肝火，泻白散泻肺火，玉女煎清胃火，白头翁汤清大肠热以治痢等，皆为清泄脏腑诸经之火热而设，均可随症选用。清泄脏腑诸经之火热，根据其作用不同，也各有所偏重。泻心汤名为泻心，实际功能泻火清热、化湿解毒，适用于一切实热火证，或热甚迫血妄行及下痢、疮毒等症。导赤散清心利水，能导心经之热与小肠湿热从小便而解，为治心火上炎，口舌生疮，及心移热于小肠，小便短赤或热淋涩痛之症。龙胆泻肝汤与泻青丸皆可用治肝经实火，但龙胆泻肝汤清肝之力较大，可治肝经实火所致的胁痛口苦，目赤肿痛，耳聋耳肿，并能清泻肝经湿热，以治肝经湿热下注的小便淋浊，囊肿阴痒等症；而泻青丸中配有归、芍养血之品，是于泻肝之中，寓有养肝之意。而左金丸清肝之力较缓，兼能降泻胃热，适用于肝郁化火或胃热上逆引起的胁痛口苦、嗳气吞酸等症。泻白散以清肺止咳为主，主治肺热咳嗽。泻黄散主在泻脾胃伏热，适用于脾胃积热，口疮口臭或脾热弄舌之症。而《证治准绳》泻黄散功专宣散脾胃风热，适用于风热所致的口唇燥裂、口臭口疮等症。二者功用显有区别。清胃散清胃凉血，主治胃热牙痛或牙宣出血。玉女煎既清胃热又滋肾阴，适用于阴虚胃热所致的烦热口渴、牙痛出血之症。

六、阴伤热余，清热养阴法

阴伤热余见于热病后期，邪热未尽，阴液已伤，热在阴分，暮热早凉，或阴虚火旺，潮热骨蒸，以及不明原因的长期低热等症。此属阴伤与热邪并存，若单用清热之法，阴伤难复，因此往往选用在清热中多有滋阴作用之品，构成了清退虚热之清法，常选取青蒿、鳖甲、生地黄、知母、地骨皮、牡丹皮、银柴胡、胡黄连等清热养阴之品为主配合成方。清骨散、青蒿鳖甲汤、秦艽鳖甲散、黄芪鳖甲散、秦艽扶羸汤、当归六黄汤等是其代表方，主治阴虚发热之证。清骨散与青蒿鳖甲汤皆能清退虚热，常用于阴虚之体，骨蒸劳热；青蒿鳖甲汤偏重养阴，多用于热病后期，夜热早凉，邪伏阴分者。秦艽鳖甲散适用于感受风邪，传里化热所致的潮热骨蒸之证。黄芪鳖甲散与秦艽扶羸汤，都适用于气阴两虚，肺虚不能清肃之证，不同之处是前者咳逆和潮热的症状比后者较重。当归六黄汤养阴泻火，适用于阴虚火旺盗汗而以中气未伤者为宜。

可见，清法虽主治邪热炽盛之证，但由于热邪有轻重、虚实、气血、脏腑之不同而各有重点，同时邪热炽盛，每多伤阴，故在具体使用时，还当辨别阴伤程度及邪、正、虚、实的情况。如邪热盛而阴伤不甚者，治疗重点应仍以清热泻火解毒为主；如阴伤较甚而见舌质光红少苔者，则应以滋阴凉血为主，兼以泻火清热。同时在选用养阴生津药物时，还必须注意到不同养阴生津药物的特性，如一般舌苔糙而干燥时，可用芦根、天花粉等以养胃生津；如舌苔光剥、舌质干燥而龟裂时，则又当用鳖甲、龟板等以咸寒滋阴。如养阴药物用之过早或使用不当，常能碍邪而影响疗效。

（作者：陈扬荣　摘自《中国医药学报》第2002年第17卷第5期）

温病气分证应注重活血化瘀

叶天士创立的“在卫汗之，到气清气，入营透热转气，入血凉血散血”的治则，对温病治疗有着重要的指导作用，但从临床实践体会，活血化瘀是气分证不可忽视的一个治法。为此，我们制作温病气分证动物模型，揭示温病气分证的病理变化实质。

一、血瘀是气分证的一个重要病理变化

实验观察证实，气分证血瘀是客观存在的。我们采用国产大肠内毒素从家兔耳静脉注入制作温病气分证模型，结果表明，实验动物存在血瘀的病变。主要表现：①脏器组织病理形态的改变：大体观察，除对照组和白虎汤组部分动物见肺脏轻度充血外，其他脏器组织皮下均未见出血灶等病变。但在光镜下，在细微结构上则有明显改变。对照组动物的脏器组织瘀血、出血、血栓形成及炎症改变极为严重，白虎汤组病变类似对照组，而复方组最轻微。②动物血小板数明显下降（$P<0.01$），血小板聚集率明显升高（$P<0.01$），PT及KPTT明显下降，血栓素B_2（TXB_2）和6-酮-前列腺素F_{1d}（6-KETO-PGF_{1d}）明显下降（$P<0.01$）。从上述实验动物的脏器组织出现瘀血、出血及血栓形成的病理变化，以及BCP数目显著减少，结合PT、KPTT、血小板聚集率、TXB_2和6-KETO-PGF_{1d}等实验指标的改变，可以提示实验动物已出现弥散性血管内凝血（DIC）

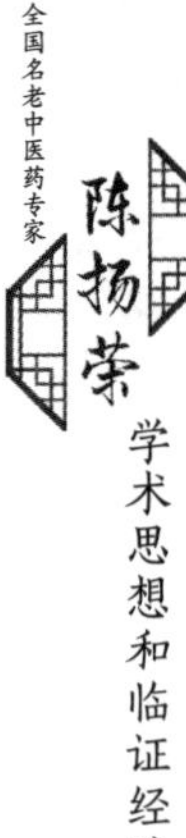

高凝状态。目前学者多认为DIC与中医的血瘀病变在病理变化上极为相似，DIC一经确立，即可认为血瘀病变已经形成。

我们从治疗学角度探讨气分证血瘀的客观存在。实验结果表明，用白虎汤配合活血化瘀药物（丹参、牡丹皮、赤芍）复方治疗，对改善治疗组动物的瘀血、出血及血栓形成的病理改变及升高血小板数和恢复血小板聚集功能等作用较为显著（与对照组相比，$P<0.01$）。总之，比单纯用白虎汤治疗的白虎组疗效显著提高（$P<0.01$）。

以上的实验为温病气分证存在血瘀病变提供了科学的客观依据。

二、温病气分证血瘀的形成与其他病理变化的关系

1. 热邪与血瘀

传统认为，气分证病理是“邪入气分，热炽伤津”，所以我们认为气分热炽可导致各种病理变化。邪热炽盛，耗伤津气；若肺热炽盛，烁液为痰，痰热瘀阻；热邪壅盛，郁滞气机，气滞致血液流行不畅而聚积为瘀血。

2. 津液伤与血瘀

邪热炽盛，耗伤津液，阴液耗伤，致血脉空虚，血液稠浊，血行不畅，留滞成瘀血。

三、血瘀是气分证的一个重要病理变化

血瘀存在对气分证病程的其他病变及病情变化都有一定的影响，往往是病情恶化的一个不可忽视的内在因素。因此，及时化瘀对气分证其他病变乃至整个气分证病情的好转都会起到一定积极作用。如果在气分阶段能及时地防治血瘀之变或使其减轻，病情可在气分阶段好转向愈，不致深入营（血）分，即使由气入营（血），其病变也多较轻微。

四、活血化瘀应与气分证其他治法相互配合

活血化瘀虽是气分证一个重要治法，但并非唯一的治法，必须与气分证其他治法相互配合应用，方能更好地发挥活血化瘀药物的作用，且更能适应气分证整个病情的需要。在临床应用时，往往病情复杂，几种病变同时存在，出现证中的各型交叉，需数种治法并用，方能适应病情的需要。但在气分证中应用活血化瘀法，使用活血化瘀药是必不可少的，只不过是活血化瘀之品在用量及药物数量上可轻或少；反之，血瘀较重者化瘀之品则多用之。文中所述实验结果也说明了这一点，温病气分证在白虎汤基础上加入活血化瘀之品，其产生的疗效比单纯用白虎汤疗效明显提高，有显著差异。

（作者：陈扬荣　摘自《甘肃中医学院学报》1994年第2期）

温病气分证应注重清热养阴与活血化瘀

温病气分阶段范围广泛，证情复杂。其特点是邪虽盛而正气亦强，正邪交争激烈，表现出发热、口渴欲饮、脉数有力等一派阳热有余之象。因此，叶天士创立了“到气清气”的治则，用辛寒、苦寒等寒凉之品清解气分热毒，使其外达而解。从传统理论及临床实践中，我们体会到气分证存在邪热炽盛、血行瘀滞、阴液耗伤的病理变化，并制作温病气分证动物模型，揭示其病理变化的实质，得出了温病气分证应注重清热养阴与活血化瘀的观点。

一、阴液与温邪斗争的胜负，决定了温病气分证的发生

在温病发生的过程中，正邪斗争是指温邪与阴液消长水平之间的斗争。《黄帝内经》明确指出：“正气存内，邪不可干”“藏于精者，春不病温”“阴虚者，阳必凑之”。《温病条辨》亦指出“热之所过，其阴必伤”。温邪性质属热，在证候表现上，较突出的是热象偏重，不仅必具发热见症，而且多数热势较高，并伴有口渴、心烦、尿赤、舌红、脉数等一派热象。热邪必伤阴，若阴液充足，足以抵抗温邪，则不发病。若阴液大伤，超过某个阈值，则温邪可逆传心包，直中营血。故当温邪虽盛，阴液不致大伤，抗御力亦强，则发为温病气分证。

二、气分阶段主要的病理变化

（1）邪热炽盛。温邪虽有风热、暑热、湿热、燥热等不同，但其本性皆为热，侵入人体之后，正气未衰，积极地与邪相抗争，抵御温邪入侵。故正邪相搏，斗争剧烈，反应明显，热由此内生。而且热邪可致“火郁”状态，正如吴又可所言：“阳气通行，温养百骸，阳气壅闭，郁而为热。且夫人身之火，无处不有，无时不在，但喜通达耳。不论脏腑、经络、表里、上下、血分、气分，一有所阻，即使发热。”根据现代医学研究，致病微生物即温邪，其代谢产物激活粒细胞系统，使之释放内源性致热原，作用于体温中枢，从中枢发出的冲动作用于效应器，使产热增加，血管扩张，呼吸、心跳加快，内脏毛细血管扩张充血，功能紊乱。我们的实验结果亦表明温邪可致热。以大肠杆菌内毒素制造的温病气分证动物模型，体温上升的最高值与基础体温差达1.47℃，2.5小时的体温反应指数也是最高的。症状上表现为心跳加快，呼吸急促，频繁饮水，眼结膜充血明显，耳郭发热，血管扩张发红。

（2）阴液耗伤。《景岳全书》言：“阳邪之至，害必及阴。”温邪入内，阴津必伤。气分阶段，热邪亢盛，逼津外泄可为汗；犯胃可呕吐；下注大肠可为泄泻。又因脏腑功能紊乱，纳呆食减，气化失常，则阴液生成减少，布散障碍。根据现代医学研究，温邪伤津亦耗血，表现为细菌内毒素可直接破坏大量的血小板和红细胞，使毛细血管壁发生广泛损伤，导致失水，酸碱平衡紊乱，脏器有不同程度的损害，如肿胀、变形、炎症等。交感神经兴奋性增强，引起消化腺分泌减少和胃肠运动减弱，致食物的消化吸收障碍，使阴液来源减少，阴液愈伤。我们的实验研究表明，造模动物在气分阶段时，就有血小板和红细胞的大量减少及血小板功能的异常。

（3）血液瘀滞。温邪其性本热，煎灼血液，则血变浓稠，甚则凝结成块，故血脉郁滞不畅。王清任在《医林改错》中就明确指出：“血受热则煎熬成块。”今人亦做不少研究，发现气分阶段有“热”“瘀”存在。微循环改变可见管襻减少，痉挛，微血流停滞，红细胞聚集。血液流变学变化呈血浆黏度增高，增比黏度增加，高度血细胞聚集等高黏综合征。病理研究表明，气分阶段动物模型大体观察，可见各脏器均明显充血。光镜下各脏器组织病理改变较严重，毛细血管扩张、瘀血、出血及微血栓形成。我们实验研究结果表明，温病气分阶段呈高凝状态，存在急性DIC。具体表现为血小板数量显著减少，血小板聚集率显著提高，PT、KPTT显著缩小，鱼浆鱼精蛋白副凝试验（3P试验）阳性率100%，PLG活性显著提高。

（4）热炽、阴伤、血瘀互相影响互为因果。邪热亢盛，灼伤阴液，阴液耗损，还可影响脏腑组织正常生理功能，引起大汗、呕吐、泄泻、食少等耗伤津液的症状，以及阴液化生障碍；还可煎熬血液，使之瘀滞；还可形成火郁状态，气机壅塞，血液瘀滞。阴液耗损，血液更稠，加重血瘀，并失去濡养脏腑组织的功能。阴液耗损后无阴以制阳，阳邪更加亢盛，血液瘀滞，新血不生，具有正常功能的血液减少。瘀血可化热，血瘀还可影响脏腑组织正常的生理功能。所以，热炽、阴伤、血瘀三者是互相影响、互为因果的。

三、温病气分证应注重清热养阴与活血化瘀

温病气分阶段为温邪出表或入于营血之枢纽，关系到疾病的进退，处于十分重要的位置。从以上分析可知，阴精不足，温邪外袭是温病发生的原因。而热炽、阴伤、血瘀是气分证主要的病理变化。故治疗应注重清热养阴与活血化瘀。清热药皆为寒凉之性，其寒可以制热，其凉可以制温，故寒凉可以直折热势。吴鞠通指出：“阳盛则阴衰，泻阳则阴得安其位。泻阳之有余，即所谓补阴之不足。”故清热之中寓有存阴之意。阴液在温病发生发展中处于一个十分重要的地位，有“温病以存阴液为第一要素”“温病苟能防护其阴，虽险证尚可愈”等说法。因为存阴保津既可御邪外出，又可防止内陷生变。这里所指的活血化瘀之法是以活血通络之品解散邪热的一种治法，具有疏通血络、透毒外出、凉血止血的作用。因为瘀热交结之际，宣透难以解结，通利药不达病所，清化无济于事。而使用活血性凉之品，不但能使血瘀得化，更有利于药物直达病所，阻断内毒化生，帮助邪热向外排泄。

现代药理研究表明：清热类药物抗病原微生物的作用，具有抗菌谱广、不易产生耐受性、口服不良反应少等优点，还能提高免疫功能，并有解热、镇静、抗炎等作用。养阴类药物具有增加吞噬细胞数量、调节内分泌功能、减少病损等作用。活血化瘀类药物具有改善血液流变学、抗血栓形成、调节免疫功能、镇静、抗炎、减轻组织损伤、促进组织修复再生等作用。我们的实验针对温病气分证动物模型，以清热养阴、活血化瘀为治疗大法，自拟清气化瘀养阴汤（白虎汤加牡丹皮、赤芍、沙参、玄参、石斛）进行治疗，收到了良好的效果。此方能迅速改善症状，降低热势，调整免疫功能，减少内毒素对血细胞的损伤及引起的血小板功能障碍，对抗内毒素引起的凝血障碍和抗凝血障碍。进一步验证了温病气分证应注重清热养阴与活血化瘀的观点。

（作者：陈扬荣、陈晓玲、郑旭　摘自《福建中医学院学报》1999年03期）

2. 温热病气分证实验研究

温病气分阶段范围广泛，证情错杂。把住气分关是防治邪入营血分的一个重要措施，是防止各种病从轻变重的一个重要环节。陈扬荣认为温病气分证病理变化的实质为热炽、血瘀、阴伤，并依此创立了清气化瘀复方以清热、化瘀、养阴，以期阻断气营传变。该方临床疗效佳，动物实验均证明该方有效、安全性良好。

动物实验表明，以大肠杆菌内毒素制造的温病气分证动物模型，体温上升的最高值与基础体温差达 1.47℃，临床症状上表现为心跳加快，呼吸急促，频繁饮水，眼结膜充血明显，耳郭发热，血管扩张发红。病理研究表明，气分阶段动物模型大体观察可见各脏器均明显充血。光镜下各脏器组织病理改变严重，毛细血管扩张、瘀血、出血及微血栓形成。因此，进一步证实，温病气分证存在“热”“瘀”状态。

研究发现，清气养阴法有较强的降低体温、改善动物的症状与体征等作用外，还可以降低血白细胞、血小板聚集率及 PLG 等相关指标，对气分证的血瘀病变有显著的作用。清气化瘀复方液对内毒素所致的家兔温病气分证有退热作用，并且可以提高血小板计数、6- 酮 - 前列腺素 F_{1d}，降低血小板聚集率、TXB_2、TXB_2/6-K-FGF$_{1d}$，疗效优于白虎汤。

相关论文：

清气养阴治疗温病气分证的实验研究

我们在临床上观察到应用白虎汤治疗温病气分证，部分病例疗效并不显著。为了提高气分证的疗效，我们以清气养阴药组成复方治疗，效果明显。兹从实验方面观察其疗效并探讨其作用机制。

一、材料和方法

1. 动物及分组

选取 1.8~2.5 kg 的健康普通大耳白家兔 40 只，随机分为正常组（A）、对照组（B）、清气组（C）即白虎汤组及清气养阴组（D）各 10 只。

2. 内毒素

由上海生物制品研究所提供的大肠杆菌内毒素，用生理盐水配成 15μg/mL 溶液。

3. 药物

（1）白虎汤（《温病条辨》方）：生石膏 20g、知母 9g、粳米 15g、甘草 3g。

（2）清气养阴汤（自拟）：上方加沙参 9g、玄参 9g、石斛 9g。上述药物来源于福建中医学院国医堂。将上药分别制成生药 1g/mL 的腹腔灌注液。

4. 实验步骤

正常组每只动物 1 次性经耳静脉注入无菌生理盐水 1mL/kg，其余 3 组每只动物 1 次性注入内毒素液 1mL/kg。于注入毒素前 2 小时及注入内毒素后，白虎汤组每只动物经腹腔注入白虎汤 5mL/kg 各 1 次，清气养阴组注入清气养阴汤 7mL/kg 各 1 次。

5. 观测指标

（1）体温：实验前 24 小时内测肛温 3 次，取平均值为基础体温；注入内毒素后每 0.5 小时测肛温 1 次。

（2）血小板数（PLT）、红细胞数（RBC）、白细胞数（WBC）、血小板最大聚集率（MPAG）、凝血酶原时间（PT）、白陶土部分凝血活酶时间（KPTT）、纤溶酶原活性（PLG）、血浆鱼精蛋白副凝试验（3P 试验）。于注入内毒素后 2.5 小时，从动物心脏采血，采完血后用空气栓塞法处死所有动物，分别按有关方法检测上述各项指标。

二、实验结果

1. 体温变化

见表 1-1-1、表 1-1-2。

表 1-1-1　4 组动物 ΔT 比较（$\bar{x} \pm s$）

	n	ΔT（℃）	比较（P）		
			与 B	与 C	与 D
A	10	0.05 ± 0.07	< 0.01	< 0.01	< 0.01
B	10	1.47 ± 0.60		< 0.05	< 0.01
C	10	1.02 ± 0.18			< 0.01
D	10	0.63 ± 0.22			

注：① A 为正常组，B 为对照组，C 为清气组，D 为清气养阴组。下表同此。② ΔT 指发热前后相比体温净增值。

表 1-1-2　4 组动物 $TRI_{2.5}$ 比较（$\bar{x} \pm s$）

	n	$TRI_{2.5}$（cm^2）	比较（P）		
			与 B	与 C	与 D
A	10	3.08 ± 3.95	< 0.01	< 0.01	< 0.01
B	10	77.48 ± 28.50		< 0.05	< 0.01
C	10	55.38 ± 8.65			< 0.01
D	10	38.40 ± 12.98			

注：$TRI_{2.5}$ 指注入内毒素后 2.5 小时的发热效应指数。

2. 各项实验指标

见表 1-1-3~ 表 1-1-10。

表 1-1-3　4 组动物 WBC 比较（$\bar{x} \pm s$）

	n	WBC（×10^9/L）	比较（P）		
			与 B	与 C	与 D
A	10	7.96 ± 2.19	< 0.01	< 0.01	< 0.05
B	10	15.19 ± 1.54		< 0.05	< 0.01
C	10	13.02 ± 2.14			< 0.05
D	10	10.73 ± 2.31			

表 1-1-4　4 组动物 RBC 比较（$\bar{x} \pm s$）

	n	RBC（×10^{12}/L）	比较（P）		
			与 B	与 C	与 D
A	10	5.37 ± 0.67	< 0.01	< 0.01	< 0.01
B	10	3.74 ± 0.55		< 0.01	< 0.01
C	10	3.95 ± 0.34			< 0.05
D	10	4.50 ± 0.33			

表 1-1-5　4 组动物 PLT 比较（$\bar{x} \pm s$）

	n	PLT（×10^9/L）	比较（P）		
			与 B	与 C	与 D
A	10	20.3 ± 3.1	< 0.01	< 0.01	< 0.01
B	10	7.1 ± 1.1		< 0.01	< 0.01
C	10	10.7 ± 2.8			< 0.05
D	10	14.1 ± 1.3			

表 1-1-6　4 组动物 PT 比较（$\bar{x} \pm s$）

	n	PT（s）	比较（P）		
			与 B	与 C	与 D
A	10	10.19 ± 0.24	< 0.01	< 0.01	< 0.01
B	10	8.84 ± 0.47		< 0.05	< 0.01
C	10	9.29 ± 0.38			< 0.05
D	10	9.62 ± 0.20			

表 1-1-7　4 组动物 KPTT 比较（$\bar{x} \pm s$）

	n	KPTT（s）	比较（P）		
			与 B	与 C	与 D
A	10	37.03 ± 0.63	＜ 0.01	＜ 0.01	＜ 0.01
B	10	21.03 ± 0.64		＜ 0.01	＜ 0.01
C	10	24.06 ± 0.70			＜ 0.01
D	10	32.70 ± 0.39			

表 1-1-8　4 组动物 3p 试验阳性表

	n	++	+	−
A	10	0	0	10
B	10	9	1	0
C	10	2	8	0
D	10	0	2	8

表 1-1-9　4 组动物血小板聚焦率比较（$\bar{x} \pm s$）

	n	聚焦率（%）	比较（P）		
			与 B	与 C	与 D
A	10	51.52 ± 4.32	＜ 0.01	＜ 0.01	＜ 0.05
B	10	70.90 ± 4.33		＜ 0.05	＜ 0.01
C	10	65.19 ± 5.10			＜ 0.01
D	10	57.44 ± 5.66			

表 1-1-10　4 组动物 PLG 活性比较（$\bar{x} \pm s$）

	n	PLG（IU/mL）	比较（P）		
			与 B	与 C	与 D
A	10	2.14 ± 0.11	＜ 0.01	＜ 0.01	＜ 0.05
B	10	2.80 ± 0.15		＜ 0.05	＜ 0.01
C	10	2.57 ± 0.21			＜ 0.01
D	10	2.26 ± 0.16			

三、讨论

（1）从上述各项实验结果可以看出，应用白虎汤治疗的白虎汤组动物，其实验指标较未用药物治疗的气分病理模型对照组明显改善，说明治疗温病气分证的传统代表方剂白虎汤，对气分证确有良效，但与清气养阴汤组作用相比，则各项实验指标有显著性差异，可见在白虎汤基础上加入养阴生津之品后，其疗效明显提高。

（2）清气养阴汤除了有较强的降低体温、改善动物的症状与体征等作用外，对气分证的血瘀病变有显著的作用。推其原理，养阴药物滋阴生津，一者可制亢盛之炎热，使热毒易于消除，热毒早去，煎熬阴津血液为瘀之变便可防止；二者可使阴液充足，润泽脉道，有利瘀滞之血得以流通。现代药理学研究认为，玄参等养阴药可改善微循环，减轻血液的高黏状态，有利于微血栓的消散。养阴药还可调整内分泌功能，降低发热效应，减少水分损耗，维持机体内环境的稳定。此外，玄参、沙参等可提高白细胞水平，有不同程度的抑菌抗炎作用。

（3）对于温病气分证的治疗，以白虎汤作为代表方，其养阴之力较弱，不能完全适应温病气分证既有热盛又有阴伤的病情需要，可以配合养阴治法，方能提高气分证的疗效。

（作者：陈扬荣、江明、陈锦芳、陈晓玲、郑旭　摘自《山东中医药大学学报》1999年第2期）

温病气分证病理实质与治则的研究

温病气分阶段范围广泛，证情错杂。而把住气分关是防治邪入营血分的一个重要措施，是防止各种病从轻变重的一个重要环节。本研究揭示气分证病理变化的实质为热炽、血瘀、阴伤，并以清热、化瘀、养阴法治疗，以期阻断气营传变，现将结果报道如下。

一、材料与方法

1. 动物

选取体重，1.8~2.5kg 的新西兰大白兔 60 只，雌雄不限。

2. 大肠杆菌内毒素

由上海生物制品研究所提供，用无菌生理盐水配成 15μg/mL 的溶液。

3. 药物

（1）清气汤：生石膏 20g，知母 9g，粳米 15g，甘草 3g。

（2）清气养阴汤：生石膏 20g，知母 9g，粳米 15g，甘草 3g，沙参 3g，玄参 9g，石斛 9g。

（3）清气化瘀汤：生石膏 20g，知母 9g，粳米 15g，甘草 3g，牡丹皮 9g，丹参 15g，赤芍 15g。

（4）清热化瘀养阴汤：生石膏 20g，知母 9g，粳米 15g，甘草 3g，沙参 9g，玄参 9g，石斛 9g，丹参 15g，牡丹皮 9g，赤芍 15g。分别制成 1g/mL 的药液。

4. 研究步骤

60 只大白兔，随机分为 6 组：正常组、模型组、清气组、清气养阴组、清气化瘀组、清热化瘀养阴组。每组各 10 只，正常组每只动物每次由耳缘静脉注入无菌生理盐水 1mL/kg，其余各组动物每次由耳缘静脉注入配好的大肠杆菌内毒素溶液 1mL/kg（攻毒）。于“攻毒”前 2 小时及“攻毒”同时，经腹腔，清气组每只动物注入清气汤 5mL/kg，各 1 次；清气养阴组每只动物注入清气养阴汤 7mL/kg，各 1 次；清气化瘀组每只动物注入清气化瘀汤 7mL/kg，各 1 次；清热化瘀养阴组每只动物注入清热化瘀养阴汤 9mL/kg，各 1 次。

5. 观测指标

（1）症状与体征：观察实验前后所有动物的耳、皮肤、结膜部位的改变及渴饮情况、呼吸、心跳、神志等变化情况。

（2） 体温：实验前 24 小时内测肛温 3 次，取平均值为基础体温；“攻毒”后每半小时测肛温 1 次。

（3）实验室指标：于“攻毒”后 2.5 小时从动物心脏采血，按有关方法分别检测以下指标：血小板数、红细胞数、白细胞数、血小板最大聚集率、凝血酶原时间、白陶土部分凝血活酶时间、纤溶酶原活性、血浆鱼精蛋白副凝试验。

（4） 脏器组织病理形态学：采完血后，用空气栓塞法处死所有动物，取心、肺、肝、脾、肾组织做肉眼观察和病理切片镜检。

二、结果

各组动物症状与体征变化比较：对照组动物在“攻毒”后 30 分钟至 1 小时开始发热，并出现耸毛、发抖、蜷缩、拒食、心率加快，眼结膜未见充血。至 2 小时左右，耸毛、发抖、蜷缩逐渐消失，而发热更加明显，心跳更快，呼吸急促，频繁饮水，眼结膜充血明显，耳郭发热、血管扩张变红，神志清醒但较委顿，部分家兔有稀便。清气组动物上述表现虽不如对照组严重，但仍有发抖、蜷缩、拒食、体温升高、饮水、结膜充血等表现。清气养阴组动物症状比清气组轻，热势较低，虽有饮水，但不频繁，动物较活泼。清气化瘀组症状亦较清气组轻。清热化瘀养阴组症状最轻，热势最低，饮水较少，均较活泼。

各组动物体温变化比较：6 组动物发热高峰（T）及 2.5 小时体温反应指数（$TRI_{2.5}$）比较显示，对于降低体温，清热化瘀养阴汤疗效最佳，清气养阴汤和清气化瘀汤疗效次之，而清气汤疗效最差，但亦能发挥治疗作用。组间比较有显著性差异（$P < 0.05$ 或 $P < 0.01$）。见表 1-1-11。

表 1-1-11　各组动物 T、$TRI_{2.5}$、WBC、RBC 变化比较（$\bar{x} \pm s$）

组别	动物数	T（℃）	$TRI_{2.5}$（cm^2）	WBC（$\times 10^9$/L）	RBC（$\times 10^9$/L）
正常组	10	0.05 ± 0.07	3.38 ± 3.95	7.96 ± 2.19	5.37 ± 0.67
模型组	10	1.47 ± 0.60**	77.48 ± 28.50**	15.19 ± 1.54**	3.74 ± 0.55**
清气组	10	1.02 ± 0.18**△△▲▲	55.38 ± 18.65**▲▲	13.02 ± 2.14**△▲▲	3.95 ± 0.34**▲▲
清气养阴组	10	0.63 ± 0.22**△△▲	38.40 ± 12.98**△△▲	10.73 ± 2.31*△△	4.50 ± 0.33**△△▲
清气化瘀组	10	0.74 ± 0.17**△△▲▲	37.13 ± 12.60**△△▲	11.85 ± 1.71**△△▲	4.55 ± 0.24**△△▲
清热化瘀养阴组	10	0.41 ± 0.19**△△	24.38 ± 11.49**△△	9.66 ± 2.25△△	5.06 ± 0.64△△

注：与正常组比较，*$P < 0.05$，**$P < 0.01$；与模型组比较，△ $P < 0.05$，△△ $P < 0.01$；与清热化瘀养阴组比较，▲ $P < 0.05$，▲▲ $P < 0.01$。

各组动物血细胞变化比较：各组动物白细胞数、红细胞数、血小板数含量改变提示，清热化瘀养阴汤能显著降低内毒素引起的白细胞增加，说明本方具有良好的抗感染作用，对非特异性免疫具有显著的调整作用，清气汤、清气化瘀汤、清气养阴汤虽然都能在一定程度上减轻内毒素引起的红细胞和血小板损伤，但效果都不如清热化瘀养阴汤好，组间比较有显著性差异（$P<0.05$ 或 $P<0.01$）。见表 1-1-11、表 1-1-12。

表 1-1-12　各组动物 BPC，MPAG，PT，KPTT 比较（$\bar{x}\pm s$）

组别	动物数	BRC（$\times 10^9$/L）	MPAG（%）	PT（s）	KPTT（s）	PLGA（IU/mL）
正常组	10	20.3 ± 3.1	51.52 ± 4.32	10.18 ± 0.24	37.03 ± 0.63	2.14 ± 0.11
模型组	10	$7.1\pm1.1^{**}$	$70.90\pm4.33^{**}$	$8.84\pm0.47^{**}$	$21.03\pm0.64^{**}$	$2.80\pm0.15^{**}$
清气组	10	$10.7\pm2.8^{**\triangle\triangle\blacktriangle\blacktriangle}$	$65.19\pm5.10^{**\triangle\blacktriangle\blacktriangle}$	$9.29\pm0.38^{**\triangle\blacktriangle}$	$24.06\pm0.70^{**\triangle\triangle\blacktriangle\blacktriangle}$	$2.57\pm0.21^{**\triangle\blacktriangle\blacktriangle}$
清气养阴组	10	$14.1\pm1.3^{**\triangle\triangle\blacktriangle\blacktriangle}$	$57.44\pm5.66^{*\triangle\triangle}$	$9.62\pm0.20^{**\triangle\triangle}$	$32.70\pm0.39^{**\triangle\triangle\blacktriangle\blacktriangle}$	$2.26\pm0.16^{\triangle\triangle}$
清气化瘀组	10	$13.2\pm1.7^{**\triangle\triangle\blacktriangle\blacktriangle}$	$57.52\pm4.42^{**\triangle\triangle}$	$9.35\pm0.36^{**\triangle\blacktriangle}$	$33.03\pm0.69^{**\triangle\triangle\blacktriangle\blacktriangle}$	$2.23\pm0.12^{\triangle\triangle}$
清热化瘀养阴组	10	$16.6\pm2.3^{**\triangle\triangle}$	$54.43\pm4.42^{\triangle\triangle}$	$9.90\pm0.61^{\triangle\triangle}$	$36.60\pm0.33^{\triangle\triangle}$	$2.14\pm016^{\triangle\triangle}$

各组 MPAG、PT、KPTT 变化比较：MPAG、PT、KPTT 变化提示，内毒素使机体处于高凝状态，表现为 MPAG 的增高以及 PT、KPTT 的缩短。而清热化瘀养阴汤能防治这种高凝状态，疗效高于其他 3 方（清气汤、清气化瘀汤、清气养阴汤），组间比较有显著性差异（$P<0.05$ 或 $P<0.01$）。3P 试验模型组和清气组 100% 阳性，清热化瘀养阴组仅 10%，提示清热化瘀养阴汤能对抗内毒素引起的高凝状态。PLGA 活性比较提示内毒素可致纤溶活性降低，清气化瘀汤、清气养阴汤、清热化瘀养阴汤均能防止内毒素引起的纤溶活性降低，组间比较有显著性差异，而清气汤则无此作用。见表 1-1-12、表 1-1-13。

表 1-1-13　各组动物 3P 试验阳性率比较

组别	动物数	++	+	−	阳性率（%）
正常组	10	0	0	10	0
模型组	10	9	1	9	100
清气组	10	2	8	0	100
清气养阴组	10	0	2	8	20
清气化瘀组	10	0	2	8	20
清热化瘀养阴组	10	0	1	9	10

注：“−”说明血浆透明清晰，“+”说明血浆中可见细颗粒出现，“++”说明血浆中可见粗颗粒出现。

脏器组织病理形态学的改变；肉眼观察模型组和清气组肺脏充血较严重，其他脏器组织、皮下均未见出血灶等病变。但病理切片可见各脏器组织有瘀血、出血、炎症等改变。而清气养阴组、清气化瘀组病变较轻微，清热化瘀养阴组病变最轻微。说明清热化瘀养阴汤对于改善脏器组织的病理损害功效最佳。

三、讨论

温病气分阶段的特点是邪虽盛而正气亦强。正邪交争激烈，表现出发热、口渴欲饮、脉数有力等一派阳热有余之象。因此，叶天士创立了"到气清气"的治则，用辛寒、苦寒等寒凉之品清解气分热毒，使其外达而解。从传统理论及临床实践中我们体会到，气分证存在邪热炽盛、血行瘀滞、阴液耗伤的病理变化，为此我们制作温病气分证动物模型，研究其内在规律，系统地提出温病气分证病理新概念为热炽、血瘀、阴伤。治疗新原则为清热、化瘀、养阴。

温邪虽有风热、暑热、温热、燥热等不同，但其本性皆为热，侵入人体之后，正气未衰，积极地与邪相抗争，抵御温邪入侵，故正邪相搏，斗争剧烈，反应明显，热由此内生。而且热邪可致火郁状态，正如吴又可所言："阳气通行，温养百骸，阴气壅闭，郁而为热。且夫人身之火，无处不有，无时不在，但喜通达耳。不论脏腑、经络、表里、上下、血分、气分，一有所阻，即使发热。"现代医学认为，致病微生物即温邪，其代谢产物激活粒细胞系统，使之释放内源性致热原，作用于体温中枢，从中枢发出的冲动作用于效应器，使产热增加，血管扩张，呼吸、心跳加快，内脏毛细血管扩张充血，功能紊乱。我们的研究结果亦表明温邪可致热。以大肠杆菌内毒素制造的温病气分证动物模型，体温上升的最高值与基础体温差达1.47℃，2.5小时的体温反应指数也是最高的。临床症状上表现为心跳加快，呼吸急促，频繁饮水，眼结膜充血明显，耳郭发热，血管扩张发红。

温邪其性本热，煎灼血液，则血变浓稠，甚则凝结成块，故血脉郁滞不畅。王清任在《医林改错》中明确指出："血受热则煎熬成块。"现代研究发现，气分阶段有"热""瘀"存在。微循环改变可见管襻减少、痉挛，微血流停滞，红细胞聚集。血液流变学变化呈血浆黏度增高，血细胞高度聚集等高黏综合征。病理研究表明，气分阶段动物模型大体观察可见各脏器均明显充血。光镜下各脏器组织病理改变严重，毛细血管扩张、瘀血、出血及微血栓形成。我们的研究结果表明，温病气分阶段呈高凝状态，存在急性DIC。具体表现为血小板数量显著减少，3P试验阳性率100%，PLGA活性显著提高。

《景岳全书》云："阳邪之至，害必及阴。"温邪入内，阴津必伤，气分阶段，热邪亢盛，逼津外泄可为汗，犯胃可呕吐，下注大肠可为泄泻。又因脏腑功能紊乱，纳呆食减，气化失常，则阴液生成减少，布散障碍。现代医学研究认为，温邪伤津亦耗血，表现为细菌内毒素可直接破坏大量的血小板和红细胞，使毛细血管壁发生广泛损伤，导致失水，酸碱平衡紊乱，脏器有不同程度的损害，如肿胀、变形、炎症等。交感神经兴奋性增强，引起消化腺分泌减少和胃肠运动减弱，致食物的消化吸收障碍，使阴液来源减少，阴液愈伤。我们研究表明，造模动物在气分阶段时就有血小板和红细胞的大量减少及血小板功能的异常。

现代药理研究表明，清热类药物抗病原微生物的作用具有抗菌谱广、不易产生耐受性、口服不良反应少等优点，还能提高免疫功能，并有解热、镇静、抗炎等作用。活血化瘀类药物具有改善血液流变学、抗血栓形成、调节免疫功能，以及镇静、抗炎、减轻组织损伤，促进组织修复再生等作用。养阴类药物具有增加吞噬细胞数量、调节内分泌功能、减少病损等作用。我们的研究针对温病气分证动物模型，以清热、化瘀、养阴为治疗大法，自拟清热化瘀养阴汤（白虎汤加牡丹皮、赤芍、沙参、玄参、石斛）进行治疗，收到了良好的效果。

（作者：陈扬荣、江明、陈锦芳、陈晓玲　摘自《中医杂志》2002 年 11 期）

清气化瘀复方防治内毒性家兔温病气分证发热作用的实验观察

我们通过临床实践，自拟“清气化瘀复方”治疗温病气分证，其降低体温效果甚佳。经动物实验加以验证，获得满意的结果，现报道如下。

一、材料和方法

1. 实验动物

选取体重 1.8~2.5kg（雌雄兼用）的健康普通白兔。

2. 大肠杆菌内毒素

由卫生部长春生物制品研究所提供。用生理盐水配成 15μg/mL 溶液。

3. 药物制备

白虎汤：药物及剂量依据全国高等医药院校教材《伤寒论》中“白虎汤”之药物组成和剂量比例：生石膏 20 克，知母 9 克，粳米 15 克，甘草 3 克。清气化瘀复方（简称：复方液）在上方白虎汤中加入丹参 15 克、牡丹皮 9 克、赤芍 15 克，上两方药分别制成浓度为 100%（1g 生药 /mL）药液。高压灭菌备用。

4. 实验步骤

选取动物 40 只，随机分为正常组 10 只，对照组 10 只，白虎组 10 只，复方组 10 只。后 3 组每只动物由耳缘静脉注入内毒素液 1 次，正常组注入同等剂量无菌生理盐水 1 次。于注射内毒素前 2 小时及注射内毒素同时，白虎组每只动物经腹腔注入白虎汤 5mL/kg 各 1 次，复方组注入复方液 7mL/kg 各 1 次。

5. 观测指标

（1）体温。4 组动物分别于实验前测肛温 3 次，取平均值为基础体温。注射内毒素后每半小时各测肛温 1 次，以所测体温减去基础体温作为体温差。

（2）症状与体征。观察实验前后所有动物的耳、皮肤、结膜、舌、渴饮、神志及全身状态等变化情况。

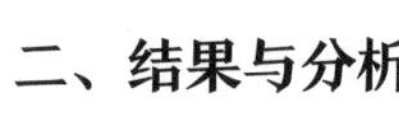

二、结果与分析

1. 症状及体征

对照组动物在攻毒后30分钟至1小时开始发热，并出现耸毛、发抖、蜷缩、拒食、心率加快，眼结膜未见充血，舌质无改变。至2小时左右，耸毛、发抖、蜷缩逐渐消失，而发热更明显，心跳愈快，呼吸急促频繁饮水，眼结膜充血明显，部分动物舌质偏红，但耳郭及皮下未见出血斑点，神志清楚。白虎组动物上述表现虽不像对照组那样严重，但大部分动物仍有发抖，蜷缩，拒食，体温升高，口渴饮水，结膜轻度充血。复方组大部分动物的上述表现较轻。正常组动物未见上述表现。

2. 体温变化

（1）4组动物实验前基础体温，见表1-1-14。

表1-1-14　4组动物实验前基础体温的比较

组别	数量	基础体温
正常组	10	39.05
对照组	10	38.79
白虎组	10	38.80
复方组	10	38.89

注：4组动物实验前体温均在正常范围，各组之间无显著性差异（$P > 0.05$）。

（2）发热效应

发热效应观察指标为发热高峰净增值（ΔT）；2.5小时体温效应指数（$TRI_{2.5}$，系指2.5小时发热曲线与其体温基线之间的面积值）；平均体温反应曲线。见表1-1-15、表1-1-16及图1-1-1。

表1-1-15　4组动物ΔT变化

组别	数量	ΔT
正常组	10	0.008
对照组	10	1.372
白虎组	10	0.976
复方组	10	0.574

注：所有动物各组的ΔT的两两比较均为$P < 0.01$。

表1-1-16　4组动物$TRI_{2.5}$变化

组别	数量	$TRI_{2.5}$
正常组	10	3.5
对照组	10	588.0
白虎组	10	432.5
复方组	10	258.5

注：所有动物各组的$TRI_{2.5}$的两两比较均为$P < 0.01$。

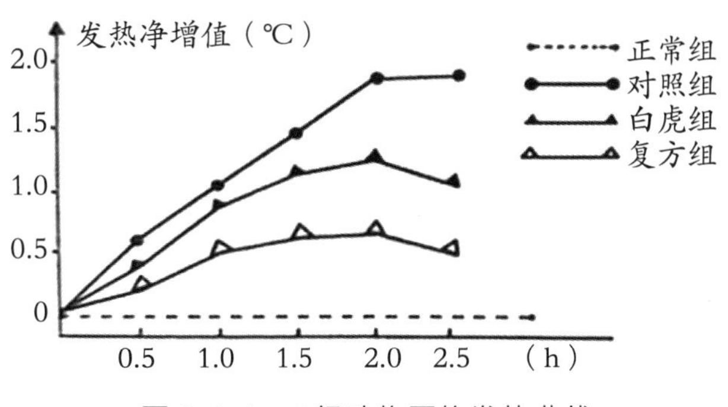

图 1-1-1　4 组动物平均发热曲线

三、讨论

从上表及上图可见，对照组、白虎组及复方组动物在攻毒后体温皆有上升，对照组高达 1.372℃，白虎组 0.976℃，复方组 0.574℃，对照组最高，白虎组次之，复方组最低，正常组无上升。白虎组和复方组动物的体温与对照组相比都有明显降低，但复方组降低比白虎组更为显著。从而说明白虎汤和复方液对内毒素所致的家兔温病气分证皆有退热作用，而复方液较白虎汤为强。

清气化痰复方（复方液）为在白虎汤中加入活血化瘀之品牡丹皮、赤芍、丹参。本实验结果证明其治疗温病气分证效果优于白虎汤，从而提示温病气分证可能存在血瘀之病理变化，不只是邪热炽盛及热盛伤津，在临床上治疗温病气分证应视情况应用活血化瘀之品以进一步提高疗效。

（作者：陈扬荣、江明　摘自《浙江中医学院学报》1994 年第 6 期）

清气化瘀复方对内毒性家兔血小板功能的影响

我们在建立温病气分证动物模型的基础上，应用自拟“清气化瘀复方”对家兔温病气分证进行实验，观测该复方对动物家兔的血小板功能的影响。现报道如下。

一、材料和方法

1. 实验动物

选取体重 1.8~2.5kg（雌雄兼用）的普通健康白兔。

2. 大肠杆菌内毒素

由卫生部长春生物制品研究所提供，用生理盐水配成 15μg/mL 溶液。

3. 药物制备

（1）白虎汤：生石膏 20 克，知母 9 克，粳米 15 克，甘草 3 克。

（2）清气化瘀复方（复方液）：白虎汤加牡丹皮 9 克，丹参 15 克，赤芍 15 克。

以上 2 方分别制成 1g/mL 的药液。

4. 实验方法

选取动物 40 只，随机分为 4 组，每组 10 只。其中 A 组为正常组，B 组为对照组，C 组为白虎汤组，D组为清气化瘀复方组。实验开始，对C、D两组家兔，分别由腹腔注入白虎汤5mL/kg和清气化瘀复方液7mL/kg。2小时后，对B、C、D三组家兔均按15μg/kg剂量，由耳缘静脉注入大肠杆菌内毒素。对A组家兔，则由耳缘静脉注入与B、C、D三组所注入之内毒素等体积之生理盐水。然后，再一次对C、D两组家兔分别由腹腔注射白虎汤和清气化瘀复方，其剂量同前。

于B、C、D三组注入内毒素后2.5小时，从A、B、C、D共4组的每只动物心脏抽血测定血小板计数和血小板聚集试验。

二、实验结果

各组动物血小板计数和血小板聚集率的测定结果分别见表1-1-17、表1-1-18。

表1-1-17　4组动物血小板计数对照表

组别	n	血小板计数（$\times 10^9$/L）	两两比较（P值）		
			与A组比	与B组比	与C组比
A组（正常组）	10	0.299			
B组（对照组）	10	0.069	< 0.01		
C组（白虎组）	10	0.087	< 0.01	> 0.05	
D组（复方组）	10	0.268	< 0.05	< 0.01	< 0.01

表1-1-18　4组动物血小板聚焦率对照表

组别	n	血小板聚焦率（%）	两两比较（P值）		
			与A组比	与B组比	与C组比
A组（正常组）	10	51.936			
B组（对照组）	10	69.140	< 0.01		
C组（白虎组）	10	64.868	< 0.01	> 0.05	
D组（复方组）	10	54.386	> 0.05	< 0.01	> 0.01

三、讨论

（1）本实验A组（正常组）家兔的血小板含量与有关报道的正常家兔的血小板含量接近，可作为本实验之基础对照。

（2）目前，学术界已公认血小板含量减少是诊断急性DIC的重要指标之一。从表1-1-17可见，B组（对照组）和C组（白虎汤组）其血小板含量与A组（正常组）相比有显著性差异，提示注射了内毒素的对照组和白虎汤组之血小板含量低于正常组。从表1-1-18可见，B组与C组血小板聚集率与A组相比，其有显著性差异（$P < 0.01$），提示B组与C组的血小板聚集率均高于A组。

血小板含量的降低和聚集率的增高，提示动物已出现DIC或具有DIC倾向。中医学术界目前几乎已经公认，DIC 的出现表明有瘀血的存在。B、C、D 三组动物属温病气分证之动物模型。在本实验中出现上述结果，提示温病气分证亦有瘀血的存在，如能通过深入研究，使这一结论进一步得到证实，必将促使传统的温病学气分理论获得新的发展和重大的进步。

（3）从表 1-1-17 可知，复方组血小板计数与对照组和白虎组相比，其有显著性差异（$P<0.01$），提示复方组血小板计数高于对照组和白虎组。从表 1-1-18 可知，复方组血小板聚集率与正常组相比，其无显著性差异（$P>0.05$），与对照组和白虎组相比，其有显著性差异（$P<0.01$），提示复方组的血小板聚集率与正常组相近似，并低于白虎组和对照组。

尽管复方组动物之血小板计数低于正常组（$P<0.05$），但前述结果亦可充分说明，清气化瘀复方对气分证动物模型，有使其血小板含量升高和血小板聚集率下降的作用。从表 1-1-17 与表 1-1-18 亦可看出白虎组与对照组相比，其血小板计数与血小板聚集率之差异，均无显著性差异（$P>0.05$），说明白虎汤对温病气分证实验动物模型的血小板功能，没有与清气化瘀汤相同的影响。

（作者：陈扬荣、戴春福、江明　摘自《成都中医学院学报》1993 年第 2 期）

清气化瘀复方对家兔注射内毒素后血栓素 B_2 和 6- 酮 - 前列腺素 $F_{1α}$ 的影响

我们以“清气化瘀复方”对家兔注射内毒素后进行实验。观测该复方对动物血栓素 B_2 和 6- 酮 - 前列腺素 $F_{1α}$ 的影响。现报道如下。

一、材料和方法

1. 实验动物

体重 1.8~2.5kg（雌雄兼用）的健康普通白兔。

2. 大肠杆菌内毒素

由卫生部长春生物制品研究所提供，用生理盐水配成 15μg/mL 溶液。

3. 药物

①白虎汤：生石膏 20g，知母 9g，粳米 15g，甘草 3g。②清气化瘀复方（复方液）：上方加牡丹皮 9g，丹参 15g，赤芍 15g，分别制成 1g/mL 的药液。

4. 方法

选取动物 40 只，随机分为正常组 10 只、对照组 10 只、白虎组 10 只、复方组 10 只。后三组每只动物由耳缘静脉注入内毒素液 15μg/kg 1 次，正常组注入同等剂量无菌生理盐水 1 次。于注射内毒素前 2 小时及注射内毒素后，白虎组每只动物经腹腔注入白虎汤 5mL/kg 各 1 次，复方组注入复方液 7mL/kg 各 1 次。

于注射内毒素后 2.5 小时，从每只动物心脏抽血测定血栓素 B_2（TXB_2）和 6- 酮 - 前列腺

素 F_{1d}（6-K-FGF_{1d}）含量（采用放射免疫测定法，试剂由苏州医学院提供）。

二、结果

各组动物的 TXB_2、6-K-FGF_{1d} 含量及比值的变化，见表 1-1-19。

表 1-1-19　4 组动物 TXB_2、6-K-FGF_{1d} 含量及比值的变化

组别	TXB_2（pg/mL）	6-K-FGF_{1d}（pg/mL）	TXB_2/6-K-FGF_{1d}
A 组（复方组）	106.64±39.06[1,2)]	125.84±45.13[4,5)]	0.9656±0.5159[4,5)]
B 组（白虎组）	392.59±210.59[2)]	56.99±35.86[5)]	8.6795±6.0154[1,5)]
C 组（对照组）	457.20±233.18[2)]	39.89±24.51[5)]	15.8364±12.8145[5)]
D 组（正常组）	86.39±35.56	136.91±18.95	0.5714±0.2302

注：① $\bar{x}\pm s$。② n=10。1）与 D 组比较 $P < 0.05$；2）与 D 组比较 $P < 0.01$；3）与 C 组比较 $P < 0.05$；4）与 C 组比较 $P < 0.01$；5）与 B 组比较 $P < 0.05$；6）与 B 组比较 $P < 0.01$。

从表 1-1-19 可见，4 组动物 TXB_2 含量的比较，对照组和白虎组明显比正常组升高，复方组未见明显升高；4 组动物 6-K-FGF_{1d} 含量的比较，对照组和白虎组明显下降，复方组未见明显降低；而 4 组动物 TXB_2/6-K-FGF_{1d} 比值的比较，白虎组比值升高，对照组比值比正常组明显升高，复方组比值升高不明显。

三、讨论

血栓素 B_2 和 6- 酮 - 前列腺素 F_{1d} 是一对作用完全相反的生物活性物质。两者之间的动态平衡对维持正常的血小板和血管壁关系具有重要意义。一旦这种平衡失调，将会引起出血或血栓性疾病，形成 DIC。我们试以放射免疫分析法来测定本实验动物体内这一对指标的改变。从实验结果可以看出，对照组 TXB_2 的含量明显比正常组高，6- 酮 - 前列腺素 F_{1d} 则明显降低，TXB_2/6-K-FGF_{1d} 比值明显高于正常组，同时全部动物血小板明显低于正常，且纤维蛋白原均少于 1.5g/L，说明对照组动物体内凝血功能发生显著改变，已出现 DIC 属高凝阶段，复方组动物这一对指标及其比值接近正常组，说明清气化瘀复方能纠正内毒素对血栓素 B_2 和 6- 酮 - 前列腺素 F_{1d} 的影响，对家兔血瘀病变有较好疗效，优于白虎组。提示内毒素引起的 DIC，单纯清气疗效欠佳，清气加化瘀药物疗效较好。

（作者：陈扬荣、江明　摘自《中国中药杂志》1994 年第 8 期）

二、湿温病的研究

湿温是感受湿热病邪所致的一类温病，多发于长夏秋初之季，因湿热胶结，最难分离，故历来为医家所重视，视为难治之病。历代名医主张三禁，最早由晋代王叔和提出，后世医家遵

此治则。吴鞠通立下湿温三禁：湿温病禁汗、禁下、禁润，此为言其常。关键在于辨证，灵活掌握，有时不失时机运用“禁法”，反能及时扭转病机，转危为安而迅速好转。临证时也有不禁之例，有可汗、可下、可润之证，此言其变。

对于湿温病的治疗，陈扬荣强调“徒清热则湿不退，徒祛湿则热愈炽”。湿温具有湿邪与热邪合而为病的特点，故而其治疗重点在祛湿清热，必须以清化为主。清代名医突破三禁，创新了湿温治法三禁。多年的温病研究及临证治疗，陈扬荣认可清代名医观点，“三禁”并不是一成不变，必须灵活运用于临床，临证识变。

湿温病可汗，是湿热郁于肌表，自当汗解为宜。因邪郁不甚，故以微汗为佳。但汗法只宜芳化透表，不可辛温发汗。湿温病以中焦湿热内蕴为主，故不可纯用汗法表散，宜用苦温芳化，佐以淡渗利湿之剂。

湿温禁下，汉代张仲景已列为治禁。尤在泾、吴鞠通也说“湿温禁下”，此乃言其常。但是，叶天士却能突破前人成规，认为湿邪化燥、里结肠胃亦须用下法。陈扬荣在临证中遵古而不泥古，对湿温运用下法，认为辨舌最为关键。阳明实热应下，苔必老黄。苔黄垢腻即为热而挟湿，非阳明实热，不可妄行攻下。苔白而带滑，是寒湿之象，发热更不可攻下。

湿温禁润，吴鞠通说：“润之则病深不解。”两阴结合，同气相求，遂成锢结而不解之势，病情不愈而成坏病，此言其常。湿温禁润，吴鞠通言之；湿温言润，亦鞠通言之，陈扬荣认为全在临证者善查病情。湿温禁润是指湿未化燥而言。湿温病化燥之前，柔润滋养不可用；而燥化后，伤津耗液，不忌柔润，有是证用是药，存一分阴液，便有一分生机。

陈扬荣对三禁与不禁理解深刻，用于临床得心应手，发表《论湿温治法“三禁”及临证识变》给后来学者以借鉴临床。

相关论文：

论湿温治法“三禁”及临证识变

湿温多见于暑雨炎蒸，氤氲而化生湿热，人在气交之中感而为病。其发病缓慢，病程较长，病变复杂，因湿热胶结，最难分离，故历来为医家所重视，视为难治之病。

湿温初起，治之不当，则遗患无穷。如误予辛温发汗，则易致湿热上蒙而清窍被阻；攻下过早，则易损伤脾胃阳气；误用滋腻阴柔，则尤使湿邪锢结不解。临床确有意义。所以吴鞠通立下湿温三禁曰：“汗之则神昏耳聋，甚则目瞑不欲言；下之则洞泄，润之则病深不解。”启发后世，务必慎为恪守。然而临床实践，湿温三禁，也绝非一成不变。

湿温"三禁"之说，古人早已提及，叶天士在其论著中亦提出不宜滋腻滞邪，大忌发散和未郁积而妄下，后经吴鞠通加以具体深化。但"湿温禁汗、禁下、禁润"此为言其常。临证时也有不禁之例。有可汗、可下、可润之证此为言其变，关键在于辨证，临证需识变，灵活掌握，不失时机运用"禁法"，反能及时扭转病机、转危为安而迅速奏效。

一、禁汗与可汗

湿温禁汗的说法，源远流长，晋代王叔和提出"其人常伤于湿，因而中暍，湿热相搏，则发湿温""治在足太阴，不可发汗，汗出必不能言，耳聋不知痛所在"。后世医家，遵此治则。清代喻嘉言说："湿家不可发汗，以身本多汗，易至亡阳，故湿温之证，误发其汗，名曰重暍，故为深戒。"盖湿温初起，虽有郁表、恶寒、少汗、头痛、身重疼痛等，颇似太阳病表实证、温热病卫分证，但其必伴有脘痞、纳呆、苔腻等湿阻之象，与伤寒表证的寒邪郁表及温热卫分证有所不同，并非单纯的表证，而是湿蔽表阳，湿中酿热，故发热不甚，表证短暂，而出现湿邪郁卫表之时，又出现湿热蕴阻脾胃的气分证，而致表里合邪，卫气同病。不可按伤寒表证论治，一汗而解；亦不可按卫分表热论治，一凉而安。若误用麻桂辛温发汗，则耗伤津液；错用银翘凉泄透表，则湿邪陷里，造成湿热上蒙，清窍被阻而导致神昏、耳聋、目瞑不欲言等变证。此言其常，湿温禁汗。

若湿热之邪，郁于肌表，亦需酌用汗法，但汗法只宜芳化透表。如薛生白在《湿热篇》原文第二条云："湿热证，恶寒，无汗，身重头痛，湿在表分，宜用藿香、香薷、羌活、苍术皮、薄荷、牛蒡等味，芳香辛散以透邪向外。"又第二十一条指出："湿热证，胸痞发热，肌肉微疼，始终无汗者，腠理暑邪内闭，宜六一散一两，薄荷叶三四分，泡汤调下即汗解。"并自注说："湿病发汗，昔贤有禁，此不微汗之，病必不除。盖既有不可汗之大戒，复有得汗始解之治法，临证者知所变通矣。"可见薛氏经验，湿温并非一概禁汗。我们认为湿温禁汗，所指有二：一是指湿热在表，不可用麻黄汤、桂枝汤辛湿发汗，宜芳化透邪，如藿香、香薷、薄荷之类；二是指湿温初起，虽微有表证，但毕竟以中焦湿热内蕴为主，故不可纯用汗法表散，宜用苦温芳化，佐以淡渗利湿之剂，如藿朴夏苓汤、三仁汤之类。务使表里之湿从内外分解，以湿去热无所踞而病易向愈。所以湿温病可汗，是湿热郁于肌表自当汗解为宜；因邪郁不甚，故以微汗为佳。

例：刘某，男，38岁。初起恶寒，发热，头痛，胸闷身重，骨节疼痛，苔白腻，脉缓。以为感冒，自服人参败毒散。汗出不恶寒，发热更甚，头重目眩，呕吐苦水，苔白腻微黄，脉弦滑，诊断为湿温病。始恶寒是湿遏卫外之阳，虽然汗出腠开，但致邪遏卫气之间，郁而化热，蕴结胆胃。法当宣湿化热，利胆运枢。

处方：藿梗6g，厚朴4.5g，青蒿9g，黄芩6g，煮半夏6g，竹茹12g，枳壳5g，莲子4g，赤茯苓9g。2剂。

二诊：眩晕、呕吐除，发热、身重、胸闷、骨节疼痛稍减，前方去竹茹、枳壳，加佩兰

5g、杏仁5g、益元散30g。2剂药后汗出热退，知饥思食。

按：本证湿温初起，湿邪郁卫分，卫阳不宣，误认感冒风寒投以辛温发表之方剂，助湿为虐，致邪遏卫气之间渐化热。后用藿朴夏苓汤合三仁汤等加减，图开泄肌腠，助卫透表，续得汗出而解，不使病邪聚结气分而导致内逼营血之变。

二、禁下与可下

《金匮要略·痉湿暍篇》："湿家下之，额上汗出，微喘，小便利者死，若下利不止者亦死。"可见湿家忌下，汉代张仲景已列为治禁。尤在泾曰："苟非湿热蕴结成实，未可遽用下法。"吴鞠通说："误下伤阴，而重抑脾阳之升，脾气转陷，湿邪乘势内溃，故洞泄。"湿温病以太阳脾、阳明胃为病变中心，脾为阴土之脏主湿，胃主阳土，为水谷之海，脾宜升则健，胃宜降则和，脾湿失去健运，升降失司。由于湿热蕴阻脾胃而致气机不畅，传导失调，出现脘痞腹胀、不饥、大便不爽等，此时不可误认为食滞腑实，妄投苦寒攻下，否则必致脾胃阳气受损，脾虚下陷，造成洞泄不止，甚则发生厥逆等坏证。此言其常，湿温禁下。

但是，叶天士却能突破古人成规，认为湿邪化燥、里结肠胃亦须用下法。温病学家薛生白及王孟英等都遵循这一创见，如薛生白说："阳明之邪，仍假阳明为出路也。"湿温病，湿从热化可以出现湿热挟滞，交阻胃肠，此时又宜攻下，当下不下，亦必贻误病机，可采用缓下之法，如枳实导滞丸之类导滞通腑。湿温证之里结阳明系湿热郁滞，相互搏结，而非燥屎，是为酱色溏粪，非猛攻一击所能祛，若用承气猛下，其行速而气徒伤，湿仍胶结不去，且猛攻损伤胃肠，故当轻下频下。叶天士在《外感湿热篇》中指出："伤寒大便溏为邪已尽，不可再下，湿温病大便溏为邪未尽，必大便硬，慎不可再攻也，以粪燥为无湿也。"此外，如果湿从燥化出现阳明腑实燥结，亦需酌用攻下，如薛生白《湿热病篇》原文第三十六条指出："湿热证，发痉撮空，神昏笑妄，舌苔干黄起刺或转黑色，大便不通者，热邪闭结胃腑，宜用承气汤下之。"湿温下法前贤有禁，主要指湿未化热而言，此用承气攻下，急下存阴也。王孟英指出："湿未化燥，腑实未结者，不可下耳，下之则利不止。如已燥结，亟宜下结，否则垢浊熏蒸，神明蔽塞，腐肠烁液，莫可挽回。"

湿温运用下法辨舌最为关键。阳明实热应下，苔必老黄。若黄垢腻即为热而挟湿，尚非阳明实热，不可妄行攻下。苔白而带滑，是寒湿之象，发热更不可攻下。

可见湿温有可下之证，但下之宜缓、宜轻、宜频，要下至热尽、苔退、便干湿为度。证之临床治疗，我们对现代医学的伤寒、副伤寒属祖国医学湿热结聚胃肠的，若能早期采用通下与清透并举，虽用苦寒泻下的大黄，即使频下亦不会引起肠出血，还能起到清热消炎的作用，缩短退热时间。但对患者病之后期，一般情况较差，当考虑暂停使用。

例：林某，男，30岁。发热3天，胸闷，倦怠，口苦，纳呆，腹稍胀满，大便未通，小便色黄，舌苔白腻薄黄，脉弦鼓。证属湿渐化热，腑实已成。

处方：黄芩9g，炒栀子9g，连翘9g，竹叶5g，佩兰6g，六一散24g，大黄5g。

按：本例后经作肥达试验呈阳性，诊为肠伤寒。经采用轻下、频下、通利清透之并用，药服3剂热退，症减，疗效较显著。

三、禁润与可润

湿温禁润，吴鞠通说："润之则病深不解。"因为湿为黏滞阴邪，若再予柔润阴药，两阴相合，同气相求，更助湿邪黏腻，遂有锢结而不可解之势，治疗更觉棘手。湿热内蕴，郁阻气机，则往往津液不能敷布于上而见口渴；若水道不利，气化失司，则症见小便短少。切不可因为口满，小便短少而谓热邪伤津，率投甘寒生津之品。湿温之热势不扬，午后较甚，状若阴虚，为阴邪自旺于阴分。亦不可因午后身热，误为阴虚之证，而妄投滋阴之剂，湿遇热伏胶结难解，相互郁蒸，肌肤可见白痞或红疹。更不可错当病入营血，误投清营凉血。凡湿热正盛，如乱投养阴滋腻之品，以阴助阴，必致病深锢结不解的局面，病情缠绵不愈而成坏病。此言其常，湿温禁润。

湿温禁润，鞠通言之；湿温用润，亦鞠通言之。《温病条辨》卷首"凡例"排次第十条中说："温病之兼湿者。忌柔喜刚，湿退热存之际，乌有不用柔哉？全在临证者善察病情，毫无差忒也。"此言证变法亦变。湿温后期，湿从燥化，耗津伤液或热邪深入营血，耗血动血。治同温热，在当用剂内加养阴之品或清营凉血之剂，又当急投。如薛生白在《湿热病篇》第三十三条云："湿热证，上下失血或汗出，毒邪探入营分，走窜欲泄，宜大剂犀角、生地、赤芍、丹皮、连翘、紫草、茜根、银花等味。"又如湿温化燥，热毒燔于血分，外发斑疹、痉厥。治宜清热救阴，薛氏《湿热病篇》原文第七条云："湿热证，壮热烦渴，舌焦红或缩，斑疹，胸痞，自利，神昏，痉厥，热邪充斥表里三焦，宜大剂犀角、元参、生地、银花露、紫草、方诸水、金汁、鲜菖蒲等味。"若一味囿予湿温病禁润之说，过服辛燥淡渗之品，必致阴枯液涸或气随血脱之危。所以湿温禁润是指湿未化燥而言，湿温病化燥之前，柔润滋养不可用，而化燥后伤津劫液，不忌柔润，有是证，用是药，存一分阴液，便有一分生机。

例：李某，男，42岁。患病11天，诊为伤寒。用西药治疗，因过敏，病情无明显好转，而邀笔者会诊。症见全身灼热，汗出热不退，神昏谵语，烦躁口渴，时有鼻衄，胸肩散布红疹，舌红少津，脉细数。证属湿热化燥，入营动血之候。

处方：水牛角30g，生地黄30g，牡丹皮10g，白芍10g，白茅根30g，淡豆豉4g，郁金9g，石膏15g，石菖蒲9g，金银花10g，连翘9g，麦冬9g，芦根30g。服药2剂。另以安宫牛黄丸每次1粒，每日2次。

二诊：服药后，神志转清，鼻衄亦止，红疹布而疏化，便溏，余症同前。邪热已有从内向外透达之兆。

处方：水牛角15g，生地黄15g，玄参15g，淡竹叶4g，麦冬9g，黄连4g，金银花9g，连翘 9g，淡豆豉 4g，郁金 9g，石菖蒲 9g，芦根 30g，石斛 9g。药服 6 剂，身热已退，红疹消失，烦躁除。尚有口干乏力，纳差，溲黄，余邪未净，阴津已伤，处荡涤余邪、养阴生津之剂善后。

按：患者邪热化燥，已深入营血，先用犀角地黄汤加味清营凉血，方中淡豆豉、石菖蒲、郁金宣通气机，使有形阴血流畅、无形之阳气通达，继予清营汤加味，两清气营，后予清涤余邪、养阴生津之法。治疗中用芦根、石斛、玄参、麦冬之品，处处体现温病生津养液的重要性，以及湿已化燥，不忌柔润的观点。

（作者：陈扬荣　摘自《江西中医学院学报》1993 年第 5 卷第 3 期）

三、瘟疫病的研究

瘟疫为广义温病的一种，那何为瘟疫？宋代庞安时《伤寒总病论》有云，“疫，民皆病也”“天行之病，大则流毒天下，次则一方，次则一乡，次则偏着一家”，指出疫病是一种具有传染性，可以引起一家均病，甚则引起区域大流行的疾病。同时瘟疫具有“无问大小、病状相似的特征”。“温”则道出“疫气”的温热性质。如疾病发生有流行病史，全身症状较重，易见寒热往来或高热憎寒，头晕头痛，鼻塞，喷嚏，咳嗽，咽红肿痛，无汗或汗出热不解，肌肉骨节酸痛，腹胀腹痛，或有呕吐，泄泻，舌质红或红绛，苔黄燥或黄腻或垢厚，脉洪数或濡数、弦数等，可辨为瘟疫。

陈扬荣精研温病经典，对瘟疫病三本著作《伤寒温疫条辨》《瘟疫论》《广瘟疫论》有独到的见解，对于瘟疫病的起源、流派及各家的遣方用药特点研究颇深。关于瘟疫病成因，陈扬荣尊崇吴又可“杂气说”，治疗上主张传承杨栗山治温 15 方，并归纳总结为辛凉透邪、清热解毒、攻下逐秽、导赤泻心、清补兼施五法。陈扬荣在瘟疫病治疗上继承创新，现列举陈扬荣研究的内容以期对温病学者临床有所帮助。

相关论文：

吴有性与《温疫论》

吴有性，字又可，为明末清初一代治温疫病大家。著有《温疫论》一书，为世人所称颂，对后世治疗温疫病有着深远的影响。首先吴又可对疫病流行的病因，提出“杂气说”，明言杂气为“天地之疠气，触之者即病”，病的特征是长幼之病多相类似。他对疫病病因的深刻认识与阐述，与现代医学对传染病病原体的认识基本上是相吻合的。

对温疫的治疗，吴又可强调治疫以逐邪为第一要义。推崇以下法为主，强调攻逐胃家结邪的重要性。提出“勿拘下不厌迟”之说，主张“急证急攻”“逐邪勿拘结粪”“客邪贵乎早逐”，确为下证，下之毋疑。即使邪在募原，见“舌黄，心腹痞满，便于达原饮加大黄下之”。表里分传，内壅不汗，必用承气先通其里，不待发散；热陷下焦，小便闭塞以导赤、五苓、五皮之类分毫不效，得大承气一服，小便如泣”。吴又可尤强调逐邪务尽，可以反复攻下，目的是疏通表里三焦气机，要“一窍通，诸窍皆通，大关通而百关尽通”。吴又可治疫，强调攻下但非妄下，《温疫论》不仅条分缕析列举了30余种可下之证，并详尽地阐述了攻下的禁忌证、注意事项及攻下后可能出现的种种情况。在方药上较《伤寒论》三承气汤有了新的发展，创攻补兼施法，如滋阴攻下的承气养荣汤，扶正攻下的黄龙汤等。不难看出，《温疫论》是吴又可继承仲景法而又另辟蹊径的产物、其逐邪法虽渊源于《伤寒论》之承气汤，但其应用下法的具体手段，特别是强调顾护津液，后期当重养阴等，逐邪不伤正气，达到了超神入化的境界，这对后代温热学派的创立与形成有着深远的影响。

（作者：陈扬荣　摘自《中华医史杂志》1994年第11期）

杨栗山与《伤寒温疫条辨》

杨栗山，生于清康熙四十四年（1705），精研伤寒与温病，“集群言之粹，择千失之得”，参以己见，著成《伤寒温疫条辨》（简称《寒温条辨》）。此书深得后人推崇。近贤蒲辅周老中医认为：“治疗急性病，尤其急性传染病，要研究杨栗山的《伤寒温疫条辨》。”本文拟从《寒温条辨》的学术思想渊源、学术成就等方面着重探讨其治温15方的临床价值，幸或对急性病及内科杂病的证治有所裨益。

一、读书善悟，熔众家之长于一炉

杨氏学有渊源，其对伤寒之论述宗仲景《伤寒论》，认为“读仲景书，一字一句都有精义，后人之千古方论，再不能出其范围”“详仲景两条治法，于伤寒则用温覆消散，于温病则用刺穴泻热，温病与伤寒异治，判若冰炭如此，信乎仲景治温病必别有方论”。但毕竟仲景论温病略之，真正“能辨温病与伤寒之异治者，止只刘河间、王安道两公”，但亦指出刘河间对“病源之所异处，亦未道出汁浆”之不足。适逢“一日读《温疫论》，至伤寒得天地之常气，温病得天地之杂气……；又读《缵论》，至伤寒自气分而传血分，温病由血分而发出气分”，并细玩《伤寒论·平脉篇》曰“清邪中上焦，浊邪中下焦，阴中于邪等语，始翻然顿悟曰：此非伤寒外感常气所有事，乃杂气由口鼻入三焦，怫郁内炽，温病之所由来也”。如果说吴又可倡导了杂气说，那么为杂气找到理论根源者便是杨栗山。由此道明了伤寒与温疫之病源有异，则其证治亦各具特点。

杨栗山明言：温病得天地疵疠旱潦之气，其流毒更甚于六淫。而将风温、暑温、湿温等病隶属于广义伤寒门下，认为由六淫常气所感，可知《寒温条辨》中所指的温病当为温疫。至于杂气的感染途径、传染特征、种属特异性、病位选择性等特性，多宗于吴又可之说，但亦批评吴又可“独惜泥于邪在膜原半表半里，而创为表证九传之说，前后不答，自相矛盾”。杨栗山认为杂气由口鼻入三焦，并引用了喻嘉言“从鼻从口所入之邪，必先注中焦，依次分布上下”之说，亦遵从喻嘉言所创三焦分治法：“邪既入，则以逐秽为第一义，上焦如雾，升而逐之，兼以解毒；中焦如沤，疏而逐之，兼以解毒；下焦如渎，决而逐之，兼以解毒。”杨栗山还在吴又可所谓的半表半里证的基础上，参以刘河间所指出的热病初起表热里热治以清热为主兼以解表的双解方法，以及王安道所阐述的温病虽有表证，亦是由于里热怫郁之故，治当清里热为主兼以解表，亦有治里而表自解者等论。

纵览《寒温条辨》全书，有正方181首、附方34首，其中绝大多数录自前人成方，其得心应手的治温15方中，亦增损于双解散、凉膈散、普济消毒饮等古方。由此可见，杨栗山学术思想渊源，上溯张仲景《伤寒论》，旁及刘河间、王安道、吴又可等伤寒、温病诸家，意在《伤寒论》的基础上来发展和完善温病学，以适应当时流行的温疫证治需要。

二、研治温疫，强调升清降浊之说

杨栗山崇吴又可“常气”“杂气”说，以申明伤寒与温疫辨证之义。杂气有清有浊，具充斥奔迫之性，从口鼻入三焦，清邪中于上焦，浊邪中于下焦，致使三焦气机失畅而病证种种。据此，杨栗山强调升清降浊之说，化裁创制升降散为代表的治温15方，皆本于升降，意在升阳中之清阳，降阴中之浊阴，如是则一升一降，内外通和，而杂气之流毒顿消。杨栗山还认为，杂气种种不一，各有优劣，人体不为人察，各随其气，而为诸病，先时蕴蓄，病初邪微病微，顷刻便祸不旋踵而至。他指出：察证切脉，斟酌得宜，病之变化，治病之随机应变，又不可执方。对治温15方的临证应用，杨栗山强调要根据病情轻重缓急而治，大意为：“轻则清之，神解散、清化汤、芳香饮、大小清凉散、大小复苏饮、增损三黄石膏汤八方；重则泻之，增损大柴胡汤、增损双解散、加味凉膈散、加味六一顺气汤、增损普济消毒饮、解毒承气汤六方。”同时，杨栗山认识到：对于阴阳气血四损者，不可以常法正治，当从其损而调之。尤其注意温疫与滋阴的关系，即使病程中须用温补，亦宜兼用滋阴之味，以时刻顾其津液。

陈教授认为治温15方是杨栗山长期治疗温疫的实践经验总结，这15方在临证中之所以能够运用自如，可能具有下列几点作用。

（1）辛凉透邪。温疫初起可有表证，然“温病虽有表证，实无表邪”。由于温病得于杂气，受病在脏腑，病位偏里，热毒深重。所以温疫表证乃因里热怫郁，日久自然蒸动，浮越于外而致里郁表困者，此时若误用辛温解表，如抱薪救火，轻者必重，重者必死。杨栗山明确指出，盖温疫热郁自里达表，亦宜解散，但以辛凉为妙。辛凉之义有二：一为宣透困郁腠理之邪。

治温15方中僵蚕、蝉蜕为必用之品，取其辛凉轻浮、散郁透邪之力以防表气郁闭，热不得散。其他如增损双解散之薄荷，神解散之金银花，清化汤之金银花、连翘，加味凉膈散之薄荷，皆为辛凉轻透之品。故辛凉透邪对于热郁腠理，先见表证尤宜。二为清透里之郁热。杨栗山认为，“怫郁之里热扬之则越，降之则郁，郁则邪火犹存”，故宜辛凉重剂以清泄气分之热，兼以发扬，则炎炎之势皆烬矣。如加味凉膈散之淡竹叶，增损三黄石膏汤之白虎汤，是为辛凉清透之品，用之可防邪热不至还里而成可攻之证，可见辛凉透邪实为内外分清，因势利导，如斯里清表透，自有不发汗而能汗解邪除之妙。

（2）清热解毒。杂气具有毒火之性，一发则邪气充斥奔迫，据此可知杂气当包括温毒在内。其“温病怪证奇出，如飙举蜂拥，势不可遏，其实不过专主上中下三焦，毒火深重”一语，道出杂气致病特点及其本质，因而杨栗山于三焦分治时皆兼以解毒。治温巧方中黄连、黄芩等苦寒之品仅次于僵蚕、蝉蜕，除升降散、芳香饮外，其余方中均合用黄连解毒汤加减。杨栗山用黄连，从而突破了吴又可治温疫畏忌黄连的禁区。

（3）攻下逐秽。杨栗山临证体会：“温病之邪，直行中道，初起阳明者十八九。”他强调温病无征发汗之理，唯下征最多，应下不嫌早。明确指出攻里通下在温疫证治中的重要地位，所创解毒承气汤、加味六一顺气汤、增损双解散、加味凉膈散等方，皆合用承气汤，深得吴又可“承气本为逐邪”之行。

（4）导赤泻心。近贤蒲周深究杨栗山导赤泻心机理，阐之明了。其云：“温疫最怕表气郁闭，热不得越；更怕里气郁结，秽浊阻塞；尤怕热闭小肠，水道不通。”盖心与小肠表里相合，热闭小肠则邪气循经攻入心包。杨栗山大抵以黄连、犀角、栀子、甘草以清心泻火；滑石、木通、车前子利小便以导热下行，方如大清凉饮等。

（5）清补兼施。温疫初起，热郁腠理，有类伤寒之发热恶寒等症，若时医习用辛温之品，则变证蜂起而成坏证。杨栗山崇信仲景“观其脉证，知犯何逆，随证治之”之精义，认为仲景随证治之一语，语法而义广，亦可为温疫所设。如“若停滞已尽，邪热愈盛，脉微气微，法无可生，至此，下之死，不下亦死，用大复苏饮清补兼施，宣散蓄热，脉气渐复，或有得生者”。大复苏饮有僵蚕、蝉蜕之辛凉轻透；有犀角地黄汤、黄连解毒汤、六一散以清热凉血，解毒利水；又参以生脉散以益气生津。故凡热入营血，气津两伤者可投以此方治之。

纵观治温巧方，皆本于升清降浊之旨。上述辛凉透邪、清热解毒、攻下逐秽、导赤泻心、清补兼施，在临床上当根据病情灵活使用或配合。这是因为温疫初起，辛凉透邪便可，但由于温疫毒火炽盛，故往往配以苦寒之品。温疫“急以逐秽为第一要义”，杨栗山擅用大黄、黄连作为解毒逐秽之主帅，为降阴中之浊阴设，常合以升阳中之清阳之辛凉透达之品，而有升清降浊之义。导赤泻心穿插其中，更为备，《医宗金鉴》称其“亦为釜底抽薪也”。

（作者：陈扬荣　摘自《福建中医药》1988年第3期）

《广瘟疫论》学术思想之探析

《广瘟疫论》为清代医家戴天章所撰，此书使温病学理论从伤寒学说中脱颖而出，自立门户，并流传迄今，备受推崇和应用，在温病学的发展过程中实功不可没。《广瘟疫论》全书虽只四卷，但卷卷精华毕露，短小精悍，运用对比论述手段，简朴精要，条理明晰。现将其主要内容及学术思想概括如下。

一、论寒瘟，同途异归

戴天章平日尊崇明末吴又可所倡导的“杂气论”，尤对吴又可“瘟疫论”推崇备至，认为吴又可在温病诊治上颇具心得。但当时诸医家拘守于“法不离伤寒，方必宗仲景”的思想，对吴又可的“瘟疫论”均停滞在“虽见其书，而不能信”的状况。诸多医家仍偏重伤寒学说，认为伤寒之病无所不包，瘟疫应归属伤寒学说，故治疗上出现了很多失误。戴天章在深究分析后，知其症结在“知其名而未得其辨证之法耳”，并非知而不用。于是在吴又可原本基础上精心地加以注释、增订、删改，且简要地划分出伤寒与瘟疫的同途异归变化规律，并举证相对比，于1675年撰成《广瘟疫论》，为后世认识伤寒与温病提出了很有价值的参考。

戴天章倡论伤寒瘟疫同途异归，认为不能以伤寒之法而言疫，于是在吴又可的《温疫论》基础上，开篇立义，提纲挈领先摆出伤寒之论以相对比阐释瘟疫之异，使人释然理解。在每一主题下，先论伤寒、瘟疫之区别，再具体论述二者之不同辨治；或先分别论述二者诊治不同，再作归纳说明不可偏执伤寒立法辨治瘟疫，层次分明。特别是提出伤寒“汗不厌早，下不厌迟”与瘟疫“下不厌早，汗不厌迟”等著名论断，至今仍为伤寒温病的辨治要则。正因为以对称、对照方式论述，集伤寒与瘟疫的“论”“治”于一体，让后学者易学易用，大大推广了瘟疫病诊治法的临床应用，这也是《广瘟疫论》之“广”字的意义所在之一。

二、创五辨，兼夹条析

《广瘟疫论》卷一中的辨气、色、舌、脉五者，皆以伤寒、温病对比论述，发前人所未发，为全书精华之一。五辨中谈到嗅尸气，观面之色泽垢晦，察舌苔之积粉颜色，判神情之昏谵，别脉象之数等都是从临床实践所得之宝贵理论。戴天章在此辨证的基础上，注重兼夹证辨治规律，提出：“凡言兼者，疫邪兼他邪，二邪自外而入者也。凡言夹者，疫邪夹内病，内外夹发者也。”基本上已概括了瘟疫的临床发病情况，告诫人们诊察时应慎于瘟疫复杂的兼夹证。治疗兼夹证时，吴又可强调兼证当必兼治他邪之药而疫邪易解，夹证当分虚实。实则治夹邪为先疫邪为后；虚则治疫邪为主，扶正为辅，显示出独特的临床见解。

三、审辨证，表里为纲

《广瘟疫论》卷二、卷三专为瘟疫的鉴别辨证诊断而设。在吴又可《瘟疫论》的表里辨治观点基础上提出，“疫邪见证千变万化，然总不离表里二者”以五辨作为主要诊断方法，辅以五兼十夹之表现，列出71个常见表里症状的鉴别诊断，对它们及兼夹证时的不同治疗方药也作了详细归纳。

表证：发热、恶寒、寒热往来，头痛，头眩，头重，目胀，项背拘急酸痛……为常见症状。

里证：烦躁，呕，咳，渴，口苦，唇干，舌燥，耳聋，舌强，二便不利，血便，多言，谵语，狂，善忘，昏沉……为常见症状。

在各症状下，戴天章又分别阐明不同的病机并详述其鉴别要领和治疗方药，成为后世论瘟疫症状鉴别辨治所不可缺少的内容。如其论发热症状时，先提出瘟疫发热与伤寒之不同，强调瘟疫的发热有在表、在里、在半表半里、表里夹杂，在募原、在虚人等各种不同体现及其病机实质，再斟酌方药施治，如此逐条辨析诊治，使各个症状一目了然。由证立法，以法定方，理法方药一以贯之，相互呼应，被后世医家在瘟疫鉴别辨证上仿效不息，确实做出了贡献。

四、用五法，随常应变

《广瘟疫论》卷四主要论述了五大治疗方法，在各种治法上（汗、清、下、和、补五法）阐明了其概念范围及五法间的相互灵活应用，并与伤寒之治法进行对照，分别出二者的不同。对于临床上各种常与变的证候，随常应变，并详列了方药的常、变加减进退，显示了戴天章的丰富临床经验。

（1）汗法。时疫发汗不宜过早。伤寒发汗不厌早，必兼辛温、辛热以宣阳，而治表不犯里。瘟疫、时疫发汗不厌迟，必辛凉、辛寒以救阴，亦升表通里。有不求汗而自汗解者，主张“通其郁闭，和其阴阳”。在表辛凉、辛寒通之；在里苦寒攻利以通之。阳亢饮水济其阴；阴竭滋润以回其燥。气滞开导，血凝消瘀。必察其表里无丝毫阴滞，逐邪兼顾养正，乃为时疫汗法之万全，故理不同于伤寒。

（2）下法。时疫下法应早用。伤寒下不厌迟，必待表证全解，燥结在中、下二焦始施以下法，故有“下不厌迟”之说，且一下即已，仲景承气诸方不过3剂。时疫下不厌早，强调下其郁热，不论表邪解否但见兼里证即可下，故有“下不厌早”之论。时疫下法虽然主张“不厌早”，但仍以见证为主，细分6种下法，并视轻、重、缓、急随证施用。分证的细密，可体会到戴天章治瘟疫的临床造诣颇深。

（3）清法。时疫清法是补充汗、下法之不速，以寒凉清其热。时疫为热证，在汗、下后热邪流连不去，或本来有热气结，此时则唯以寒凉直折以清其热。而清热之要，仍在视热邪之深浅、病位，酌加汗、下及适当药物，三者可合亦可分，理法方药应用灵活。

（4）和法。时疫和法更具有特殊性，戴天章论述两种相互对立的治法同用即称为“和”法。①寒热并用：时疫之邪气实结，人之正气虚弱之际，用补泻法以和之，如参、芪、归、芍与硝、黄、枳、朴同伍；②表里双解：疫邪有表证，又有里证之际，用表里双解以和之，药用麻、葛、羌、防、柴与硝、黄、栀、芩、泽、枳、朴配伍合用；③平其亢厉：时疫之大势虽去，但余邪未解时，选用下法少其剂量缓其峻或选用清法变汤剂为丸散剂缓其时日。上述3种虽名为和，实寓有汗、下、清补之意，也是病在常与变过程中所采用的治疗手段，具有“乱中整合调营卫，和阴阳”之理。

（5)补法。时疫补法包括补阴以济阳，补阳养正以祛邪。疫邪多热证，伤阴者多，本不可补阳，然亦有用药太过而伤阴阳时，也可适当取补阴补阳之法，屡经汗、下、清、和法，而热邪加甚者，当补阴以济阳，酌用方药如六味、四物、生脉、养荣诸方。屡经汗、下、清、和法，热退而倦、痞、利不止者，当补阳养正以祛邪，方药可酌用如四君、六君、异功、生脉、理中、建中、附子等方。

《广瘟疫论》卷四将疫证后遗症及妇人、孕妇、小儿等疫证辨治专门列出，使整个体系更加完备，卷末附录所列的80余首方剂，皆出自戴天章平时临床习用的处方，也是后世宝贵的临床用药参考。

总之，《广瘟疫论》一书把伤寒与瘟疫分别对比论述，并融合作者之临床经验，成为辨治瘟疫病不可多得的专书，也是迄今论瘟疫病中，集理、法、方、药于一体的重要著作，实为后世作更进一步探讨及研究的重要参考书。

（作者：陈扬荣　摘自《中华医史杂志》2003年01期第33卷）

第二节

重视急症钻研

在50余年的临床一线工作中，陈扬荣特别重视急症的处理。中医强调急则治标，但最重要的还是辨证论治。对于温病急症的诊治，陈扬荣提出了临床诊疗的三原则。

临床诊疗三原则：

（1）辨证因标本：中医讲治病求本，但对于病的某阶段而言，或治标，或治本，或标本兼治，皆为治本。这是中医治病总的治则。虽然温病急症多以高热、昏厥、谵妄并见，但病机、病位上恒多有异。辨证求因，审别标本，而后对证下药，为治疗中医温病之要务。

（2）辨明病机，察邪正消长：温病急症都是邪毒与正气相争的不同结果。在疾病的不同阶段，都应辨明病机，察邪正消长，做到先证而治。犹如兵家之先发制敌，用药制邪于病机变化之先，不使病邪有内传之机。

（3）古为今用，洋为中用：在急症的治疗中，从古代方药中筛选出高效的方剂，并以中医辨证为依据加以引用或创用相应的新剂型占有重要地位，需真正做到“简、便、廉、验”。此外，我们更应取西药之长，济中药之短，衷中参西。根据西药的药理、药化作用、药效、临床实践等，从中医角度推断其药性，也可结合西医理论深入了解中药疗效。在急症的治疗中，或中西药单用，或中西药合用，以减少副作用或加强疗效。

陈扬荣潜心研究温病急症的治疗，对厥证、神昏谵妄、高热、流行性乙型脑炎、脑膜炎、出血热等急症均有独到的见解，临床多以温病卫气营血辨证指导治疗，疗效佳。

中医并不仅仅是调理慢性病的“慢郎中”，中医中药对温病急症的处理亦有诸多宝贵的经验。许多中医见到急症就直接推给西医，长此以往，必将导致这些经验失传，故亟需将中医温病急症的治疗经验传承下去，并结合现代研究将此发扬光大，充分发挥中医守卫健康的职能。

相关论文：

温病急症诊治研究的辨证思维

爱因斯坦说：“纯粹的逻辑思维不能给我们任何经验世界的知识，一切实在的知识，都是从经验开始又终于经验。”中医温病学在很大程度上是一门经验医学，而且也内含着中医学固有的哲学思维。叶天士创立温病卫气营血的辨证方法，其基本精神是全面分析掌握热病的证因及其发展规律，提出了“先证而治”或“药先于病”的防微杜渐预防治疗医学。特别是中医温病急症的诊治，在临床上有着重大的现实和深远意义。急症诊治包括了急救与康复两大内容。首先提示医生诊断疾病，不仅要从“有”处着眼，还要从“无”处推想，即《黄帝内经》所指“有者求之，无者求之”，由此及彼，求知未知，掌握病的转化与转归，以杜传变。

中医温病急症诊治研究的辨证思维，最少可以概括为以下3点。

一、辨证因标本

中医传统说法，以正为本，邪为标；从发病而言，以病因为本，见症为标；推而广之，以病机为本，表现的症状为标。中医论治曰治病求于本，但对病之某个阶段而言，或治标，或治本，或标本兼治，皆为治本，这是中医治病总的法则。中医温病急症在病因虽统之为温热之邪，但在病机、病位上恒多有异。虽然如此，中医温病急症在临床所呈现的常见症状，如高热、昏厥、谵妄往往并见，但病机或由热毒或肺胃热盛，内陷或逆传心包，或气营两燔或胃腑热闭或耗阴损血，或病在上焦，或病在中焦，或病在下焦，病邪以热为主，或兼暑、兼湿、兼毒。因此，白虎、承气、清营、三甲复脉等汤以及三宝之设，各有所宜。譬如热厥证，其热毒内陷是致厥之因，厥乃热伤营阴后之见证，故治热厥要急治其标，以救其逆，继挫其热，以治其本；或先除其因，挫其热而解其厥；或以益气固脱或回阳救逆，急治其标以救阴增液，解毒挫热、除因治本结合起来；或采用针、药并用，口服与静滴并用；等等。辨证求因，审别标本，而后对症下药，为治疗中医温病急症之要务。

二、辨明病机，察邪正消长

温热病急症，其临床特点：

（1）以高热为主，表现在卫、气、营、血各个阶段。

（2）热甚必伤津耗液，入营入血，则出现神昏、谵语、痉厥、闭脱或动血。

（3）所谓传变，乃邪毒的内侵和外出所导致的邪正消长的病理变化。

（4）病邪的属性，决定急症性质，且与顺逆传有密切关系。

以上特点说明不同温病急症，都是邪毒与正气相争的不同结果，其临床表现为邪毒在卫、气和入营、入血、耗津劫液所致的不同病理变化。温病急症，病位在里，病性属热，形成正气尚胜而邪毒壅塞的实证。此时，患者虽有正虚，只是较常人不足而已，并非正气虚衰，而邪毒壅盛，阻遏气机，灼营耗津才是主要病机。由于正盛邪实，相争剧烈，故温病急症邪实为本，邪毒不去，气血津液耗伤愈重，脏气衰败，其治疗当以祛邪毒为主，并贯穿卫、气、营、血的全过程。因此，从邪正说，一般以人体正气为本，邪气为标。温病急症的病理变化是热毒耗伤阴津，导致亡阳。治以救逆、回阳，继之益气养阴，使阴亦复。而治温应“三护”的主张则是先证而治、邪正消长的又一体现，当其夜有烦躁，睡则梦语，醒则清明或高热而舌红绛者，即须于大剂清热方中加紫雪丹、牛黄清心丸等以“护脑”；初见口干、乏津、口渴者，即用生地黄、石斛以“护津”；温病初用发汗热不解，而大便不畅或三四日未行者，即用下法以“护肠”。治温以“三护”为主，犹兵家之先发制敌，用药制邪于病机变化之先，不使病邪有内传之机。随着正邪消长及病变发展趋势，厥症的辨证论治从选用较单一的治则，进行立方遣药，逐渐趋向于将益气、回阳、救阴、活血、通腑、解毒、开窍等治则交叉联合运用，这将是急症善后的唯一路径。

三、古为今用，洋为中用

历代在急症治疗上取得成就的中医医家，他们的共同点有一条，就是从古代方药中筛选出高效的方药，并加以引用或创用相应新剂型，如张仲景创造了涌吐的瓜蒂散和利水的五苓散等定型散剂；叶天士、吴鞠通等温病学家引用了定型的丸剂，如安宫、至宝、紫雪丹等“三宝”治疗温病高热、昏迷、抽搐等急症取得成功经验，经得起历史的验证。提示中药剂型的改进在急症治疗上占有重要地位。改革的急救方药制剂，其研制生产一定要遵循中医理论，以中医辨证为依据，以现代先进技术工艺进行生产，还要逐步配套，研制出可靠能重复和验证的解毒清热、益气固脱、醒脑开窍、凉血止血、镇肝熄风、涤痰复苏和救阴增液等具有中医理法特色的急救针剂，采用多种急救剂型、针药并用和多种投药途径的综合急救措施，提高疗效，这是解决中医温病急症“急救乏术”的有效路子。

（作者：陈扬荣　摘自《江西中医学院学报》1998 年第 3 期）

温病急症若干问题的探讨

对温病急症的探讨于临床上有重大的现实意义。叶天士论卫气营血辨证强调“缓急先后之法”，其基本精神是掌握热病的发展规律，“防微杜渐”。在治疗温病的全程中注重“先证而治”或“药先于病”。如流行性乙型脑炎，卫气分证加熄风、豁痰、开窍醒脑药；脑膜炎初期用清瘟败毒饮；出血热早期用丹参、生地黄、赤芍、牡丹皮等活血化瘀，都证明能缩短病程，改善预后，提示诊断疾病不仅要从“有”处着眼，还要从“无”处推想，要“无者求之”，由此及彼，求证未知，才能掌握主动。在卫应兼清气，在气须顾凉血，以杜传变，较好地概括了“先证而治”的原则。而治温应“三护”的主张则是先证而治的又一体现；当其夜有烦躁，睡时梦语，醒则清明，或高热而舌红绛者，即须于大剂清热方中加紫雪丹、牛黄清心丸等以“护胞”；初见舌干、乏津、口渴者，即用生地黄、石斛以“护津”；温病初用发汗热不解，而大便不畅或三四日未行者，即用下法以“护肠”。治温以“三护”为主，犹兵家之先发制敌，用药制邪于病机变化之先，不使病邪有内传之机。若病邪内传出现急症，则当以处理急症为先，现将临床上有关厥、高热、神昏谵语等若干急症的诊治探讨如下。

一、厥症

明辨标本以决定先后缓急是厥症证治过程中应严格遵循的处理原则。例如由于热毒内陷，耗伤营阴所致的热厥，其热毒内陷是致厥之因，为病之本，厥乃热伤营阴后之见证，为病之标。故治热厥之要既可先治其标以救其逆，挫其热以治其本，亦可先除其因，挫其热而解八厥，还可标本同治，把益气固脱或回阳救逆急治其标与救阴增液、解毒挫热除因治本结合起来，采用针刺与药物并用，口服汤药与静滴中药并用。总的来说，应以结合多种急救方法、多种急救剂型和多种投药途径的综合急救措施为宜。

厥症的临床研究认为，感染性休克系毒血症引起的严重微循环障碍及重要组织器官的功能衰竭，因而提出只见“菌”而无视“毒”之害，则治疗上难以突破的看法。但中医理论认为，“毒”与厥症的关系为热由毒生，变由毒起，毒不除，热不退，变必生，危必现。在临床实践中及早选用通腑解毒和活血化瘀之剂，有明显增强机体非特异性免疫功能及不同程度抗内毒素、改善微循环、增加血容量的治疗作用。

对厥症治疗始终围绕提高疗效这一中心环节，应从以下几个方面进行：其一，由重视特殊治疗经验的总结以提高个案轻、中症患者的疗效，逐步趋向于总结治疗厥症的共性规律和经验以提高成批重症病例的疗效；其二，从局限于方药加减的治法，总结同证异治的经验，逐渐趋向于对有效治则和定型方药的筛选，去探讨运用新型制剂，扩大异证同治的验证治疗；其三，厥症的辨证论治，从选用较单一的治则进行立方遣药，逐渐趋向于将益气、回阳、救阴、活血、通腑、解毒、开窍等治则交叉联合运用。把治标治本与急救除因的治疗结合起来和统一起来；其四，继承古代厥脱证治的具体经验和方药，并逐渐扩大和提高，趋向于把继承传统经验，与更新厥症的中医急救手段结合起来，研制出既能反映中医特色又具有高效而且系列配套的新型制剂，以探索突破疗效的方法。

二、温病高热，可从论“毒”着眼

温病的热由何而生，如何演变，这是我们探讨高热论治应当仔细研究的课题。可从几点着眼：

（1）毒随邪来，热由毒生。虽然正气的盛衰与温邪入侵人体后是否发病及发病的轻重有密切关系，但是一旦发病，出现发热则是外邪中有一种共同致热因素作用的结果。这种共同因子是随外邪入侵这一先决条件而来的，其热之生，也随邪入侵而发，不论风热、湿热、燥、暑之邪，均存此共同致热因素。所以，将此致热的共同因素，以毒概之，既有助于温病高热病机的深入探讨，也有利于对临床疗效的进一步提高。

（2）毒不除，则热不退，变必生。温热邪毒入侵人体发病后，在一般情况下，是从卫气营血由浅而深的发展，也有直陷营血的逆传变证。这些变证乃由毒而生，由热而变。如厥症之起，乃由邪毒内陷而发，毒生热，热炽灼伤营阴，阴津亏耗，则阳无所附或上扰神明，或内动肝风，或迫血妄行，出现四肢厥冷、神昏谵语、出血抽搐等变证。

（3）解毒清热养阴为退热防变固脱之要。除温病之热，虽有宣透、清气、清营、凉血诸法不同，但均有解毒清热贯穿其中。清热解毒方药的作用机理并非简单的抗菌和解毒作用，主要是提高了机体吞噬毒素的能力，减轻和对抗各种毒性反应，改善毒素所致的生理生化功能的失调，从而避免了严重的病理改变。这些结果提示：解毒清热养阴的治则在对抗温病高热及其并发的危重症中，作为防变固脱退热的主要措施是可行的。

由上可见，探讨温病高热证治，若能从病因病机与重点探讨“毒”的机理，在论治的理法上，集中研究解毒方药的剂型改进和药理作用，对理论和疗效的提高非常有益。

三、神昏谵妄

对温病邪入心营，出现神昏谵语的病机，多以热闭心包，热扰心神为主，治法以清心开窍为主。但验之临床，热瘀交结阻于心窍亦是昏谵的一个不可忽视的病理变化，因而活血化瘀之法是治疗温病昏谵的又一重要措施。

温病昏谵因瘀热阻滞而扰及神明者，采用清热解毒、活血化瘀的联合治疗是温病治疗学上的一大发展。此类昏迷诚非“三宝”所能开。何秀山云：“热陷包络神昏，非痰迷心窍，即瘀阻心孔，必用轻清灵通之品，始能开窍而透络。故以千金角地黄汤凉血通瘀为君，臣以带心连翘，透包络以清心，桃仁行心血而化瘀……此为清心透络、通瘀泄热之良方。”（《重订通俗伤寒论》犀地清络饮，何秀山按）叶天士对邪入心包的挟痰证亦颇重视，他说：“再有热营血，其人素有瘀伤宿血在胸膈中，挟热而搏，其舌色必紫而暗，扪之湿，当加入散血之品，如琥珀、丹参、桃仁、丹皮等。”提示了瘀热阻遏清窍，扰乱神明当加入散血之品。

再有临床上还可见到一种气钝血滞，灵机不运，表现为神志若呆的昏迷不语。薛生白推崇吴又可三甲散（地鳖虫、醋炒穿山甲、生僵蚕、柴胡、桃仁泥等）对某些热病后期的昏迷窍闭、痴呆失语等后遗症的治疗有很好的参考价值。

还须提及的是王清任的解毒活血汤（连翘、葛根、柴胡、当归、赤芍、桃仁、红花、枳壳、甘草），用该方治疗麻疹合并中毒性肺炎，出现热盛扰及神明者，疗效甚佳。以活血化瘀为主治疗温病昏迷，现代医家日益重视，是值得深入研究的一个课题。

（作者：陈扬荣　摘自《江西中医学院学报》1996 年第 1 期）

第三节

陈扬荣谈温病下法的源流和应用下法的临床经验

下法是中医重要的祛邪方法之一，温病的第一治疗法则即为祛除温邪，故下法在温病的治疗中占有极其重要的地位。随着温病学的形成与发展，下法亦形成相对独立的体系，并展现出自身的特点。温病有特殊的病因病机，在临床表现与病程变化上有自身的特点，故其治疗与伤寒、内伤杂病不同。温病之下法源于《黄帝内经》与《伤寒杂病论》，同时深受金元时期医家的影响，至明清形成鲜明的特色：温疫祛邪下不厌早；温热保津下之有度；湿热建中轻法频下。温病下法的特色不仅丰富了下法的内容，更进一步指导了临床的实践运用。

下法也是急性热病常用之法，陈扬荣在临证中对肺炎、急性菌痢、急性黄疸性肝炎、流行性乙型脑炎、伤寒、副伤寒等许多热病患者，只要辨证准确，不失时机地运用攻下，即可迅速扭转病机而奏效，下法确是扶危拯急的良法。在开展中医治疗急症的今天，下法有认真研究总结应用的必要，千万不能片面理解下法仅是"通大便"而已。陈扬荣认为下法应该是一种"釜底抽薪"的根本治法。急性热病高热鸱张时最易伤阴劫液，损伤正气，必须注意神昏、休克及心衰这一潜伏的危机，此时急下可以存阴，泄热防止内陷。

鉴于急性感染性疾病较多，仅就临床所见，列举病例谈治验，如重症肺炎、急性菌痢、急性胆囊炎、胆道蛔虫症合并感染、急性阑尾炎。急性感染性疾病多属温病范围，温病需下之证，多属邪热结聚胃肠，认为宜用寒下。感染性疾病按照中医辨证施治，多采用清热解毒治法，然而有的疗效并不能令人满意。陈扬荣认为采用下法治疗急性感染性疾病，发现患者一经攻下，大便排出后，临床症状（如发热、腹胀、腹痛、烦渴、呕吐等）很快消失，病情好转。下法对感染性疾病的作用，主要是清热解毒、荡积通瘀，以达推陈致新作用。但攻下的目的不仅是祛邪，因感染性疾病易伤阴劫液，此时急下可以存阴。"阴"是机体"正"的一个组成部分，"存阴"也是扶正。本文应用下法，并非只顾攻下而忽视辨证论治。相反，下法也是在辨证论治的指导下采用的治疗方法之一，只有根据急性感染性疾病的不同阶段辨证、选方、用药才能取得良好疗效。

相关论文：

陈扬荣谈温病下法的源流

下法之理法源于《黄帝内经》，而方药详于《伤寒杂病论》，又经金元之发展，至明清得到温病学家的极大推广与创新。温病下法与伤寒的不同，不是简单的“下不厌早”和“下不厌迟”的差异，而是继承发展的关系。现今有关温病下法的研究很多，有专门研究医家，也有专门研究某部代表作或某个下法理论学说，还有将温病与伤寒下法进行比较研究，内容丰富，形成了诸多成果，为后世研究下法的运用提供了许多借鉴。但这些研究并未归纳出温病下法的特点。本文就此展开相关的探讨。

一、下法理法方药之本源

《黄帝内经》中有关于下法理论最早的记载，如《素问·阴阳应象大论》“中满者，泻之于内”，《素问·热论》“其满三日者，可泄而已”，《素问·至真要大论》“留者攻之”，说明中焦脘腹胀满不舒，属于里实内结者，当用下法。真正将下法运用于临床实践并创制出有效方药的首推东汉医家张仲景，其在《伤寒杂病论》载下法内服方28首，共用药39味，使用频次前三的是大黄（23次）、甘草（8次）、枳实（8次），特别是《伤寒论》中创立诸多下法代表方，如阳明腑实证之三承气汤，血蓄下焦证之桃核承气汤、抵当汤，结胸证之大陷胸汤、大陷胸丸、十枣汤，脾约证之麻子仁丸等。这些理法方药影响了历代医家下法的理论研究和临床运用，下法得到不断地发展和扩充。

二、温病下法特点与源流

明清时期形成的温病学，在下法理论和运用上有很多的突破与创新，既是对《黄帝内经》《伤寒杂病论》的继承发扬，又受到金元时期百家争鸣学术思想的影响。温病的种类繁多，单《温病条辨·上焦篇》所载温病就有风温、温热、温疫、温毒、暑温、湿温、秋燥、冬温、温疟等九种之多。汪廷珍在《温病条辨·中焦篇》按语中说“温热、湿热，为本书两大纲”。将温病分为温热、湿热两类是一种较常用、简便易行的分类方法，也是当前公认的最好的分类方法。另外，因某些温病临床表现的特殊性，还进一步划分出温疫类和温毒类。纵观明清温病学家对下法的论述和现代医家对温病下法的研究，以下就温疫类、温热类和湿热类探讨温病下法的特点并探寻其源流。

1. 温疫祛邪下不厌早

温疫的病因是疠气，具有很强的传染性与流行性，且病情往往较重。对于温疫，除了要加强防控外，治疗的要点在于迅速祛除温邪。祛除疠气之邪的治法很多，下法是较为重要的一种。因此运用下法治疗温疫时，贵在早，贵在快。

（1）逐邪勿拘结粪。明清时期，疫病肆虐，据史料统计，明清两代平均每四年就有一次疫病流行。《明史》记载：崇祯“十四年……秋七月……临清运河涸，京师大疫”。此与吴又可在《温疫论·自序》中所说的“崇祯辛巳疫气流行，山东、浙省、南北两直，感者甚多”，当属同一年，即1641年。1642年吴氏写成《温疫论》，总结1641年温疫的特点和诊疗经验。

该论指出“大凡客邪贵乎早治，乘人气血未乱，肌肉未消，津液未耗，病人不至危殆，投剂不至掣肘，愈后亦易平复”，说明尽早祛邪的重要性。而祛邪要重视下法，“勿拘于下不厌迟之说，……承气本为逐邪而设，非专为结粪而设也。……邪为本，热为标，结粪又其标也”，明确指出温疫攻下的主要目的是祛邪。有学者认为：吴又可“逐邪勿拘结粪”的观点主要是“祛邪为首务、祛邪务早、攻下重在祛邪、祛邪重用大黄”，其贡献大于“杂气”“膜原”等著名论述。

（2）吴氏下法探源。吴又可对下法的认识是在继承仲景的基础上，深受金元医家刘完素和张子和的影响。刘完素提倡“火热论”，善用寒凉，重视攻下，提出“无问风寒暑湿，有汗无汗，内外诸邪所伤，但有可下诸证；或表里两证俱不见，而日深，但目睛不了了，睛不和者；或腹满实痛者，或烦渴，或谵妄，或狂躁喘满者，或蓄热极而将死者，通宜大承气汤下之”，扩展了仲景下法的临床运用。张子和更是创立“攻邪派”，擅长汗、吐、下三法，冲出六经辨证的束缚，理清祛邪扶正的关系，进一步拓宽了下法的范围，并严格把握下法的尺度。其在《儒门事亲》中指出：“《内经》之所谓下者，乃所谓补也，陈莝去而肠胃结，癥瘕尽而营卫昌，不补之中，有真补者存焉。”指出下法可推陈出新，促进气血之运行，虽非补药而功似补药，“损有余，乃所以补其不足也。……下中自有补”。有学者指出张氏之说与古印度吠陀医学“净身”治法相似，重视机体自身的净化。

（3）温疫下不厌早。吴又可极力推崇刘完素与张子和之说，创立“逐邪勿拘结粪”理论，强调逐邪在温疫治疗中的重要性。后世诸多温病学家，如戴天章、杨栗山、余师愚等人，继承了吴又可祛邪的理论，并在此基础上有所发挥。《广瘟疫论》载：“时疫下法与伤寒不同：伤寒下不厌迟，时疫下不厌早；伤寒在下其燥结，时疫在下其郁热；……伤寒一下即已，仲景承气诸方多不过三剂，时疫用下药至少三剂，多则有一二十剂者。”此论承“逐邪勿拘结粪”之说，并深入探讨了温疫与伤寒在下法运用上的区别。《伤寒温疫条辨》曰：“伤寒其邪在表，自气分而传入血分，下不厌迟；温病其邪在里，由血分而发出气分，下不厌早。”将“下不厌早”从“时疫”扩展至“温病”，使“温病下不厌早”之说开始盛行。《疫疹一得》云：“毒火注于大肠，有下恶垢者，有利清水者，有倾肠直注者，有完谷不化者。……此热注大肠，因其势而清利之，泄自止矣。”指出热注大肠，大便不实，仍可攻下，临床上扩展了下法的运用。作为温疫学派的代表，吴又可提出温疫“逐邪勿拘结粪”，戴天章进一步发挥为“时疫下不厌早”，这是对温疫病因和发病的特异性，提出下法的特殊用法。而温疫与温病是不同的概念，杨栗山误认为“温病下不厌早”，更与“伤寒下不厌迟”相较，得出温病与伤寒下法的最大区别，岂不谬哉！

2. 温热保津下之有度

温热类温病之病因有热而无湿，临床热象重，易伤津液，卫气分阶段常见肺、胃、大肠之津液不足；营血分阶段常有营阴损伤，致使血凝成瘀；到后期则可伤及肝血肾精。故而在治疗温热类温病时，当时时顾护其津液，以防伤及真阴。运用下法治疗温热类温病，更当谨慎而适度，以防下后伤津。

（1）一分正气一分生理。《温病条辨·原病篇》摘录《灵枢·热病篇》条文，其注解指出“留得一分正气，便有一分生理”，此“正气”按前文之意当指津液。可见吴鞠通对温病保护津液的重视，认为温病在治疗过程中只有留存津液，方有治愈希望。《温病条辨·中焦篇》中，吴氏指出“正气日虚一日，阴津日耗一日，须加意防护其阴”，并创制攻下养阴的护胃承气汤。随后，又提到“阳明温病，下之不通，其证有五”，创制5种调胃承气汤的加减方，分别是：新加黄龙汤、宣白承气汤、导赤承气汤、牛黄承气汤和增液承气汤。吴鞠通提出温热病容易伤阴，“不得再用枳、朴伤气而耗液，故改用调胃承气”。可见吴氏对攻下保津存阴之重视，更因《温病条辨》对调胃承气汤的灵活加减运用，使其成为温病攻下保津的典型代表。

（2）攻下保津存阴之源。《温病条辨》受张仲景、吴又可、叶天士的影响较多，论中涉及仲景及其著作多达133处，涉及又可32处、天士25处。《伤寒论》并非重阳不重阴，而是要具体辨证，白虎、承气之辈均为攻邪保津之典范，更有“阳明三急下”（252–254条）、“少阴三急下”（320–322条）之证候，用大承气汤急下存阴以防土燥水竭。可见，仲景对固存津液，防止伤津亡阴早有训诫。吴又可重视在温疫治疗中保存津液，在《温疫论·数下亡阴》中指出“下证以邪未尽，不得已而数下之”，如已阴伤，而“热渴未除，里证仍在，宜承气养荣汤”，攻下兼养阴。吴鞠通据此创制增液体，“寓泻于补，以补药之体，作泻药之用，既可攻实，又可防虚”。《温热论》曰“热邪不燥胃津，必耗肾液”，强调热邪伤津是温病的主要病机，治疗上提出“救阴不在血，而在津与汗”，强调养阴当保津的重要性。可见，吴鞠通保津的思想与此三家颇有渊源。

（3）一分津液一分生理。吴鞠通治疗温病的保津思想对后世医家影响深远，王孟英在《温热经纬·〈内经〉伏气温热篇》中也摘录了《灵枢·热病篇》的条文，并引用吴鞠通的注解，将“留得一分正气，便有一分生理”直接改为“留得一分津液，便有一分生理”，更加直截了当地指出保津在温病治疗中的重要性。后世医家大多沿用此说，如吴锡璜在《中西温热串解·卷二·温热死候》中引用吴鞠通对《灵枢·热病篇》条文的注解，即为“留得一分津液，便有一分生理”。

3. 湿热建中轻法频下

湿热类温病的产生往往是内外相因，先有脾胃受损，后又感湿热之邪，外湿引动内湿为病。《临证指南医案》指出“夏令脾胃司气，兼以久雨泛潮，地中湿气上干，食味重浊少运，所谓湿胜成五泄也”。《温病条辨》将湿温的病因进一步概括为“内不能运水谷之湿，外复感时令之湿”。故湿热类温病在治疗上当清湿热与健脾胃二者兼顾。运用下法治疗湿热类温病时，更当在重建中州、顾护脾胃的基础上使用攻下之法。

（1）湿热轻下顾脾。湿热类温病，当湿热阻滞肠道时，容易出现大便溏垢如败酱、里急后重等证候。叶天士指出："伤寒邪热在里，劫烁津液，下之宜猛；此多湿热相搏，下之宜轻。伤寒大便溏为邪已尽，不可再下；湿温病大便溏为邪未尽，必大便硬，慎不可再攻也，以粪燥为无湿矣。"辨明了伤寒与湿温在下法上的区别，伤寒里热结实，津伤便坚，当猛攻以速祛内结之燥屎，便溏则为邪尽之征，不可再下；湿热搏结肠腑，气阻便溏，宜轻下以缓除里滞之湿热，便干则为湿尽之象，不可再攻。湿热之病本有脾胃先伤，感湿热则脾胃更伤，过度攻下则脾胃再伤，故当于治疗之全程护其脾胃。叶氏临证常顾于此，如《临证指南医案》载："肠胃属腑，湿久生热，气阻不爽，仍以通为法。"方用"生於术、川黄连、厚朴、淡生姜渣、广皮白、酒煨大黄"，通下清利湿热，同时兼顾脾胃。

（2）攻下顾脾之源。金元时期是温病学的成长阶段，对于温病的认识已经有所积累，但诊疗体系尚未确立，所以不难理解李东垣对金末大疫认识的局限性。金哀宗天兴元年（1232），蒙古军队包围了金的都城——汴京，汴京在解围之后却发生了大疫，死亡100多万人。对这场温疫，《金史》有两处记载，分别在《本纪第十七·哀宗纪上》和《列传第二·后妃下》。面对如此严重的疫情，李东垣却提出"此百万人岂俱感风寒外伤耶"的疑问，怀疑这么多人患病，不全是外感。王好古更是直截了当地指出"为饮食劳倦所伤而殁"，都是脾胃损伤，非外感。显然王好古受其业师李东垣思想的影响，又限于当时医学家对温病认识的不足，所以对温疫视而不见。有学者认为，正是由于东垣过分强调脾胃，使他的外感温热病学思想深深地掩埋在"脾胃"二字中，不易被后人发现。但也正是这些隐藏于"脾胃论"中的温病学思想，才有后世诸多温病学家对东垣的著作进行深入研究。《内外伤辨惑论》载："枳实导滞丸：治伤湿热之物，不得施化，而作痞满闷乱不安。"该方为东垣所创，用攻下之法治疗湿热证，并注意顾护脾胃。此论对叶天士的影响较大，从其在《温热论》中的论述可见一斑。

（3）湿热轻法频下。章虚谷最早提出"轻法频下"，其在注《温热论》时指出："伤寒化热，肠胃干结，故下宜峻猛，湿热凝滞，大便本不干结，以阴邪瘀闭不通。若用承气猛下，其行速而气徒伤，湿仍胶结不去，故当轻法频下。"此处之"阴邪"当指"湿热"，是与"伤寒化热"相对而言的，且湿热之邪本为阴阳合邪。王孟英批判"岂可目为阴邪，谓之浊邪可也"，显然是不够恰当的。湿邪黏滞缠绵，无法速祛，湿热相合阻滞肠道，当缓缓图之，故使用攻下之法当力轻而次频，即所谓"轻法频下"。后世俞根初承此说，提出："每有迟一二日，热复作，苔复黄腻，伏邪层出不穷。往往经屡次缓下，再次清利，伏邪始尽。"该文虽论伏暑，"伏邪"指暑湿之邪，然可将其治法推广至湿热类温病。同时，俞氏创枳实导滞汤，用攻下之法通导肠腑湿热积滞，兼顾脾胃。何秀山评价此方："开者开，降者降，不透发而自透发。……此为消积下滞，三焦并治之良方。"

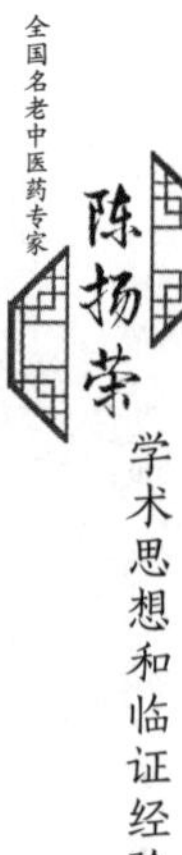

三、小结

下法是中医重要的祛邪方法之一，温病的第一治疗法则即为祛除温邪，故下法在温病的治疗中占有极其重要的地位。随着温病学的形成与发展，下法亦形成相对独立的体系，并展现出自身的特点。温病有特殊的病因病机，在临床表现与病程变化上表现出自身的特点，故其治疗与伤寒、内伤杂病不同。温病之下法源于《黄帝内经》与《伤寒杂病论》，同时深受金元时期医家的影响，至明清形成鲜明的特色：温疫祛邪下不厌早；温热保津下之有度；湿热建中轻法频下。温病下法的特色不仅丰富了下法的内容，更进一步指导了临床的实践运用。

（作者：陈扬荣、朱为坤　摘自《光明中医》2017 年 1 月第 1 期第 32 卷）

急性热病应用下法的体会

下法是根据“其实者，散而泻之”（见《素问·阴阳应象大论》）的原则来立法的。《素问·热论篇》载：“其未满三日者，可汗而已，其满三日者，可泄而已。”指出热病里实腹满可用泻下而愈，故下法也是急性热病常用之法，伤寒、温病热结肠胃都要攻下。近代临床上对于肺炎、急性肝炎、急性菌痢、伤寒、副伤寒、流行性乙型脑炎等许多热病只要辨证准确，不失时机地运用攻下，即可迅速扭转病机而奏效，确是扶危拯急的良法，在开展中医治疗急症的今天，下法是有认真研究，总结应用的必要。

一、临床运用

1. 重症肺炎

肺炎属风温范畴，初起多表现卫分表证，轻清宣透，可使表邪外达，常能阻止病邪深传。如病情转重，临床症见壮热口渴，喘息鼻煽，血痰，便秘，甚则神昏，此因温邪痰热恋肺，郁久不解传入阳明，热结胃肠，而胃络上通于心，若热扰心君则见神昏，予麻杏石甘汤合凉膈散或调胃承气、小承气汤，以清泄肺胃热邪。若出现有明显的周身中毒及便秘、腹胀、舌质红等里实热证，只有泻下可使邪热从腑下泄而热退病除。因此，下法是治疗肺炎把好“气分关”的一个极重要方法，是阻断病势向心营发展的关键，极须重视。

例：张某，男，32 岁。咳嗽 5 天，畏冷发热 3 天，胸痛气促，痰黄，口渴汗出。检查：体温 38.9℃，右下肺呼吸音降低。白细胞计数 19×10^9/L，中性粒细胞比例 0.9。胸透：右下肺片状密度增深阴影。诊断：大叶性肺炎。曾肌内注射青、链霉素 3 天，发热减轻，体温 38℃，咳嗽痰黄，口渴喜饮，溲黄赤，大便未通，舌苔黄燥，脉滑数。证属风温，邪热壅肺，里热炽盛。

处方：麻黄 4.5g，杏仁 4.5g，生石膏 24g，瓜蒌 15g，芦根 30g，甘草 3g，连翘 9g，大黄（后下）9g。

二诊：药服 1 剂，大便通下两次，热退，咳嗽痰黄稠。

处方：桑白皮9g，黄芩9g，地骨皮9g，杏仁4.5g，冬瓜仁15g，瓜蒌15g，芦根24g，鱼腥草18g，甘草3g。4剂。

按：本例初起见症属于风温，病邪在肺。就诊时，口渴，便秘，舌苔黄燥，转为邪热蕴于胃肠，根据“肺与大肠相表里”，治当肺肠并重，以麻杏石甘汤解热镇咳，宣肺平喘合大黄泻下肠中实热，便通热退，疗效明显提高。因此治证必先其所因，伏其所主。

2. 急性菌痢

本病多为湿热之毒壅遏大肠所致，亟宜推荡之品通泻之。《证治要诀》云：“凡治痢必先逐去积滞”，此即“通因通用”之法，方如木香槟榔丸、芍药汤、承气汤等。宋代杨士瀛《仁斋直指方》：“痢出积滞……不论色之赤白，脉之大小，皆通利之，以无积不成痢也。”

中毒性痢疾相当于古代之疫毒痢。因多阳热实证，宜攻下导滞，其感染性休克阶段，出现高热、神昏、四肢厥冷等，颇类“热深厥亦深”的证候。《伤寒论》指出：“前热者后必厥，厥深者热亦深，厥微者热亦微，厥应下之……”抓住时机攻下荡涤实热之邪，往往可以热去厥回。

此证的主要矛盾在于肠道内细菌及其内毒素，以致引起高热、昏迷、抽搐、休克等急性循环、呼吸衰竭等一系列症状。因此，只有采取尽早清除肠腔内的细菌及其毒素，才能减少全身中毒症状，使细胞组织的水肿得以缓解，脑症状随之减轻，从而可控制病情发展。

例：方某，男，27岁。不慎酒食，由泻而痢，初用辛温止涩之品，渐致发热，腹胀痛，里急后重，下利不爽，每日十多次，脓血杂下，口微渴，舌苔黄燥，脉沉实。腹平软，左下腹压痛。大便检查：黏液（+++），红细胞（++++），白细胞（+++）。证属热毒积滞肠胃。

处方：厚朴4.5g，枳壳4.5g，黄连须4.5g，黄柏9g，大黄9g，玄明粉（分冲）9g，马齿苋15g。

药后，发热退，腹痛锐减，但利下脓血反增。再剂脓血少，腹胀痛消失，改用清热凉血之剂。

按：朱丹溪谓：“痢疾初得一、二日间，以利为法，切不可使用止涩之剂。”本例初起，误痢为泻，用辛温之品致热毒积滞肠胃，证属实，当急攻之以存阴，仿取大承气加味，以枳壳易枳实。本方峻下热结，药后痛随利减，身不发热，诸证悉除。

3. 急性黄疸型肝炎

本病属阳黄范围，主要病机为湿热内蕴，因而有呕恶、厌油、纳呆、痞满等症。因其为郁热在里，胆热液泄，熏蒸发黄，故通过清热泻下使湿热壅结之邪有所出路。《金匮要略》对酒疸、谷疸等具备腹满欲吐，壮热，心胸不安，心中懊侬或腹痛等湿热蕴结、里实之证，均应用攻下治疗，分立了茵陈蒿汤、栀子大黄汤、大黄硝石汤等方。

本病初期能迅速改善恶心、呕吐等消化道症状，是控制病情进展的重要一环。若症状加剧，黄疸加深，兼见烦躁不宁，舌苔黄燥，脉滑数或细数，要考虑其为急性重型肝炎的可能，此时湿热炽盛，重用大黄以通涤胃肠热毒，实为要务。本病进入昏迷多为热毒化火，邪陷心包且见

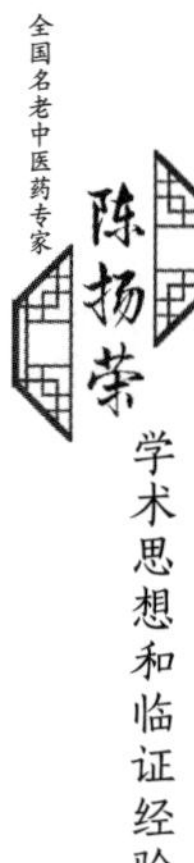

阳明腑结，故应急以大剂清热解毒配合攻下，重用大黄以通腑泻火，或效法牛黄承气汤泄热开闭，常在泻下后神态得以转清，对降低死亡有积极意义。

例：冯某，男，34岁。初起畏冷，发热，服感冒成药，症状未减，皮肤发黄，恶心欲呕，口苦，腹部胀满，大便秘结，小便黄赤，舌质淡红，苔薄黄腻，脉弦数。检查：巩膜、皮肤黄染，肝肿大胁下2cm，丙氨酸转氨酶400单位，黄疸指数24单位，射絮（++），脑絮（++），锌浊20单位。证属少阳、阳明合病之黄疸。

处方：柴胡9g，黄芩9g，玄明粉（冲）9g，龙胆草9g，大黄9g，瓜蒌12g，煮半夏6g。

药服二剂后大便畅通，寒热退，腹胀除，改用清利之剂。

按：急性黄疸性肝炎居多湿热，常用清热化湿治疗。以六经辨证，属少阳、阳明合病，采用和解、清热泻下。因阳明里实热结，清热泻实是当务之急，药后得便下，热退，腹胀除而症减。

4. 流行性乙型脑炎

本病临床上以起病急骤、高热、痉厥、昏迷为主症，其主要病机是暑邪化火，生风动痰。根据“治风先治惊，治惊先治痰，治痰先治火”的原则，对流行性乙型脑炎热盛期症见阳明热结，大便秘结或腹部胀满，按之灼手者，应以通腑泻火入手，达导火下行、火熄风灭的目的，方用小承气汤、调胃承气汤加减配合清热解毒、平肝熄风药治疗，常获较好的疗效。通腑泻火为解决高热的首要一环，对解除痉厥，昏迷，呼吸循环衰竭有重要意义，说明了“六经实热，总清阳明”的道理。

例：林某，男，28岁。患者住入某医院，诊断为流行性乙型脑炎。病已6天，用西药及中药清热解毒养阴之剂，病势未减。会诊时，高热（体温40℃），昏睡，目窜，四肢抽搐，腹满微硬，大便4天未解，舌红光苔，脉弦数有力。

处方：生石膏15g，黄连6g，大黄（后下）6g，钩藤9g，全蝎9g，玄明粉（冲）9g，蜈蚣3条。鼻饲。

药服两剂，大便已解，体温渐降，神志稍转好，继续中西结合综合措施治疗。

5. 伤寒、副伤寒

起病徐缓，临床以见稽留高热伴纳差，腹胀，便秘等中毒症状，一般认为属于中医湿温范畴。湿温病“能下”与“禁下”的问题一直有所争论，其实无论伤寒温病，只要邪从火化，归于阳明，里有热结，就可用下法，吴鞠通所谓的湿温“下之则洞泄”是指“舌白不渴，脉弦而濡，胸闷不饥”的湿遏脾阳之证，明言下之不当，证之临床者，湿未化燥，腑实未结者不可下，下之则利不止。如已燥结，亟宜通下，否则垢浊熏蒸，神明蔽塞，腐肠灼液，莫可挽回。故本病阳明热盛，邪结胃腑者，应即速下，采用凉膈散、承气汤等通腑泄热，不但可以防止肠出血，并能加速祛邪撤热。

例：李某，男，24岁。发热3天，食欲不振，倦怠，口苦，腹稍胀满，大便未解，小便色黄，舌苔薄黄而腻，脉弦数。证属湿渐化燥，腑实已成。

处方：竹叶 5g，黄芩 9g，炒栀子 9g、连翘 9g，佩兰 6g，玄明粉（冲）6g，大黄 3g，六一散 24g。

按：本例后经作肥达试验报告阳性，诊为肠伤寒。经采用轻下，频下，通利清透之并用，药服 3 剂，症状好转，热退，疗效较显著。

二、下法施治要点

1. 急性热病运用下法指征

急性热病运用下法指征，归纳起来可有以下见证。

（1）全身症状：面目俱赤，语声重浊，息粗或气促，喘满不得卧，多汗或手足汗出，齿垢唇焦，口燥咽干，口臭，口渴喜饮冷水，鼻孔如烟煤，扬手掷足或四肢厥冷（热深厥深）。

（2）热型：大热或日晡潮热，不恶寒。

（3）神志：谵语，心中懊侬，睛不合，剧则循衣摸床，惕而不安，直视。

（4）胸腹：心中痞硬，拒按或按之内有不快感，腹痛腹胀拒按，或腹部灼热。

（5）二便：小便多黄赤，自利或涩少，不大便，大便难，大便硬转矢气极臭或泻利不爽，腐臭，肛门灼热，剧则纯利清水（热结旁流）。

（6）舌象：舌短，舌卷，舌硬，舌质多红或青或紫赤色，舌苔黄燥或焦黄，起刺。

（7）脉象：一般多为滑数，坚实沉数有力或沉伏等。总之，临床上要四诊合参，认真辨证，才能正确施治。

2. 下法适用范围

凡表证已解而里热郁结，汗出而热不退的，都可用下法，而攻下依其性质不同有寒下、温下、润下、攻补兼施等多种。急性热病属邪热结聚胃腑，适用寒下并可根据不同病情配合清热解毒、理气开郁、活血化瘀等法，使之在适应病情上更加完善。

3. 下法注意事项

应用下法，要以患者体质的强弱、病情的轻重为根据，急证急攻，轻证轻攻，对药味的选择、剂量的大小及攻下的次数，要加以权衡分析，得效则止，慎勿过剂。下后要注意调理。

三、体会

（1）急性热病我们采用下法治疗发现病情很快好转，考虑下法可有排除胃肠积滞、荡涤实热、通瘀促进新陈代谢等作用，故不能片面理解仅为“通大便”而已，是一种“釜底抽薪”的根本治法。

（2）急性热病高热鸱张时最易伤阴劫液，损伤正气，必须注意神昏、休克及心衰等潜伏的危机，此时急下可以存阴泄热防止内陷，消除病理损害等，从而促进疾病痊愈。

（作者：陈扬荣　摘自《福建中医药》1983 年 05 期）

第四节

温病理论指导临床肾病治疗

陈扬荣 1976 年在中国中医研究院全国中医研究班学习，受岳美中老中医的学术思想和经验的影响，开始对肾脏病治疗进行专项研究。毕业后，于 1987 年调入福建中医学院（现福建中医药大学）温病教研室担任教师。在对温病深入研究时，发现温病与肾脏病之间有密切联系，尤甚三焦辨证与脏腑之间关系密切。

三焦辨证理论是吴鞠通在《温病条辨》中提出的辨证体系，将温热病的病理变化归纳为上、中、下三焦证候，用以描述疾病传变及病情的深浅。上焦属肺与心的病变，中焦属脾胃肠的病变，下焦属肝肾的病变。这就很明显看出三焦与脏腑辨证体系的联系，三焦辨证与脏腑辨证有互通、关联交叉的关系，因此陈扬荣在摸索运用三焦理论治疗肾脏衰竭这个当前急需解决的难题。在这过程中，陈扬荣认为慢性肾衰竭病理病机关键为肺脾肾三脏腑功能虚损，三焦气化功能失常以致水液等代谢产物排泄不畅，出现“痰、湿、毒、瘀”等一系列邪实的病理状态，痰湿瘀毒弥漫三焦，尤其是湿毒为犯是关键，应当依靠三焦辨证理论辨治改变这种状况，要及时地疏利三焦，陈扬荣认为这是治疗慢性肾衰竭的大法。

那么既然疏利三焦是慢性肾衰竭的治疗大法，又应该怎么从理论应用到实际临床中呢？根据多年的临床观察，陈扬荣总结出了“上焦宜调，中焦疏调，下焦通调”的治疗原则。具体来说，首先上焦易从肺论治，宣发肃降并重，津液方可上通下达；中焦宜从脾胃论治宜疏调，疏调主要是指健脾助运，和胃降逆，顾护胃气疏畅气机；对下焦而言，因其如沟渠水道，故宜通，重在助肾与膀胱之气化，泌别清浊，通导二便。只要气机通畅，上下焦的排泄通道疏通了，三焦气化恢复了，才有恢复功能的可能，水道得通，邪气乃散，阴阳乃和。

相关论文：

陈扬荣从三焦理论辨治慢性肾衰竭经验

一、对病因病机的认识

三焦辨证理论是吴鞠通在《温病条辨》中提出的辨证体系，将湿温病的病理变化归纳为上、中、下三焦证候，用以描述疾病传变及病情深浅。但三焦辨证并非只适用于温热病。《素问·营卫生会》：“上焦如雾，中焦如沤，下焦如渎。”这便充分说明了三焦为精、气、津、液生化、布散、调节及废物排泄的重要通道。陈老根据慢性肾衰的临床表现及证候分类，认为慢性肾衰竭病机关键为肺、脾、肾三脏功能虚损，三焦气化功能失常，以致水液等代谢产物排泄不畅，出现“痰”“湿”“毒”“瘀”等一系列邪实的病理状态。该病病情多属本虚标实，但本虚不单单局限在肺、脾、肾三方面，而是几乎涉及整个脏象系统，多表现为多脏普遍不足的状态。邪实包括“痰”“湿”“毒”“瘀”4个方面，但四者往往相互兼夹，相互影响，单一致病者并不多见。此外，本虚及邪实之间亦相互关联。脏腑功能虚损，三焦壅塞不通，气机闭塞以致实邪内生，而痰、瘀等实邪日久内停于脏腑，可进一步加重本虚证候，以致病情难愈。

1. 上焦病机

《灵枢·决气》：“上焦开发，宣五谷味，熏肤，充身，泽毛，若雾露之溉。”肺居上焦，司开合，主通调水道。肺气宣发肃降，精气下输五脏，为尿液生成之源，故有“肺为水之上源”之说。陈老认为肺为娇脏，易感外邪，宣发、肃降功能易受影响，一方面，肺失宣发，皮毛腠理闭塞，水液不能向外化为汗液，故泛溢肌肤；另一方面，肺失肃降，水道不利，津液无法向下输注，以致水液壅滞上焦，下焦肾水失于充养，肾脏虚损，进一步影响下焦肾脏蒸腾气化作用。故慢性肾衰竭发病多以水肿为首发或主要症状。此外，液不化则生痰，痰性黏滞，血液循行滞留，因而生瘀。肺失通调，肠道及膀胱输送津液减少，尿液生成乏源，肠道干涩，水液等代谢产物排出受阻，日久生毒。

2. 中焦病机

脾升胃降，中焦脾胃也是气机升降、水液化生代谢之枢。脾为后天之本，肾为先天之本。肾之精气皆赖脾胃运化之谷食，而后天脾胃之运化又离不开先天肾阳以温煦。故脾、肾两脏常互相影响，一损俱损，而慢性肾衰竭疾病也以脾肾两虚证最为常见。此外，清代黄元御言“脾主升清，胃主降浊，在下之气不可一刻不升，在上之气不可一刻不降，一刻不升则清气下陷，一刻不降则浊气上逆”。故陈老指出脾胃为中焦气机升降之枢，脾胃虚损，气机升降失常，以致水谷不化，五脏失养，出现乏力、纳差；清气下陷，精微物质外泄，出现蛋白尿；浊气上逆，出现恶心、呕吐。且脾虚液不化，最易生痰，痰阻气机，升降失司，以致瘀、毒内生。

3. 下焦病机

下焦为肾、膀胱、大肠所居，为排泄水液、糟粕之用，出而不纳，犹如沟渠水道。肾主水之藏，水液运行、排泄、分清别浊无不与肾脏息息相关。陈老指出肾之虚损有阴阳之分，肾阳亏虚，肾失开阖，不能分清别浊，精气外泄，出现蛋白尿；肾水失于温煦蒸腾，气化不利，津液不能正常疏布、排泄，内停以致水肿；肾阴亏者，水亏火旺，易见小便不利、五心烦热。但无论如何，下焦气化失常，痰、瘀、毒内生方为本因。陈老认为，对于下焦实邪而言，湿邪、瘀血两者尤为常见。湿为阴邪，其性趋下，故易走下焦，湿邪日久，气机阻滞，邪毒内生。《临证指南医案》言“久病入络，络主血”。慢性肾衰竭病程多较长，久病最易血伤入络，肾脏为络脉之体，故瘀血最易伤及肾体。湿、瘀等实邪在下焦相互交阻，使病情缠绵难愈。

二、临床诊疗特色

1. 疏利三焦为治疗慢性肾衰竭大法

陈老认为慢性肾衰竭病机复杂，但不外乎三焦气化失常，以致“痰、瘀、毒”内生。《素问·六微旨大论》：“出入废则神机化灭，升降息则气立孤危，……是以升降出入，无器不有。”而三焦为气机升降出入之转枢，唯有上、中、下三焦各司其职，气机乃顺，水道乃通，邪气乃散，阴阳乃和。故陈老提出“疏利三焦为治疗慢性肾衰竭大法”。

上焦宜从肺论治，宣发、肃降并重。陈老常用麻黄、蝉蜕以宣发肺气，给邪以出路；用杏仁、紫苏子以降肺气，通调水道，开上源以导下流。但临床中宣降不可偏废一方，宣降并重方可使津液上通下达，运化如常。

中焦宜从脾胃论治，宜疏调。脾胃为气机升降之枢，故一方面需重视健脾助运，畅达气机；另一方面，需顾护胃气，和胃降逆。

下焦如沟渠水道，故宜通。重在助肾与膀胱之气化，泌别清浊，通导二便，通调气机。临床上陈老常用附子配伍桂枝通阳化气，覆盆子益肾固精。若肾阴亏虚者，常用六味地黄汤加减。

2. 中焦脾胃调治是重点

《医门棒喝》曰：“升降之机者，在乎脾胃之健运。”脾胃为气机升降之枢，脾主健运升清，运化水谷精微，胃主受纳、腐熟，以通降为顺。脾胃纳运功能正常，水谷精微得化，五脏得以充养，气机升降协调，则邪不可干。

治疗方面，陈老擅用黄芪以补脾气、温中利水，配合陈皮、茯苓、白术、党参等健运脾气，使脾胃蒸化得助，枢纽得开，水气乃行。若脾肾气虚夹寒湿者，常用砂仁、草果、苍术、白豆蔻化湿醒脾。对于恶心、呕吐等胃气上逆较明显者，予旋覆代赭汤加减以和胃降逆。

脾胃失运，易水停成湿，而福州地处东南，气候炎热，湿邪易从热化。湿盛伤脾，热盛伤胃，湿热之邪愈久，脾胃愈伤，而脾胃愈伤，则邪愈痼。故治疗上陈老特别重视湿热之邪对病情的影响，对于湿热壅滞者，根据病证，选用半夏泻心汤、黄连温胆汤或苏叶黄连汤加减以辛开苦降，分解湿热，使邪有外达之机。凡慢性肾衰竭早期大便不通者，予大黄通腑降浊，枳壳、莱菔子、槟榔通降肠胃，使邪有出路，明显缓解病情。

3. 重视活血化瘀，擅用虫类药

《证治准绳》曰：“夫知百病生于气，而不知血为病之胎。”陈老认为慢性肾衰竭发展过程中，瘀血内阻贯穿始终。瘀血成因包括：①肺、脾、肾三脏虚损，气机不利，血脉运行受阻，加之脾气不足，无以推动血液运行而成瘀。②痰、毒、湿等实邪内生，阻滞气机，使气血运行不畅，从而加重瘀血。③久病在血，久病入络，邪毒蕴结于肾络，络脉受阻，形成瘀毒。临床常以肌肤甲错、唇甲青紫为主要表现。

治疗上，陈老重视化瘀通络解毒之法，提出应用虫类药在治疗慢性肾衰竭中极为重要，强调在辨证的基础上选择适宜的虫类药可增强疗效，如蝉蜕、水蛭等虫类药有较强活血通络作用，善治顽痰死血，应用中宜中病则止，不宜久服。但慢性肾衰竭多病程较长，且以本虚为主，长期或大剂量使用活血化瘀药有耗伤正气，进一步加重病情之弊。所以陈老指出运用活血化瘀法的同时必须配伍地黄、芍药、黄芪等补气养血之药以扶助正气，达到扶正祛邪、祛瘀生新之功效。

三、验案举隅

黄某，男，58岁，以“发现血肌酐升高1年余”为主诉于2016年11月26日就诊。患者1年余前体检查肾功能：血肌酐154μmol/L，尿素氮10.3mmol/L；尿常规示尿蛋白（+++）、隐血（-）。外院就诊1年，诊断为慢性肾衰竭，予以降压、降蛋白等治疗，未见明显好转。就诊时，患者诉泡沫尿，夜尿4~5次，腰酸，手足冰冷，寐差，大便1次/天。中医诊断：尿浊病（脾肾两虚证）。治疗以疏调中焦、通利下焦、扶正祛邪为治法。

处方：生黄芪30g，山药20g，山茱萸10g，玄参10g，黄柏10g，白花蛇舌草10g，连翘10g，覆盆子10g，淫羊藿10g，僵蚕10g，地鳖虫10g，薏苡仁10g，车前子10g，茯苓皮15g，苍术10g，半枝莲15g。7剂，水煎服，每日一剂，早晚温服。

二诊：2016年12月1日复诊，复查肾功能：血肌酐135μmol/L，尿素氮7.3mmol/L。继续守方加蝉蜕4.5g，地龙干10g。续服1个月后，患者手脚转温，夜尿次数减少至3次，复查肾功能：血肌酐118μmol/L，尿素氮10.89mmol/L。

按：本例辨证为三焦气化升降失司，以中、下二焦为主，以致痰瘀内生。故治以疏利三焦、扶正祛邪为法。方中予以淫羊藿温阳助下焦气化，覆盆子益肾涩精，助下焦泌别清浊；黄芪、苍术、薏苡仁、山药健脾化湿，调节中焦脾胃升降功能；茯苓皮开腠理，通水道，配伍连翘宣发，使邪有外达之机；地鳖虫活血逐瘀，僵蚕化痰以祛邪。药后症减，二诊加地龙干通络，加强活血化瘀之功，蝉蜕宣发上焦肺气，给邪以出路。全方调理三焦气机，扶正祛邪，切合病机，故见效明显。

（作者：李鹏飞、吴竞、陈扬荣　摘自《中医药通报》2017年10月第5期）

第五节

陈扬荣治疗 IgA 肾病经验

IgA 肾病是一个病理形态学诊断名词，统计数据表明，我国 IgA 肾病的发病率占原发性肾小球疾病的 35%~55%。其特征性病理改变是以 IgA 或 IgA 为主的免疫球蛋白在肾小球系膜区沉积，部分患者最终发展至终末期肾脏病。临床表现以血尿、蛋白尿为主，可伴有水肿，随着病程迁延，肾功能进行性恶化可合并血肌酐升高、高血压等。

陈扬荣认为，IgA 肾病病机总属本虚标实，正虚为本，邪实为标。本虚以气阴两虚为主，标实证候中又以湿热、湿毒、风毒、风热、瘀血最为常见。重视对湿热和瘀血等病理产物的清除对控制 IgA 肾病的发展具有重要意义。陈扬荣在临床上发现许多 IgA 肾病的患者，临床上出现蛋白尿、血尿时，常伴有咽喉肿痛、脘闷纳呆、小便短赤、舌苔黄腻等湿热证的表现，而且常因呼吸道、肠道、皮肤的感染而使得病情加重，所以进一步创立了清热利湿、凉血和络法治疗 IgA 肾病。通过对该治法疗效分析，陈扬荣发现清热利湿、凉血和络法在减少尿蛋白、尿红细胞等方面优势明显，且临床安全性好。

血尿是 IgA 肾病的主要临床表现。陈扬荣在临床诊疗的过程中，结合温病三焦理论以及多年临床经验，将其分为 3 期。在本病的初期，主要是以外邪为主，风热犯于肺卫，或热毒侵犯于肌表，入里化热，热移于肾与膀胱，脉络受阻；中期随着疾病的进展，出现心火下移，湿热内蕴于脾胃等证，产生血瘀、湿热等病理产物，下注膀胱；末期，以正虚为主，病程迁延不愈，出现脾胃气虚、肝肾阴虚，甚则肾阴阳两虚危急证候。同时陈扬荣认为瘀血贯穿 IgA 肾病血尿始终，其产生的原因常可因虚致瘀，因湿致瘀，出血致瘀，病邪致瘀，久病致瘀。在治疗上，陈扬荣主要从“清热解毒、补气统摄、收敛固涩、活血化瘀”四大方面入手，并擅长使用虫类药及活血化瘀药物，从而起到事半功倍的效果。

相关论文：

清热利湿凉血和络法治疗 IgA 肾病 40 例分析

IgA 肾病是一组不伴有系统性疾病，肾活检病理表现为在肾小球系膜区或毛细血管袢有以免疫球蛋白 IgA 为主的颗粒样沉积，临床上以血尿、蛋白尿为主要临床表现的肾小球肾炎，在我国占原发性肾小球疾病的 30% 左右。目前对其尚无理想的治疗方法。我们在临床上，应用清热利湿、凉血活络法对表现为湿热证为主的 IgA 肾病患者进行治疗，取得良好的疗效，现报道如下。

一、资料与方法

1. 一般资料

选择福建省人民医院肾内科 1997 年 1 月至 2002 年 4 月住院及门诊患者 72 例，随机分成治疗组和西药对照组。其中治疗组 40 例，男性患者 26 例，女性患者 14 例，平均年龄 27.27±11.43 岁，用药前湿热证积分为 15.62±2.91；对照组 32 例，其中男性患者 21 例，女性患者 11 例，平均年龄 30.14±10.53 岁，用药前湿热证积分为 13.53±4.12，两组从年龄和用药前湿热证积分等方面，均有显著性差异（$P > 0.05$）。

2. 方法

治疗组以清热利湿、凉血和络法为主。处方组成为：金银花 15g，石莲 15g，玄参 15g，白茅根 15g，荠菜 30g，生地黄 15g，墨旱莲 15g，紫珠 15g，赤芍 15g，蒲黄 9g（布包），鹿衔草 15g，女贞子 15g，当归 20g。每日 1 剂，分 2 次服；对照组以西药双嘧达莫 50mg，3 次 / 日，藻酸双酯钠 100mg，3 次 / 日治疗，2 个月为 1 个疗程进行观察。

3. 观察项目

主要观察两组用药前后湿热证积分、24 小时尿蛋白定量、尿常规、血清肌酐、血清尿素氮等。

4. 统计学方法

分别采用 t 检验、Ridit 检验、秩和检验进行统计学处理。

二、结果

疗效标准按卫生部《中药新药临床指导原则 · 慢性肾炎临床研究参考方法》分完全缓解、基本缓解、有效、无效进行疗效判断。

1. 两组之间治疗前后湿热证积分的比较

结果表明：治疗组治疗后与治疗前，以及与对照组治疗后比较（$P < 0.01$），均有显著性差异。见表 1-5-1。

表 1-5-1　两组治疗前后湿热证积分对照（$\bar{x} \pm s$）

组别	例数 n	治疗前	治疗后
治疗组	40	15.62±2.91	6.37±1.34$^{*\triangle}$
对照组	32	13.53±4.12	12.48±2.02

注：* 治疗前后比较 $P < 0.01$；△两组治疗后比较 $P < 0.01$。

2. 实验室检测结果比较

两组治疗前后尿红细胞镜检结果表明：治疗组治疗后尿红细胞镜检较治疗前，以及与对照组治疗后比较，均有显著性差异（$P < 0.01$）。见表 1-5-2。

表 1-5-2　两组治疗前后尿红细胞镜检结果

组别	n	治疗前					治疗后				
		−	+	++	+++	++++	−	+	++	+++	++++
治疗组	40	2	10	13	11	4	15	12	12	1	$0^{*\triangle}$
对照组	32	3	11	10	5	3	4	9	10	7	2

注：* 治疗前后比较 $P < 0.01$；△两组治疗后比较 $P < 0.01$。

3. 两组治疗前后 24 小时尿蛋白定量比较

结果表明：治疗组治疗前后，以及与对照组治疗后比较，均有显著性差异（$P < 0.01$）。见表 1-5-3。

表 1-5-3　两组治疗前后 24 小时尿蛋白定量结果（$\bar{x} \pm s$）

组别	n	治疗前	治疗后
治疗组	40	1.29 ± 0.73	$0.42 \pm 0.37^{*\triangle}$
对照组	32	1.34 ± 0.98	1.17 ± 0.46

注：* 治疗前后比较 $P < 0.01$；△两组治疗后比较 $P < 0.01$。

4. 两组治疗前后肾功能检测结果比较

两组治疗前后肾功能检测结果比较，无显著性差异（$P > 0.05$）。见表 1-5-4。

表 1-5-4　两组治疗前后肾功能检测结果（$\bar{x} \pm s$）

组别		BuN		Scr	
		治疗前	治疗后	治疗前	治疗后
治疗组	−40	6.14 ± 3.34	5.75 ± 2.47	89.01 ± 40.43	93.48 ± 36.25
对照组	−32	6.32 ± 3.71	6.53 ± 2.68	92.47 ± 40.15	87.66 ± 34.71

5. 两组治疗 IgA 肾病疗效判断比较

治疗组 40 例中，总有效率为 82%，无效率为 18%；对照组 32 例中，总有效率为 33%，无效率为 67%。两组间比较有显著性差异（$P < 0.01$）。见表 1-5-5。

表 1-5-5　两组治疗 IgA 肾病疗效结果

组别	n	完全缓解 n（%）	基本缓解 n（%）	有效 n（%）	无效 n（%）	总有效率 n（%）
治疗组	40	20（50）	9（22）	4（10）	7（18）	33（82）
对照组	32	3（9）	6（19）	6（18）	17（54）	15（46）

注：* 与对照组比较 $P < 0.01$。

三、讨论

现代医学认为，由于黏膜免疫功能的异常，导致黏膜浆细胞或分泌组织的淋巴细胞产生IgA增多，经血流到达肾小球与补体共同沉积于肾小球系膜区，在免疫反应及血流动力学异常等因素的作用下，导致细胞因子、炎症介质等沉积在肾小球系膜细胞，使其增殖。以上为IgA肾病的发病机理之一。但对IgA肾病的病因及发病机理，尚有许多不明之处，所以在临床上，对其仍缺乏有效的治疗方案和控制措施。如何发挥祖国医学的优势，进一步提高IgA肾病的疗效，仍值得我们去深入研究。

在中医上，大部分学者认为IgA肾病的病机主要为“本虚标实”，而其中的“本虚”主要是指气阴两虚为主，“标实”主要与“湿、热、毒、瘀”有密切的关系。我们在临床上发现许多IgA肾病的患者，临床上出现蛋白尿、血尿时，常伴有咽喉肿痛、脘闷纳呆、小便短赤、舌苔黄腻等湿热证的表现，而且常因呼吸道、肠道、皮肤的感染而使得病情加重，所以笔者认为湿热证是IgA肾病病情变化、发展的关键性的病理因素。患者常因湿热而致虚、致瘀以及湿毒兼夹而出现临床上的一系列病理表现，因此，我们在临床上用清热利湿、凉血和络的中药组成方剂，对40例IgA肾病患者进行治疗，并与西药对照组进行比较，结果表明中药治疗组在减少尿蛋白、尿红细胞等方面明显优于西药对照组（$P < 0.01$），其临床总疗效达82%，明显优于西药对照组的总疗效47%（$P < 0.01$），而且应用中药治疗前后对患者的肾功能并没有明显影响（$P > 0.05$）。由此证实，临床上应用中药清热利湿、凉血活络来治疗IgA肾病，是一种很有效的治疗手段，值得提倡。

（作者：吴竞、杨爱国、陈扬荣　摘自《中医药学刊》2003年7月第7期）

陈扬荣教授从三焦理论辨治IgA肾病血尿经验

IgA肾病是一种常见的原发性肾小球疾病，以肾小球系膜区IgA沉积为特征，其发病有一定的年龄、性别、种族和地区差异，青壮年多见。临床表现多种多样，主要表现为血尿，可伴有不同程度的蛋白尿、高血压和肾脏功能受损，目前已成为终末期肾脏病（ESRD）的重要病因之一。研究表明，中医药治疗IgA肾病血尿具有较好疗效。陈扬荣教授为全国名老中医药传承工作室专家，其从事临床教学、科研50余年，对IgA肾病血尿治疗具有独到的见解，疗效颇为显著。

一、对IgA肾病血尿病因病机的认识

陈扬荣教授认为IgA肾病的病因分为内因、外因。在本病的初期，主要是以外邪为主，风热犯于肺卫，或热毒侵犯于肌表，留恋不愈，入里化热，致肺胃风热毒邪壅盛，热移于肾与膀胱，脉络受阻；中期随着疾病的进展，正邪斗争，出现心火下移，湿热内蕴于脾胃等证，产生血瘀、

湿热等病理产物，下注膀胱；末期，以正虚为主，病程迁延不愈，出现脾胃气虚、肝肾阴虚，甚则肾阴阳两虚危急证候。而内因主要是脾肾脏腑虚弱。由于先天禀赋不足、后天劳累疲倦导致脾肾耗损，而脾主统血、肾主封藏，脾失统摄，肾失封藏，则血溢脉外，可见血尿。对此，陈扬荣教授认为，该病病因不管是外邪亦或内因，皆可以按三焦辨证理论来探究。三焦辨证理论为清代医家吴鞠通所倡导，以上焦、中焦、下焦三焦为纲，对疾病发展过程中的病理变化、证候特征及传变规律进行概括。《灵枢·营卫生会》曰："上焦出于胃上口，并咽以上，贯膈，而布于胸中，走腋……中焦亦并胃中，出上焦之后，此所受之气者，泌糟粕，蒸精液，化其精微，不注肺脉，乃化而为血……下焦者，别回肠，注于膀胱而渗入焉。"《素问·灵兰秘典论》曰："三焦者，决渎之官，水道出焉。"这便可以充分表明三焦是气、血、津、液、精生发之处和运行通道。陈扬荣教授认为IgA肾病血尿的主要病因是三焦气化失常，病机主要是肺、脾、肾三脏功能亏损，以致气、血、津、液、精因化源不足而日渐衰弱，内生痰、瘀、湿、毒等诸多病理产物。因此，探求三焦辨证规律，运用其治疗IgA肾病血尿有重要的意义。

1. 病在上焦

肺为娇脏，肺位最高，外邪侵袭，邪必先伤于肺。肺又为清虚之脏，清轻肃静，不耐邪气之侵。中医认为，邪之所凑，其气必虚。因肺外合皮毛，风、寒、暑、湿、燥邪外袭皮毛，皮毛受邪，亦内合于肺。若娇嫩之肺脏一旦为邪侵犯，肺卫之邪不解，由表入里，损伤肺络，造成肺热壅盛，热伤脉络，下注肾与膀胱，发为血尿。此外，外邪侵袭上焦，则肺失肃降，导致其他脏腑代谢后产生的湿、热、瘀、浊无法下传于肾与膀胱，伤及肾络，则发为血尿。《证治准绳》曰："肺金者，肾之水母，持之通调水道，下输膀胱也，肺有损伤，妄行之血若气逆上者，既为呕血矣，气不逆血，如之何不从水道下降入于胞中，其热亦抵肾与膀胱可知也。"因此，陈扬荣教授提出，病在上焦常以治肺为主。

2. 病在中焦

《难经·四十二难》说："脾裹血，温五脏。"说明了脾主统血的生理功能，脾不统血，则血液无法在经脉之中流行，血行脉外，血自小便而出。《景岳全书·血证》曰："盖脾统血，脾气虚则不能收摄；脾化血，脾气虚则不能运行，是皆血无所主，因而脱陷而妄行。"祖国医学认为，先天禀赋不足，后天饮食劳倦，导致脾气虚，气虚则不能摄血运行，血随气陷，加之肾虚，肾失封藏，血随小便而出。中医认为心与小肠相表里，脾土左旋上升，清阳全升于上，就充分说明了心与小肠的关系。《诸病源候论·小便血候》曰："心主于血，与小肠合，若心象有热，结于小肠，故小便血也。"上焦不治则传中焦，心火炽盛，则移热于小肠与膀胱，发为尿血；且中焦脾胃湿热及肠腑湿热蕴结体内，气机不利，都可导致迫血下行，出现血尿。因此，陈扬荣教授提出，病在中焦，常以治脾胃为主。脾气健运，气血充盈，统摄有固，肾有所藏。

3. 病在下焦

《金匮要略·五脏风寒积聚篇》曰："热在下焦者，则尿血。"其火热又可分为实热和虚热。其一，由于平素嗜油甘厚腻，饮食不节，则生湿热，湿热深入下焦，损及肾与膀胱，迫血妄行，则见尿血。其二，随着疾病的发展，病程迁延反复，正邪斗争，久则出现脾肾气虚、肝肾阴虚等证。一方面，先天不足，后天失养，中气虚弱，脾不统血，加之肾失封藏，无摄血之力，血则随小便而出。另一方面，由于素体阴虚，耗伤真阴，导致肾阴不足，肝肾得不到滋养，出现肝肾阴虚，则虚热内生，火热下行，血溢脉外而致血尿。同时陈扬荣教授认为，IgA 肾病是一种慢性病，在疾病的发展过程中，也会逐渐产生瘀血等病理产物，导致血热互结，煎灼血液津液，耗伤阴液，血液运行不畅，导致内出血，出现血尿。或血热破损脉络，导致血液阻塞在体内，气血运行障碍，造成瘀血不散，血尿加重。正如《证治汇补》说："胞移热于膀胱，则溺血。内因或肺气有伤，或肝伤血枯，或肾虚火动，或思虑劳心，或劳力伤脾，或小肠结热，或心胞伏暑，俱使热乘下焦，血随火溢。"这是对下焦产生血尿最好的诠释。因此，陈扬荣教授提出，病在下焦常以治肝脾肾为主。

二、临床治法特点

陈扬荣教授认为，治疗 IgA 肾病血尿治法既丰富又多样，结合中医八法、病因病机及辨证分型，以"热、虚、瘀"三大型较为常见。因此，陈扬荣教授认为其治法大致有清热解毒法、补气统摄法、收敛固涩法，并重视活血化瘀，擅长用虫类药。

1. 清热解毒法

在 IgA 肾病早期，主要是以感受风热毒邪为主，导致热邪下传下焦。《医学纲目》记载："小便出血，是心伏热在于小肠。"由于素体热盛，心火亢盛，移热至小肠，伤及血络，出现血尿。且结合临床发现，此阶段主要以肉眼血尿为主，应以下法或清热法治之，以清热解毒为治则。陈扬荣教授常常用连翘辛凉轻宣，透泄散邪；辅以白花舌蛇草、牛蒡子、野地菊清热解毒，以截断病情，给热邪以出路。

2. 补气统摄法

在 IgA 肾病的缓慢发展期，多以镜下血尿为主。《黄帝内经》云："中气不足，溲为之变。"久病体虚，伤津耗气，加之血尿病程的迁延性，更使正气不足，导致气阴两虚。肾病及脾，脾虚无法固摄，脾不统血，而化血无源，导致不通及不荣，发为血尿。因此，陈扬荣教授认为补气统摄法是必要之大法，常常配伍大剂量黄芪、生地黄、熟地黄、枸杞子等。研究发现，黄芪作用于核酸代谢的不同部位，最终促进蛋白质的合成，提高血中白蛋白，则脾得以健运，肾得以固。《临证指南医案·淋浊》曰："尿血一症，虚者居多，倘清之不愈，则专究乎虚，上则主于心脾，下则从乎肝肾，久则亦主于八脉。"所谓乙癸同源，肾虚则肝脏无法得到滋养，导致肝不藏血，发为血尿，因此在补脾同时，也要补肝肾。陈扬荣教授常辅以牛膝、续断补肝肾，可以达到很好的治疗效果。

3. 收敛固涩法

此法主要针对IgA肾病血尿病程缠绵，反复发作，病机复杂，证候多样的特点，在清热解毒、补气统摄法的基础上，巧妙采取收敛固涩、凉血止血之品，陈扬荣教授常常用芡实、山药益肾固精；金樱子、覆盆子固精缩尿；琥珀、白茅根活血散瘀、清热利尿；等等。此法别出心裁，可控制病情的发展。

4. 活血化瘀法

重视活血化瘀，擅长用虫类药治疗IgA肾病。IgA肾病血尿多与热邪有关。《血证论》云："离经之血，虽清血鲜血，亦有瘀血。"由于病情迁延多变，病程绵长，久病成瘀，阻滞经络气血，导致血溢脉外，血自膀胱而出，发为血尿。瘀血不仅是病理产物，同时又是导致血尿持续或加重的重要病理因素，因此活血化瘀贯彻整个IgA肾病始终。正如《先醒斋医学广笔记》所说："宜行血而不宜止血……行血则血行经络，不止自止。"陈扬荣教授认为治疗IgA肾病血尿当以活血祛瘀为要，并常配伍虫类药，虫类药物药性大多偏辛咸，辛能通络，咸能软坚，因此虫类药大多具有搜风剔络、清热利湿、软坚散结、活血化瘀等功效。因此，陈扬荣教授常常在治疗IgA肾病血尿运用如蝉蜕、水蛭、僵蚕、地龙等以破血散瘀、消痈散结。也常辅以一些补气补血之药，如黄芪、生地黄、熟地黄、当归等以达到扶正祛邪之效。

三、总结

对于IgA肾病的病因病机，中医学认为其主要病因是三焦气化失常，导致肺、脾、肾三脏功能亏损，以致气、血、津、液、精因化源不足，内生痰、瘀、湿、毒等诸多病理产物，其产生的热毒、瘀血等病理产物又导致血尿持续反复发作，使病情迁延多变，病程绵长，从而使病情复杂化。相比西医，中医治疗IgA肾病血尿确有成效，陈老认为，若能对其病因、病机深入研究，将实验与临床结合，则有助于辨证论治方案的统一，将更有效治疗IgA肾病血尿，从而提高该病的临床疗效，同时推进中医药事业的发展，为以后肾病研究者提供帮助。

（作者：朱小洪、吴竞、陈扬荣　摘自《亚太传统医药》2019年4月第3期）

第六节

陈扬荣对慢性肾炎中医理论研究和治验

慢性肾小球肾炎（简称慢性肾炎）是由于多种原因、多种病理类型组成的原发于肾小球的一组免疫性疾病。其发病特点为起病隐匿，病程冗长，常有不同程度的蛋白尿、血尿、水肿、高血压、肾功能损害。本病常呈缓慢进展，治疗困难，部分患者最终发展成肾衰竭，在我国其发病率较高，是引起慢性肾衰竭的首要病因。其在中医中属于“水肿”“腰痛”“头痛”“眩晕”“虚劳”等病范畴。陈扬荣认为慢性肾炎的主要病机有“邪实”和“正虚”两个方面。“邪实”方面，主要有风、寒、湿、热等外邪侵袭，伤及脏腑，而致肺、脾、肾三脏功能失调，水液代谢紊乱；除此之外，还有湿热内蕴、瘀血内阻等“内邪”伤肾。正虚方面，主要是指肺、脾、肾三脏的气血阴阳不足，并构成了慢性肾小球肾炎的病理基础，所以其主要的病机是湿热久蕴，湿毒之邪下迫，深入下焦，伤及血分。湿热不化，邪毒内蕴，病程迁延，一则损伤血路，动血出血，同时又造成血络瘀阻，血瘀不行；一则耗伤阴精，使下焦肝肾之阴不复，而络脉瘀阻则下焦决渎失职，水湿不化，阴液亏虚则邪毒更甚，闭遏难出。所以陈扬荣归纳为：慢性肾小球肾炎的发病基础是肺、脾、肾三脏气血阴阳的虚损；湿浊、毒热之邪是慢性肾小球肾炎发生、发展、迁延的重要因素和病理基础，而瘀血是慢性肾小球肾炎的发生发展过程中不可忽视的重要环节，“虚”“瘀”“湿”“热”四大病因病机相互影响，决定了慢性肾炎的发病规律及临床表现。

陈扬荣认为传统的对慢性肾炎的辨证以正虚为纲，以气虚和阴虚多见，在治疗肾炎过程中，存在过于强调补虚的惯性思维。事实上，邪实病因在慢性肾炎的发病中亦起很大作用，因而陈扬荣在应用中医中药治疗慢性肾炎中强调重视补虚的同时，不能忽视祛邪。根据个体差异及不同邪实致病，灵活应用清热、解毒、利湿及活血化瘀之法，往往能够事半功倍。

此外，陈扬荣还特别强调患者自身的调摄与保养。由于慢性肾炎病程缠绵而长，所以除开药物治疗外，患者还应注意生活的调摄，强调劳逸结合，既要注意休息、避免劳累过度，又要进行适当的活动，以使全身气血调畅，经络舒通，有利于正气恢复，防止外邪入侵，促使邪毒外泄。同时要注意饮食有节，宜食清淡易消化、营养丰富的食品，同时主张多食新鲜的蔬菜瓜果，切忌暴饮恣食膏粱厚味、辛辣香燥之品，一防败坏脾胃，二防助长湿热使得病情反复加剧，同时应避免使用对肾脏有损害的药物，以防加剧肾功能的恶化。

慢性肾炎蛋白尿的中医理论研究和治验

蛋白尿是慢性肾小球肾炎的主要临床表现之一，其可归属于中医中“精气”“精微”的概念。中医认为，精气宜藏不宜泻，肾为“封藏之本”“受五脏六腑之精而藏之”；脾主要统摄升清。若肾不藏精，或脾不摄精，或脾不升清，便可致精气下泻而出现蛋白尿。所以说脾不摄精，肾不藏精，清气下陷是慢性肾小球肾炎蛋白尿的直接机理。但是，由于人体是一个有机的整体，其他脏腑的病变亦可影响到脾肾而致脾不摄精、肾不藏精，如《素问·经脉别论》云：“饮入于胃，游溢精气，上输于脾，脾气散津，上归于肺，通调水道，下输膀胱……”表明饮食精微的吸收输布与各脏腑相关，如肝病，疏泄失常，中则侮土，脾不升清，精微下陷；又如《格致余论》中所云的“主闭藏者肾也，主疏泄者肝也”，若肝失疏泄，能致肾不闭藏，精气外泄，说明肝之疏泄失常可形成蛋白尿。又如肺气贲郁，宣降不利，脾气上输之清气不得上归于肺而布散全身，经走膀胱也能形成蛋白尿。所以说，蛋白尿的形成机理与各脏腑的功能失调相关。除此之外，湿热痰浊之邪，阻遏气机，壅滞三焦，困于中焦，使脾不升清而清浊俱下，又可扰乱下焦，使封藏失职，精随溲泄而成蛋白尿。病程日久，久病必成瘀，血瘀不行，湿瘀互结，阻滞肾络，精气不能畅流，壅而外溢而成蛋白尿。而且陈老还认为，外感风寒、风热、湿邪而致患者反复感冒、咽痛、乳蛾肿痛、皮肤痈疖脓疱等，均极易引起蛋白尿，所以陈老对慢性肾小球肾炎的蛋白尿，提出以下几种辨证治疗方法：

一、急则治其标，调强祛除外邪

由于慢性肾小球肾炎在病情发展过程中，常因上呼吸道感染、肠道感染、皮肤感染等诱因而使病情加重和蛋白尿增多，所以患者由于上述原因而出现蛋白尿时，首先应用依据辨证采用辛温解表或辛凉解表或清热解毒等方法治疗，可用荆防败毒散、银翘散、五味消毒饮等方剂加减，并可酌情使用金银花、连翘、大青叶、蒲公英、黄芩、黄连、鱼腥草、龙舌草等。同时慢性肾炎的患者，平时应注意预防感冒或者感染，以免诱发或加重病情，平时可服玉屏风散、四君子汤等来进行预防。

例：陈某，男，32岁，反复尿中泡沫增多5年余，经中西药治疗后尿蛋白稳定在“+”与微量之间。5天前，因淋雨不慎感受外邪，出现畏寒，发热（体温38.7℃），咳嗽痰白黏稠，咽喉肿痛，鼻塞流黄稠涕，双下肢及眼睑水肿，舌质淡红、舌苔薄黄，脉浮数。查尿常规：尿蛋白（+++），尿隐血（+）。陈老诊过患者，认为是由于感受风热之邪，热邪壅肺所致，治以疏散风热、解毒利咽，给予银翘散加减。

处方：金银花15g，连翘10g，牛蒡子10g，荆芥10g，防风10g，淡豆豉10g，薄荷6g，龙舌草 10g，大青叶 10g，茯苓皮 15g，桑白皮 10g，柴胡 10g，甘草 3g，水煎服。

二诊：服药 5 剂后，患者复诊，畏寒发热症已愈，眼睑及下肢水肿好转，仍有咳嗽，痰黄黏稠，舌质淡、红舌苔薄，脉浮。续守上方减柴胡 10g、荆芥 10g，加浮海石 10g、枇杷叶 12g。

三诊：续服 5 剂后，患者复诊，症状基本痊愈。复查尿常规：尿蛋白示微量，尿隐血阴性。

二、缓则治其本，注重益肾健脾固涩

在慢性肾炎的后期，由于长期蛋白尿的流失而出现脾肾气虚的临床表现，如症见腰酸膝软，耳鸣眩晕，气短懒言，双下肢轻度水肿，纳差，或形寒怕冷，大便时溏，小便清利，或失眠健忘，烦躁口干，舌质淡胖，脉沉细或舌质红脉细数。陈教授认为，此时患者由于病程日久反复，再合水谷之精微长期泄漏，导致脾肾气阴两虚，所以在治疗上应在辨证基础上治以健脾益气，补肾固涩或滋养肝肾，益气固涩或调理阴阳，益肺固肾为主，常用六味地黄丸、一贯煎、二至丸、水陆二仙丹、玉屏风散等方剂加减治疗。而且在慢性肾炎的缓解期，患者尿蛋白较少，邪热不甚时，亦可应用此法来巩固疗效，扶正祛邪，以防止病情复发和保护肾功能。

例：张某，女性，61 岁，以反复尿中泡沫增多 7 年，曾在外院诊断为慢性肾炎。给予西药治疗，疗效欠佳，尿蛋白反复在（++）－（+++）。就诊时，症见尿中泡沫增多，面色苍白，头晕，耳鸣如蝉，神疲乏力，纳呆气短，腰膝酸软，大便稀溏，眼睑轻度水肿，舌质淡红、舌苔薄黄，脉细无力，辨证为脾肾亏虚、气血不足，陈老给予健脾养血固肾之法，以八珍汤合二至丸治疗。

处方：党参 15g，黄芪 15g，白术 10g，茯苓皮 10g，生地黄 10g，当归 10g，白芍 10g，川芎 6g，续断 10g，枸杞子 10g，覆盆子 10g，女贞子 10g，墨旱莲 10g，山茱萸 15g，芡实 10g，水煎服。

二诊：服上药 7 剂后复诊，患者自觉症状改善明显，大便已成形，眼睑水肿消退，复查尿蛋白（+），隐血（++）。给予守上方减川芎 6g、续断 10g，加用白茅根 15g、大蓟 10g。

三诊：续服 14 剂后，复查尿蛋白阴性，尿隐血微量，后改用六味地黄汤加减治疗。

追踪 6 个月，患者病情稳定，尿蛋白、尿隐血均为阴性。

三、扶正祛邪，重视清热利湿、活血化瘀在治疗慢性肾炎蛋白尿中的应用

陈教授认为，慢性肾炎病程较久，大部分患者的病机常表现为虚中夹实，实中夹虚，虚实互见，寒热错杂。其中正虚主要有肺、脾、肾的不同，而以脾肾虚损为主要病机；而邪实主要以湿热、瘀血为主，正虚难复，易感外邪使得病情反复，而湿邪久恋，郁而化热，热伤气阴，进而阴阳气血俱虚，正气愈虚，湿邪更强。久病气虚不运，血行不畅而致气虚血滞，导致湿阻血瘀互结，使得虚者更虚，实者更实。所以，对这一时期的慢性肾炎患者，应趁其正气尚未大伤时，抓紧时机及时清利湿热，活血化瘀以澄其源，使邪去而正复。即使正气已衰仍应以祛邪为主，“泻六补四”祛邪与扶正兼顾。临床上应始终着眼于“湿”与“瘀”并重，治宜“清热”与“活血”二者并重，以清除病邪，恢复正气，使得蛋白尿得以控制。在临床上，可辨证用防己黄连汤、当归补血汤、桃红四物汤等方剂加减使用，亦可酌情选用生地黄、黄芪、白术、茯苓、苦参、当归、丹参、益母草、车前草、白茅根、玉米须、琥珀、枸杞子、赤芍等。

例：郑某，男，46岁，以“反复双下肢水肿3个月，加剧伴尿中泡沫增多”为主诉就诊。患者既往有慢性肾炎病史，平常尿蛋白在（++）左右，近3个月来，因为劳累之后，出现尿蛋白（+++）、隐血（++），伴有双下肢水肿，尿量减少，尿中泡沫增多，神疲乏力，腰酸痛，纳呆，口苦咽干，时时泛恶，大便溏，小便短赤，舌质红、舌苔黄腻，脉弦滑。诊过患者，认为应辨证为脾肾气虚，湿热困阻，治以健脾益肾，利湿消肿。

处方：黄芪15g，益母草12g，山药15g，枸杞子10g，车前草10g，薏苡仁20g，茯苓皮15g，白茅根10g，藕节10g，琥珀10g，大腹皮10g，玉米须12g，半夏9g，水煎服。

二诊：服药5剂后，患者水肿消退，尿量增多、尿色转清，口苦好转，给予上方减玉米须12g、大腹皮10g，加用党参10g、生地黄12g、白芍10g。

三诊：服药7剂后复诊，诉上述症状明显改善，水肿褪，尿中泡沫减少，复查尿蛋白（+），尿隐血（+），24小时尿蛋白定量0.18g。

续服上方14剂后，复查尿蛋白微量，隐血（+），诉食量增加，大便转正常，自觉精神明显好转。追踪三个月，病情未见复发。

［作者：吴竞、陈扬荣　摘自《第三批全国老中医药专家学术继承论文荟萃（2002-2015年）》］

陈扬荣教授治疗血尿的临床经验

血尿为慢性肾炎中常见的临床症状，其病因复杂，主要可见于原发性或继发性肾小球肾炎、薄基底膜肾病等，临床上以反复发作的肉眼血尿或显微镜下血尿为主要临床表现，目前现代医学对其治疗性研究进展缓慢，迄今为止尚无特效的治疗药物。陈扬荣在临床诊疗的过程中，将其分成急性发作期和缓解期，并认为急性发作期常以“邪热”为主，缓解期则以“正虚”为多见。

一、慢性肾炎血尿的急性发作期以“邪热”为主

陈扬荣认为，慢性肾炎血尿特别是在临床上出现肉眼血尿时，常为疾病的急性发作期，其病因主要是以“邪热”为主，临床上常依据患者病情特点的不同，可分为以下几个类型：①外感风热型：主要是由于外感风热之邪，使得肺之风热毒邪炽盛，下迫肾与膀胱，血络受伤，血溢于脉外而致尿血。②热毒蕴结型：主要是由于热毒之邪蕴结咽喉，下注膀胱，肾与膀胱脉络受损，血溢水道而致尿血。③中焦湿热型：由于湿热之邪蕴结中焦，阳明经热，下注膀胱迫血妄行而为尿血。④下焦湿热型：由于下焦膀胱湿热偏盛，损伤血络，血溢于脉外而为尿血。⑤肝胆湿热型：由于湿热之邪困阻肝胆，肝经郁热，深入血分而为尿血。正如《素问·气厥论》阐述的“胞移热于膀胱，则癃溺血”，又如《血证论》中所云“外因乃太阳、阳明传经之热结

于下焦”“内因乃心经遗热于小肠，肝经遗热于血室”。在治疗上，陈扬荣提出了以清泻实热为主，并根据其发病部位的不同，在用药上有所侧重，如外感风热型，可用金银花、连翘、柴胡、玄参、蒲公英、大青叶等清热解毒之品；热毒蕴结型可用射干、马勃、牛蒡子、卤地菊、蝉蜕等利咽解毒之品；中焦湿热型，可选用车前子、淡竹叶、瞿麦、萹蓄、萆薢、黄柏等清利湿热之品；肝胆湿热型可选用龙胆草、黄芩、益母草、栀子、白芍、柴胡、车前子等清泻肝经湿热之品，同时在临床中，可酌情加用紫珠草、白茅根、大蓟、小蓟、侧柏叶、槐花等凉血止血之品。

二、慢性肾炎血尿的缓解期以“正虚”为多见

陈扬荣认为，慢性肾炎血尿的缓解期则以“正虚”为多见，其主要为脾肾两虚，由于脾肾的不足可导致阴阳气血的失调，而在此期，患者的血尿主要表现为缓慢而持久的镜下血尿。在临床上，可分为：①脾肾气阴两虚型：由于慢性肾炎的血尿在此期以病程冗长为特点，久病则导致脾虚不能运化水谷以化生气阴，肾虚不得藏精化气以资助气阴，使得气阴两虚，气虚而不能摄血，阴虚则火旺致虚火伤络，血不循经而致血尿。②肾阴亏虚型：由于肾阴亏虚，虚火内生，伤及血络，迫血妄行而致血尿，正如张景岳所云：“肾精不足，相火妄动，遂而不退者……则见血”。③脾肾气虚型：由于素体气虚或饮食不节、房劳过度，常伤及脾肾，而致脾气虚不能固摄统血，肾气虚不能封藏，而致血不循经，溢于脉外而致尿血。④阴阳两虚型：由于疾病后期，出现阴损及阳、阳损及阴、阳虚不能固摄封藏，血不循经，阴虚生内热，热迫血行而致尿血。在治疗上，陈教授提倡以“滋肾益气”并举。对于气阴两虚型，常用太子参、麦冬、女贞子、墨旱莲、桑椹、西洋参等益气滋阴之品；肾阴亏虚型，常用知母、黄柏、生地黄、牡丹皮、茜草、龟板、鳖甲等益肾滋阴降火之品；脾肾气虚型，常用人参、黄芪、山药、莲子、升麻、山茱萸、补骨脂等健脾益肾之品；阴阳两虚型，常用女贞子、生地黄、熟地黄、枸杞子、山茱萸、仙茅、淫羊藿等滋阴温阳之品。

三、瘀血贯穿慢性肾炎血尿病程始终

陈扬荣认为，慢性肾炎血尿的患者自始至终都有血瘀的存在。其产生的原因有因虚致瘀，因湿致瘀，出血致瘀，病邪致瘀，久病致瘀。由于久病或机体正虚邪恋，而瘀血为邪实部分，再加上气虚不能行血，湿邪阻滞，血行不畅，最终导致瘀血阻络，血不能循经，而出现尿血不止。而现代医学研究证明，慢性肾炎血尿的产生与免疫介导，肾小球基底膜损伤，肾脏血液动力的改变，微循环障碍及炎症反应形成的肾脏局部增殖、硬化有很大的关系，而这些病理上的变化，在中医上常以血瘀证的形式体现出来。所以陈扬荣认为，在治疗慢性肾炎血尿的各期各型中均可适当配伍一些活血祛瘀的药物，从而起到事半功倍的效果。在临床上对于慢性肾炎血尿常选用的活血祛瘀的中药有丹参、益母草、白花蛇舌草、琥珀、鸡血藤、三七、蒲黄、仙鹤草、牛

膝等品。

例一：林某，男，23岁，学生，于2003年4月7日初诊。患者反复镜下血尿7个月余，同时伴有腰酸痛，口苦而干，纳呆，夜不寐、尿黄赤，舌质红、舌苔黄腻，脉弦滑。患者曾在多家医院查尿常规示隐血（+++），尿沉渣镜检示尿红细胞数67~110个/小时，并行泌尿系B超及膀胱镜检查未见异常，查尿相差显微镜示尿红细胞畸形率75%以上。查体：血压115/70mmHg，颜面及双眼睑未见水肿，咽红，双侧扁桃体Ⅰ度肿大，心、肺、肝、脾未见异常。西医诊断为隐匿性肾小球肾炎。中医证属下焦湿热，迫血妄行，治以清利湿热、凉血止血。

处方：淡竹叶6g，墨旱莲10g，生地黄12g，黄芩10g，炒栀子10g，女贞子10g，藕节10g，白茅根10g，蒲黄10g，琥珀10g，莲子10g。水煎服，每日1剂。

二诊：患者服上药7剂后复诊，症状明显改善，复查尿常规示尿隐血（+），尿沉渣镜检示尿红细胞数35个/uL，舌质红，舌苔薄黄，脉弦。继续给予原方减去黄柏9g、女贞子10g，加上生黄芪15g、仙鹤草10g。

三诊：连续服用14剂后，患者诉症状基本消失。复查尿常规，尿隐血微量，尿沉渣红细胞数13个/uL。

患者续服上药半年，其中因撰写毕业论文熬夜劳累而出现镜下血尿3天，其余平均每2周查一次尿常规，尿隐血均为阴性。

例二：黄某，女，35岁，于2003年11月20日初诊。患者反复镜下血尿18个月，同时伴有头晕，耳鸣如蝉，腰酸乏力，形体消瘦，纳呆，咽部不适感，舌质淡红，舌苔薄黄，脉细。曾多次查尿常规：尿蛋白阴性，尿隐血（++）；尿沉渣镜检：尿红细胞计数30~50个/μL；查泌尿系B超未见异常；肝、肾功能正常；在外院肾活检病理报告示IgA肾病，弥漫系膜增生性肾小球肾炎，轻度肾小管间质病变。服西药盐酸贝那普利、双嘧达莫片、复方芦丁等治疗，镜下血尿无明显好转。查体：精神不振，形体瘦小，颜面及双眼睑未见水肿，咽红嫩，双侧扁桃体未见肿大，心、肺、肝、脾未见异常，双下肢无水肿。西医诊断为IgA肾病。中医诊断为血尿，证属气阴两虚，湿热下注。治以滋肾益气养阴，佐以清热化瘀。

处方：生地黄12g，山茱萸10g，黄芪15g，茯苓10g，女贞子10g，墨旱莲10g，杏仁4.5g，蒲黄（炒黑）10g，琥珀10g，牡丹皮6g，车前子10g，藕节10g，狗脊10g。水煎服，每日1剂。

二诊：患者连服上药14剂后，头晕耳鸣，腰酸症状明显好转，复查尿常规示尿隐血（+），尿沉渣镜检示尿红细胞计数11个/μL。给予上方减车前子10g、狗脊10g、杏仁4.5g，加益母草10g、大蓟10g。

三诊：继续服用14剂后，再次复查尿常规示尿隐血微量，尿沉渣镜检示尿红细胞计数6个/μL，嘱上方续服。

3个月后，尿检查正常，以后改为间隔服用中药，并配合六味地黄丸。追踪一年，患者尿常规均正常。

［作者：吴竞、陈扬荣　摘自《第三批全国老中医药专家学术继承论文荟萃（2002-2015年）》］

温肾健脾汤对脾肾阳虚型慢性肾炎的临床疗效及对血清 VEGF 的影响

慢性肾小球肾炎（CGN）简称慢性肾炎，是以蛋白尿、血尿、水肿和高血压为主要临床表现的肾小球疾病，病程长，病情一般呈缓慢进展，可出现不同程度的肾功能减退，部分最终逐渐发展至慢性肾衰竭。慢性肾炎的发病原因及机制不明确，西医主要以防止或延缓肾功能减退、缓解临床症状、防治并发症，或根据肾活检病理类型针对性治疗，虽然在治疗上取得了一定的临床疗效，但存在费用较高、疗程长等问题。

蛋白尿是影响慢性肾炎进展的重要因素，其病机主要与脾肾虚损有关。脾为后天之本，主运化，人体的精微营养物质的布散均有赖于脾脏，脾脏受损，清浊不分，清气不升反降，导致精微物质下泄外出；肾为先天之本，居下焦，主封藏之职，肾虚失于气化则封藏失司，精微不固下泄，形成蛋白尿。

本研究是对脾肾阳虚型慢性肾炎的患者使用协定方温肾健脾汤进行治疗，通过观察温肾健脾汤治疗后脾肾阳虚型慢性肾炎患者的临床疗效及血清 VEGF 变化，从而为中医治疗慢性肾炎提供一种新的方法。

一、资料与方法

1. 诊断标准

（1）慢性肾炎西医诊断标准：参考《肾脏病学》有关慢性肾炎的诊断标准制定。

（2）中医诊断标准及证候积分标准：参考《中药新药临床研究指导原则》中慢性肾炎脾肾阳虚证的诊断标准制定。

2. 纳入标准

（1）符合西医诊断标准，蛋白尿阳性的慢性肾炎。

（2）符合中医脾肾阳虚证的诊断标准。

（3）年龄在 18 岁以上，65 岁以下者。

（4）符合慢性肾脏病（CKD）1 期，即肾小球滤过率 GFR ＞ 90 mL/（min·1.73m^2），24 小时尿蛋白定量在 0.5~3g。

（5）近期有服用中药或血管紧张素转换酶抑制剂（ACEI）类药物者，停药 2 周后再纳入。

3. 排除标准

（1）妊娠或哺乳期妇女。

（2）合并严重基础疾病（如急性心梗、心脏压塞、充血性心力衰竭、肝硬化、大面积肺梗死、严重心律失常、肾脏占位性病变等）。

（3）有使用免疫抑制剂者。

（4）无法合作者，如精神病患者。

（5）急性肾炎、肾病综合征、继发性和遗传性肾小球疾病。

4. 一般资料

本次观察病例均来自于福建省人民医院 2017 年 1 月至 2018 年 1 月间被诊断为脾肾阳虚型慢性肾炎的门诊和住院患者。本课题研究使用随机、对照的试验研究方法，根据纳入标准和排除标准，将符合要求的脾肾阳虚型慢性肾炎患者 62 例，按照简单随机原则分为对照组（31 例）、治疗组（31 例），纳入本研究。健康对照组（20 例）从福建省人民医院体检中心的健康体检者中随机选取而来。

二、研究方法

1. 治疗方法

（1）对照组：在血压耐受情况下口服西药培哚普利 8mg，每日 1 次。若患者的血压仍高于 130/80mmHg，则继续予钙离子通道阻滞剂、β 受体阻滞剂、α 受体阻滞剂治疗。血压的目标小于 130/80mmHg，控制蛋白摄入：给予严格的饮食治疗，蛋白质每日摄入量 0.6g/kg。

（2）治疗组：在对照组治疗基础上加温肾健脾汤加减，中药方剂主要成分为：生黄芪 30g，淫羊藿 15g，山药 10g，山茱萸 10g，覆盆子 10g，芡实 15g，薏苡仁 15g，茯苓皮 15g，车前子 10g，白茅根 15g，琥珀 4.5g，牛膝 6g。服法：每日煎煮 1 剂，早晚 2 次餐后服，200mL/ 次。

（3）疗程：2 个月。

2. 观察指标

疗效指标：血清血管内皮生长因子（VEGF），24 小时尿蛋白定量，肾功能血肌酐（Scr）血清尿素氮（BUN），血脂血清总胆固醇（TC）、血清甘油三酯（TG）。

3. 疗效标准

临床总疗效参考《中药新药临床研究指导原则》中慢性肾炎部分内容制定。中医证候疗效参考《中药新药临床研究指导原则》中慢性肾炎部分内容制定。

三、统计学方法

本课题的数据采用统计软件 SPSS 20.0 进行数据分析。治疗前两组计量资料对比，符合正态分布者，采用独立样本 t 检验，否则予秩和检验。治疗前后两组计量资料对比，符合正态分布者，采用配对样本 t 检验，若不符合正态分布，则采用秩和检验。等级资料之间比较用秩和检验，计数资料对比用 χ^2 检验。相关变量的相关性检验，若符合正态分布，用直线相关 Pearson 法，不符合正态分布者，用等级相关 Spearman 法。服从正态分布的定量资料用均

数 ± 标准差来表示。对于结果 P 值，$P < 0.05$ 表示有统计学意义，$P < 0.01$ 表示有显著性差异。

四、结果

1. 一般资料

治疗组和对照组一般资料的比较。见表 1-6-1。

表 1-6-1　两组一般资料的比较（$\bar{x} \pm s$）

指标	对照组	治疗组	P
性别（男：女）	16 ： 14	15 ： 15	0.796
年龄（岁）	34.63 ± 8.96	34.17 ± 9.87	0.849
慢性肾炎病程（月）	15.93 ± 5.08	14.9 ± 5.92	0.471

2. 两组治疗前临床生化指标水平比较

（1）治疗组和对照组患者的 24 小时尿蛋白定量及肾功能符合正态分布，经 t 检验，无显著性差异（$P > 0.05$），具有可比性。见表 1-6-2。

（2）治疗组和对照组患者的血脂符合正态分布，经 t 检验，无显著性差异（$P > 0.05$），具有可比性。见表 1-6-2。

表 1-6-2　两组治疗前肾功能及 24 小时尿蛋白定量情况的比较（$\bar{x} \pm s$）

指标	对照组	治疗组	P
Scr（μmol/L）	65.95 ± 9.97	65.09 ± 8.79	0.723
BUN（mmol/L）	4.63 ± 0.94	4.71 ± 1.07	0.774
24 小时尿蛋白定量（mg/24h）	1583.43 ± 383.83	1522.02 ± 391.96	0.542

3. 两组治疗前后临床生化指标的比较

两组治疗前后临床生化指标的比较，见表 1-6-3。

表 1-6-3　两组治疗前后临床生化指标的比较（$\bar{x} \pm s$）

指标	对照组		治疗组	
	治疗前	治疗后	治疗前	治疗后
血清 VEGF（μg/ml）	220.27 ± 64.77	178.3 ± 58.79**	223.48 ± 52.89	137.8 ± 41.78**△
Scr（μmol/L）	65.95 ± 9.97	65.91 ± 8.03	65.09 ± 8.79	67.13 ± 6.86
BUN（mmol/L）	4.63 ± 0.94	4.6 ± 0.91	4.71 ± 1.07	4.71 ± 1.07
TC（mmol/L）	4.29 ± 1.03	4.27 ± 0.9	4.33 ± 0.88	4.29 ± 1.03
TG（mmol/L）	1.13 ± 0.34	1.11 ± 0.34	1.12 ± 0.4	1.09 ± 0.4
24 小时尿蛋白定量（mg/24h）	1583.43 ± 383.83	1251.0 ± 469.66**	1522.02 ± 391.96	952.63 ± 273.21**△

注：组内比较，治疗前后比较，**$P < 0.01$；组间比较，治疗组与对照组治疗后比较，△ $P < 0.01$。

4. 两组治疗前后中医证候积分的比较

治疗前两组中医证候积分符合正态分布，采用t检验，无显著性差异($P>0.05$)，具有可比性；治疗后两组的中医证候积分水平均显著下降($P<0.01$)，组间对比，治疗组下降幅度大于对照组，具有显著性差异（$P<0.05$）。如表1-6-4。

表1-6-4　两组治疗前后中医证候积分的比较（$\bar{x}\pm s$）

组别	例数	治疗前	治疗后	差值
对照组	30	12.1±2.8	7.10±3.71**	5.13±4.48
治疗组	30	12±3.24	4.87±3.44**	7.13±5△

注：组内比较，治疗前后比较，**$P<0.01$；组间比较，治疗组与对照组差值比较，△$P<0.05$。

5. 疗效比较

（1）两组中医证候疗效比较。两组治疗后中医症状、体征较治疗前均有所改善，治疗组总有效率优于对照组，经秩和检验具有显著性差异（$P<0.05$）。如表1-6-5。

表1-6-5　中医证候疗效的比较

组别	例数	临床控制	显效	有效	无效	总有效率	Z	P
对照组	30	3	5	9	13	56.7%	−2.29	0.022
治疗组	30	6	9	10	5	83.3%		

（2）两组临床总疗效。对照组、治疗组的总有效率分别为60.0%、86.6%；组间对比，治疗组的临床总疗效总体优于对照组，经秩和检验，具有显著性差异（$P<0.01$），表明对于慢性肾炎，温肾健脾汤联合西医治疗的疗效优于单纯西医治疗。如表1-6-6。

表1-6-6　两组临床总疗效比较

组别	例数	显效	有效	无效	总有效率
对照组	30	5	13	12	60.0%
治疗组	30	13	13	4	86.6%

五、讨论

蛋白尿是慢性肾炎常见的临床症状，在古籍中并无“蛋白尿”这一病名，通过文献查阅研究显示，中医学认为蛋白是人体的精微物质（类似中医学中的精微、精气等），蛋白尿是精微物质外泄的结果。根据临床来看，脾肾两脏亏虚是产生蛋白尿的病机关键。脾为后天之本，主运化，人体的精微营养物质的布散均有赖于脾脏，脾脏受损，清浊部分，清气不升反降，导致精微物质下泄外出；肾为先天之本，主封藏之职，肾虚失于气化则封藏失司，精微不能固摄下泄外出，形成蛋白尿。另外，瘀血、风邪、湿毒则是引起蛋白尿的重要诱因。

陈扬荣教授对于慢性肾炎的治疗有着丰富、独到的临床经验。他认为慢性肾炎的病机是本虚标实，本虚主要是脾肾亏虚为主，标实有外感六淫、水湿、瘀血。他还认为在临床上多数慢性肾炎起病时都有外感病史，在慢性肾炎得到控制时，再次得外感病，不仅会使疾病复发，还会使原有控制的症状加重。正所谓正气存内，邪不可干，疾病往往是在本虚即正气亏损的基础上，外邪乘虚而入发生的。正所谓治病求本，他提出脾肾之虚，为慢性肾炎之“本”，主张从脾肾论治贯穿治疗的始终，只有弥补了脾肾的虚损，促使脾肾功能恢复，才能达到痊愈的目的。肾为先天之本，主水、主封藏，肾之阳气能固摄、温煦、推动，肾之阴水能滋养、营润，共同维持机体生命活动。脾为后天之本，与胃共居中焦，主升清降浊、运化水谷以滋养全身，与肾一同控制水液代谢输布；脾统血，维持血液在脉中正常循行。慢性肾炎时，脾肾虚损，则水道通调不畅，水液运行失常，泛溢于肌表则发水肿；脾虚运化失司，故清阳不升，则水谷精微输布不得，肾阳虚，封藏失司，精微随尿下泄，则见蛋白尿；脾虚血液失于统摄，溢于脉外，则出现血尿。腰为肾之府，肾阳虚机体失于温煦，故腰膝冷痛、畏寒肢冷。脾虚失于健运，中焦升降失常，水谷腐熟不能，精微不能充养人体，气血不充，则见精神萎靡。陈教授经过多年的临床观察，认为脾肾阳虚证慢性肾炎在临床上并不少见。他以温肾健脾为治法，自创温肾健脾汤为主方，治疗脾肾阳虚型慢性肾炎患者，效果显著。

血管内皮生长因子，在早期又叫做血管通透因子。VEGF 家族及其受体在血管生成及血管通透性中起到重要作用。肾脏中的 VEGF 含量丰富，大多由肾小球上的足细胞合成分泌，肾小球内皮细胞也可合成 VEGF，上述两种分泌细胞表面也存在大量 VEGF 受体，故 VEGF 能以旁分泌与自分泌的方式共同维持基底膜的正常功能。病理情况下，VEGF 表达异常可能与肾脏疾病的发病过程相关，VEGF 及其受体可能共同参与肾脏病的发生发展。

蛋白尿是加重肾脏损害，导致肾功能进行性恶化的重要原因。VEGF 有增加血管通透性、促进内皮细胞增殖及生成修复血管功能，肾脏拥有丰富的血管网，肾脏病常伴有微血管的损伤，故 VEGF 被认为是影响肾脏疾病发生、发展及转归的重要因素之一。足细胞作为表达 VEGF 最丰富的细胞，不仅分泌 VEGF，其表面还有大量 VEGF 受体，VEGF 通过自分泌作用于足细胞发挥生物学作用，病理情况下，多种刺激因素（如缺氧、转化生长因子 -β、活性氧类等）使足细胞 VEGF 表达异常增多，与内皮细胞表面的 VEGF 受体结合，影响内皮细胞功能调节滤过膜机械屏障；减少基底膜阴离子数而影响电荷屏障；VEGF 使足细胞合成基底膜成分（如Ⅳ型胶原）发生改变；以及通过影响血流动力学，导致滤过增加，形成蛋白尿，可一定程度验证 VEGF 与蛋白尿的漏出有关。

本研究中所用中药汤剂温肾健脾汤是陈扬荣教授多年临床用药经验所总结出的验方，根据脾肾阳虚型慢性肾炎发病过程中的病机特点及相关理论，参考各医家临床医案，结合现代中医药药理研究成果，按照君、臣、佐、使的组方规律而组成验方。

本方以温肾助阳、健脾利水为治法。由生黄芪 30g，淫羊藿 15g，山药 10g，山茱萸 10g，覆盆子 10g，芡实 15g，薏苡仁 15g，茯苓皮 15g，车前子 10g，白茅根 15g，琥珀 4.5g，牛膝 6g 组成。本方中黄芪，味甘，性微温，善入脾经，脾主运化，主升清，脾虚水湿不运，泛溢肌肤，则可见形体肥胖，肢体水肿，本方黄芪生用，长于利尿消肿，既能补脾益气以治本，又能利尿消肿以治标，为治疗“气虚水肿之要药”；淫羊藿，味辛甘，性温燥烈，善于补肾壮阳，尤以壮阳见长，诚如《医学入门》所言“补肾虚，助阳”，肾主水，肾阳不足，不能蒸腾气化，则水湿泛溢肌肤，故身体水肿，水湿趋下，则腰以下肿甚，小便短少，本方黄芪与淫羊藿同用，温肾健脾利水，标本兼顾，共用为君药。臣药配以山药、山茱萸、覆盆子、芡实，山药，味甘，性平，能归肺、脾、肾三经，肺、脾、肾兼治，气阴双补，其补肾气又能滋养肾阴，《本草纲目》谓其可“益肾气，健脾胃”，有补后天以充养先天之效；山茱萸，味酸，性微温质润，温而不燥，补却不峻，既补肾气，又益肾精；覆盆子，味甘、酸，性微温，主入肝肾，补而不峻，作用平和；芡实，味甘，性平，能益肾气，补脾气，除湿浊；山药、山茱萸、覆盆子、芡实共用为臣，与君药合用，使阳得阴助，则生化无穷。佐以薏苡仁、茯苓皮、车前子、白茅根、琥珀，薏苡仁长于健脾利水，利尿不伤正；车前子甘寒滑利，善通利水道，与补益脾肾之君臣药相伍，可消脾肾虚之水肿；白茅根，利尿通淋，利水不伤阴；琥珀，利尿通淋；薏苡仁、茯苓皮、车前子、白茅根、琥珀五药共用为佐助药，加强利水之效。牛膝长于补肝肾，另一方面，其性善下行，既可利水通淋，又可引药下达于肾，用为佐使。诸药相伍，温肾助阳，健脾利水，肾阳得充，则脾阳得温，脾气得健，水谷精微、水湿得运，标本同治，故名“温肾健脾汤”。

本研究为西药联合温肾健脾汤治疗脾肾阳虚型慢性肾炎患者，治疗后患者的临床症状及实验室检查均有一定程度的改善。在临床总疗效方面：治疗组的总疗效为 86.6%，明显优于对照组 60.0% 的总疗效，证明了温肾健脾汤辨证治疗脾肾阳虚型慢性肾炎的有效性。中医证候疗效方面：治疗组中医证候总有效率为 83.3%，明显优于对照组 56.7% 的有效率，证明温肾健脾汤对中医证候改善的有效性。

本次研究得出，治疗组、对照组治疗后的血清 VEGF、24 小时尿蛋白定量较治疗前均明显下降（$P < 0.01$）；两组治疗后相比较，治疗组降低血清 VEGF、24 小时尿蛋白的效果优于对照组（$P < 0.01$）。温肾健脾汤联合西医治疗降尿蛋白效果较单纯西药治疗效果显著。

（作者：林东、吴竟、陈扬荣　摘自《福建中医药》福建中医药大学2018年6月硕士毕业论文增刊）

第七节

系统性红斑狼疮的治疗经验

一、系统性红斑狼疮的中医理论及疗效和实验研究

系统性红斑狼疮（SLE）是以血清中出现多种自身抗体、免疫复合物沉积和多系统受累为主要临床特征的结缔组织病。其临床症状复杂，局部出现皮肤红斑、皮疹或紫癜，口或鼻黏膜溃疡，多关节红肿胀痛，全身症状多以发热、疲乏为主。随着病变进展，出现肾脏、血液、神经系统等多系统病变。SLE 临床发病急骤，病情难以有效控制，而且大多预后差，易复发。祖国医学无“狼疮”病名，根据其临床表现等可归于“痹证”“阴阳毒”“湿毒发斑”“红蝴蝶斑”“鬼脸疮”范畴。从发病机制上，历代医家常以卫、气、营、血辨证，故又有“温毒发斑”“热毒发斑”之称。目前，众多医家认为其病因为伏邪及阴阳失衡，病机为本虚标实。

陈扬荣根据多年临床经验及学术实验研究，发现系统性红斑狼疮在病因病机、临床表现、病程演变等方面均与“伏气温病”理论相似。通过系统总结，陈扬荣认为系统性红斑狼疮的发病机制是由内外因综合而致，多由于素体虚弱，毒邪内蕴，感受外邪引而发病，或化热化毒外发，而素体虚弱多表现脾肾气阴两虚，正不胜邪，热毒乘虚而入，毒邪内蕴，同气相招，引而发病。毒邪内侵脏腑，外犯肌肤，燔灼营血，出现发斑。因此，在狼疮性肾炎活动期的病因病机多为本虚标实之证。其中本虚为肾阴亏虚，标实为邪热瘀毒炽盛。肾之阴虚为其病之本，元阴衰惫，五脏失和，五脏之伤，又穷必归肾，如此反复之恶性循环，使病至深矣。陈扬荣根据温病学理论立法，采用补肾清热解毒化瘀法治疗狼疮性肾炎，并以此法，组成补肾清热毒方。陈扬荣将此方与常规治疗狼疮性肾炎的西药醋酸泼尼松片、环磷酰胺等药联合应用，对 80 例联合用药组与 65 例单纯西药治疗组进行临床观察对比，发现联合用药治疗组在疗效上，免疫和自身免疫性检测指标、狼疮性肾炎的活动指标、24 小时尿蛋白定量、肾功能检测指标等方面较单纯西药治疗组比较有显著性差异，而且联合用药组的临床治疗缓解率在 94% 以上，说明了补肾清热毒方在临床上治疗系统性红斑狼疮及狼疮性肾炎疗效显著。

相关论文：

狼疮病因——探讨伏气温病

一、伏气温病源流

“伏气温病”源于《黄帝内经》，创于王叔和，至明清形成较为完整的辨证理论体系。《素问·生气通天论》曰：“冬伤于寒，春必温病。”《金匮真言论》：“夫精者，身之本也。故藏于精者，春不病温。”这些条文已从温病的病因病机、邪伏部位、邪伏时间、内外因素、发病形式等对伏气温病的理论有所认识阐述。可归纳为：①冬感寒邪是温病的病因。②寒邪侵袭，郁于体内，蓄积日久，寒极生热是温病的病机。③从感邪到发病有一段“邪气留连”于体内的潜伏过程。④病邪在体内有一定的伏藏部位。⑤温病多发生在春、夏二季。⑥精，具有抵御外邪的功能。西晋王叔和提出“伏寒化温”论，其基本内容：即病者为伤寒；不即病者，寒邪伏藏于肌肤，至春夏之季，扩大伏气温病的范围。

明代汪石山明确提出新感温病，从病因上把温病分为3型：①伏气温病。②新感引动伏气，而以伏气为主者。③新感温病。明代吴又可否定早期伏邪学说中局限最大的一部分——温病病因：寒邪，提出“邪伏膜原”的观点。清代王孟英提出伏气温病的传变规律为自里出表，先从血分而后达于气分。

总之，伏气温病乃正虚、邪重、病位深、病程长的一类温病。时人指出：伏邪者，其人正气弱而邪深，其病重而深莫测，即使治之合法，亦如剥丝抽茧，层出不穷。

二、伏气温病与系统性红斑狼疮病因病机相关

1. 系统性红斑狼疮病因为伏气

（1）外感邪气：王叔和在《伤寒论·伤寒例》中言到，“中而即病者，名曰伤寒。不即病者，寒毒藏于肌肤，至春变为温病，至夏变为暑病”，指出伏邪的病机为伏寒化温，其藏匿之处是肌肤。狼疮当属中医的“阴阳毒”范畴，邪气外感后，伏邪留止于肌肤腠理之间，发病则表现为面部的红斑，且伴疼痛。正如《金匮要略》中所述的“阳毒之为病，面赤斑斑如锦纹”“阴毒之为病，面目青，身痛如被杖”。

（2）先天伏邪：伏邪中禀受于父母的称为先天伏邪。“男女交媾，精气凝结，毒亦附焉”，此毒就是先天之伏邪，附着于精，藏伏于肾。宋代钱乙《小儿药证直诀》曰：“若时逢非是之令，正气与外界戾气相搏，此时胎毒亦随正气从肾脏而出，从少阴出三阳，两邪相合，正不胜邪，故发病。”明确指出先天伏邪，传及子代，潜伏体内，遇有诱因则发病。

2. 系统性红斑狼疮病机属本虚标实

本病多由于素体虚弱，毒邪内蕴，感受外邪引而发病。现代医学认为SLE的发病与免疫、

传染、感染、激素分泌及生活环境有关。其中，与中医素体虚弱，毒邪内蕴相关的有：①SLE与遗传因素密切相关，即与先天有关，而肾精为先天之本。②本病好发于女性，而女性以阴为本。③本病有热毒为害，势必伤及阴精。④本病缠绵，常有长期低热、消瘦、舌质红或红绛等阴虚表现。⑤西药激素常用来治疗本病，激素被认为温燥而性烈，易灼伤阴液。⑥患者免疫功能紊乱，抵抗力下降，易外感，并伴有少气、乏力等气虚表现。⑦本病患者可出现不思饮食、腹胀、腹泻等脾虚表现。与中医感受外邪引而发病相关的有感染、日光照射、饮食不当、生活环境等。与中医病由内化热化毒外发相关的有病初起，即有高热、发斑等热毒内伏的临床表现。

3. 系统性红斑狼疮临床表现

系统性红斑狼疮初起高热不退，无表证或表证短暂，里热炽盛，见烦躁、口渴、面赤，甚则谵语等热毒炽盛之症，还可见面部或躯干四肢斑疹鲜红，或鼻衄、尿血等热毒深入营血、耗血动血之症。若湿热未化，则常见肺（咳嗽、气促）、肾（少尿、水肿）、肝（肝风内动而见抽搐）、脑（精神异常、昏迷等）各脏腑病变，病情深重，变证极多。与伏气温病由里出表，变证险多的特点相一致。

三、温病理论指导系统性红斑狼疮的治疗

在治疗上，补肾滋阴是治疗的前提，邪热瘀毒炽盛为标，所谓毒者，皆为外感之淫、内生五邪、痰饮、瘀血者所化，治宜清热解毒化瘀。陈扬荣根据温病学理论立法，采用补肾清热解毒化瘀法治疗本病，并以此法组成补肾清热毒方。方药的组成为：墨旱莲15g，枸杞子20g，金银花15g，牡丹皮6g，益母草15g，生地黄20g、熟地黄20g，黄芪15g，鱼腥草15g，紫草15g，白花蛇舌草15g，半枝莲10g。在方中墨旱莲滋补肾阴为君药，因“邪热不燥胃津必耗肾液”，故在邪盛或邪退正虚之时，皆以护阴为要，墨旱莲性寒，又善凉血止血，养阴补肾，治阴虚血热之多种出血证。熟地黄补血滋阴，益精填髓为臣药，君臣协调一致。益母草、牡丹皮、金银花、半枝莲、白花蛇舌草清热解毒，活血化瘀为佐药，在扶正的同时，亦重视祛邪，“祛邪即可扶正”。本病已入营血分，“入营犹可透热转气，入血就恐耗血动血，直须凉血散血”，因而在方中用金银花清热解毒；牡丹皮凉血活血，清除营热，凉散瘀血，使邪去正复；热入营血分，可致血络瘀阻，所以加用活血化瘀作用的益母草。

对于伏邪的治疗，在伏邪“隐匿期”及早进行干预至关重要，这也契合中医学“未病先防，既病防变”的“治未病”思想。针对SLE患者，需加强宣教，在伏邪理论指导下运用中医“治未病”思想防治SLE。一方面需加强生活调摄，扶助自身正气，另一方面需避免诱导伏邪发作的因素，真正达到“治未病”的目的。

（作者：陈扬荣、任文英　摘自《福建中医药》2002年3月第3期）

补肾清热毒方治疗狼疮性肾炎的临床疗效与动物实验研究

系统性红斑狼疮（SLE）是多系统损害的自身免疫性疾病，可归于中医的“阴阳毒”“温毒发斑”“痹证”等范畴。SLE 几乎 100％累及肾脏，称为狼疮性肾炎（LN）。LN 可归于中医温病学的“伏气温病”范畴。患者素体虚弱，毒邪内蕴，感受外邪引而发病。素体虚弱多表现为脾肾气阴两虚，正不胜邪，热毒乘虚而入；或毒邪内蕴，同气相求，引而发病。热毒内侵脏腑，而致瘀血内阻；阻于肌肤，燔灼营血，出现发斑。因此，我们认为 LN 活动期的病因病机是本虚标实，本虚为肾阴亏虚，标实为邪热瘀毒炽盛。肾之阴虚为其病本，元阴衰惫，五脏失和，五脏之伤，又穷必归肾，如此反复恶性循环，使患者至深矣，故补肾滋阴为治疗前提。邪热瘀毒炽盛为标，所谓毒者，皆外感六淫、内生五邪、痰饮、瘀血者所化，治宜清热解毒、补肾活血，标本兼治。

现代医学认为 LN 的发病与免疫、遗传、感染、激素分泌及生活环境有关，其中免疫、遗传、激素分泌是机体内部功能失常，与中医学理论素体虚弱，毒邪内蕴类似，感染及生活环境是诱因，类似于感受外邪引而发病。LN 的产生与免疫失调和肾细胞凋亡有密切的联系。现代药理研究发现，补肾药具有影响凋亡调控基因和诱导细胞凋亡的作用，如淫羊藿、地黄多糖、墨旱莲的有效成分槲皮素有诱导细胞凋亡的功效。还有研究发现，阴虚是一种体质遗传因素，化热是免疫系统与自身成分反应的过程，与淋巴细胞凋亡等改变有关，而清热解毒凉血活血中药牡丹皮、丹参、牛膝、白芍、莪术、雷公藤、大黄等均可诱导细胞凋亡。因此对于 LN 的治疗要注重补肾活血清热解毒。

一、补肾清热毒方的创制

肾脏损伤是 SLE 的主要死亡原因，其中 LN 的活动期是治疗的关键时期，在此期采用中西医结合治疗，可控制病情发展，延长患者生命。我们根据温病学理论立法为补肾活血、清热解毒法，以此法组方，称为补肾清热毒方（以下简称补清方）。本方由枸杞子 15g，墨旱莲 15g，黄芪 15g，金银花 15g，鱼腥草 15g，紫草 15g，白花蛇舌草 15g，生地黄 20g，牡丹皮 6g，益母草 15g 等组成。该方是我们多年来治疗 LN 的经验方。方中枸杞子、墨旱莲滋补肾阴为君药，因“邪热不燥胃津必耗肾液”，故在邪盛或邪退正虚之时，皆以护阴为要。黄芪健脾益气为臣药，补益后天之本，使生化有源，正气得充。在扶正同时，亦重视祛邪，“祛邪即可扶正”，本病已入营血分，“入营犹可透热转气……入血就恐耗血动血，直须凉血散血”，本方用金银花、鱼腥草、紫草、白花蛇舌草清热解毒，生地黄、牡丹皮等凉血活血、清除营热，并加用益母草增强活血化瘀之功，使邪去正复。现代药理研究表明，枸杞子、墨旱莲、黄芪均有促进免疫功能，增强抗病能力的作用；金银花、鱼腥草、紫草、白花蛇舌草具有抗炎、抗菌、促进白细胞吞噬功能；生地黄、牡丹皮、墨旱莲、紫草有抗炎、抗凝、促纤溶功能。此外枸杞子、黄芪、牡丹皮有降低尿蛋白作用；生地黄、牡丹皮、紫草、黄芪有降压作用，金银花可降低血中胆固醇含量，黄芪可延缓尿蛋白与高胆固醇血症的发生。

二、补清方的临床疗效

通过临床观察，我们发现本方主要用于热毒炽盛期，此期多为 SLE 活动期，主要表现为自身抗体水平增高，补体 C3、C4 水平下降，自身免疫反应活跃，用此方药配合激素治疗后，总有效率达 91.25 %，较单纯用激素治疗组效果显著（$P < 0.05$），表明该药有抑制自身免疫反应的作用。服用本方药后，血肌酐、尿素氮、血脂水平均下降，尿蛋白减少，表明该药有改善肾功能、降低血脂的功效。肾脏病理结果显示该方药对肾小球系膜增殖病变较肾小管间质病变效果明显，表明其具有抗肾小球系膜增殖作用。为了进一步探讨补清方治疗 LN 的机制，我们进行了系列动物实验研究，初步了解本方治疗 LN 的机理。

三、补清方的实验研究

在系列实验研究中，我们使用慢性移植物抗宿主病（cGVHD）狼疮样小鼠模型为研究对象，发现补肾清热毒方不仅可以改善 cGVHD 狼疮样小鼠的肾功能，减轻肾组织的损害，而且可能通过上调 Fas、FasL，促进肾细胞凋亡，保护肾组织的结构和功能，还能通过调节 Th1/Th2 细胞因子平衡，抑制炎症反应。

1. 补清方可改善肾功能，减轻肾损害

通过实验，我们发现用补清方或泼尼松治疗后，小鼠血清肌酐、尿素氮和自身抗体明显降低，尿蛋白浓度减少，与模型对照组比较有显著性差异（$P < 0.05$ 或 $P < 0.01$）。肾脏病理观察结果，两药对轻度系膜增殖及炎细胞浸润均有改善作用（$P < 0.05$）。补清方还有降低胆固醇功效，提示补清方通过补肾扶正、驱毒祛邪，可保护肾功能，阻止或延缓疾病发展。

2. 补清方可促进肾组织细胞凋亡

Fas 属肿瘤坏死因子（TNF）和神经生长因子（NGF）受体家族，FasL 属 TNF 家族成员，在激活的 T 细胞表面 FasL 表达明显增多。FasL 与靶细胞的 Fas 结合，能启动靶细胞凋亡的信号转导，使之进入凋亡过程。LN 的发生与 Fas、FasL 及细胞凋亡密切相关，Fas 或 FasL 缺陷导致 T 淋巴细胞激活，促进 B 淋巴细胞过度增生，产生大量自身抗体，出现 SLE 的表现。高浓度的 FasL（100ng/ml）诱导凋亡，正常肾小管表达的 FasL 浓度低，故不能诱导细胞凋亡。

在实验中，我们采用原位末端标记法（TUNEL）染色观察肾组织细胞凋亡；免疫组化、蛋白印记（westernblot）和逆转录聚合酶链反应（RT-PCR）技术检测 Fas、FasL 基因转录及蛋白表达情况。发现补清方与泼尼松作用相似，均可通过上调 Fas、FasL 的表达，使 Fas 和 FasL 结合，从而促进表达部位凋亡不足的细胞凋亡，对肾组织的结构和功能具有保护作用，这可能是其取得疗效的分子机制之一。

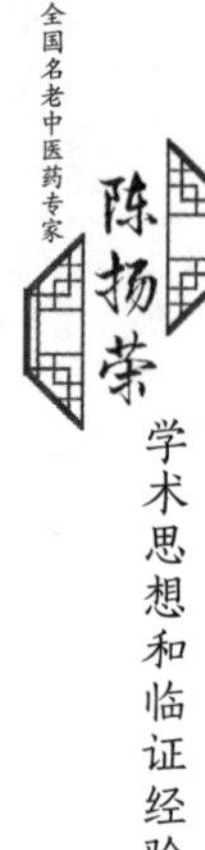

3. 补清方可调节 Th1/Th2 细胞平衡

辅助性 T 细胞（helper T cell，Th）对于机体的特异性免疫和非特异性免疫，以及对细胞免疫和体液免疫均有重要的调节作用。Th 细胞被激活后，能够分化为 Th1 和 Th2 效应细胞。Th1 细胞分泌白细胞介素（IL）-2、γ-干扰素（INF-γ）和 α-肿瘤坏死因子（TNF-α）等 Th1 型细胞因子；Th2 细胞分泌 IL-4、IL-6 等 Th2 细胞因子。Th1 型细胞因子是促进炎症反应的主要细胞因子，而 Th2 型细胞因子能激发 B 细胞增生，抗体生成和类别转化，减轻炎症反应。这两型细胞因子不仅会相互抑制，还会阻止 Th 细胞向另一方分化。Th1/Th2 细胞的平衡对整个免疫系统的调节起着关键性的作用，其失衡可导致某些疾病发生或加重。

我们使用放射免疫法检测小鼠外周血 IL-2、TNF-α、IL-6 水平，免疫组化和 RT-PCR 方法检测肾组织 IL-4、INF-γ 蛋白及 mRNA 的表达。发现：补清方能降低 IL-2、IL-4、IL-6 及 TNF-α 的水平，减轻炎症反应，且 INF-γ/IL-4 比值与正常对照组比值相近，提示 Th1/Th2 恢复平衡状态，这可能是本方取得疗效的又一分子机制。

四、小结

通过临床疗效和动物实验研究，我们证实了补肾清热毒方的有效性，充分说明了补肾活血法在治疗难治性肾脏疾病中的重要作用和地位。同时为本方的临床应用提供了客观依据，并为扩大本方的使用范围奠定了基础。

（作者：朱为坤、陈扬荣　摘自《2010 年第十二届中国科学技术协会年会——经济发展方式转变与自主创新》第三卷）

补肾清热毒方联合西药治疗狼疮性肾炎的疗效观察

系统性红斑狼疮（SLE）几乎 100% 累及肾脏，称为狼疮性肾炎（LN）。肾脏损伤是 SLE 的主要死亡原因，其中 LN 的活动期是治疗的关键时期，在此期采用中西医结合治疗，可控制病情发展，延长患者生命。我们根据温病学理论立法组成补肾清热毒方，该方是福建省人民医院肾内科多年来治疗 LN 的经验方，1995 年 1 月至 2001 年 8 月，我们观察了 80 例 LN 住院患者，并与单纯西药治疗进行了对比观察，现将结果报告如下。

一、资料与方法

1.SLE 诊断标准

参考 1982 年美国风湿病学会制定的标准。

活动期标准为：①无其他原因的发热，38℃以上；②关节持续痛或多发性关节炎；③浆膜炎；④新鲜的典型皮损和（或）明显脱发；⑤血管炎现象；⑥血沉＞ 60mm/h；⑦血象：白细胞＜ 4×10^9/L，血小板＜ 100×10^9/L；⑧抗双链 DNA 抗体（dsD-NA）阳性；⑨活动性肾损害；

⑩ 50% 溶血试验（CH50）＜ 80KU/L，补体 3（C3）＜ 0.7g/L；⑪中枢神经系统损害。符合上述其中 4 项以上者定为 SLE 活动期。

2. 中医辨证

参考文献，为热毒炽盛证，症见壮热，面部蝶状红斑，关节肌肉酸痛，皮肤紫斑，烦躁口渴，神昏谵语，手足抽搐，大便秘结，小便短赤，舌质红绛，苔黄腻，脉洪数或弦数。

3. 排除标准

凡具有严重心、肝疾病及传染病患者，年龄大于 70 岁或年龄小于 18 岁者。

4. 一般资料

80 例患者均为福建省人民医院肾内科住院的 LN 活动期患者，其中男 9 例，女 71 例；年龄 20~59 岁，平均（35.22±12.25）岁；病程 15~95 天，平均（43.95±18.56）天。另选 65 例单纯用西药治疗的 LN 活动期患者作对照，其中男 8 例，女 57 例；年龄 21~59 岁，平均（34.35±11.24）岁；病程 14~96 天，平均（44.45±17.28）天。两组资料经统计学处理无显著性差异，具有可比性。

5. 治疗方法

（1）对照组：泼尼松 1mg/kg 体重，每日 1 次，口服，连用 8 周后减量，每周减 5mg，减到 15mg/ 次，每日 1 次时维持 1 年。环磷酰胺 8~12mg/kg，连续静脉滴注冲击 2 天，前 0.5 年每 2 周或每月冲击 1 次，后 0.5 年隔月冲击 1 次，累积一年的总量≤ 150mg/kg。本研究选用泼尼松和环磷酰胺按上述方法使用 3 个月的患者，观察治疗前后变化。

（2）治疗组：在对照组西药常规治疗基础上加用中药，以补肾清热毒法组方，所选用的中药主要有生地黄 20g、黄芪 15g、枸杞子 15g、墨旱莲 15g、金银花 15g、鱼腥草 15g、紫草 15g、白花蛇舌草 15g、牡丹皮 6g 等。水煎服，每剂 400mL，真空袋包装，每日 1 次，3 个月为 1 个疗程，治疗 1 个疗程进行疗效判定，并选取治疗组患者 44 例，观察其临床疗效与病理改变的关系。

6. 检测指标和方法

治疗前后免疫学指标［抗核抗体（ANA）、dsDNA、C3、C4］、血生化指标［胆固醇（TC）、三酰甘油（TG）、高密度脂蛋白胆固醇（HDL-C）、载脂蛋白（ApoA）］、24 小时尿蛋白定量及肾脏病理。血标本取清晨空腹静脉血。血生化采用全自动血生化分析仪检测；免疫学指标检测用 ELISA 法；24 小时尿蛋白定量用考马斯亮蓝法；肾活检时间为中西医结合治疗 3 个月后，肾组织标本进行光镜常规染色，系膜增殖按节段、局灶、弥漫分轻（+），中（++），重（+++）；肾小管间质病变按病变程度分轻（+），中（++），重（+++）。

7. 统计学处理

所有数据用 $\overline{x}\pm s$ 表示，采用 t 检验、χ^2 检验和秩和检验。

二、结果

1. 疗效判定标准

（1）临床痊愈：治疗3个月内主症、兼症消失，检验指标即血肌酐（SCr）、尿素氮（BUN）、24小时尿蛋白定量，完全符合缓解条件，连续服药能保持缓解，检测指标趋于正常。

（2）显效：治疗3个月内主症好转，兼症大部分消失，检验指标基本符合缓解条件，连续服药病情稳定。

（3）有效：治疗3个月内主症、兼症有好转，检验指标有部分符合缓解条件。

（4）无效：治疗3个月以上主症、兼症无改善，并见活动指征者，甚至加重或死亡。

2. 疗效

对照组显效12例，有效34例，无效19例，总有效率70.77%。治疗组显效15例，有效58例，无效7例，总有效率91.25%，两组比较治疗组总有效率明显高于对照组（K^2=10.962，$P < 0.05$）。

3. 两组治疗前后免疫指标测定结果比较

见表1-7-1。治疗后治疗组血ANA比值、dsDNA滴度明显下降，C3、C4明显升高（$P < 0.05$ 或 $P < 0.01$）；对照组C4无明显改善（$P > 0.05$），但ANA、dsDNA、C3有显著性差异（$P < 0.05$ 或 $P < 0.01$）。两组比较亦有显著性差异（$P < 0.05$）。

表1-7-1　两组治疗前后免疫指标测定结果比较（$\bar{x} \pm s$）

组别	n		ANA（比值）	dsDNA(IU/ml)	C_3（g/L）	C_4（g/L）
对照组	65	治前	3.25±1.82	121.60±93.21	0.55±0.31	0.24±0.11
		治后	1.14±0.25**	3.05±1.40**	0.79±0.24**	0.29±0.46
治疗组	80	治前	3.24±1.83	121.22±92.80	0.51±0.08	0.22±0.17
		治后	1.00±0.01**△	1.88±0.99**△	0.82±0.06*△	0.36±0.14*

注：与本组治前比较，*$P < 0.05$，**$P < 0.01$；与对照组治后比较，△ $P < 0.05$。

4. 两组治疗前后血生化指标测定结果比较

见表1-7-2。治疗后治疗组血TC、TG明显下降，ApoA、HDL-C明显升高（$P < 0.05$ 或 $P < 0.01$）。对照组TC、TG明显下降（$P < 0.05$ 或 $P < 0.01$），ApoA、HDL-C无显著性差异（$P > 0.05$）。两组比较，TC、HDL-C有显著性差异（$P < 0.05$）。

表1-7-2　两组治疗前后血生化指标测定结果比较（$\bar{x} \pm s$）（单位：mmol/L）

组别	n		TC	TG	HDL-C	ApoA
对照组	65	治前	6.64±0.43	2.47±0.31	1.16±0.14	1.11±0.04
		治后	4.19+0.44**	1.29±0.14*	2.19±0.31	1.22±0.44
治疗组	80	治前	6.57+0.35	2.62±0.90	1.18±0.12	1.21±0.24
		治后	4.03+0.98**	1.15±0.43**	3.12±0.90**△	1.46±0.12*

5. 两组治疗前后 24 小时尿蛋白及肾功能指标测定结果

见表 1-7-3。治疗组 24 小时尿蛋白、BUN、SCr、血尿酸（BUA）明显下降（$P < 0.05$），对照组仅有 SCr、BUA 下降（$P < 0.05$），24 小时尿蛋白、BUN 无明显改变（$P < 0.05$）。两组患者治疗后 24 小时尿蛋白有显著性差异（$P < 0.05$）。

表 1-7-3 两组 24 小时尿蛋白及肾功能指标测定结果比较（$\bar{x} \pm s$）

组别	n		24 小时尿蛋白（g/24h）	BUN（mmol/L）	SCr（pmol/L）	BUA（pmol/L）
对照组	65	治前	4.29 ± 1.56	10.32 ± 5.71	217.51 ± 43.56	456.38 ± 51.84
		治后	4.06 ± 1.34	7.19 ± 3.69	105.22+25.68*	290.64 ± 35.01*
治疗组	80	治前	4.31 ± 1.55	10.53 ± 1.73	220.29 ± 55.11	457.74 ± 52.23
		治后	1.98 ± 0.39*	6.39 ± 0.86*	102.33 ± 88.96*	289.81 ± 34.96*

注：与系膜增殖病变比较，*$P < 0.05$。

6. 治疗组 44 例患者疗效与病理关系结果

见表 1-7-4。44 例患者治疗 3 个月后，系膜增殖改变较肾小管间质病变改善明显（$P < 0.05$），轻、中度系膜增殖效果明显（100.0%、96.9%），中、重度肾小管病变疗效较差（66.7%、50.0%）。

表 1-7-4 治疗组 44 例患者疗效与病理关系结果比较

	n	完全缓解	基本缓解	好转	无效	有效（%）
系膜增殖改变	44	6	23	13	2	42（95.5）
轻	8	2	2	4	0	8（100.0）
中	32	4	20	7	1	31（96.9）
重	4	0	1	2	1	3（75.0）
肾小管间质病变	44	11	14	11	8	36（81.8）
轻	32	8	11	10	3	29（90.6）
中	6	3	1	0	2	5（66.7）
重	6	0	2	1	3	3（50.0）

三、讨论

狼疮性肾炎可归于中医温病学的“伏气温病”范畴。患者素体虚弱，毒邪内蕴，感受外邪引而发病。素体虚弱多表现为脾肾气阴两虚，正不胜邪，热毒乘虚而入；或毒邪内蕴，同气相求，引而发病。热毒内侵脏腑，而致瘀血内阻；阻于肌肤，燔灼营血，出现发斑。因此，笔者认为 LN 活动期的病因病机是本虚标实，本虚为肾阴亏虚，标实为邪热瘀毒炽盛。现代医学认为 LN 的发病与免疫、遗传、感染、激素分泌及生活环境有关，其中免疫、遗传、激素分泌是机体内部功能失常，与中医学理论素体虚弱，毒邪内蕴类似，感染及生活环境是诱因，类似于感受外

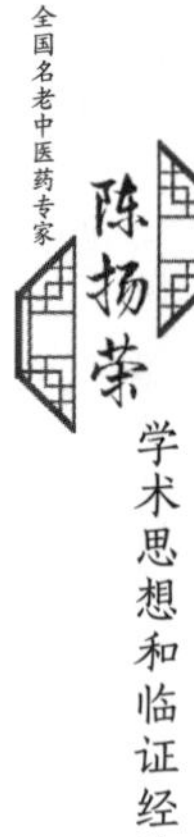

邪引而发病。

治疗本病，我们根据温病学理论立法为补肾清热解毒化瘀法，以此法组方，称为补肾清热毒方。方中枸杞子、墨旱莲滋补肾阴为君药，因“邪热不燥胃津必耗肾液”，故在邪盛或邪退正虚之时，皆以护阴为要。黄芪健脾益气为臣药，补益后天之本，使生化有源，正气得充。在扶正同时，亦重视祛邪，“祛邪即可扶正”，本病已入营血分，“入营犹可透热转气，入血就恐耗血动血，直须凉血散血”。本方用金银花、鱼腥草、紫草、白花蛇舌草清热解毒，生地黄、牡丹皮等凉血活血，清除营热，凉散瘀血，使邪去正复。现代药理研究表明，枸杞子、墨旱莲、黄芪均有促进免疫功能，增强抗病能力的作用；金银花、鱼腥草、紫草、白花蛇舌草具有抗炎、抗菌、促进白细胞吞噬功能；生地黄、牡丹皮、墨旱莲、紫草有抗炎、抗凝、促纤溶功能。此外枸杞子、黄芪、牡丹皮有降低尿蛋白作用；生地黄、牡丹皮、紫草、黄芪有降压作用，金银花可降低血中胆固醇含量，黄芪可延缓尿蛋白与高胆固醇血症的发生。

本方主要用于热毒炽盛期，此期多为SLE活动期，主要表现为自身抗体水平增高，补体C3、C4水平下降，自身免疫反应活跃，用此方药配合激素治疗后，较单纯用激素治疗组效果显著（$P < 0.05$），表明该药有抑制自身免疫反应的作用。服用本方药后，血肌酐、尿素氮、血脂水平均下降，尿蛋白减少，表明该药有改善肾功能，降低血脂的功效。肾脏病理结果显示，该方药对肾小球系膜增殖病变较肾小管间质病变效果明显，表明其具有抗肾小球系膜增殖作用，考虑为活血化瘀、清热解毒药物的祛邪功效。其取得疗效的机制将在以后的工作中进一步探讨。

（作者：任文英、陈扬荣、王智　摘自《中国中西医结合杂志》2002年12月第22卷第12期）

二、狼疮性肾炎的实验研究

补肾清热毒方有确切的临床疗效，通过系列动物实验研究，陈扬荣发现其能抑制自身免疫反应，改善肾功能，减轻肾组织的损害。并发现该方通过影响肾组织细胞凋亡，调节凋亡调控基因Fas、FasL以及Th1/Th2细胞因子平衡两种机制而减轻肾脏病理损伤。这可能是该方取得疗效的分子机制之一。

（1）通过实验，陈扬荣发现用补清方或醋酸泼尼松（强的松）治疗后，小鼠血清肌酐、尿素氮和自身抗体明显降低，尿蛋白浓度减少，与模型对照组比较有显著性差异（$P < 0.05$或$P < 0.01$）。肾脏病理观察结果，两药对轻度系膜增殖及炎细胞浸润均有改善作用（$P < 0.05$）。补清方还有降低胆固醇功效，提示补清方通过补肾扶正、驱毒祛邪可保护肾功能，阻止或延缓疾病发展。

（2）补清方对促进Th1细胞分化，从而加重免疫反应的IL-2及前炎症因子IL-6、

TNF-α 均有抑制作用；可下调肾组织 IL-4 水平，且使 INF-γ/IL-4 比值与正常对照组比值相近。提示补清方对细胞因子引起的炎症反应有抑制作用，并具有调节 Th1/Th2 细胞因子平衡的作用。

（3）研究发现，补清方可增加肾组织 TUNEL 阳性积分，上调 Fas、FasL mRNA 和蛋白水平。提示补清方治疗狼疮性肾炎的作用可能是通过上调 Fas、FasL，促进细胞凋亡实现的。

通过系列动物实验研究，陈扬荣验证了补肾清热毒方的有效性，阐述了其治疗系统性红斑狼疮及狼疮性肾炎的可能机制，为本方的临床应用提供了客观依据。

相关论文：

补肾清热毒方对 cGVHD 狼疮小鼠肾组织细胞凋亡的调节作用

狼疮性肾炎是难治性自身免疫性疾病，其发病机制尚未完全明了。近来有大量研究报道该病与细胞凋亡关系密切，并且凋亡调控基因 Fas、FasL 也参与了发病。慢性移植物抗宿主病（chronic graft-versus-hostdisease，cGVHD）狼疮样小鼠模型病变类似于人类狼疮性肾炎，其发病特点是淋巴样增生，产生与系统性红斑狼疮患者相似的自身抗体及严重的免疫复合物介导的肾脏疾病。补肾清热毒方是临床疗效确切的经验方，本实验研究补清方对 cGVHD 小鼠模型肾组织 Fas、FasL 表达的影响，进一步探讨补清方治疗 LN 的分子机制。

一、材料与方法

1. 材料

（1）动物。6~8 周龄雌性 DBA/2 小鼠 60 只和雄性 C57BL/6J 小鼠 20 只，体重（15±2）g（中国医学科学院动物实验中心，合格证号：Sc70k11-00-0006）。随机选取 6~8 周龄雌性（DBA/2×C57BL/6J）F1（即 B6D2F1）杂交鼠 32 只，体重（16±3）g（解放军总医院实验动物中心繁殖）。

（2）试剂。ZK-8005 原位细胞凋亡检测 TUNEL 试剂盒，北京中山生物技术有限公司。sc-834 兔抗 FAS-L（N-20）抗体和 sc-716 兔抗 FAS（M-20）抗体购自 SantaCruz 公司，北京中山生物技术有限公司分装。封闭用兔血清、生物素标记的羊抗兔 IgG 与辣根过氧化物酶标记的链霉卵白素，购自美国 ZYMED 公司，北京中山生物技术有限公司分装，SP-9001。SuperScriptTMRNaseH- 逆转录试剂盒购自美国 Gibcobrl 公司。Westernblot 试剂：HRP 标记的羊抗兔 IgG、ECL 显色系统购自中山公司，PMSF、aprotinin、leupeptin、MicroBCAProtein 试剂盒购自 Sigma 公司。

（3）药物。补清方由墨旱莲 15g、枸杞子 20g、金银花 15g、牡丹皮 6g、益母草 15g 等组成，解放军总医院中药房提供。强的松，5mg/片，华北制药厂生产。补清方按10g/(kg·d)计算总量，强的松按9mg/(kg·d)计算总量，两种药物各按一定比例掺入到普通饲料中，加工成饲料块，分别给予补清方组、强的松组大鼠。正常对照组进食等量普通饲料。均自由饮水，喂药8周。

2. 方法

（1）造模方法、给药方法、动物分组。32只B6D2F1代杂交鼠，随机分成4组，正常对照组6只、模型组6只、补清方组10只、泼尼松组10只。诱导方法参照参考文献并略做改良。

（2）标本留取。12周时取4组小鼠的肾脏，一部分先迅速置于液氮中，再于-80℃保存，用于提取蛋白和RNA；另一部分放入10%甲醛，以制备石蜡切片。

（3）TUNEL法检测肾组织细胞凋亡。①3μm石蜡切片常规脱蜡；②蛋白酶K室温孵育10分钟，PBS洗5分钟，洗2遍；③过氧化氢甲醇室温孵育30分钟，磷酸盐缓冲液（PBS）洗5分钟，洗3遍；④与通透液在冰浴中孵育2分钟，PBS洗5分钟，洗3遍；⑤3%BSA封闭30分钟，PBS洗5分钟，洗3遍；⑥TUNEL反应混合液37℃孵育60分钟，荧光显微镜下可见亮点；PBS洗5分钟，洗3遍；⑦BSA封闭30分钟，PBS洗5分钟，洗3遍；⑧转化剂-POD37℃孵育30分钟；PBS洗5分钟，洗3遍；⑨DAB发色10分钟，水洗；⑩苏木素复染，脱水，封片。阴性对照：经过固定和通透的组织样品，加入脱氧核糖核酸以代替TUNEL反应混合液。阳性对照：经过固定和通透的组织样品，用DNase使产生DNA链缺口。计算平均每个肾小球及肾小管横切面阳性染色核数目，作为其肾小球TUNEL阳性积分。

（4）免疫组化检测肾组织Fas及FasL蛋白的表达。采用过氧化物酶标记的链霉卵白素法（SP）。具体步骤如下：①3μm石蜡切片脱蜡水化后经3%过氧化氢避光孵育10分钟，PBS洗5分钟，洗3遍；②胰酶修复抗原，37℃，10分钟；PBS洗5分钟，洗3遍；③兔血清封闭30分钟，勿洗；④分别加入1：60 Fas抗体或1：200 FasL抗体于37℃，2小时；PBS洗5分钟，洗3遍；⑤加入生物素标记的羊抗兔IgG，室温20分钟，PBS洗5分钟，洗3遍；⑥HRP标记的链霉卵白素室温下孵育20分钟，PBS洗5分钟，洗3遍；⑦DAB显色10分钟；⑧苏木素复染，脱水，透明，封片，每次染色均设以PBS缓冲液代替一抗作空白对照；⑨应用真彩色医学图像分析系统，通过光学显微镜放大200倍，每张切片随机选10个肾小球和肾间质观察肾小球和肾间质阳性着色面积与视野场面积比值，取其平均值作为FasL、Fas表达量的相对值。

（5）Westernblot检测小鼠肾组织Fas、FasL。取0.3g肾组织内加RAPA裂解液及aprotinin、leupeptin，进行组织匀浆，再加入PMSF，后于12000r/min，4℃，20分钟进行离心，取清亮液体即为组织中的总蛋白质。Micro BCA Protein Kit测蛋白浓度，取100μg总蛋白加2×SDS于95℃变性5分钟，经10% SDS-PAGE于60V电压2.5小时后，采用电转印方法将凝胶上的蛋白转移至硝酸纤维素膜，然后用5% 脱脂牛奶封闭2小时，TBST洗30分钟，洗3遍，加1：100抗Fas、FasL和actin抗体室温反应3小时，TBST洗30分钟，洗3遍，加1：1000HRP

标记的二抗室温作用 1 小时，TBST 洗 30 分钟，洗 3 遍，后用 ECL 显色。

（6）RT-PCR 检测肾组织 Fas、FasL mRNA 水平。利用 Trizol 一步提取法提取肾组织 RNA，利用 SuperScriptTMRNaseH- 逆转录试剂盒，用随机引物法合成 cDNA 第一链。Fas、FasL 引物序列，见表 1-7-5。反应条件为：94℃预变性 5 分钟，94℃变性，45 秒，退火温度、循环次数见表 1-7-5，72℃延伸，45 秒，最后于 72℃延伸 7 分钟。以三磷酸甘油脱氢酶（GAPDH）作为反应外参照。PCR 产物于 1% 琼脂糖凝胶电泳后用凝胶分析系统拍照，并进行半定量分析。

（7）统计学处理所有计量。数据均以 $\bar{x} \pm s$ 表示，组间比较采用方差分析，用 SPSS 11.0 统计软件进行统计分析。

二、结果

1. 补清方对小鼠肾组织细胞凋亡的影响

见表 1-7-6。正常对照组无 TUNEL 染色阳性细胞，模型组较正常对照组凋亡细胞明显增多（$P < 0.05$），补清方组、泼尼松组凋亡细胞的 TUNEL 阳性积分较模型组明显增高（$P < 0.05$），凋亡细胞主要为肾小管上皮细胞、浸润的炎细胞，以及少量系膜细胞。

表 1-7-5 PCR 引物设计及反应条件

名称		引物序列	扩增片段（bp）	退火温度（℃）	循环次数
Fas	Upper	5′ -ATGATATTAGATAAAATGAT-3′	544	52	35
	Lower	5′ -ATGATGATAGATAGAT-3′			
FasL	Upper	5′ -AGGGCOGGACCAAAGGAGAG-3′	294	62	35
	Lower	5′ -GAGGGTGTACTGGGGTTGGCTATT-3′			
CAPDH	Upper	5′ -AAOGAOCCCTTCATTGAG-3′	191	68	30
	Lower	5′ -TCCACGACATACTCAGCAG-3′			

表 1-7-6 补清方对小鼠肾组织细胞凋亡的影响（$\bar{x} \pm s$）

组别	n	TUNEL 阳性积分	
		肾小球	肾间质
正常对照组	6	0	0
模型组	6	$0.13 \pm 0.05^{**}$	$0.22 \pm 0.16^{**}$
补清方组	10	$2.01 \pm 1.01^{**\#\#}$	$2.97 \pm 1.02^{**\#\#}$
强的松组	10	$2.04 \pm 0.75^{**\#\#}$	$2.98 \pm 1.03^{**\#\#}$

注：与正常对照组比较，$^{**}P < 0.01$；与模型组比较，$\#P < 0.01$。

2. 补清方对肾组织 Fas 表达的影响

见表 1-7-7。各组 Fas 均有表达，正常对照组仅有极少量 Fas 表达；模型组肾间质表达较多而肾小球表达较少。补清方组、泼尼松组及模型组的表达部位在近端肾小管上皮细胞，肾小球系膜细胞，肾小球和肾小血管周围的炎细胞。与正常对照组比，补清方组、强的松组肾小球与肾间质 Fas 表达均增多（$P < 0.01$）。与模型组比，补清方组和强的松组肾间质表达多（$P < 0.05$），肾小球表达无显著性差异（$P > 0.05$）。补清方组和强的松组之间 Fas 表达无显著性差异（$P > 0.05$）。

3. 补清方对肾组织 FasL 表达的影响

见表 1-7-7。各组 FasL 均有表达，正常对照组表达部位在近端肾小管上皮细胞，模型组、补清方组和强的松组表达部位主要在肾小球系膜细胞及肾小管上皮细胞。与正常对照组比较，模型组肾小球 FasL 表达较多，而肾小管表达较少，但无统计学意义。补清方组、强的松组 FasL 主要于肾小管和肾小球表达增多，与模型组比较有显著性差异（$P < 0.05$，$P < 0.01$）。补清方组和强的松组之间比较无显著性差异（$P > 0.05$）。

表 1-7-7　补肾清热毒各组肾组织 Fas/FasL 表达的比较（$\bar{x} \pm s$）

组别	n	Fas		FasL	
		肾小球	肾间质	肾小球	肾间质
正常对照组	6	0.62 ± 0.40	0.55 ± 0.09	0.62 ± 0.40	7.59 ± 5.78
模型组	6	7.26 ± 2.01**	10.52 ± 1.05**	0.73 ± 0.48	7.07 ± 6.02
补清方组	10	5.18 ± 1.94**	18.23 ± 3.14**#	12.78 ± 6.87*##	23.14 ± 2.42**#
强的松组	10	5.02 ± 3.04**	20.20 ± 1.05**#	15.91 ± 9.18*##	27.50 ± 8.29**#

注：与正常对照组比较，*$P < 0.05$，**$P < 0.01$；与模型组比较，#$P < 0.05$，##$P < 0.01$。

4. 补清方对肾组织 Fas、FasL 蛋白的影响

见图 1-7-1。Fas：正常对照组几乎无 Fas 表达。模型组、补清方组和强的松组较正常对照组明显升高（$P < 0.05$）；与模型组比较，补清方组和强的松组表达量略增高，但无显著性

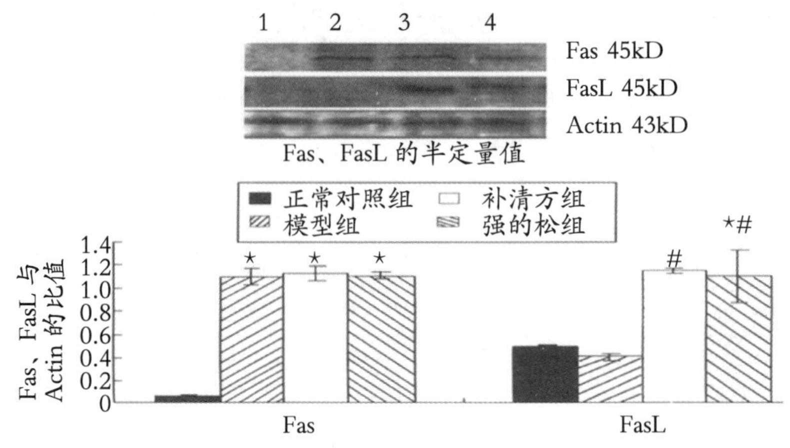

图 1-7-1　各组肾组织 Fas、FasL 蛋白表达（Western blot 检测）

注：①“1”为正常对照组；“2”为模型组；“3”为补清方组；“4”为强的松组。②上图为 Western blot 凝胶电泳图，下图为 Fas、FasL 蛋白与 actin 的比值。③与正常对照组比较，*$P < 0.05$；与模型组比较，#$P < 0.05$。

差异（$P > 0.05$）。补清方组和强的松组之间 Fas 表达无显著性差异（$P > 0.05$）。FasL：正常对照组表达量较低，模型组与正常对照组比较无显著性差异（$P > 0.05$），补清方组和强的松组 FasL 蛋白水平较模型组明显增高（$P < 0.05$）；补清方组和强的松组之间比较无显著性差异（$P > 0.05$）。

5. 补清方对肾组织 Fas mRNA 的影响

见图 1-7-2。与正常对照组比较，模型组、补清方组和强的松组 Fas mRNA 的转录水平均增高（$P < 0.05$）；与模型组比较，补清方组和强的松组 Fas mRNA 转录增加（$P < 0.05$）。补清方组和强的松组比较无显著性差异（$P > 0.05$）。

6. 补清方对肾组织 FasL mRNA 的影响

见图 1-7-2。模型组与正常对照组比较，FasL mRNA 的转录水平无显著性差异（$P > 0.05$），补清方组和强的松组较模型组 FasL mRNA 转录增多（$P < 0.05$）；而补清方组和强的松组之间比较无显著性差异（$P > 0.05$）。

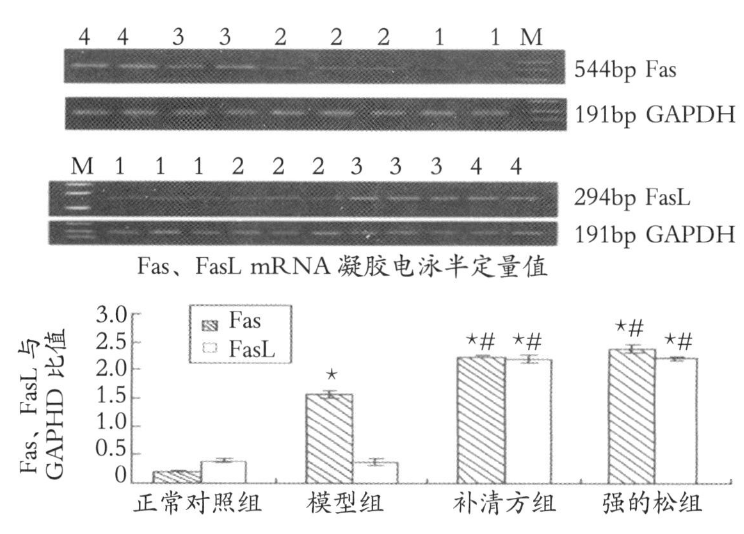

图 1-7-2 各组肾组织 Fas、FasL mRNA 表达（RT-PCR）

注：①“1”为正常对照组；“2”为模型组；“3”为补清方组；“4”为强的松组。②上图为凝胶电泳图，②下图为凝胶电泳半定量结果。③与正常对照组比较，$\star P < 0.05$；与模型组比较，$\#P < 0.05$。

三、讨论

Fas 属肿瘤坏死因子（TNF）和神经生长因子（NGF）受体家族。FasL 属肿瘤坏死因子家族成员，是一 40kDa 的膜蛋白，主要表达于某些活化淋巴细胞表面，尤其激活的 T 细胞表面 FasL 表达明显增多。FasL 与靶细胞的 Fas 结合，能启动靶细胞凋亡的信号转导，使之进入凋亡过程。

LN 的发生与 Fas、FasL 及细胞凋亡密切相关，Fas 或 FasL 缺陷导致 T 淋巴细胞激活，促进 B 淋巴细胞过度增生，产生大量自身抗体，出现 SLE 的表现。

从免疫组化实验结果可以看出，补清方组、强的松组与正常对照组比较，Fas 阳性细胞表达增高；与模型组比较，肾间质表达高，肾小球表达无显著性差异。补清方组和强的松组之间Fas表达无显著性差异，二者肾小管间质细胞Fas阳性细胞表达多，而肾小球表达少，可以导致模型鼠治疗后肾小球细胞凋亡较少而肾小管间质凋亡较多。可见，补清方和强的松可以通过上调凋亡调控基因Fas蛋白的表达而促进增生的固有细胞和浸润的炎细胞凋亡。

（作者：陈扬荣、任文英、江明、阮诗玮、陈壮威　摘自《中华中医药杂志》2005年3月第3期）

补肾清热毒方对慢性移植物抗宿主病狼疮样小鼠模型的影响

通过对福建省人民医院1995年~2000年期间住院的80例狼疮性肾炎患者使用补肾清热毒方治疗结果分析，表明该复方联合激素治疗总有效率91.25%，较单纯激素治疗有显著性差异，能明显改善肾功能，改善血生化和免疫指标，减轻肾小球系膜细胞增生。但目前对该方于狼疮鼠模型的治疗作用及其产生疗效的机制尚未做进一步研究。本实验采用慢性移植物抗宿主病（chronicgraft-versus-host disease，cGVHD）狼疮小鼠模型，观察补肾清热毒方治疗LN的疗效，以进一步探讨LN的发病机理及补清方的作用机制。

一、材料和方法

1. 材料

（1）实验动物。雌性B6D2F1杂交鼠32只，体重（16±3）g，由中国人民解放军总医院实验动物中心提供。

（2）含药饲料的制备。补肾清热毒方由墨旱莲15g、枸杞子20g、金银花15g、牡丹皮6g、益母草15g等组成，由中国人民解放军总医院中药房提供。强的松5mg/片，华北制药厂生产。补肾清热毒方按10g/（kg·d）计算总量，强的松按9mg/（kg·d）计算总量，分别掺入普通饲料中。对照组进食等量普通饲料。均自由饮水，喂药8周。

2. 方法

（1）cGVHD小鼠的诱导方法。雌性B6D2F1杂交鼠32只，随机分成正常对照组6只、模型组26只。模型组诱导方法参照参考文献造模；对照组给予等体积生理盐水。

（2）动物分组。在诱导后4周，将模型组小鼠26只分成3组：模型对照组（6只）、补清方治疗组（10只）、强的松组（10只）。正常对照组（6只）注射生理盐水，补清方组和强的松组分别喂含补肾清热毒方和强的松的饲料块。喂养至12周处死小鼠，观察相应指标。

（3）取材及指标检测。在诱导后4周和12周收集上述4组小鼠的尿液，在12周处死小鼠，采集血标本和肾标本。

（4）统计学处理。数据资料用$\bar{x}\pm s$表示，资料采用方差分析和t检验，计数资料采用精确概率F检验。用SPSS 11.0软件处理。

二、结果

（1）补肾清热毒方对狼疮样小鼠尿蛋白浓度的作用：4 周时，模型对照组、补清方组和强的松组蛋白尿浓度较正常对照组明显升高（$P < 0.05$）；12 周时，模型对照组蛋白尿浓度亦较正常对照组明显增高（$P < 0.05$），但补清方组和强的松组与模型对照组比较，蛋白尿浓度明显降低（$P < 0.01$）。与治疗前（4 周）比，正常对照组和模型对照组明显升高（$P < 0.05$，$P < 0.01$），强的松组与补清方组治疗后尿蛋白浓度明显减低（$P < 0.05$），强的松组与补清方组之间比较无显著性差异（$P > 0.05$）。结果见表 1-7-8。

表 1-7-8　补肾清热毒方对狼疮样小鼠尿蛋白浓度的作用（$\bar{x} \pm s$）

组别	n	尿蛋白浓度（g/L）	
		4 周	12 周
正常对照组	6	0.07 ± 0.01	$0.30 \pm 0.05^{\triangle}$
模型对照组	6	$0.54 \pm 0.09^{*}$	$1.56 \pm 0.09^{**\triangle\triangle}$
补清方组	10	$0.52 \pm 0.05^{*}$	$0.33 \pm 0.08^{\#\#\triangle}$
强的松组	10	$0.51 \pm 0.08^{*}$	$0.32 \pm 0.07^{\#\#\triangle}$

注：与正常对照组比较，$^{*}P < 0.05$，$^{**}P < 0.01$；与模型对照组比较，$^{\#\#}P < 0.01$；与治疗前（4 周）比较，$^{\triangle}P < 0.05$，$^{\triangle\triangle}P < 0.01$。

（2）补肾清热毒方对狼疮样小鼠血生化指标的作用：与正常对照组比较，模型对照组血清白蛋白降低，而血肌酐、尿素氮、胆固醇、三酰甘油升高（$P < 0.05$ 或 $P < 0.01$）。与模型对照组比较，补清方组血肌酐、尿素氮、胆固醇明显降低（$P < 0.01$），白蛋白明显升高（$P < 0.05$）；强的松组血肌酐、尿素氮明显降低（$P < 0.01$），白蛋白升高（$P < 0.05$），胆固醇和三酰甘油无明显变化。强的松组与补清方组比较各指标无显著性差异（$P > 0.05$）。结果见表 1-7-9。

表 1-7-9　补肾清热毒方对狼疮样小鼠血生化指标的作用（$\bar{x} \pm s$）

组别	n	尿素氮（mmol/L）	血肌酐（μmol/L）	白蛋白（g/L）	胆固醇（mmol/L）	三酰甘油（mmol/L）
正常对照组	6	12.54 ± 0.65	43.53 ± 0.53	34.25 ± 1.03	1.21 ± 0.53	0.79 ± 0.23
模型对照组	6	$35.96 \pm 13.92^{**}$	$125.87 \pm 79.38^{**}$	$21.90 \pm 5.07^{*}$	$7.61 \pm 1.74^{**}$	$3.60 \pm 1.89^{**}$
补清方组	10	$12.56 \pm 3.22^{\#\#}$	$47.40 \pm 6.31^{\#\#}$	$33.72 \pm 2.18^{\#}$	$4.88 \pm 0.32^{\#\#}$	2.98 ± 1.21
强的松组	10	$12.96 \pm 2.29^{\#\#}$	$46.28 \pm 3.14^{\#\#}$	$32.28 \pm 0.91^{\#}$	5.75 ± 1.20	2.92 ± 1.22

注：与正常对照组比较，$^{*}P < 0.05$，$^{**}P < 0.01$；与模型对照组比较，$^{\#}P < 0.05$，$^{\#\#}P < 0.01$。

（3）补肾清热毒方对狼疮鼠血清抗 dsDNA 抗体作用：模型小鼠在 12 周抗 dsDNA 抗体阳性率达高峰。与正常对照组比较，模型对照组、补清方组、强的松组 dsDNA 抗体阳性率显著增高（$P < 0.01$）。与模型对照组比，补清方组、强的松组抗 dsDNA 抗体阳性率显著减低（$P < 0.01$）。

强的松组与补清方组之间相比无显著性差异（$P > 0.05$）。结果见表 1-7-10。

表 1-7-10　补肾清热毒方对狼疮样小鼠血清抗 dsDNA 抗体作用

组别	n	1 ∶ 10（阳性数）	1 ∶ 20（阳性数）	1 ∶ 30（阳性数）	1 ∶ 40（阳性数）
正常对照组	6	0	0	0	0
模型对照组	6	6	6	4	2**
补清方组	10	5	4	1	0**##
强的松组	10	6	3	1	0**##

注：与正常对照组比较，$^{**}P < 0.01$；与模型对照组比较，$^{\#\#}P < 0.01$；精确 F 检验，$P < 0.01$。

（4）补肾清热毒方对狼疮鼠肾脏病理改变的作用：12 周时正常对照组无明显改变。模型对照组在 12 周时系膜细胞中至重度增生，内皮下大量嗜复红物质沉积，部分肾小球有白金耳样改变，球囊粘连，肾小管蛋白管型和肾间质大量炎细胞浸润，局灶或节段肾小球出现硬化，较正常对照组病变明显加重（$P < 0.05$ 或 $P < 0.01$）。补清方和强的松组在 12 周时，与模型对照组比较系膜细胞增生及肾小管间质炎细胞浸润减轻（$P < 0.05$），肾小管其他病变无明显改变。强的松组与补清方组之间相比无显著性差异（$P > 0.05$）。结果见表 1-7-11。

表 1-7-11　补肾清热毒方对狼疮样小鼠肾脏病理改变的作用

组别	n	肾小球病变				肾小管间质病变				肾小血管病变			
		0	1+	2+	3+	0	1+	2+	3+	0	1+	2+	3+
正常对照组	6	6	0	0	0	6	0	0	0	6	0	0	0
模型对照组	6	0	1	2	3**	1	3	1	1*	4	1	1	0
补清方组	10	8	1	1	0#	6	2	2	0#	5	3	2	0
强的松组	10	8	2	0	0#	6	3	1	0#	5	4	1	

注：与正常对照组比较，$^{*}P < 0.05$，$^{**}P < 0.01$；与模型对照组比较，$^{\#}P < 0.05$。

三、讨论

系统性红斑狼疮是多系统损害的自身免疫性疾病，可归于中医的“阴阳毒”“温毒发斑”“痹证”等范畴，彭胜权等提出狼疮性肾炎可参考中医温病学的“伏气温病”辨治。

笔者根据温病学理论认为 SLE 的发病机制是由内外因综合而致。多由于素体虚弱，毒邪内蕴，感受外邪引而发病，或化热化毒外发。素体虚弱多表现为脾肾气阴两虚，正不胜邪，热毒乘虚而入；毒邪内蕴，同气相招，引而发病。毒邪内侵脏腑，外阻肌肤，燔灼营血，出现发斑。因此，LN 活动期的病因病机多为本虚标实，本虚为肾阴亏虚，标实为邪热瘀毒炽盛。

肾之阴虚为其病本，元阴衰惫，五脏失和，五脏之伤，又穷必归肾，如此反复恶性循环，使病入至深矣，故补肾滋阴为治疗前提。邪热瘀毒炽盛为标，所谓毒者，皆外感六淫、内生五邪、痰饮、瘀血者所化，治宜清热解毒化瘀。

笔者根据温病学理论，采用补肾清热解毒化瘀法组方，称为补肾清热毒方。方中墨旱莲滋补肾阴为君药，因“邪热不燥胃津必耗肾液”，故在邪盛或邪退正虚之时，皆以护阴为要。墨旱莲性寒，又善凉血止血、养阴补肾，治阴虚血热之多种出血证。熟地黄补血滋肾阴、益精填髓为臣药，君臣协调一致。益母草、牡丹皮、金银花、半枝莲、白花蛇舌草清热解毒、活血化瘀为佐药。在扶正同时，亦重视祛邪，“祛邪即可扶正”，本病已入营血分，“入营犹可透热转气，入血就恐耗血动血，直须凉血散血。”因而本方用金银花清热解毒，牡丹皮等凉血活血，清除营热，凉散瘀血，使邪去正复。热入营血分，可致血络瘀阻，加用活血化瘀的益母草。

我们于造模后4周开始用此方治疗，此时小鼠已有自身抗体增高，并出现蛋白尿，血生化指标也出现改变，血肌酐、尿素氮、胆固醇明显升高，白蛋白降低，三酰甘油升高，但无显著性差异；肾脏病理改变为系膜细胞轻度增生及肾间质少量炎细胞浸润，表明小鼠肾功能已有损伤，属正虚表现。而血肌酐、尿素氮等升高，表明小鼠体内病理产物蓄积，不能正常排泄，属毒邪内蕴。

从实验结果可以看出，用补肾清热毒方或强的松治疗后，小鼠血清肌酐、尿素氮和自身抗体明显降低，尿蛋白浓度减少，与模型对照组比较有显著性差异。肾脏病理观察结果，两药对轻度系膜增殖及炎细胞浸润均有改善作用，对肾小血管病变无明显效果。补肾清热毒方还有降低胆固醇功效，提示补肾清热毒方通过补肾扶正、驱毒祛邪，可保护肾功能，阻止或延缓疾病发展。

狼疮性肾炎病理机制复杂，本实验通过cGVHD狼疮小鼠模型试验，初步证明补肾清热毒方治疗狼疮性肾炎具有良好的疗效，其发挥作用的深层机制，将在以后的研究中进一步探讨。

（作者：陈扬荣、任文英、江明、阮诗玮、陈壮威　摘自《中国医药学报》2004年第19卷第2期）

补肾清热毒方对cGVHD狼疮小鼠Th1/Th2细胞的调节作用

辅助T细胞（Th）亚群功能失衡在狼疮性肾炎的发病过程中具有重要作用。Th亚群按其分泌的细胞因子不同分为Th1和Th2。调整Th1/Th2细胞因子平衡在自身免疫疾病的治疗中有很大的临床应用潜力。本研究以慢性移植物抗宿主病（cGVHD）狼疮样小鼠为模型，观察应用补肾清热毒方治疗后，小鼠外周血液中的细胞因子IL-2、IL-6、TNF-α及肾组织中IL-4、IFN-γ蛋白、mRNA的变化，以探讨此种狼疮小鼠Th1/Th2的表达情况及补清方对Th1/Th2细胞因子的影响，从而进一步揭示该方治疗LN的免疫学机制。

一、材料与方法

1. 实验动物

6~8周龄雌性DBA/2小鼠和雄性C57BL/6J小鼠，体重（15±2）g，购自中国医学科学院动物实验中心。

2. 仪器与试剂

单管多功能放免测量仪（北京核海生产），全自动V计数器（上海生产），连续加样器 SOCREX411（瑞士生产）。石蜡切片机（Sakurams400，日本樱花），微波炉（抗原修复，WP7501 上海生物医学厂），光学显微镜（仪器设备号 1 Ⅶ，日本 CH-XW17C），计算机图像分析系统（IP900，中国计算机中心）。IL-2、IL-6、TNF-α 放射免疫分析测定盒由中国人民解放军总医院科技开发中心放免研究所提供；SuperScriptTMRNaseH- 逆转录试剂盒和 Trizol 试剂购自美国 Gibcobrl 公司，随机引物由赛百盛公司合成；大鼠抗小鼠 IFN-γ 和 IL-4 单克隆抗体购自美国 Pharmogen 公司。

3. 含药饲料的制备

补清方由墨旱莲15g、枸杞子20g、金银花15g、牡丹皮6g、益母草15g等组成，根据热毒炽盛、瘀血停滞是贯穿疾病始终的特征性病机组方。由解放军总医院中药房提供。泼尼松 5mg/ 片，由华北制药厂生产。补清方按 10g/（kg·d）计算总量，泼尼松按 9mg/（kg·d）计算总量，掺入到普通饲料中，用机器加工成饲料块，对照组进食等量普通饲料。

4. 实验方法

将 32 只 B6D2F1 代杂交鼠，于诱导后第 4 周随机分成 4 组，补肾清热毒方组（10 只）、泼尼松组（10 只）、模型组（6 只）及正常对照组（6 只）。诱导方法参照参考文献并略作改良。无菌分离 DBA/2 小鼠脾脏、胸腺、淋巴结，其比例为 3 ∶ 2 ∶ 1，在生理盐水中研磨，过 150μm 和 70μm 尼龙筛，在显微镜下观察细胞存活状况，细胞存活数高于 95%，并计算细胞数量。模型组每只鼠每次取 50×10^6 个淋巴液活细胞，于尾静脉注射到 B6D2F1 杂交鼠体内，注射时间分别为 0 天、3 天、7 天、10 天。对照组给予等体积生理盐水。灌胃喂药 8 周后处死，以 10% 水合氯醛麻醉小鼠，断颈处死采集血，于室温下静置 1 小时，3000 转 / 分钟离心 20 分钟，取上清液。

5. 检查项目和方法

（1）采用放射免疫法测定血清细胞因子：IL-2、IL-6 采用平衡法，TNF-α 采用非平衡法。

（2）免疫组织化学检测肾组织 INF-γ 和 IL-4。按说明书操作。观察切片上所有的肾间质区域，计算其中所浸润的 Th1/Th2 细胞的百分比，然后取平均值，最后针对每组中的所有小鼠所得出的结果计算平均百分比，结果以（$\overline{x}\pm s$）表示。以上均在低倍视野下计数。

（3） RT-PCR 检测肾组织 IFN-γ mRNA 和 IL-4 mRNA 利用 Trizol 一步提取法提取肾组织 mRNA，利用 SuperScriptTMRNaseH- 逆转录试剂盒，用随机引物法合成 cDNA 第一链。PCR 扩增 IFN-γ 和 IL-4。反应体系为 30μl，引物序列：IFN-γ：正义：5′ ATAGCTGTTTCTG-GCTGTTACTG3′；反义：5′ GCTGATGGCCTGATTGTCTTTC3′。反应条件为：94℃变性 5 分钟。

变性94℃，45秒，退火58℃，30秒，延伸72℃，45秒，共35个循环，最后于72℃延伸7分钟。产物长度为222bp；IL-4：正义：5′ AACACCACA-GAGAGTGAGCTCGTCT3′；反义：5′ TGGACTCATTCATG-GTGCAGCTTAT3′。反应条件为：94℃变性5分钟。变性94℃，30秒，退火59℃，30秒，延伸72℃，45秒，共30个循环，最后于72℃延伸7分钟。产物长度为178bp。PCR产物于1%琼脂糖凝胶电泳后用凝胶分析系统拍照，并进行半定量分析。

6. 统计学方法

计量数据比较采用方差分析，用SPSS 11.0 for Windows软件处理。

二、结果

1. 补清方对狼疮小鼠血清IL-2、IL-6和TNF-α含量的影响

与对照组比较，模型组血清IL-2含量明显降低，模型组血清TNF-α、IL-6含量明显升高（$P<0.05$或$P<0.01$）；补清方组和泼尼松组TNF-α明显升高（$P<0.05$），IL-2明显降低（$P<0.05$或$P<0.01$），IL-6含量无显著性差异（$P>0.05$）；与模型组比较，补清方组、泼尼松组IL-2、TNF-α、IL-6明显降低（$P<0.05$或$P<0.01$）。补清方组与泼尼松组两者之间比较，补清方组IL-2明显升高（$P<0.01$），IL-6明显降低（$P<0.05$）。见表1-7-12。

表1-7-12　补清方对狼疮小鼠血清IL-2、IL-6和TNF-α含量的影响（$\bar{x}\pm s$）

组别	例数	IL-2（μg/L）	IL-6（ng/L）	TNF-α（μg/L）
对照组	6	3.58±0.33	70.28±14.57	0.36±0.01
模型组	6	3.12±0.36*	117.20±21.05**	2.58±0.12**
补清方组	10	3.09±0.29*△△##	63.81±12.68△△#	0.79±0.09**△△
泼尼松组	10	2.19±0.24**△△	73.48±13.93△△	0.81±0.08**△△

注：与对照组比较，*$P<0.05$，**$P<0.01$；与模型组比较，△△$P<0.01$；与泼尼松组比较，#$P<0.05$，##$P<0.01$。

2. 补清方对肾组织IFN-γ和IL-4表达的影响

在正常对照组小鼠肾组织中，未见炎性细胞浸润，几乎检测不到IFN-γ和IL-4阳性染色的细胞；在12周模型小鼠肾组织切片中，于血管周围区域浸润的炎性细胞中可见IFN-γ和IL-4染色阳性的细胞，图像分析INF-γ阳性细胞和IL-4阳性细胞的含量，结果显示模型组较对照组明显升高，且INF-γ/IL-4比值明显低于对照组，提示Th2细胞表达占优势。补清方组和泼尼松组较对照组IL-4和IFN-γ阳性细胞多，与模型组比较补清方组IL-4阳性细胞减少（$P<0.01$），而IFN-γ阳性细胞无显著性差异（$P>0.05$）；泼尼松组IL-4和IFN-γ阳性细胞均减少（$P<0.05$）。补清方组与泼尼松组比较，IL-4阳性细胞减低和IFN-γ阳性细胞升高（$P<0.05$或$P<0.01$）。补清方组INF-γ/IL-4比值与正常对照组相近，泼尼松组INF-γ/IL-4比值与模型组相近。见表1-7-13。

表 1-7-13　补清方对肾组织 IFN-γ 和 IL-4 表达的影响（$\bar{x} \pm s$）

组别	例数	INF-γ（μg/L）	IL-4（ng/L）	INF-γ/IL-4
对照组	6	1.29 ± 0.68	1.89 ± 0.48	0.68
模型组	6	21.15 ± 7.19**	44.11 ± 9.82**	0.48
补清方组	10	20.10 ± 4.24**#	26.41 ± 5.87**△△##	0.76
泼尼松组	10	15.10 ± 4.12**△	35.79 ± 5.36**△	0.49

注：与对照组比较，$^{**}P < 0.01$；与模型组比较，$\triangle P < 0.05$，$\triangle P < 0.01$；与泼尼松组比较，$\#P < 0.05$，$\#\#P < 0.01$。

3. 补清方对肾组织 INF-γ mRNA 和 IL-4 mRNA 的影响

结果显示，模型组 IFN-γ mRNA 转录水平较正常对照组无统计学差异（$P > 0.05$）；模型组 IL-4 mRNA 较正常对照组增加，有显著性差异（$P < 0.05$）；补清方组、泼尼松组 IFN-γ mRNA 和 IL-4 mRNA 与模型组比较均无显著性差异，见图 1-7-3。

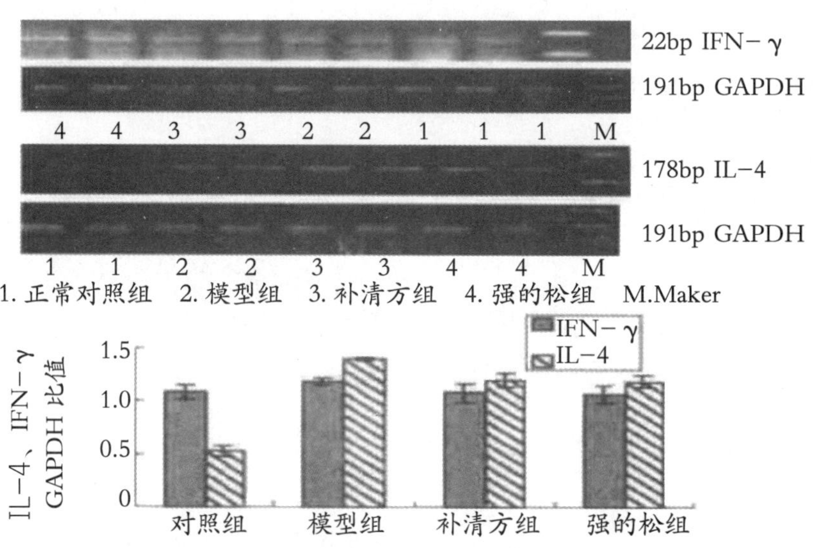

图 1-7-3　补清方对肾组织 IFN-γ mRNA 和 IL-4 mRNA 的影响

注：上图为电泳图，下图为 IFN-γ、IL-4 与外参 GAPDH 扫描灰度的比值，与对照组比较，$\#P < 0.05$。

三、讨论

IL-2 主要由 CD4+ 及少量 CD8+T 细胞产生，参与免疫应答和免疫调节，如诱导抗原特异性 Th1 细胞增殖分化成效应细胞等。实验结果显示，与对照组比较，模型组外周血 IL-2 稍有降低，补清方组和泼尼松组 IL-2 降低明显。补清方组与泼尼松组之间比较，补清方组 IL-2 明显升高，表明补清方和泼尼松均可降低血清 IL-2，从而减轻其诱导抗原特异性 Th1 细胞增殖分化成效应细胞，及促进 B 细胞增殖和产生抗体，减轻免疫反应。且泼尼松较补清方降低 Th1 细胞因子作用强，提示泼尼松对 Th1 细胞抑制作用强。既往研究皮质类固醇激素通过抑制体液免疫，以减少病理性自身抗体的产生而减少免疫复合物的沉积，Agarwal 等人认为皮质类固醇激素可能是通过抑制 Th1 型细胞因子，从而引发 Th2 型细胞因子水平的相对升高，与我们的结果一致。

IL-6 主要由单核 - 巨噬细胞、血管内皮细胞等产生，参与 T 细胞活化。IL-6 是前炎症因子。本实验结果显示，模型组外周血 IL-6 较对照组明显升高，补清方组 IL-6 无明显差异。与模型组比，补清方组、泼尼松组 IL-6 明显降低。与泼尼松组比较，补清方组 IL-6 明显降低。提示补清方和泼尼松均可降低外周血 IL-6 水平，且补清方作用强于泼尼松。因此，补清方可抑制单核细胞分泌的前炎症因子 IL-6，减轻 T 细胞活化和 B 细胞增殖。

TNF-α 主要由活化的单核吞噬细胞产生，参与免疫调节。与对照组比较，模型组 TNF-α 明显升高，表明 TNF-α 参与了 LN 的免疫反应。TNF-α 是前炎症因子，能直接或间接诱导 IL-6 的表达，并可能是 IL-6 过分表达的因子之一。本实验结果显示细胞因子 IL-2、IL-6、TNF-α 均增高，与 Robak 等报道在 SLE 患者血清 IL-2、IL-6、IFN-γ、TNF-α 上升相一致。与对照组比较，补清方组、泼尼松组 TNF-α 明显升高，但与模型组比较，补清方组、泼尼松组 TNF-α 明显降低，显示补清方、泼尼松有降低 TNF-α 作用，从而减少 IL-6 过分表达，减轻炎症反应。

从外周血 IL-2、IL-6、TNF-α 蛋白检测可以看出，补清方和泼尼松对促进 Th1 细胞分化，加重免疫反应的 IL-2 及前炎症因子 IL-6、TNF-α 均有抑制作用，表明补清方对细胞因子引起的炎症反应有抑制作用。

IL-4 主要由活化的 CD4+T 细胞产生，是 B 细胞的生长和分化因子，也有类似 IL-2 的作用。IFN-γ 主要由抗原和丝裂原刺激的 CD4+ 和 CD8+T 细胞产生，能直接促进 T、B 细胞的分化，刺激 B 细胞分泌抗体。实验结果显示，在对照组小鼠肾组织中，几乎检测不到 IFN-γ 和 IL-4 阳性染色的细胞，我们的结果与 Hirokazu 等报道 IL-4 阳性细胞在正常对照组肾组织没有表达一致。在 12 周模型小鼠肾组织切片中，于血管周围区域和肾小管周围浸润的炎性细胞和肾小球毛细血管袢中可见 IFN-γ 和 IL-4 阳性染色的细胞，模型组比正常对照组阳性细胞明显升高，且 IFN-γ 与 IL-4 比值明显降低，提示 Th2 细胞表达占优势。

补清方组和泼尼松组与正常对照组比较，IL-4 和 IFN-γ 阳性细胞升高，与模型组比较，补清方组 IL-4 阳性细胞减低，而 IFN-γ 阳性细胞无明显差异，泼尼松组 IL-4 和 IFN-γ 阳性细胞均降低，表明补清方和泼尼松可通过下调 IL-4 来减轻 Th2 细胞因子过强引起的病理损伤。补清方组 IL-4/IFN-γ 升高，且与对照组比值相近，表明补清方可调节 Th1/Th2 平衡，泼尼松组 IL-4/IFN-γ 与模型组相近，表明泼尼松不能调节 Th1/Th2 平衡。与泼尼松组比较，补清方组 IL-4 阳性细胞减低而 IFN-γ 阳性细胞升高，表明补清方对 Th2 的抑制作用强于对 Th1 的作用，而泼尼松对 Th1 的抑制作用强于对 Th2 的作用。

由于 Th1 类细胞因子 IFN-γ，能产生炎症和免疫损伤，能直接促进 T、B 细胞的分化和 CTL 成熟。而 Th2 型细胞因子 IL-4 是 B 细胞的生长和分化因子，有促进 B 细胞抗体产生的功效。

且Th1、Th2型细胞因子之间存在着相互抑制效应，Th2型细胞因子水平相对偏高抑制了Th1型细胞因子的产生和作用的发挥，以减轻后者所致的组织损伤作用。

分析发现，泼尼松具有抑制Th1类细胞因子的免疫抑制作用，同时上调Th2型细胞因子具有免疫调节作用。另外，因泼尼松作用引起的Th1类免疫反应受到过度抑制而引起Th2类免疫反应相对加强，提示SLE的异常免疫状况仍未得到完全纠正，低水平的Th1类细胞因子不利于机体免疫应答的正常进行，机体抗感染能力降低引起一系列并发症，这可能是泼尼松的副作用之一。

补清方对Th2型细胞因子强于Th1，因此与泼尼松有互补作用，减轻副作用，增强疗效。

RT-PCR研究结果显示：模型组IFN-γ较正常对照组无显著性差异；模型组IL-4较正常对照组是升高的，有显著性差异；也是Th2细胞因子占优势的表现。我们检测的结果IFN-γ较正常对照组无显著性差异与文献一致。补清方组、泼尼松组IFN-γ和IL-4与模型组基因表达水平均无显著性差异，表明补清方和泼尼松对细胞因子基因无调节作用。

在肾组织中，补清方和泼尼松对细胞因子蛋白水平有影响，但不影响基因水平，可能是IFN-γ和IL-4阳性染色的细胞主要是炎细胞，补清方和泼尼松有减轻炎细胞浸润的功效，而IFN-γ mRNA和IL-4 mRNA是从整个肾组织提取细胞，包含肾脏固有细胞和炎细胞，因而产生这种结果。此结果也可能与蛋白水平的细胞因子相互影响有关。

（作者：陈扬荣、任文英、吴竞、阮诗玮、江明　摘自《中国中西医结合肾病杂志》2005年7月第7期）

狼疮性肾炎与细胞凋亡及细胞因子的关系研究

系统性红斑狼疮（SLE）是严重危害人类健康的自身免疫性疾病。肾脏是该病最常受累的器官，狼疮性肾炎（LN）是主要死亡原因。近年来研究发现，SLE或LN的发病与细胞凋亡关系密切，细胞凋亡是通过基因调控而使细胞主动死亡的过程。研究发现，调控凋亡的基因如Fas和FasL参与了LN的发病，Fas和FasL结合诱导细胞凋亡。此外，辅助性T细胞（Th）亚群功能失衡在SLE的发病过程中具有重要作用，Th亚群按其分泌的细胞因子不同分为Th1和Th2，Th1/Th2细胞因子平衡失调可能在LN的发生、发展上具有重要作用。因此调节细胞凋亡，调整Th1/Th2平衡可能在LN的治疗中具有很大的临床应用潜力。

一、细胞凋亡的研究

1. 细胞凋亡的概念

1965年Lockshin提出程序性细胞死亡（programmed cell death，PCD）。从幼虫到蛾可发生变态死亡，为PCD，由生理性因素引起。近年免疫学家认为，无论是何种刺激因素引起，只要是由遗传控制，即在基因活动指导之下进行的任何细胞死亡，均为PCD。

1972年J.E.R Kerr、A.H.Wyllie、A.R.Currie 3位病理学家提出细胞凋亡（Apoptosis，APO）的新概念。他们在电镜下观察死亡细胞时，发现与坏死形态不同的细胞死亡现象。坏死的细胞膨胀、崩溃，而凋亡的细胞表现为核浓缩，缩小的细胞自身发生断裂。形态表现有细胞膜起泡、细胞收缩、染色体凝缩、核断片化，形成凋亡小体。考虑可能是因自身基因程序启动后，具有主动的自身破坏过程，命名为“细胞凋亡”。凋亡即细胞自身决定自身命运的自身消除功能。

许多研究者认为，PCD和APO可交互使用，具有等同的含义，但它们不是完全相同的现象。①并不是所有的PCD均由APO引起，有些APO缺乏新基因的表达，如由CTL引起的杀伤。②在PCD范畴内，正在死亡的细胞并不均显示与凋亡有关的系列有控变化。例如，烟草角虫在变成蛾时，同其他PCD样，节间肌的变态死亡需要基因表达，当进行超微结构检查时，这些正在死亡的细胞并不显示膜起泡、染色体边缘化或DNA断裂等凋亡的所有特征。因而认为，PCD是功能性的概念，APO是形态学的概念。

2. 细胞凋亡的形态学特征

①初期：微绒毛消失，细胞表面平滑化，核浓缩、染色质凝缩呈新月形并凝聚在核周边。胞质浓缩，细胞体积缩小，内质网膨胀，形成一系列膨胀小泡，胞浆内细胞器聚集，结构完整。②中期：浓缩核断片化，细胞表面形成泡状，细胞分成一组内含许多细胞器的大小不等的膜结合小体（凋亡小体）。③后期：临近活细胞（巨噬细胞、上皮细胞）吞噬凋亡体。在细胞凋亡过程中，细胞膜仍保持完整，细胞仍然存活，保持排斥台盼蓝的能力。

3. 细胞凋亡的生物化学特征

①内源性核酸内切酶活化，连接核小体的核心链断裂，DNA呈180~200bp的整倍数的梯度化分布（细胞坏死，DNA的分解是随机的，经电泳后只能见一斑点）。②肝匀浆转谷酰胺酶活性、含量升高。

4. 分子机制

凋亡分诱导、确定、执行3个阶段进行。各种信号均可诱导发生凋亡，处理的信号越过“不可逆点”后凋亡方开始，信号种类很多如细胞膜上的Fas、TNF受体等，它被“打开”之后诱发生成二次信号，二次信号进入核内后才能决定凋亡是否发生。凋亡在发生时都可见到DNA的片段化引发核片段化同凋亡小体的生成，这提示多种多样的信号级联放大过程，最终都达到一个相同的状态。

5. 细胞凋亡的信号传导

细胞质内Ca^{2+}浓度增加，cAMP累积、蛋白激酶激活、酪氨酸蛋白激酶激活和神经酰胺产生等一系列信号，在多种模型中调节细胞凋亡。这些信号在不同细胞中的调节作用不同，启动或阻碍细胞凋亡。

6. 生物学意义

凋亡是消除体内细胞群体中非必须细胞的机构，其最终目的是通过消除个体基因型异常的变异，以达到基因的延续、种族的繁衍。

二、Fas/FasL 分子的结构与功能的研究

1. Fas 的结构与功能的关系

（1）Fas 的结构与分布：1989 年 Trauth 和 yonehara 研究小组独立分离得到一种对人类各种细胞系有细胞毒作用的小鼠来源的抗体，该抗体能识别两种细胞表面表达的蛋白即 Fas 和 APO-1。1991 年由 Itoh 等从人 T 细胞淋巴瘤 KT-3 细胞的 cDNA 库中分离出编码人 Fas 受体的 cDNA。1992 年由 Oehm 等从恶性未分化的 B 细胞瘤 SKW6.4 细胞的 cDNA 库中分离出编码人 APO-1 受体的 cDNA 克隆，通过与 Fas 受体的 cDNA 比较发现二者推算的氨基酸顺序完全相同，而且抗 APO-1 单体和抗 Fas 单体识别细胞表面的同一抗原分子。因此，在 1993 年第 5 次白细胞分化抗原国际会议上将 APO-1/Fas 分子命名为 Cd95，cDNA 全长 2534 个核苷酸。

人 Fas 基因定位于第 10 号染色体长臂上，全长 25kb。小鼠 Pas 基因定位于第 19 号染色体长臂上，全长 70kb。人和小鼠 Fas 基因均含 8 个内含子和 9 个外显子。

Fas 蛋白由 325 个氨基酸组成，其 NH2 末端有信号序列，而在其分子的中部是跨膜的区域，说明 Fas 是一种 Ⅰ 型膜蛋白。分子量 35kD 左右，糖基化后分子量 43~50kD 不等。鼠 Fa 受体由 306 个氨基酸组成，分子量 34971Dal。鼠 Fas 受体人和小鼠在核苷酸水平和氨基酸水平上的同源性分别为 58.5% 和 49.3%。

Fas 属肿瘤坏死因子家族（TNF）和神经生长因子（NGF）受体家族。该家族还包括 2 种 TNF 受体（TNFR1 和 TNFR2）和低亲和力的 NGF 受体；通过 Fas 和 TNFR1 的突变分析显示，两者之间细胞内区域约 70 个氨基酸的保守序列是维持凋亡信号所必需的，因此该区域被称为死亡结构域（death domain）。

小鼠的胸腺、肝脏、心脏、肺、肾及卵巢能大量表达 Fas，人的胸腺只能低水平表达 Fas，在鼠的胸腺中，除 CD4CD8 双阴性 T 细胞外几乎所有细胞均能表达 Fas。Leithauser 等应用免疫组化方法证实在正常情况下，人表皮基底细胞、皮脂腺、肾脏的近曲小管和集合管、肾上腺皮质、小肠和结肠的上皮细胞、肝脏及肺均可表达 Fas 受体。

活化的成熟淋巴细胞或 HTLVl、HIV 和 EBV 感染的淋巴细胞能过度表达 Fas，某些肿瘤细胞也能表达 Fas，但其表达的 Fas 水平较淋巴母细胞低。另外，外周血中静息 T、B 淋巴细胞可表达极少量的 Fas 受体；IFN-γ 能使多种细胞株 Fas 表达增加，IFN-γ 和 TNF-α、IL-2 和 TNF-α 协调上调人 B 细胞表面 Fas 分子表达。表明这些细胞因子可能增强抗 Fas 的细胞毒活性。

（2）Fas 的功能：Fas 受体可介导细胞凋亡，而且 Fas 受体介导细胞凋亡必须具备以下 3 个条件：①细胞表达足够密度的 Fas 受体；②该受体通过与配体或单抗作用形成三聚体；③细

胞关闭抗凋亡程序而成为敏感型细胞。

（3）可溶性Fas的结构和功能：可溶性Fas（sFas）是Fas基因的变异产物，Cheng等在分析从SLE病人PBMC得到的FascDNA时发现其核苷酸序列第700~762位缺失，导致整个跨膜区的丢失，由此产生可溶性Fas分子。同时证实可溶性Fas产生是由于交替拼接转录翻译所致（Translation of an alternately spliced transcript），即跨膜区两侧的内含子A（252bp）和内含子B（1183bp）拼接，从而导致编码跨膜区的63个bp缺失，后者导致相对应的21个氨基酸的丢失，其中包括Fas蛋白跨膜区少16个氨基酸残基、胞外区少5个氨基酸残基。由于翻译产物缺乏跨膜区，因而呈可溶性分泌。

Cheng等还检测了SLE患者外周血浓度可溶性Fas浓度，发现60%以上浓度高于正常，该分子可中和Fas单抗，但与FasL结合位点正常。sFas与FasL有很高的亲和力，从而起到间接抑制凋亡的作用，这可能是体内细胞凋亡的一种调节方式。

2. FasL的结构与表达部位

鼠FasL的cDNA全长为1632个核苷酸，单一的开放阅读框架可编码278个氨基酸组成的多肽，分子量31138Dal。FasL 分3个区域：胞外区由C端179个氨基酸组成，有4个N糖基化位点。N端无信号肽序列，跨膜区由22个疏水氨基酸组成，胞质区富含脯氨酸，由77个氨基酸组成。因此，FasL是一种Ⅱ型跨膜蛋白，属肿瘤坏死因子家族（TNF）家族。鼠和人的FasL的氨基酸序列有76.9%的同源性，而且无种属特异性。

鼠FasL基因定位于1号染色体。正常情况下鼠睾丸可高表达FasL mRNA，其次是小肠、肾和肺。FasL在外周淋巴组织中表达，并可在T细胞激活过程中被诱导表达。在少数胸腺基质和活化的胸腺细胞中也能检测到FasL瞬间表达。

3.Fas/FasL功能的研究

（1）Fas受体与其单抗结合诱导胸腺内TCR/Apo-1胸腺细胞阴性选择。Debatin等发现表达Fas受体最高的是TCR/Apo-1胸腺细胞，这群细胞经抗Fas单抗处理后死亡率最高（12%~43%），而72%~85%少量表达Fas受体的胸腺细胞在上述单抗作用下只有1.2%~5.4%细胞凋亡，提示胸腺细胞高表达Fas受体可能与其调节凋亡有关。

（2）Fas受体与其配体结合诱导外周自身反应性T细胞凋亡。绝大部分自身反应性T细胞在胸腺内通过T细胞的阴性选择而凋亡。但仍有少数进入外周血循环，在适当的条件下，自身反应性T细胞通过其表面TCR分子与抗原提呈细胞表面MHC自身抗原复合体相互作用而被活化，并可高表达Fas受体与其配体，导致自身反应性T细胞凋亡。

（3）Fas受体与其配体结合诱导外周某些抗原活化的T、B细胞凋亡。活化的T细胞既可表达Fas受体，又可表达Fas配体，并通过受体与配体的结合导致活化T细胞自杀和相互间的残杀。产生特异性抗体的B细胞在抗Fas单抗作用下发生了凋亡，上述结果证明抗Fas单抗可直接诱导B细胞凋亡。

（4）Fas/FasL诱导细胞凋亡的机制。通过第二信使神经酰胺和Ca^{2+}而诱导细胞凋亡。①当Fas受体与其单抗结合后，可活化酸性鞘磷脂酶，后者可激活鞘磷脂产生神经酰胺，结果导致大量细胞凋亡。②神经酰胺作为第二信使至少可激活2种酶：膜结合性的丝/苏蛋白激酶和胞浆内丝/苏蛋白激酶。上述两种酶可能通过激活三磷酸肌醇和二酰甘油途径使胞内Ca^{2+}浓度升高。胞浆内Ca^{2+}浓度升高可直接激活依赖Ca^{2+}/Mg^{2+}的内源性核酸酶，导致DNA断裂及染色质固缩；激活谷氨酰胺转移酶导致胞浆蛋白质交联；激活生长阻止DNA基因导致生长停止。

（5）Fas/FasL系统诱导细胞凋亡方式。有3种：①Fas和FasL在不同的细胞表达，导致表达Fas的细胞死亡。②Fas和FasL在同一细胞表达，使细胞自身死亡。③FasL从膜上脱落变成可溶性分子，通过结合Fas而使表达Fas的细胞死亡。

（6）Fas和FasL诱导细胞凋亡的主要途径。①AICD。②激活caspase级联反应。FasL与靶细胞表面Fas结合后，诱导Fas三聚化，继而导致Fas分子胞浆段内死亡域（death domain，DD）与FADD（fas associated protein with death domain）羧基端的DD结合，促使FADD N端的DED（death effector domain）与pro-Caspase-8（或10）中的DED结合，形成Fas/FADD/pro-Caspase-8（或10）即可自身催化成活性异四聚体形式，继而激活下游的pro-Caspase。

三、Bcl-2的分子结构与功能的研究

1984年，Tsujimoto等从滤泡性淋巴细胞瘤中分离出一种癌基因，称bcl-2基因（B-cell lymphoma/Leukemia-2 gene）。该肿瘤有14号染色体与18号染色体易位，18号染色体上Bcl-2基因易位到14号染色体上与免疫球蛋白重链基因串联形成融合基因，从而使Bcl-2基因在B细胞内过度表达，Bcl-2基因的易位和（或）高表达与恶性肿瘤和自身免疫病有关。1988年后发现Bcl-2基因是细胞凋亡重要的抑制基因，它不影响细胞的增殖率。

人、大鼠、小鼠、鸡的Bcl-2 mRNA所编码的26kD的蛋白质与正常的Bcl-2α是一种跨膜蛋白，它分布于线粒体外膜、内质网和核膜的胞浆面。含有229个氨基酸，25~26kD大小，在其COOH末端附近含有19个疏水氨基酸区域，在此疏水区外侧仅有两个带电残基，此两个残基的作用是将Bcl-2蛋白锚定在细胞膜性结构上。突变研究表明，Bcl-2蛋白疏水区插入膜性结构中，从而使Bcl-2分子的球型结构伸向胞质中，并证实这种插入对Bcl-2分子发挥阻止细胞凋亡有重要作用。

Bcl-2基因是通过阻止细胞凋亡的早期环节而发挥作用的，可阻止或降低细胞皱缩、染色质浓缩和DNA裂解的发生。Bcl-2 基因可能是通过阻止受损DNA转录出对细胞凋亡相关基因有激活作用的信号，或者可以阻止这些相关基因产物的作用。另外，抑制凋亡作用与Ca^{2+}有关。

近年研究其抑制细胞凋亡的机制：①直接或间接地阻止细胞色素 C 自线粒体的释出，后者可与 ATP 一起改变凋亡激活因子（Apaf-1）的构型而使 caspase-9 激活。②可能阻断核酸内切酶对 DNA 的裂解，以抑制细胞凋亡。

四、Bcl-2 与 Fas 的关系

Tadashi 等发现在外周淋巴结中的淋巴母细胞和激活的外周血 T、B 细胞中，Bcl-2 的表达下降，而 Fas 的表达量却升高，提示 Bcl-2 与 Fas 是一对具有相反作用的分子，即 Bcl-2 具有抑制 Fas 介导的凋亡的作用。Mapara 等研究 Apo-1 抗原的表达水平升高与 Bcl-2 原癌基因的表达水平下降具有某些偶联的性质。

五、系统性红斑狼疮与细胞凋亡的关系

1.LH 与外周血淋巴细胞凋亡关系的研究

（1）淋巴细胞凋亡的异常。SLE 患者与狼疮动物模型相似，都具有自身反应性B细胞的活化，T 细胞克隆的激活，外周血细胞凋亡总数升高等特征，但 T、B 淋巴细胞凋亡存在受抑制现象。这个结果首先从动物模型发现，1991 年，Li 等用 bcl-2 转基因鼠建立相似的狼疮模型，发现其淋巴细胞凋亡减弱，前B和B细胞寿命延长，细胞数目扩增，同时产生多种抗核成分的自身抗体。

临床研究方面，王晓非等报道 SLE 患者外周血 T、B 淋巴细胞凋亡率较非活动期及正常人组显著降低。而石成钢等则发现 SLE 患者总体淋巴细胞 CD3+、CD4+、CD8+T 细胞和 CD19+B 细胞凋亡率在体外培养 0、24、48 小时时均较正常组显著升高，并以 CD4+T 细胞和 CD19+B 细胞在活动期 SLE 患者凋亡更突出，提示淋巴细胞凋亡在体外加速。另有报道外周血单个核细胞凋亡增多和凋亡速度加快，并与其自身抗体产生有关。也有中性粒细胞凋亡增多，并与疾病活动程度相关的报道。可见，淋巴细胞凋亡异常在 SLE 发病中起重要作用。活动期 T、B 淋巴细胞在体内凋亡显著降低，而在体内过度凋亡的细胞是总体细胞。T、B 淋巴细胞凋亡在体外加速，可能与在体外失去凋亡调控基因的调控等原因有关。

动物实验进一步研究发现，狼疮鼠在发病早期细胞凋亡产生的核小体等自身抗原不断刺激免疫系统的作用下，使淋巴细胞激活，而当自身反应性 CD4+T 细胞被连续地激活时，最终将导致 CDK（cyclin-depend-ent kinase）抑制物产生，一旦这种抑制物大量产生，会引起对进一步的激活无感应，从而抑制了 T 淋巴细胞凋亡。

（2）吞噬功能减弱。吞噬细胞（巨噬细胞、白细胞等）的吞噬功能减弱可能导致自身抗原的呈递，从而促进自身抗体的产生。

（3）隐蔽抗原的释放。Casciola 等发现凋亡细胞表面存在自身抗原不同的两大类泡，这些泡与蛋白结合，会对蛋白起修饰作用，使这些蛋白暴露出隐蔽的抗原决定簇，诱发自身抗体产生。

（4）核小体。核小体包含在凋亡小体中，是由 DNA 和组蛋白构成的八聚体。研究发现 GBM 的固有成分硫酸肝素带负电荷，其可与带正电荷的核小体结合，形成免疫复合物沉积在肾小球基底膜上，导致 LN 的发生。

2. LN 与肾组织细胞凋亡关系的研究

关于 LN 中肾组织细胞凋亡的研究，Kodera 等报道 LN 肾小球细胞出现凋亡，在以增生为主的 LN 中肾小球细胞凋亡明显增多，对增殖型 LN 有有利的一面，对硬化型 LN 则有不利的一面。国内也有人报道，在 LN 肾小球系膜区、肾间质及肾组织浸润细胞，均可见散在的凋亡小体，应用 TUNEL 染色显示：LN 中肾小球细胞凋亡率增高，并且平均凋亡积分也明显增高。另外，Wagrowska 等报道 Ⅳ 型 LN 肾小球细胞凋亡减少，但仅局限于纤维化区域的少量细胞；也有肾小球细胞凋亡与慢性指数呈负相关的报道。可见，在 LN 早期，肾组织细胞凋亡增多，随着病情进展，慢性指数的增高，细胞凋亡逐渐减少。

六、LN 与凋亡调控基因的研究

1. LN 外周血淋巴细胞 Fas、Fasl 和 Bcl-2 的表达

临床研究发现 SLE 患者早期外周血淋巴细胞 Fas 和 FasL 表达均明显升高，表明淋巴细胞存在高度活化现象。此时 Fas 和 FasL 可促进高度活化的淋巴细胞发生凋亡，随着病情的发展，淋巴细胞凋亡受抑制。研究发现，由高度活化的淋巴细胞凋亡加快发展到淋巴细胞凋亡受抑制的原因是：CD95B 细胞可分成两个亚群，高密度表达的 CD95B 细胞和低密度表达的 CD95B 细胞，SLE 患者与正常人总 CD95B 细胞并无差异，但 SLE 患者活动期高密度 CD95B 细胞相对较多。结果凋亡加快，表明大部分 B 细胞对凋亡是敏感的。而产生自身抗体的 B 细胞起源于低密度 CD95B 细胞，而且相对抵制凋亡。

动物实验研究发现在 Ras 和 PaL 缺陷的 MRL-lpr/lpr、gld 小鼠均可出现 SLE 样表现。MRL-lpr/lpr 小鼠因在 Fas 基因第二内含子处插入了一个 168-200bp 的病毒早期逆转录转座子（ETn），导致 Fas 基因突变，转录产物异常，诱发细胞凋亡功能丧失，使自身反应性 T 细胞克隆消除功能缺陷，大量的双阴性 CD4CD8 T 细胞在 MRL-lpr/lpr 外周淋巴组织积聚，进而出现狼疮样病变。gld 基因型小鼠，其 FasL 在靠近 3′ 端编码序列有 T 到 C 的转换，这种点突变使 FasL 丧失功能无法与 Fas 结合，也就不能诱导细胞凋亡，导致大量 T 细胞堆积而发病。

临床研究表明 SLE 患者外周血淋巴细胞 Bcl-2 表达有增高、不变、降低 3 种不同的结果报道。这可能与测定细胞种类、测定方法、SLE 疾病活动度不同有关，但 Bcl-2mRNA 的转录水平是升高的。有资料显示，Bcl-2 对淋巴细胞凋亡抑制作用的增加，可能较 Fas/FasL 诱导促进淋巴细胞的凋亡更为重要。Bcl-2 转基因的小鼠也可出现 SLE 样表现。

2.LN 肾组织细胞 Fas、Fasl 和 Bcl-2 的表达

对 LN 患者的肾组织研究发现，Fas、Bcl-2 抗原阳性细胞主要为肾小球系膜细胞，偶为炎性浸润的白细胞。TUNEL 染色显示，DNA 断裂程度与 Fas 阳性的肾小球细胞数目相平行。

国内也有报道 LN 患者肾组织 Bcl-2 蛋白表达增高，表达部位在肾小球系膜细胞和肾小管上皮细胞，提示：Bcl-2 在 LN 肾组织中的高表达可能导致系膜细胞、上皮细胞等的凋亡延迟，并促进这些细胞的增殖，从而参与 LN 的发病。

Badillo-Almaraz 等报道 70% 狼疮患者出现 FasL 和 Bax mRNA，这些基因主要表达在活动指数高的肾活检患者身上，正常对照组肾小球无表达。这些数据表明 FasL 和 Bax 在狼疮肾炎患者身上是上调的，可能通过影响凋亡而起病理作用。FasL mRNA 和蛋白在正常小鼠和大鼠肾脏表达，表达部位在近端肾小管上皮。狼疮肾炎患者 Fas、FasL mRNA 表达上调，但 cGVHD 小鼠 Fas、FasL mRNA 表达无显著性差异。

3.LN 与 Th1/Th2 细胞因子平衡的研究

辅助 T 细胞（Th）亚群功能失衡在 SLE 的发病过程中具有重要作用。Th 亚群按其分泌的细胞因子不同分为 Th1 和 Th2。Th1/Th2 细胞因子平衡代表着机体复杂的细胞因子网络，调整这个网络在自身免疫病的治疗中有很大的临床应用潜力。

Th1 细胞主要分泌 IFN-γ、IL-2 等，介导细胞免疫；Th2 细胞主要分泌 IL-4、IL-10 等，介导体液免疫。Th1/Th2 细胞效应有两个特征：①自身促进作用。②相互抑制作用。

临床研究方面，大多数 SLE 患者 Th2 占优势，即 Th2 功能亢进和 Th1 功能不足，从而出现体液免疫中 B 细胞过度活化，产生多种自身抗体，导致病理损伤。在 SLE 患者中，多表现为血清 IL-4、IL-10 显著升高，IL-2、INF-γ 显著降低，而重症患者也有 IL-2、INF-γ 升高的报道。

动物实验研究表明在疾病的不同阶段，Th 细胞功能的失衡也不尽相同，发病早期 Th2 占优势，随病情发展和恶化，Th1 占优势。另外，在发病早期，将人的 IL-2 基因重组后导入 MRL/lpr 狼疮鼠，小鼠肾脏病变减轻，表明是 Th2 占优势。在重症 MRL 狼疮鼠系，其 IFN-γ 与 IL-4、IL-10 的比值明显升高，表明疾病加重时 Th1 细胞占优势。

4. 细胞因子与细胞凋亡的关系

关于细胞因子对细胞凋亡影响的研究，Magara 等报道 IL-2 可促进慢性 B 淋巴细胞性白血病（B-CLL）细胞膜上 Fas 跨膜蛋白的表达，而在 Fas 的表达增强以后，即可诱导 B-CLL 细胞发生凋亡。Qtani 等报道 IL-2 可促进造血细胞中 Bcl-2 的转录，从而抑制细胞凋亡。IL-2 持续存在可激活 T 细胞克隆扩增和防止凋亡，IL-2 可以上调 Bcl-2 的表达而防止细胞凋亡。也有些实验结果发现，IL-2 对细胞凋亡无影响。

IFN-γ 诱导细胞凋亡的机制也是通过诱生 Fas 这种跨膜蛋白分子而实现的。而 IL-4 可抑制小鼠骨髓基质细胞的凋亡；IL-10 对细胞凋亡的调节作用则因细胞类型而异；IL-18 可选择性激活 FasL 介导的 Th1 细胞的细胞毒效应，与 T、B 细胞凋亡的发生密切相关。Cohen 等研究表明缺少细胞膜酪氨酸激酶 C-mer 的小鼠其巨噬细胞细胞因子对凋亡细胞的吞噬功能受到影响，可发展为狼疮样病变。

总之，狼疮性肾炎与细胞凋亡、凋亡调控基因、细胞因子关系密切，深入研究其相互作用的机制将对揭示狼疮性肾炎的发病机理并实施有效治疗具有重大意义。

（作者：陈扬荣、任文英、江明　摘自《陈扬荣医论精要》2005 年出版）

系统性红斑狼疮发病机制的研究进展

系统性红斑狼疮是 Biett 于 1882 年最早描述该病，至 1895 年 Cazanave 首先引用红斑狼疮这个名词来描述该病的皮肤表现，到 1949 年 Hargrave、1953 年 Mie-scher 等证实狼疮细胞是由抗核抗体所致，人们才认识到 SLE 是一种自身免疫性疾病。

关于自身免疫性疾病（autoimmune disease，AID）的诊断，1957 年 Koch 制定了诊断标准，标准执行了 35 年，1993 年 Rose 等进行修订，沿用至今。诊断依据包括 3 个方面：直接证据、间接证据、辅助证据。

根据这些诊断证据，SLE 是典型的 AID，是多因素所致多器官、多系统的非器官特异性 AID。其发病主要与遗传、免疫、环境、感染等有关，主要免疫学特征是多克隆淋巴细胞的活化，自身抗体产生和炎症因子的释放增加等。近年来，对自身免疫病的研究已成为免疫学研究的热点。对 SLE 发病机制的研究随着分子生物学、细胞生物学及分子免疫学的发展取得很多新进展，现将其作一综述。

一、自身抗原的形成与细胞凋亡的关系

研究表明，SLE 发病机制与 T、B 淋巴细胞激活，自身隐蔽抗原的释放有关。

1. 自身反应性 T 淋巴细胞克隆激活

T 淋巴细胞的发育是一个极为复杂的调节和选择过程，包括阴性选择、阳性选择。T 淋巴细胞的克隆消除是免疫耐受形成的重要机制之一。T 淋巴细胞形成过程中，某些细胞克隆的清除、选择都涉及了细胞凋亡机制。

研究表明，自身基因缺陷造成淋巴细胞凋亡异常，与自身免疫性疾病的发生、发展关系极为密切。自身基因是指能干扰重要免疫调节作用的非主要组织相容性抗原、免疫球蛋白或 T 淋巴细胞受体基因。像癌基因及其产物异常能引起细胞癌变一样，这些因素发生突变或遗传学改变时能错误诱导某些免疫功能，从而引起免疫失调、淋巴细胞增殖和自身免疫性疾病的发生。目前已明确定义为自身基因的有 Fas 和 Bcl-2。

Fas 具有促进细胞凋亡作用。MRL 狼疮鼠 lpr 基因型中发现，在 Fas 基因第 2 内含子处插入了一个 168~200bp 的病毒早期逆转录转座子，导致 Fas 基因突变，诱导细胞凋亡功能丧失，使自身反应性 T 淋巴细胞克隆清除功能缺陷，大量的 CD4CD8 双阴性 T 细胞在 MRL-lpr/lpr 外周淋

巴组织积聚，出现狼疮样病变。GId 鼠，FasL 在靠近 3' 端编码序列有 T 到 C 的转换，这种点突变使其丧失功能无法与 Fas 结合，也就不能诱导细胞凋亡，同样使大量 T 淋巴细胞堆积而发病。吴氏等用正常全长 Fas cDNA 转染到 MRL-lpr/lpr 单细胞胚胎中，形成转基因鼠，在 4、5 月龄时无狼疮表现，而未转染的鼠，在 4、5 月龄时有狼疮表现，表明了 Fas 突变的致病作用。

2. 自身反应性 B 淋巴细胞的活化

Bcl-2（B 淋巴细胞瘤 / 白血病 -2 基因）是继 Fas 后第二个被确定的基因。Bcl-2 能抑制细胞凋亡，又称为细胞凋亡抑制基因。

1991 年，Strasser 用 Bcl-2 转基因鼠建立相似的狼疮模型，发现其淋巴细胞凋亡减弱，前 B 和 B 细胞寿命延长，细胞数目扩增，并出现高 γ 球蛋白血症，同时产生多种抗核成分的自身抗体，发展 SLE 样自身免疫综合征。

在 MRL-lpr/Ipr 中，也可能因 Fas 基因突变，自身反应性 B 淋巴细胞存活延长，甚至逃脱 Fas 介导的细胞凋亡，产生自身抗体引起 SLE。

3. 自身隐蔽抗原的释放

研究显示，细胞凋亡致自身隐蔽抗原暴露与光过敏感染、凝血致 SLE 有关。Livia 等对 SLE 患者做这方面实验揭示其机理：首先用紫外线照射体外培养的人角化细胞，诱导其凋亡，发现这种凋亡细胞表面含有不同自身抗原的二大类泡，即较小的表面泡内主要是 RNA、核糖体等，较大的有核小体 DNA、Ro、La 等。这两类泡膜部有自由基产生，对其蛋白起修饰作用，这些修饰包括片段化、磷酸化、甲基化等，暴露出隐蔽的抗原决定簇，从而诱发自身抗体产生。接着他们又进行病毒诱导的细胞凋亡实验，发现在上述凋亡泡表面富含病毒颗粒和病毒糖蛋白，这种特异性的病毒自身抗原复合物很可能打破自身耐受，同样激发自身抗体的产生。近年揭示，有促凝活性的磷脂酰丝氨酸在细胞凋亡失去双层结构时重排，暴露到凋亡细胞的外表面，诱发抗磷脂抗体的产生，从而在患者中表现为抗磷脂抗体综合征和血管内凝血。

4. 核小体抗原

核小体抗原是目前凋亡机制研究的热点，核小体是由 180~200bp 包绕八聚体核心组蛋白构成的复合物，体内完整的核小体抗原主要是细胞凋亡过程中产生的，凋亡小体中含有核小体。SLE 模型鼠初始针对核小体发生免疫反应，继而针对核小体构成成分 dsDNA 及组蛋白发生反应，形成更多的免疫复合物，加重病情。现多用 SLE 患者的细胞凋亡过度，产生大量核小体抗原而致病来解释 SLE 发病机制。

SLE 自身抗体种类繁多，主要有 3 类：一类是针对细胞膜表面抗原的抗体，主要通过细胞膜表面分子（膜抗原）而引起免疫损伤，达到破坏细胞的作用，引起溶血性贫血、血栓性血小板减少、淋巴细胞毒现象；后二类是针对胞浆、胞核等成分的抗体，包括 DNA、组蛋白和核小体抗体造成组织损伤和狼疮性肾炎。

其中抗 DNA 抗体，尤其是 IgG 抗 ds-DNA 抗体是人和动物 SLE 的主要特征。过去认为，循环 DNA 与抗 DNA 抗体形成的免疫复合物沉积于肾脏而致 LN。现在认为，在 SLE 中细胞凋亡产生很多核小体抗核小体抗体，这种抗核小体抗体可表现抗亡，产生很多核小体 DNA 及抗组蛋白抗体，它们也可与核小体结合。在损伤肾脏的过程中，不是抗 DNA 抗体反应性与肾小球基底膜（GBM）结合损伤肾胜，而是 GBM 的固有成分硫酸肝素带负电荷，与免疫复合物中带正电荷的核小体结合，是核小体介导的抗体或免疫复合物结合沉积于 GBM 上，产生相应的免疫反应及损伤。SLE 其他组织损伤也可能有类似情况。

进一步研究认识到，并非所有的抗 DNA 抗体都有肾病源性。这主要取决于其结构和分子基础，具有肾病源性的抗 DNA 抗体是一种阳离子抗体。这种抗体常存在于活动性 LN，在人类，这种阳离子抗体由一种特殊的 GemlineV$_K$ 基因 A$_{30}$ 编码。缺乏 A$_{30}$ 则不会发展为严重的肾小球肾炎。另有研究表明，抗 DNA 抗体可与肾小球内糖类脂类、蛋白抗原交叉反应，包括 GBM 的硫酸肝素糖蛋白。通过这种交叉反应导致其在肾组织沉积，激活补体系统，介导肾组织炎症。

肾小球内沉积的自身抗体不仅是抗 DNA 特异的，而且是抗核小体特异的。实验证明，核小体可与 GBM 发生交叉反应，其中组胺在介导这种复杂的核小体复合物沉积中起了重要作用。此外，gP70 抗体也被认为是重要的骨病源性抗体。（NZB，NZW）F1 鼠回交分析表明，一系列调节抗 dsDNA、ssDNA、组胺染色质 IgG 自身抗体的基因与抗 gP70 基因位点是重叠的，而且这种鼠肾小球已发现 970- 抗 gp70 抗体复合物的沉积，这种结果揭示了多种自身抗体可能以其不同的结构和分子基础并以不同的方式沉积于肾小球，激活补体，形成 LN 不同的病理组织改变。

二、SLE 发病的遗传因素

自 1971 年第一次发现 MHC 基因与 AID 的关联性以来，已有大量的关于 MHC 与 AID 关联性的研究。有关此机制的假说很多，主要有分子模拟假说、自身抗原呈递假说、抗原识别受体库假说及非典型的 MHC 基因假说等。随着研究进一步深入，发现越来越多的人类白细胞抗原（HLA）以外的基因在 AID 的发病过程中起着极为重要的作用，如 TGF-β、TNF、IL-10、Fas/FasL 等。

1. 与 SLE 相关的 MHC 基因

主要研究编码 MHC 的基因与 SLE 的易感性。通过狼疮动物模型（NZBXNZW）F1 鼠和 BXSB 鼠研究其杂合子比纯合子易感 SLE 的原因。H-2$^{d/d}$ 纯合子发生 LN 率低，可能与 MHC-Ⅱ类分子 I-E 表达有关。因为 I-E 阴性者比阳性者易感性更高，I-E 表达增加可能抑制不同的自身免疫反应，包括自身抗体的产生，这似乎是 SLE 的一种保护因素。进一步研究表明，H-2$^{d/d}$ 纯合子易感性低与 MHC-Ⅱ类分子 Ea 基因有关，来源于 I-E 分子的 Ea 肽与 I-A 分子有高度亲和力，能与抗原竞争结合 I-A 分子，阻止 I-A 对自身肽的呈递，因而使自身反应性 T 淋巴细胞活化受阻。

HLA 等位基因与狼疮易感性的关系。有人研究认为 INF-α 可能通过 MHC-Ⅱ类基因或单倍型在 SLE 发病中起重要作用。研究已表明，SLE 的易感基因可能位于或靠近 HLA-DR 位点。HLA-DR 的不同等位基因在不同人群有不同的分布频率。如 HLA-DR_2 和 DR_3 增加了高加索人 SLE 的患病危险，而 HLA-DR_2 和 DR_7 增加了非裔美国人 SLE 易感性。另外，不同的 HLA 等位基因与特异的自身抗体产生有关。研究表明 HLA-DQAI 501 和 DQB 201 共介导 Ro、La 的产生，而 TAP201 等位基因主要影响 Ro 的产生。在另外人群中 DR_2-DQW6 与抗 Sm 抗体产生有关，而在抗 Sm 缺乏的患者中抗 RNP 阳性与 DQW5 有关。这些结果意味着 MHC 等位基因决定了特异性抗体的产生。

2. 与 SLE 相关的非 MHC 基因位点

目前已知的非 MHC 基因主要是位于鼠 4、1 和 7 号染色体。Yaa 是 Y 染色体上的一个基因位点，携带这一基因的 BXSB 鼠常发展为严重的肾病变，Yaa 基因可能与抗体对抗原反应的扩大有关，并使 IgG 自身抗体从 IgG2α 和 IgC3 转化，后二者对介导 LN 更有病原性。

三、其他免疫因素

1. 细胞因子

研究表明细胞因子既参与了 LN 免疫应答的全过程也参与了局部作用。这些细胞因子主要有：巨嘴细胞移动神制因子（MIF）、可溶性白介素 -2 受体（sIL-6）、肿痛坏死因子（TNFa）、白介素 -6（IL-6）、内皮素（ET）明显升高，且与疾病的活动性明显相关。

2. 红细胞免疫

通过检测 LN 患者血中红细胞 C3b 受体（E-C3bR）、红细胞表面免疫复合物（E-IC）、红细胞免疫黏附促进因子（EIAEF）及抑制因子（EIAIF），结果发现 LN 活动期 E-C3b、EIAEF 明显降低，而 E-IC 及 EIAIF 明显升高，同时发现 E-C3bR 活性与 IL-2、血 C3 成正相关，与血清 γ 球蛋白呈负相关，提示红细胞对免疫复合物的清除能力下降，可能是导致 SLE 发病的主要原因之一。

3. Th1/Th2 细胞因子失衡

CD4 +T 细胞分化成功能不同的 Thl 和 Th2 亚群，自身免疫病的研究主要集中在 ThI/Th2 细胞的平衡上。Th2 细胞表达 CD30，研究发现 SLE 患者 CD30 升高，提示 Th2 细胞与其发病关系密切。

4. 信号传导异常

近年来，研究发现 SLE 免疫细胞信号传导存在异常的分子基础，与 SLE 发生机制密切相关。① T 细胞信号异常，包括：TCR/CD3 介导的 Ca^{2+} 高反应；TCR/CD3 链异常；PKAI 同工酶异常；CD45 活性异常。② SLE 患者 T、B 信号相互作用的异常，包括 CD40L 表达异常；CD28/CTLA4、CD80/CD86 的异常。SLE 自身抗原的产生可能与免疫细胞的异常凋亡有关，自身抗原的自身抗体的异常产生、与免疫细胞的异常活化及异常的分子基免疫信号的信号传导异常，可能为这些免疫细胞效应异常的分子基础。

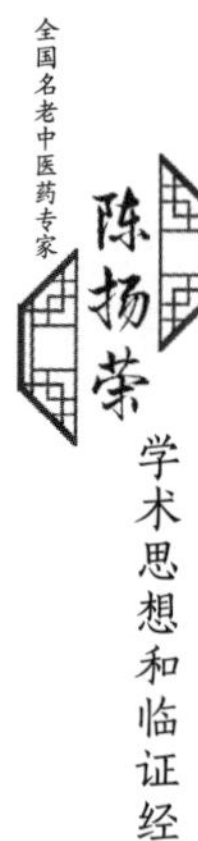

四、SLE 患者体内雌激素异常

雌激素在 SLE 患者体内的可能作用有以下几种：①诱导细胞凋亡。②参与对免疫机制的调节。雌激素能降低自身耐受性，增加多克隆B细胞的活性和自身抗体的形成，抑制Ts细胞的活性。③延缓巨噬细胞对免疫复合物的清除。单核、巨噬细胞上有雌激素受体，当雌激素与之结合后，可加强巨噬细胞吞噬部分抗原的能力，延缓吞噬细胞等对免疫复合物的清除。

五、小结

综上所述，对 SLE 的自身抗原形成、自身抗体作用、遗传机制，以及感染、环境、雌激素、细胞因子等诱发或加重 SLE 原因的研究都取得了新的进展，尤其是细胞凋亡的理论解释了 SLE 发病机制的某些方面。对 SLE 发病机制更深入广泛的研究有可能揭示该病的本质，为治疗提供理论指导。

（作者：陈扬荣、任文英、江明　摘自《陈扬荣医论精要》2005 年出版）

系统性红斑狼疮小鼠模型的研究近况

系统性红斑狼疮小鼠模型的研究对揭示 SLE 发病原因、发病机制及探索治疗方法具有重要价值。本文以 BXSB 小鼠及 cGVHD 小鼠为重点，就目前国内外常用的几种 SLE 小鼠模型逐一介绍如下。

一、BXSB 小鼠模型

BXSB（H-2^b）小鼠是系统性红斑狼疮（SLE）小鼠模型之一。我国的 BXSB 小鼠是从美国 Jackson 实验室引进的。该鼠由雌性 C57BL-6 和雄性 SB/Le 杂交而来，二者具有相同的组织配型，属重组近交系小鼠，能自发地出现 SLE 样的自身免疫综合征。具有骨髓干细胞缺陷，单核细胞明显增加，B 细胞过度活化产生大量多种自身抗体和 T 细胞功能异常等特点。其雄鼠 SLE 发病（2 月龄）较雌鼠（5 月龄）早且严重，这与其 Y 染色体连锁的自身免疫增强基因（Y chromosome-linked autoimmune accelerator，Yaa）基因有关。通过对 BXSB 小鼠模型的研究有可能揭示 SLE 的病因和发病机制。

（一）免疫学和免疫病理学特征

1.B 淋巴细胞异常

BXSB 小鼠和其他 SLE 小鼠（包括人 SLE）的最显著的免疫学异常是 B 细胞的高活性，其特点是自发的多克隆抗体产生和各种自身抗体的分泌；免疫球蛋白（Ig）含有细胞和 IgG 分泌细胞（Ig-sc）明显增加；自发的或脂多糖（LPS）诱导的克隆性 B 细胞增殖，数量增多。在高月龄雄性 BXSB 小鼠胸腺内含有较多的 B 细胞，雄性 BXSB 小鼠脾和淋巴结的 B 细胞数量较雌性高 3 倍以上。研究发现 B 细胞异常增生的机制是：发病的 BXSB 小鼠胸腺 B 细胞具有自发增殖能力，并与其脾B细胞相似，而胸腺基质细胞对其B细胞的增殖无任何影响；B细胞异常增生还与B细胞更新加速有关，B细胞更新加速使B细胞生成速度大于消亡速度，导致外周B细胞总数增加；细胞凋亡的异常也与B细胞异常增生有关，与骨髓中的自身反应性B细胞未被清除有关。

B细胞的负反馈抑制功能异常也可导致其增生。研究表明：Ig-GFe端受体（FerR）负反馈抑制作用缺失，可能是B细胞异常增生与高水平的血清IgG1α、IgG3及相应IgG亚类自身抗体并存的原因之一。由于雌、雄BXSB小鼠均显示FerR功能的缺陷，表明它与Y染色体上Yaa基因无关。

2.T细胞的作用

在BXSB小鼠，由于B细胞自身耐受缺陷导致对非特异性刺激物的反应性增强，因而在发病初期表现为多克隆B细胞活化和B细胞的自身免疫反应。然而，随着疾病的发展，多克隆抗体应答逐渐被抗原驱动的B细胞特异性应答所替代，表现为特定的Ig基因家族选择性地扩增及血清Ig和自身抗体由IgM类型转换，标志着自身抗原诱导的特异性免疫应答的出现。在此过程中，T细胞的辅助功能是自身抗原特异性B细胞活化和分化所必需的，而且随着BXSB小鼠狼疮病变的逐渐发展，CD4+T细胞逐渐转变为活化状态，Th1细胞功能上调导致lgG2α和IgG3性亚类自身抗体增加，而Th2细胞功能下调导致的IgG 1亚类抗体减少与小鼠SLE的发病密切相关。

3.自身抗体和免疫复合物性病理损伤

（1）抗核抗体（ANA）。自1月龄起，雄鼠血清ANA较同龄雌鼠水平升高，有显著性差异，并随月龄而增加。ANA升高与肾小球中Ig沉着不一定是因果关系。ANA升高阳性率多低于Ig沉着。

（2）抗DNA抗体。有人研究，1~2月龄BXSB雄性小鼠血中可能没有抗DNA抗体或含量很低，自3月龄起，血中抗DNA抗体水平升高，4月龄上升至高峰，5月龄仍维持较高水平，提示：雄性BXSB小鼠可能从3月龄开始表现SLE，4月龄前病情达到最严重程度，如果不经治疗，其平均生存期为5.5个月。另有人研究，1~6个月雄性BXSB小鼠IgG类型的抗dsDNA、抗ssDNA水平高于雌性小鼠，但并没有随鼠龄增加而增加，其抗DNA抗体动态变化无规律，与BXSB小鼠疾病的严重程度不平行，提示：在诊断SLE或判断其严重程度时应测定多项实验指标为宜。

（3）肾脏病理。雄鼠6周龄时即可见到微量免疫复合物在肾小球沉积，1月龄雄鼠50%表现肾小球有Ig沉着现象，同龄雌鼠无此现象。5月龄时雄鼠100%出现肾小球沉着现象，雌鼠出现不同程度的肾小球Ig沉着。

（4）尿蛋白。3月龄雄鼠尿蛋白浓度开始增加，并且鼠龄越长，尿蛋白浓度愈升高，而1~6月龄的雌鼠尿蛋白浓度处于正常范围。

（5）血清尿素氮（BUN）。从5月龄开始，雄性BXSB小鼠血清BUN浓度显著升高，而1~5月龄雄性BXSB小鼠与1~6月龄雌性小鼠血清BUN浓度无明显差异。

（6）血清免疫球蛋白。4~6 月龄 BXSB 雄性鼠血清中 γ 球蛋白，均高于同月龄雌鼠的含量，其有显著性差别。

（7）脾和骨髓中可分泌细胞（Igsc）。3~6 月龄雄鼠脾中 Igsc 各月龄的含量均高于同月龄雌鼠，但同月龄雌、雄鼠骨髓中的 Igsc 数量无显著差别。

（8）脾细胞自发增殖。4~6 月龄雄鼠脾细胞自发增殖水平较同月龄的雌鼠增高，有显著性。相反，各月龄雄鼠脾细胞对ConA(刀豆蛋白A)和LPS的反应均较同龄雌鼠的反应低，亦有显著性。这说明，患 SLE 的 BXSB 小鼠，一方面具有 B 细胞高活性的表现，如抗核抗体、血清 Ig 水平及脾 Igsc 增加等；另一方面，也存在 T 细胞和 B 细胞反应功能降低的表现。

综上所述，雄性 BXSB 小鼠于 1 月龄出现 ANA 增高，Ig 沉积的肾脏病理改变；于 3 月龄出现 SLE 样表现及明显的肾脏病理改变；于 5~6 月龄，雄鼠出现较严重的 LN（狼疮肾炎），雌鼠出现较轻的 LN。故平均发病年龄雄鼠约在 2 月龄，雌鼠约在 5 月龄。

（二）与细胞凋亡的关系

B 细胞异常增生与小鼠脾脏 B 细胞凋亡发生率明显增高有关。凋亡细胞阳性率可因凋亡细胞绝对数增加或清除降低引起，目前尚无进一步证明。有人用凋亡胸腺细胞经腹腔注射给同基因性别的正常 C57 小鼠和处于发病之前的狼疮性遗传倾向的雄 BXSB 鼠，人为地增加体内凋亡细胞的数量探讨凋亡细胞与自身抗体产生和肾炎病变的关系。结果，用胸腺细胞免疫后，诱导雌性 BXSB 小鼠产生更高水平的 IgG 类型抗 dsDNA 抗体和抗 ssDNA 抗体；并使雄性 BXSB 小鼠蛋白尿增加。提示：凋亡具有免疫原性，它可能是狼疮性 BXSB 小鼠体内自身抗原的主要来源；雄性 BXSB 小鼠狼疮性肾炎的病变程度较 C57 小鼠、雌性 BXSB 小鼠明显加重，表明狼疮遗传因素和 Yaa 基因能促进凋亡细胞的免疫原性和增强凋亡细胞的致肾炎作用。国外报道，BXSB 狼疮小鼠的胸腺细胞对 LPS 诱导的凋亡的敏感性较正常小鼠对照组明显降低，提示不正常的胸腺微环境在狼疮鼠的发病中起重要作用。

（三）相关基因

1.Yaa 基因

在 BXSB 小鼠的 Yaa 染色体上存在着加速自身免疫反应的基因，称为 Yaa 基因。Yaa 基因使雄鼠发病早且严重。Yaa 的特性是选择性地促进自身免疫反应。首先，Yaa 基因只对有自身免疫倾向遗传背景的小鼠可诱导或加速 SLE 进展，对无自身免疫倾向遗传背景小鼠无反应。其次，Yaa在产生低水平自身抗体并具有自身免疫倾向的小鼠的遗传背景下明显促进自身抗体的产生，但在产生高水平自身抗体的狼疮小鼠，Yaa 基因作用不明显。

Yaa 基因仅功能性地表达于 B 细胞，而不是 T 细胞，lpr 小鼠的 Fas 受体既表达于 T 细胞又表达于 B 细胞，gld 小鼠的 FasL 功能性地表达于 T 细胞，反映了 SLE 小鼠发病机制不同。

Ya 基因对 BXSB 小鼠骨髓中 B 细胞系细胞的分化发育无影响，提示 Yan 基因仅在外周免疫器官的成熟 B 细胞中表达活性，通过改变 B 细胞表型和功能而促进 SLE 的发生和发展。Yaa 缺陷可能降低抗原受体依赖的阈值，导致对自身反应性 T 和 B 细胞的激惹和过分刺激。Yaa 染色体通过一些间接机制可能影响下一代雌性的发病。

2.C3 基因

3~4 月龄雄性 BXSB 小鼠肝、肾、脾各脏器 C3 mR-NA 表达量较正常对照鼠显著增加。C3 基因的过度表达可能参与 BXSB 小鼠 SLE 多脏器非感染性炎症的发生，同时提示该鼠存在巨噬细胞系统的大量增殖及活化。

3. 原癌基因

某些原癌基因参与淋巴细胞的异常活化与增殖，在 SLE 免疫病理中起一定作用。C-myc mRNA 在 SLE 发病较重的 4~6 月龄 BXSB 小鼠脾脏和肾脏均表达，SLE 发病较轻的 4~6 周龄 BXSB 仅发现脾脏表达。提示：c-myc 基因可能会与 BXSB 淋巴细胞异常活化和狼疮性肾炎的发生有关。原癌基因 bas 和 abl 在 BXSB 鼠脾脏中表达升高与自身免疫性 B 细胞活化有关。xid 基因通过控制 B 细胞分化成熟而抑制了在 BXSB 小鼠的表达。

4. 细胞因子

①转化生长因子（TGF-β）：是一种重要的生长调节因子，能增加培养的肾小球系膜细胞胶原、纤维连接蛋白和蛋白多糖的合成。实验证明，TGF-β 的抗血清能降低大鼠增殖性肾小球肾炎模型中，肾小球细胞外基质的产生。周平等发现，6 月龄雄性 BXSB 小鼠肾脏表达 TGF-β 的 mRNA 的量显著增加（$P < 0.01$），提示 TGF-β 可能在狼疮性肾炎肾小球细胞外基质的病理性积聚和肾小球硬化的形成过程中起重要作用。②胰岛素样生长因子（IGF）-1、白介素（IL）-1 和肿瘤坏死因子（TNF）-α mRNA 在 6 月龄雄鼠肾脏表达的量显著增加（$P < 0.05$）。IGF 是成纤维细胞强有力的生长因子，能刺激系膜细胞增殖，IGF-1 基因表达与组织修复和纤维化的形成有关。IL-1 和 TNF-α 均是多功能细胞因子，具有广泛的免疫和炎症效应。三者在肾脏局部表达量增加可能会引起肾脏功能和结构多方面的改变，在狼疮性肾炎向肾小球硬化的过程中起一定作用。③ IL-1、IL-10、IL-6 在 BXSB 小鼠淋巴组织均有表达，提示细胞因子在狼疮发病过程中起一定作用。④通过分析 IL-4 基因缺陷的 BXSB 小鼠，IgG 1 明显降低，但 SLE 症状无改变，表明 Th2 细胞分泌的 IL-4 未参与该品种小鼠的诱导和产生。⑤被凋亡细胞激惹的细胞因子表达的缺陷具有广泛的潜能去扰乱耐受和免疫之间的平衡。⑥人趋化因子样因子 -1（hCKLF-1）在短时间内显著地促进雄性 BXSB 小鼠尿蛋白浓度异常升高，加重其肾脏炎症，hCKLF-1 可能是参与狼疮性肾炎的介质之一，其效应细胞可能是单核巨噬细胞。

5.MHC- Ⅱ

在 BXSB 小鼠骨髓细胞中，TCR、MHC- Ⅱ类分子及逆转录病毒基因产物均高表达，表明与 SLE 发病有关。其中 MHC- Ⅱ类分子，是通过影响 T 细胞阳性选择，影响 T 细胞分化，使 T 细胞表型及功能异常，产生有害的自身反应性T细胞库，最终导致疾病发生。

6. 逆转录病毒基因

BXSB小鼠骨髓中，逆转录病毒化壳蛋白，内源性逆转录酶等是高表达的，逆转录病毒致病机理可能在于：逆转录病毒基因表达产物与自身细胞成分有相同的抗原决定簇，或者充当超抗原，引起自身免疫应答，导致自身免疫病的发生；逆转录病毒具有转座子活性，可引起插入突变，导致重要基因功能丧失或激活其他基因，引起疾病。

7. 易感基因

在BXSB小鼠第1号染色体上发现了多个狼疮易感基因位点，如位于32.8cM（厘摩）处的D1Mit5与肾炎相连锁，位于63.1cM处的D1Mit12及位于100cM处的D1Mit403与抗dsDNA抗体产生相连锁。抗核抗体和肾炎由染色体3确定，脾肿大由染色体4确定，抗ssDNA抗体产生在染色体10。染色体4和染色体1的端粒部分与其他鼠模型是连锁的，但染色体1的着丝点及染色体3和10是BXSB小鼠独有的，这表明，尽管这些位点是狼疮鼠模型共有的，但在不同的鼠有不同的疾病易感基因。

8. Ⅰ、Ⅲ型前胶原基因

狼疮性肾炎发病较重的6月龄雄性BXSB小鼠肾脏组织表达Ⅰ、Ⅲ型前胶原mRNA的量显著增加，分别为3月龄雄鼠肾脏表达量的3.2倍和1.5倍，肾内Ⅰ、Ⅲ型胶原沉积较对照鼠显著增多，表明Ⅰ、Ⅲ型前胶原mRNA的异位大量表达及Ⅰ、Ⅲ型胶原在肾脏沉积增加，是狼疮性肾炎肾小球细胞外基质病理性积聚的重要原因，可能会引起肾小球结构和功能多方面的改变，在狼疮性肾炎的进展和肾小球硬化的形成过程中起重要作用。

（四）BXSB小鼠治疗的研究

1. 西药

①白介素-1受体拮抗剂（IL-1ra）：注射后小鼠蛋白水平、ANA滴度增加幅度减少，肾脏IgG1、C3沉积减轻，血清IL-6活性和肾脏IL-6蛋白表达减弱，提示IL-1在BXSB发病中的病理作用及IL-Ira对该鼠的可能治疗作用，也提示降低高水平IL-1可减弱B细胞增殖活化和抗体产生的刺激，减弱B细胞、单核细胞等细胞释放IL-6。②新抗凝治疗：BXSB小鼠发病后纤溶功能低下，血中组织型纤溶酶原激活物（t-PA）明显低于正常。治疗后t-PA活性恢复正常，提示该药通过恢复和提高病鼠的纤溶功能而使沉积于肾小球毛细血管的纤维蛋白和免疫复合物得以降解和消除，从而有利于病损的修复。③Lepharanhin对（NZWxBXSB）F1小鼠的自发性血小板减少性紫癜有治疗作用，不仅作用于血小板的破坏过程，而且也作用于血小板减少症的血小板生成过程。④通过移植排除T细胞的骨髓和纯化的红细胞生成的干细胞，可预防BXSB小鼠的冠心病。

2. 中药

用大黄、黄芪治疗 BXSB 雄性 2 月龄鼠，至 5 月龄处死小鼠观察尿蛋白含量，血清 ANA、BUN、Scr 及肾脏免疫病理，结果提示中药大黄、黄芪在一定条件下，可改善 SLE 模型 BXSBS 小鼠的实验指标。

二、MRL/1pr 小鼠模型

MRL/MPJ–Ipr/Ipr 小鼠品系源自 MRL/MPJ 鼠，由 Murphy 等人于 1979 年建立，该展由于带有淋巴增殖基因 Ipr，故其特征是发生淋巴腺病和脾肿大。这些突变鼠在大于 4 个月后，同时发生进行性的肾脏、系统性血管炎及唾液腺、肺、皮肤的炎症。这些鼠与自身免疫特征相联系，包括高 γ 球蛋白血症，自身免疫特异性的自身抗体升高，如抗 dsDNA、抗 Sm、抗髓过氧化物抗体、类风湿因子及循环免疫复合物升高。细胞因子异常包括 IL–1、IL–6 和巨噬细胞集落刺激因子（M–CSF）上升。因此，Ipr 基因被认为是系统性自身免疫病的责任基因。

MRL/Ipr 小鼠系统性自身免疫病的病理特征表现为各种形式的结缔组织疾病，包括肾小球肾炎、系统性血管炎、多发性关节炎和涎腺炎，类似于系统性红斑狼疮的狼疮性肾炎、多发性关节结节、类风湿关节炎和系统性硬化症。

（一）肾小球肾炎的病理特征

80% 以上的 MRL/Ipr 鼠发展为肾小球肾炎，显示狼疮性肾炎样规则的组织病理改变。主要表现是毛细血管增生病变，次要表现包括伴严重炎细胞浸润的肉芽肿或新月体病变，节段性白金耳样病变和玻璃样变，免疫荧光可见 IgG、IgM 和 C3 在系膜、内皮下和（或）上皮上沉积，显示系膜和（或）膜性病变。

（二）基因

1992 年 Nagata 和他的同事发现 Ipr 基因实际上是 Fas 基因突变缺失。Fas 基因位于 19 号染色体并编码诱导细胞凋亡的 I 型膜蛋白。特征是诱导免疫细胞，激活 T 细胞和巨噬细胞。在 Fas 基因的第二个内含子处插入了一个逆转录基因，引起 Fas 转录不成熟的终止，导致 Fas 介导的凋亡的缺陷。因此，小鼠 Ipr 基因的同源基因产生大量逃避正常凋亡的 T 细胞、B 细胞及激活的巨噬细胞，引起持续的自身免疫反应。

进一步研究发现，MRL/Ipr 鼠的结缔组织疾病是由多基因引起的，依赖于不同背景的基因而不仅是 Fas 突变基因。IgG3 自身抗体在 MRL 鼠与肾小球肾炎的基因背景密切相关。染色体 4、2 与血管炎相关，染色体 6 与肾小球肾炎相关，染色体 2、7、15 与关节炎相关。涎腺炎与第 1、4、10、18 染色体相关。

三、NZB×NZW（F1）小鼠模型

NZB 鼠是 1959 年由新西兰 Marianne Bielschowsky 发现的。NZB 鼠是 5 种新西兰鼠之一，5

种鼠按颜色分 NZB（黑色）、NZC（巧克力色）、NZO（野鼠色）、NZY（黄色）、NZW（白色）。NZB 鼠自发的发展自身免疫性溶血性贫血，抗红细胞抗体，网状红细胞增多和脾肿大，伴有与人狼疮性肾炎相似的轻度免疫复合物肾炎，以及晚期可出现干燥综合征表型。NZW 小鼠不是自身免疫鼠系，尽管可发展成为肾小球肾炎。NZW 基因背景加速和强化了 NZB 小鼠的轻度狼疮样自身免疫损伤。

NZB×NZW（F1）杂交鼠早期自发发展 SLE 样表现为肾脏病变，还表现为多动脉炎和干燥综合征。F1 鼠有 IgM 高 γ 球蛋白血症和 IgM 抗 DNA 抗体早于 SLE 临床特征出现。在小鼠 5~6 月龄时，IgG 自身抗体与 SLE 临床表现同时出现，与人类 SLE 相似，阳性免疫球蛋白沿表皮－上皮结合处沉积，在大于 7 月龄的鼠可见皮肤狼疮带实验阳性，这些鼠大部分在出生 1 年内死于 SLE。

在 NZB×NZW（F1）鼠，NZB 基因决定自身免疫基因型的特殊方面，NZW 鼠修改变更疾病的发病或不发病。

四、诱导的 SLE 样小鼠模型

以慢性 GVHD（graft versus host disease，移植物抗宿主病）小鼠模型为代表。该模型自 1968 年问世，从此为科研机构提供了一个研究自身免疫性疾病，特别是狼疮性肾炎的诱导实验动物模型。其发病特点是淋巴样增生，产生与 SLE 患者相似的自身抗体，以及严重的免疫复合物介导的肾脏疾病。该模型具有性别相关性，雌性小鼠更适合做模型，其优点主要有两方面，一是其发病时间早，诱导后 4 周即可出现 SLE 样病变，并由于是诱导模型，其实验条件易控制，适合实验研究；二是该模型以肾脏损伤为主要表现，其病理形态学改变能按照世界卫生组织标准进行形态分类。

（一）小鼠品系

主要有 3 种：雌性 DBA/2 小鼠，雌性（雄性 C57BL/10× 雌性 DBA/2）F1 小鼠；雌性 BALB/c 小鼠，雌性（雄性 C57BL/6× 雌性 BALB/c）F1 小鼠；雌性 BALB.D2 小鼠，雌性（雄性 C57BL/10× 雌性 BALB.D2）F1 小鼠。

所选母鼠一般为 6~10、7~8、8~10 周龄，子鼠一般为 6~7、7~8、8~10、10~12 周龄。

（二）发病机理

当杂交 F1 小鼠与注射淋巴细胞的母鼠 MHC-I 和 MHC- Ⅱ完全不同时，将发生急性 GVHD，具有致死性。而本模型母鼠（DBA/2 等）的基因型为 H-2d，父鼠（C57BL/10 等）的基因型为 H-2b，杂交后 F1 小鼠的基因型是 H-2d/b。其 MHC 类部分相同，发生慢性 GVHD。在此模型中，供体细胞毒性 CD8+T 细胞没有活性，伴随 INF-γ 含量下降，供体 MHC- Ⅱ类 CD4+T 细胞激活受体 B 细胞，导致 F1 小鼠 B 细胞大量增殖，产生自身抗体，出现 SLE 样表现。

（三）诱导方法

亲代淋巴细胞输注，即提取雌性同种母鼠的淋巴细胞，从静脉注入杂交后 F1 代小鼠的体内。

1. 淋巴细胞提取

从 DBA/2 供者体内无菌分离脾、淋巴结（肠系膜、颈部、腹股沟、腋下）和胸腺，剁碎这些组织放在无菌的 RPMI1640 液中，并轻压这块组织过孔径 150μm 的钢筛，制成单细胞悬液。此悬液再通过孔径 70μm 的尼龙筛，然后细胞悬液通过疏松的塞着棉毛的巴斯德吸量管。悬液在 RPMI1640 液中洗两次并在 250g 离心 10 分钟，离心后的沉淀在 RPMI1640 液中悬浮。所有这些细胞和活细胞的比例用台盼蓝排除和光镜检查来决定。悬液再洗一次，离心后沉淀被 Hand's 平衡盐溶液（HBSS）悬浮并混匀。其中脾、胸腺及淋巴结细胞的比例为 6 ∶ 3 ∶ 1 或 6 ∶ 4 ∶ 2。也有只提取脾和淋巴结，比例为 2 ∶ 1。

2. 注射方法

取悬液含（50~60）$\times 10^6$ 个活细胞放在 0.25ml HBSS 中，尾静脉注射给 F1 小鼠。注射时间分两种，由脾、胸腺、淋巴结 3 种细胞组成的悬液，分别在 0、3、7、10 天注射，共 4 次；由脾和淋巴结两种细胞或脾细胞一种细胞组成的悬液，于 0、7 天注射，共 2 次。

3. 标本采集

于诱导前和诱导后 2 周及以后每隔 2 周，采集血标本，方法有麻醉小鼠后，从其目内眦取血，或处死取血。采集血标本同时收集尿标本，有用收集笼收集及通过刺激排尿收集两种方法。分别在诱导前和诱导后 2、4、8、12 周处死小鼠，取肾脏标本。

（四）诱导结果

1. 自身抗体

2 周开始出现 ANA，滴度从 1 ∶ 20~1 ∶ 540 逐渐升高。ANA、dsDNA 从 2 周开始上升，8 周达高峰。模型小鼠 8、12、16 周血清 dsDNA 抗体显著高于对照组。有报道，IgG 型 dsDNA 在诱导后 14 周和 16 周出现最高峰。

2. 血生化指标

血清学变化出现在 6~14 周。12 周血胆固醇、三酰甘油显著高于对照组，血清总蛋白及白蛋白显著降低。16 周时尿素氮、肌酐明显升高。

3. 尿蛋白及尿红细胞

诱导后 4 周出现蛋白尿，有报道蛋白尿变化在 6~14 周，以及 8 周开始出现蛋白尿，12 周达高峰。小鼠于 12 周及 16 周可见尿红细胞。

4. 肾脏病理

光镜检查：注射后 8 周，以肾小球细胞增生为主要特征；12 周，系膜增宽，基底膜增厚；16 周，部分肾小球全球硬化。荧光检查：8 周时，IgG、C3、IgM 沉积。

电镜示 8 周时部分足突融合，系膜区、基底膜上皮下及内皮下有电子致密物沉积；12 周时内皮细胞肿胀，线粒体增多，毛细血管腔狭小，足突广泛融合，基底膜节段性增厚，可见系膜插入。Bruun JA等报道，小鼠诱导后12~14周，肾脏出现肾小球系膜节段、弥漫增生及膜性肾小球肾炎，严重者出现球性肾小球硬化。多数动物显示增生型的肾小球病变，免疫球蛋白和补体沿肾小球毛细血管壁（多为IgG）及系膜区（多为IgM和IgG）沉积。电镜示系膜和皮下电子致密物沿肾小球基底膜呈峰状沉积。另有报道，在诱导6~8周时，系膜基质增宽，层黏连蛋白、纤黏连蛋白和4、6型胶原增加，第10周开始出现肾小球硬化，包曼氏囊明显增厚，球囊粘连可见。荧光检查可见：2周时，IgG沿毛细血管壁沉积，6~8周可见大量颗粒样沉积。在诱导4个月后50%的鼠死亡。

（作者：陈扬荣、任文英、江明　摘自《免疫学杂志》2003年第S1期）

第八节

陈扬荣淋证辨治经验

历代诸家均认为湿热蕴结下焦、肾与膀胱气化不利是淋证的病因病机。陈扬荣在历代医家对淋证认识的基础上，结合福建特征性气候及人体体质，总结出淋证以湿热毒邪为病机之关键，肾虚为病变之本。在治疗上，强调辨证论治，并认为应“动态辨证”，不可固守单一证型，要注意各淋证之间的交叉，从多方面入手，同时又强调抓主要矛盾，认为在疾病的不同阶段，根据患者所苦、所急，或治其本，或治其标，或标本同时兼顾，才是治病求本。

在肾盂肾炎的治疗上，陈扬荣将其分为 3 期：①急性期。有两类型，包括上呼吸道感染型和胃肠型。上呼吸道感染型起病时有咽痛、鼻塞、发热等症状，继而出现尿路症状，治宜清热通淋，用银翘散合八正散加减；胃肠型，症见寒热较重，恶心、呕吐、尿频、尿急、尿痛，治宜调和肠胃、清利湿热，用小柴胡汤、萆薢分清饮合八正散加减。②中期。以尿频、尿急、尿痛为主，伴有腰酸痛，治以清利为主，考虑清利药多苦寒，易伤脾胃，常加白术、茯苓、神曲之品以健脾胃之气。③慢性期。主要表现腰酸痛症状，本虚现象显露，宜辨清证型，属肾阴不足证的宜滋阴清热，用六味地黄丸加减；属脾肾两虚证的，宜健脾补肾，用肾气丸、香砂六君丸加减。慢性肾盂肾炎出现低热是虚证，不可当实证治疗。《黄帝内经》曰：“大实有羸状，至虚有盛候。”肾盂肾炎总病机是湿热，所以从急性期直至慢性期，都治以清利，有时一法到底，有时改弦易辙，但在不适应时亦有不用或少用，如遇外感。总以患者体质、症状、化验指标合参治疗。尿中段培养常见有大肠杆菌、金黄色葡萄球菌等感染，采用辨证论治加有效方药治疗。如柴胡、黄柏、五味子、车前子有抑制大肠杆菌作用，由大肠杆菌感染而引起的，临床效果较好；五味消毒饮治疗金葡败血症有效，对金黄色葡萄球菌感染引起的肾盂肾炎采用它，亦收到效果，中段尿培养较快转阴。临床上结合使用有效方药治疗，确实能提高疗效，但不能偏废辨证论治之原则。间歇期从肾治本，不可遗弃，以丸剂图之，极为重要，可减少复发，或虽有复发，但间歇期延长，所以应有方有守，积量变到质变。

相关论文：

陈扬荣教授辨治淋证经验

陈扬荣，男，主任医师，教授，博士生导师，全国第三批老中医药专家，享受国务院特殊津贴专家，从事临床、教学、科研40余年，勤于临证，治学严谨，临证多见泌尿系感染患者，对于淋证的治疗积累了丰富的临床经验，并取得了较好的疗效。笔者有幸随陈教授跟诊学习，收益良多，兹不揣浅陋，试将陈教授治疗淋证经验论述如下。

一、病因病机

对于淋证的病因病机，历代诸家均认为与湿热蕴结下焦、肾与膀胱气化不利有关。陈教授在历代医家对淋证认识的基础上，结合当地特征性气候及人体体质，总结出淋证以湿热毒邪为病机之关键、肾虚为病变之本。

1. 湿热毒邪为病机关键

福建地处我国东南沿海地带，属亚热带海洋性季风气候，四季温暖湿润，雨量丰沛，近年来常出现热岛效应，故气候湿热。久居潮湿而炎热气候环境中的人群易酿湿热，此为外湿；而在此自然环境下，当地居民偏嗜甜食，过度饮酒、恣食生冷、炙烤、辛辣等湿热之物亦成趋势，饮食不节则水湿、食滞内停，此为内湿。内外湿相合，脾胃受害，运化失常，“内伤脾胃，百病由生”，故肺、脾、肾及三焦等多脏腑功能失调，津液输布障碍，致湿浊内生，湿性黏滞，久而化热，湿热相合则胶着难化，邪毒内蕴，下趋注于膀胱发为淋证。正如明代方隅在《医林绳墨》中所说：“湿热者，因湿而生热也，脾土为病也……小便黄浊”，故陈教授认为湿浊、热毒之邪为淋证病机之关键，是淋证发生、发展、迁延的重要因素。

2. 肾虚为病变之本

陈教授常言：“人体有虚故而得病。”所谓“至虚之处，便是容邪之所”，故认为淋证以肾虚为病变之本。一方面，淋证与肾脏相关。肾为水脏，主水液代谢，是调节水液代谢的主要脏器，与膀胱相属络。膀胱则贮存和排泄尿液，而其生成及排泄依赖肾气、肾之阴阳的作用协调，二者功能正常，则清浊可分，清者回收，浊者排泄。若肾虚失其分清别浊的功能，膀胱开合失司，则可致尿频、尿急、尿不尽感等小便异常的病症。由此可及，膀胱、尿液的病变，均与肾有关。另一方面，肾虚则易致淋。《黄帝内经》言：“盖无虚，故邪不能独伤人。”指出当人体阴平阳秘时，病邪难侵，即使侵袭致病，亦轻浅易愈，正应“正足邪自去”“邪去正自安”之语；而当人体正气不足，难抗邪气时则发病，即“言气所虚之处，邪必凑之”，说明受病之先，必定是人体正气先有不足之处。故肾虚水液代谢障碍，蒸化水气不能，致湿邪渐生，日久蕴热，二者胶着犯于下焦，耗液伤阴，使虚者益虚，久淋不愈，反复发作。由此可见，淋证的发病、预后与肾虚相关。

二、诊疗特色

1. 强调动态辨证

陈教授临证强调辨证论治，并认为应“动态辨证”，不可固守单一证型，要注意各淋证之间的交叉，从多方面入手，同时又强调抓主要矛盾，认为在疾病的不同阶段，根据患者所苦、所急，或治其本，或治其标，或标本同时兼顾，均为治病求本之治。

淋证类别有六淋之分，证候有虚实之别，病情有标本缓急之主次。故临床辨证时应首先区分“热淋、血淋、气淋、石淋、膏淋、劳淋”之类别。继则应审察其证候之虚实，通过虚实辨证可以了解病体的邪正盛衰，辨别疾病的性质，更好地指导处方用药。陈教授在淋证的临床辨治中，十分强调虚实辨证。再则应辨淋证标本缓急之主次，淋证患者病情复杂多样，故在治疗淋证时陈教授强调运用标本理论，分清疾病标本主次，明辨病情缓急，抓住疾病的主要矛盾。他认为，复杂病证往往存在多种矛盾，在疾病的发展过程中，有时次要矛盾可上升为主要矛盾，或旧矛盾尚未解决又出现新矛盾，故临证中区分标病与本病的缓急主次，有利于从复杂的病变中抓住关键，做到治病求本。

2. 辨治用药

在治疗上，陈教授遵张景岳“凡热者宜清，涩者宜利，下陷者宜升提，虚者宜补，阳气不固者宜温补命门”的治疗原则，时时告诫不可囿于古之忌汗、忌补之说，犯虚虚实实之戒。强调淋证病情复杂，临证时应心有定见，有方有守，积量变到质变，不可朝更夕改。同时，也强调不可一味利尿通淋，以免津伤阴耗变生他证，避免过用苦寒，以免胃败而病难痊愈，故在湿热毒邪去其大半时，应顾护其胃气，常予茯苓、薏苡仁等甘淡之品，既可健脾助运又可利湿通淋，两擅其用。

陈教授治疗热淋常用八正散合六一散加减，湿重者，加二妙、四妙之类；热毒盛者，加冬葵子、蒲公英、金银花；若兼有气滞者，加入青皮、延胡索、川楝子等。治疗血淋分虚实，实证常用小蓟饮子合六一散加减，常大蓟、小蓟同用；虚证，常用六味地黄丸加减，多生地黄、熟地黄同用。有瘀血征象者，加牛膝化瘀止血；肾阴不足者，加二至丸滋阴补肾；久病气虚不摄者，加黄芪、党参益气摄血。尤在泾认为“散热利小便，只能治热淋、血淋而已。其膏沙石淋，必须开郁行气，破血滋阴方可”，故陈教授在治疗石淋常用自拟三金排石散加减，每获良效。瘀血阻滞较明显者，加入僵蚕、蝉蜕、水蛭活血通络；湿热较重者，加四妙散。对于临床上砂石直径较大或结石形态不规整、棱角锐利的患者，建议以体外碎石或手术治疗为主。治疗膏淋常以清利湿热为法，辅以分清别浊，多以萆薢分清饮加减治疗，小腹胀，尿涩痛，淋漓不畅者，加乌药、青皮疏利肝气；肾虚者，加枸杞子、续断、覆盆子补益肝肾。气淋亦分虚实两治，实证多用乌药汤加减；虚证，多用金锁固金丸加减；若肝郁化火，加栀子、黄芩清热泻火；胁肋胀痛者，加延胡索、郁金疏肝理气。劳淋治疗上遵“虚则补之”之则，大补元气，益肾填精，以助膀胱气化，以六味地黄汤加减治疗，若腰痛，加杜仲、桑寄生、枸杞子、续断补肾强腰；若阳虚明显者，加仙茅、淫羊藿温肾暖阳。

3. 常用药对

（1）瞿麦—萹蓄。瞿麦苦寒沉降，性滑利，善利小肠而导热下行，能利小便，通淋闭，化湿热，黄元御谓其“利水而开癃闭，泻热而清膀胱”，《本草正义》认为：“凡下焦湿热疼痛诸病，皆可用之。”萹蓄亦善下行利水，清膀胱湿热。二药伍用，清热通淋止痛效佳。陈教授常用治湿热淋浊，小便不利，热淋涩痛。

（2）萆薢—益智仁。萆薢善分利清浊，益智仁善补肾固精缩尿，一以分利为要，一以固摄为主，一涩一利，相互制约，可固下元，利小便，祛湿浊。陈教授多用此药对治疗膏淋，或小便虽不白浊，但频数者，或年老膀胱气化不利，夜尿频多者。

（3）白茅根—琥珀。白茅根，味甘，性寒，善清血分之热，具有凉血止血、利尿通淋之功。琥珀，味甘淡，性平，有镇惊安神、散瘀止血、利水通淋的作用。《名医别录》谓其能“主安五脏，定魂魄，消瘀血，通五淋”。淋证久病不愈，患者情志多抑郁，故而陈教授亦取其安神定志之用，可安抚患者的情绪。二药配伍，淡渗行水，凉血止血。陈教授常二药伍用于治疗血淋，或热淋兼见尿色红赤，或夹有血块者，为陈教授疏利下焦常用药对。

（4）大蓟—小蓟。大蓟，性寒、凉降，凉血止血、散瘀消肿之力强，而小蓟，亦能凉血止血，兼能利尿通淋、清利膀胱湿热，故尤长于治血尿、血淋。《本草求原》言：“大蓟、小蓟二味根、叶，俱苦甘气平，能升能降，能破血，又能止血。”二药均具有止血而不留瘀的特点，相互配伍，凉血止血、利尿通淋，可用于治疗血热出血的下焦病证。

（5）蒲公英—野菊花。蒲公英，味苦甘，性寒，清热利尿通淋作用较佳，《本草备要》评价其“为通淋妙品”，《滇南本草》言其：“止小便血，治五淋癃闭，利膀胱。”临证中，见热毒甚者，陈教授常配伍野菊花，野菊花性凉，清热解毒力强，二药合用清热解毒之功益彰。

（6）滑石—甘草。滑石，味甘淡，性寒，质重而滑，李时珍释其名曰：“滑石性滑利窍，其质又滑腻，故以名之。”可下利膀胱水道，除三焦内蕴之热，使湿热之邪从小便而出，为利下窍之要药；少佐甘草泻火解毒，和其中气，并可缓和滑石寒之性。二药相配，共奏清热利水通淋之效，使内蕴之湿从下而泄，则热可退，淋可通。陈教授应用于淋证时，遵“六一”的比例配伍，以6份质重寒滑的滑石，与1份甘缓和中的甘草相配，渗湿利水，通利膀胱，故能清热利水通淋，使热清而不留湿，利水而不伤正，治一切砂石诸淋。

（7）生地黄—熟地黄。生地黄，味甘苦，甘能养阴生津，苦能泄热，善走血分，偏于凉血，功专滋阴清热、凉血止血。熟地黄，味甘，性微温，该药味厚气薄，质地滋腻，能补五脏之真阴，为滋阴补肾、益精填髓之要药。二药参合，善补真水，清热凉血，滋阴生津，补肾填精之力益彰。

（8）木香—枳壳。木香，气味芳香，能升降诸气，为宣通上下、畅利三焦气滞的要药，可行气止痛。枳壳，理气宽中，行滞消胀。二药相伍，理气行滞，临证常用治气淋、石淋，伴有小腹胀痛。

三、验案举隅

热淋案

姜某，女，25岁，2017年9月27日初诊。1周前无明显诱因出现尿频、尿急、尿不尽感，尿道灼热、疼痛，伴腰酸，查尿常规示：隐血（+++），红细胞 33 个 /μL。舌红苔黄，脉滑数。辨为湿热蕴结下焦之热淋证，治以清热利湿通淋。方以八正散合六一散加减。

处方：瞿麦 10g，萹蓄 10g，大蓟 10g，生地黄 12g，车前草 12g，淡竹叶 10g，蒲公英 12g，野菊花 10g，炒栀子 10g，黄芩 10g，滑石 24g，乌药 10g、山茱萸 12g，白茅根 10g，甘草 4g。上方予 7 剂，水煎服，每日 1 剂，分早晚 2 次服用。

二诊（2017 年 10 月 11 日）：诉药后尿频急、灼热疼痛症状减轻。复查尿常规：隐血（+），红细胞：8.9 个 /μL。守方加牛膝 10g。2017 年 8 月 30 日三诊，诉药后症状好转，复查尿常规正常，守方巩固。

按：根据患者症状，辨为淋证之热淋无虞。患者急性起病，为实证。湿热毒邪蕴结下焦，故见尿频、尿急、尿不尽感，尿道灼热、疼痛，此为主要矛盾。热灼血络，故尿常规中见潜血；病位在肾与膀胱，腰为肾之府，故可伴见腰酸，二者为次要矛盾。故治疗上以清热解毒、利湿通淋为主，兼以凉血止血，予瞿麦、萹蓄、生地黄、车前草、滑石、甘草清热利湿通淋，清下焦之热，蒲公英、野菊花清热解毒，淡竹叶、黄芩清上焦之热，炒栀子清三焦之热，大蓟、白茅根凉血止血，乌药、山茱萸防大队苦寒药物利水伤阴，诸药合用清热利湿通淋。药后患者尿频急、尿道灼热疼痛感减轻，故二诊守方，加牛膝引热从小便而出，兼补肝肾，利水而不伤正。症状虽然好转，因淋证易反复，故予守方巩固。

（作者：李兰芳、吴竞、陈扬荣　摘自《亚太传统医药》2019 年 5 月第 4 期）

小议肾无实证

关于肾实证颇少论及，即使个别学者对古医籍在理论上进行探析，因缺乏临床验证，亦未引起人们的重视。多数学者至今认为肾无实证，从不受邪，肾脏之疾，病理上只有肾阴虚、肾阳虚的理论，在治疗上有补无泻，持此看法，确有美中不足之处。由于长期受“肾无实证”的影响，似乎肾不受邪，这样肾脏就成为永远不受邪犯之地，实际上与临床相反。

肾实证是客观存在的，有关肾实的论述，古代医书早有记载。《灵枢·本神篇》曰：“肾气虚则厥，实则胀。”《景岳全书》谓：“肾实者，多下焦……壅闭，或痛或胀或热，盛于二便。”《河间六书》指出：“肾实精不……利肾汤主之。”由此可见，肾实证既有理论依据，又有症状的描述，也有治则、方药的记载。张元素在《医学启源》中说到“肾本无实，本不可泻……无泻肾之药”，又云“知母泻肾经火”“肾虚则熟地黄、黄柏补之，泻之泽泻之咸”，岂不虚实并论么？“肾无泻法”之说更不符合临床实际。笔者认为肾有虚证，也有实证。兹举临床验案，以作佐证。

例一：李某，男，43 岁。1976 年 12 月 8 日就诊。患者左腰背酸痛，左下腹疼痛向腹股沟部放射，痛时弯腰难忍，口微苦，舌质偏红，苔薄黄，脉弦紧。尿常规：蛋白少许，红细胞(++++)。行尿路（KUB）平片检查：结石约0.6cm×0.4cm。西医诊断：肾结石。中医证属湿热蕴积，凝结成石。治拟清热利湿，通淋利水。

处方：金钱草30g，石韦24g，冬葵子15g，王不留行12g，瞿麦9g，萹蓄9g，木香6g，白茅根30g，滑石15g，鸡内金9g，牛膝15g，海金沙15g，猫须草30g。

药服40余剂，突感腹痛加重，行KUB平片复查，结石移至输尿管。照上方去木香，加泽泻15g、大黄9g（后下），连服3剂时，自觉尿道涩痛，汗出，后突感排尿痛快。2天后复查，X线摄片示未见明显阳性结石。上方去大黄、王不留行、白茅根，加墨旱莲9g、续断9g，续服4剂。

按：本例系岳美中老师重用通淋利水药治肾结石的验案。本病病机是湿热蕴积于肾，凝结成石，病位在肾，其症状不伴肾虚兼症，但有有形之邪结，临床殊难定为“肾虚”，该属“肾实”，论治法以清热利湿，重用通淋利水药排石，选用方药与治法相符，故能获效。

例二：林某，男，37岁。1984年4月27日初诊。患者无性交则遗精，性欲亢进；性交时不排精，阳强不易倒，龟头发胀，伴有烦躁，失眠，口苦，舌淡红苔薄黄腻，脉弦有力。证属肝木横强，肾实之证。

处方：泽泻15g，龙胆草6g，柴胡6g，车前子9g，木通6g，生地黄9g，炒栀子9g，黄芩9g，当归3g，知母12g，甘草3g。

药服7剂，诸症消失，性交正常。

按：本例性交不排精，阳强不易倒，貌似肾虚，实乃肾实之候，采用“实则泻其子”的治法，用龙胆泻肝汤加知母，重用泽泻，以泻肝又泻肾，取得显效。

例三：林某，女，34岁。1986年9月10日初诊。患者畏冷、发热（体温38.7℃），尿频，尿急，尿痛，口苦且干，腰部酸痛，小便短赤，舌淡红，苔薄黄，脉弦滑。尿常规检查：白细胞(++++)，红细胞(++)，蛋白少许。血常规检查：白细胞16.8×10^9/L，中性粒细胞比例0.83。证属肾中湿热，膀胱不利。治当清热利湿，通淋利水。

处方：金银花15g，蒲公英18g，瞿麦9g，萹蓄9g，猫须草30g，赤小豆15g，车前草15g，大蓟15g，小蓟15g，泽泻9g，牛膝6g，茯苓12g，3剂。

药后，畏冷发热已除，尿频尿急均减，前方加薏苡仁15g，再服3剂，尿常规检查正常。

按：肾为水脏，与膀胱相表里，由于习惯理论影响，认为“肾无实证”，若云其属“实证”，不是笼统以下焦代之，就是诿于膀胱，“巧圆其说”，自然欠妥。本例病机，如直言肾中湿热，治以清热化湿，通淋利水似乎较为中肯。

（作者：陈扬荣　摘自《福建中医药》1991年第22卷第1期）

第九节

糖尿病肾病诊治经验

糖尿病属中医“消渴病”范畴。陈扬荣认为，临床上消渴病多因酷嗜辛辣厚味之品，胃热灼脾，迫使脾阴输泄无度所致。故本病临床多见热盛伤阴之证，且阴虚与燥热互为因果，病初虽有上、中、下三消之不同，其始虽异，其终则同。

论治早期当以养阴清热泻火为主，肺肾兼治；中期当统用养阳益气为主，顾及脾胃，若见大饥大渴则谨防寒凉太过；末期则针对阴阳俱虚证疾采取相应施治。据水亏不制火的病机，以养阴为主法。但阴损及阳，致火不化水者，则当兼顾肾阳，水欲其升，火欲其降，方能水火既济，法宜阴中求阳。六味填肾阴，桂、附以助肾阳，用金匮肾气丸，正所谓益火之源以消阴翳之法。阳气虚衰，不能蒸动肾水，当温阳以蒸肾水，此时清热降火之剂则当慎用，法忌苦寒直折。气能化津，还当重用参芪益气诸品。

在糖尿病肾病诊治方面，陈扬荣认为本病的根本病机主要在于“本虚标实”，本虚多以脾肾两虚为本，常常累及心、肝、肺诸脏，瘀血则多为标实之证。肾为先天之本，主藏精；脾为后天之本，主运化。二者相辅相成，相互依存。糖尿病肾病其本就在于脾肾两虚，精微物质下陷。而在本病发展过程中，瘀血既为糖尿病肾病病变演变形成的病理产物，也是其诱发、加重的因素。瘀血始终贯穿于糖尿病肾病病程中的每一个发展过程，是糖尿病肾病发病的关键因素。

陈扬荣在治疗本病时，多从益肾健脾、活血化瘀入手，创立了陈氏降浊方、陈氏益肾健脾汤等系列有效方剂。陈扬荣认为虫类药物大多为血肉有情之品，具有益肾固本的作用，且药性大多偏辛咸，辛能通络，咸能软坚，多具有搜风剔络、软坚散结、活血化瘀等功效。因此，陈扬荣常常在辨证治疗的基础上，加用水蛭、僵蚕、地龙等虫类药加强活血化瘀、益肾固本功效。

相关论文：

中医治疗糖尿病的管见

糖尿病属中医消渴病范畴。古代医者对其病因、病理论述甚详，多认为燥热损伤肺、胃、肾之阴液而形成本病。但张景岳认为中消病，病在脾胃；朱丹溪认为“酒面无节，脏腑生热”。临床上消渴病多因酷嗜炙煿，胃热灼脾，迫使脾阴输泄无度所致。胃为燥金，脾为湿土，胃需脾阴之濡，脾需胃阳之煦，若恣食肥甘或纵欲损泄肾阴或肝郁化火以致胃火亢盛，灼伤脾阴，胃失其润则火益炽，胃阴伤，胃热盛，胃热则消谷善饥。故本病临床多见热盛伤阴之证，且阴虚与燥热互为因果，病初虽有上、中、下三消之不同，其始虽异，其终则同。病久多见三焦俱病，三消合一之证，及至晚期，阴损及阳，始显阳阴两伤之候。

糖尿患者主要症状：多饮，多食，多尿，消瘦。此外，还有疲倦无力，四肢沉重、麻木，腰酸背疼，皮肤瘙痒，手足心热，视力不清，阳痿，闭经等症状。临床诊断有因“三多”症状不明显未被发现者；有因视力减退或患牙周炎，皮肤疖、痈而始被确诊为本病者；有妇女因生过巨大婴儿而被发现有糖尿病者；有老年体胖，易饥，心慌，多汗，手抖等低血糖症状，经查空腹血糖，确诊糖尿病者；也有因症状较轻，长期被忽视者。糖尿病是一种病情比较复杂，变化较快，又不易治愈的慢性病。

论治早期当以养阴清热泻火为主，肺肾兼治；中期当统用养阳益气为主，顾及脾胃，若见大饥大渴则谨防寒凉太过；末期则针对阴阳俱虚证疾采取相应施治。据水亏不制火的病机，以养阴为主法。但阴损及阳，致火不化水者，则当兼顾肾阳，水欲其升，火欲其降，方能水火既济，法宜阴中求阳。六味填肾阴，桂、附以助肾阳，用金匮肾气丸，正所谓益火之源以消阴翳之法。阳气虚衰，不能蒸动肾水，当温阳以蒸肾水，此时清热降火之剂则当慎用，法忌苦寒直折。气能化津，还当重用参芪益气诸品。

一般中晚期，常用下方：生地黄30g，熟地黄30g，天冬12g，麦冬12g，党参30g，当归9g，山茱萸12g，菟丝子30g，玄参12g，黄芪30g，茯苓12g，泽泻12g。

阳明热甚，口渴者，加白虎汤、川黄连以清胃泻火。余如石斛、天花粉、葛根、乌梅、五味子诸品可随证选用。

末期阳虚者可用金匮肾气丸之类，其中桂、附可各用至10g，腹胀者加厚朴，腹泻者增茯苓、泽泻，去生地黄减熟地黄；兼见高血压者加杜仲、牛膝；有冠心病者加瓜蒌、薤白、煮半夏。控制饮食甚为重要，大量地黄可减少食量。

古人虽有上、中、下三消之分，但在临床上往往三焦俱病，不必拘泥，本以上治则即可。

糖尿病病程较长，容易反复。目前采用的治疗方法有多种，如中医治疗、口服降糖药治疗、胰岛素治疗等。但对于饮食调治，尤为重视，特别是患者要进行比较严格和较长期适当的饮食控制。祖国医学数千年来一直把饮食限制当做治疗本病最重要的方法之一，唐《备急千金要方》载：“治之愈否，属在患者，苟能如方节慎，旬月可疗，不自爱惜，死不旋踵，……其所慎者三，一饮酒，二房室，三减食及面。能慎此者，虽不服药，而自可无也。不如此者，纵有金丹也不可救，深思慎之。”此外，祖国医学也很重视本病患者的精神因素和体力活动，告诫患者：“不节喜怒，病虽愈而可以复发。”精神紧张如焦急、忧虑、发怒、恐惧等精神因素能使病情加重。这是由于肾上腺素及肾上腺皮质激素分泌增多，交感神经兴奋增高，因而血糖升高，且脂肪分解加速，血中脂肪酸增多，可产生酮症。因此，患者思想乐观，心胸宽广，冷静处事，至为重要。体力活动对糖尿病患者是有利的，可以进行适量的体力活动，但不要过于劳累。同时要注意和积极防治各种并发症及矫正肥胖。总之，在临床上，糖尿病患者在治疗过程中，应经常观察病情的变化，灵活调整治疗措施。

（作者：陈扬荣　摘自《福建中医药》1992年第5期）

陈氏降浊方对脾肾气虚夹瘀型糖尿病肾病（CKD3a期）患者临床疗效及尿结缔组织生长因子、血清肝细胞生长因子的影响

糖尿病肾病（DKD）是由糖尿病发展而来的常见的最重要的慢性并发症之一，至今已逐渐成为终末期肾脏疾病（ESRD）的重要病因。近年来，研究发现，DKD的发生与发展主要与组织间的细胞因子调控失衡有关。DKD归属祖国医学“下消”“肾消”“水肿”“肾络”等范畴。该病病机主要是“本虚标实”。虚主要以脾肾两虚为主，实多为湿浊、瘀血等。即脾虚则运化失职，湿浊内停，肾虚则失于气化，不能制水，则逐渐产生湿、瘀、浊等病理产物。因此，益肾健脾、祛浊化瘀是临床上治疗DKD的重要治法之一。

陈氏降浊方是全国名老中医传承工作室专家陈扬荣教授根据50多年的临床用药经验所总结出的经验方，以补益脾肾、祛浊化瘀为治法，主要由生黄芪、山药、牛膝、茯苓、僵蚕等组合而成。该方已经在临床上应用了50余年，具有良好的疗效。本研究通过观察对照组和观察组治疗前后血肌酐、肾小球滤过率、24小时尿蛋白定量、血脂、血糖及尿结缔组织生长因子（CTGF）、血清肝细胞生长因子（HGF）等指标的变化，对比两组治疗前后的中医证候积分及相关指标的变化，研究陈氏降浊方对糖尿病肾病（CKD3a期）患者的临床疗效，探讨其治疗DKD的可能作用机制。

一、资料与方法

一般资料：本次观察脾肾气虚夹瘀型糖尿病肾病（CKD3a期）的患者，根据简单随机分组法，分为对照组32例、观察组32例。源于2018年1月至2019年1月福建省人民医院内分泌、肾内科门诊及住院的患者，共纳入64例。

二、诊断标准

1.2型糖尿病及糖尿病肾病、慢性肾脏病的诊断标准

2型糖尿病的诊断标准：参考《中国2型糖尿病防治指南（2013年版）》的糖尿病的诊断标准。糖尿病肾病的诊断标准：依据《糖尿病肾病防治专家共识（2014年版）》，由中华医学会糖尿病学分会微血管并发症组建议。慢性肾脏病（CKD）的分期标准：参考2012年改善全球肾脏病预后组织（KDIGO）指南。

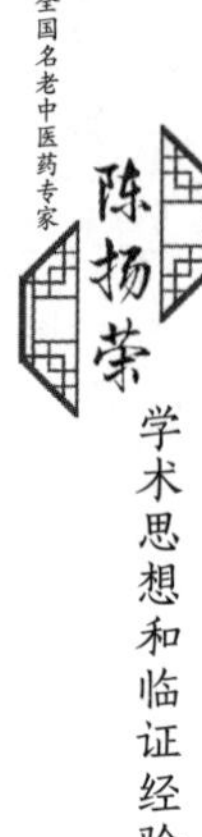

2. 中医辨证分型标准

参考《中药新药治疗慢性肾衰竭的临床研究指导原则》。脾肾气虚（本证）主症：气短懒言，腰膝酸软，倦怠乏力，食少纳呆；次症：脘腹胀满，大便不实，口淡不渴；舌脉：舌淡且有齿痕，脉沉细。瘀证（兼证）主症：面色晦暗，腰痛；次症：肌肤甲错，四肢麻木；舌脉：舌质紫暗或有瘀斑、瘀点，脉涩或细涩。若符合本证的主症1项和次症1项或以上，兼证符合主症或次症其中任1项或以上，辨证方可成立。证候临床表现依据无、轻、中、重度记0、1、2、3分，主症翻倍，其累计分数为总积分，并分别计算治疗前后中医症候总积分。

三、纳入标准

①符合西医DKD诊断标准，诊断为DKD的患者年龄在18~70周岁之间。②符合2012年KDIGO指南CKD3a期标准者。③符合中医辨证为脾肾气虚夹瘀型的患者。④知情并同意加入研究的患者。

四、病例排除标准

①有结核病史，处于发热、泌尿系感染及其他系统感染等急性期者。②严重心血管疾病即心电图检查和（或）超声心动图检查有病理性的异常，肝功能指标异常升高大于2倍以上。③妊娠及哺乳期妇女、过敏者、有精神病史者及有手术、外伤等应激情况的患者。④存在导致肾功能急剧下降及有效血容量的不足等。

五、治疗方法

将患者采用简单随机分组法分为对照组和观察组各32例。对照组采用单纯西药基础治疗；观察组采用西药基础治疗加陈氏降浊方治疗。

1. 西药基础治疗

（1）生活方式干预：对所有患者进行糖尿病教育，在治疗期间均戒酒烟；均配合规律饮食、适当运动、控制体重等治疗。

（2）饮食治疗：糖尿病饮食，严格限制钠盐摄入。患者应优质低蛋白饮食，蛋白质摄入量控制在（0.6~0.8）g/d，若蛋白摄入量不大于0.6g/d，可酌情适当补充复方α－酮酸。

（3）血糖控制目标：糖化血红蛋白不超过7%，首选胰岛素注射控制血糖，口服降糖药物选择经肾脏排泄较少的降糖药。

（4）严格控制血压：血压靶目标：130/80mmHg。首选血管紧张素酶抑制剂（ACEI）盐酸贝那普利10mg，每日1次。如患者不耐受，改选血管紧张素受体阻滞药（ARB）缬沙坦80mg，每日1次，降压治疗。如血压未达标，可联合钙通道阻滞剂类硝苯地平控释片30mg，每日1次。若血压仍未达标时，可选择如α受体阻滞剂、β受体阻滞剂这类别的降压药。

（5）纠正脂质代谢紊乱：血脂干预治疗切点：血LDL-C＞3.38mmol/L，TG＞2.26mmol/L。

具体用药：首选口服他汀类药物，阿托伐他汀钙片（立普妥）20mg，每晚1次；以TG升高为主的可首选贝特类降脂药苯扎贝特0.2g，每日2次。

2. 陈氏降浊方

中药陈氏降浊方，中药方剂主要成分为：黄芪30g，山药10g，牛膝10g，山茱萸10g，茯苓15g，薏苡仁15g，车前子10g，芡实15g，水蛭10g，白术10g，僵蚕10g。

两组疗程均为60天，所有指标在治疗前后均应各检测1次。

六、疗效指标

血肌酐（SCr）、肾小球滤过率（GFR）、空腹血糖（FBG）、糖化血红蛋白（HbA1c）、24小时尿蛋白定量（24hUpro）、血脂（TG、TC、LDL-C）、尿CTGF、血HGF。于治疗前后60天各检测1次，并每2周随访1次。肾小球滤过率（GFR）采用CKD-EPI方程公式。

七、疗效评价

1. 临床疗效判定标准

根据《中药新药临床研究指导原则》中“消渴病（糖尿病）及慢性肾衰竭”临床疗效评价标准。

2. 中医疗效判定标准

根据《糖尿病肾病诊断、辨证分型及疗效评定标准（2007试行方案）》中疗效评价标准。

八、统计学处理

运用SPSS 22.0软件对数据进行处理和分析，同组治疗前后比较，若符合正态分布的采用配对t检验，不符合正态分布的采用秩和检验；不同组治疗前后比较，符合正态分布的采用独立样本t检验，不符合正态分布的采用秩和检验。等级资料采用秩和检验，计数资料的对比采用卡方检验；相关性分析，若符合正态分布，采用直线相关Pearson相关分析，若不符合正态分布，则采用等级相关Spearman相关分析，以$P<0.05$为差别具有统计学意义。结果如下。

1. 性别、年龄、病程、BMI分析

见表1-9-1。

表1-9-1 两组患者一般资料分析表（$\bar{x}\pm s$）

	对照组	观察组	P
性别（男/女）	15/16	14/17	0.799
年龄（岁）	54.84±6.94	54.52±7.33	0.859
DKD病程（年）	13.06±3.97	12.48±4.79	0.605
BMI（kg/m^2）	24.52±1.36	24.26±1.18	0.429

注：①两组患者治疗前性别比较用卡方检验，经检验$\chi^2=0.065$，$P>0.05$，无显著性差异，脱落后两组均具有可比性。②两组患者治疗前年龄、糖尿病病程情况、BMI比较用独立样本t检验，经检验，$P>0.05$，均无显著性差异，具有可比性。

2. 两组患者治疗前临床生化指标水平比较

见表 1-9-2。

表 1-9-2　对照组、观察组患者治疗前临床生化指标水平比较（$\bar{x} \pm s$）

	对照组	观察组	*P*
FGB（mmol/L）	8.39 ± 1.32	8.33 ± 1.23	0.859
HbAlc（%）	7.50 ± 1.13	7.52 ± 0.95	0.942
TC（mmol/L）	5.10 ± 1.04	5.21 ± 0.92	0.651
TG（mmol/L）	2.61 ± 0.77	2.58 ± 0.78	0.881
LDL−C（mmol/L）	3.12 ± 0.48	3.14 ± 0.34	0.789
24hUpro（g/24h）	2.16 ± 0.53	2.14 ± 0.56	0.866
GFR（ml/min）	49.12 ± 3.96	48.98 ± 3.85	0.890
Scr（mmol/L）	136.51 ± 15.85	136.95 ± 17.74	0.917

注：对照组和观察组治疗前各临床指标比较分析，均 $P > 0.05$，无显著性差异，具有可比性。

3. 对照组、观察组患者治疗前后各临床生化指标水平比较

见表 1-9-3~ 表 1-9-7。

表 1-9-3　两组患者治疗前后血糖的比较（$\bar{x} \pm s$）

	对照组		观察组	
	治疗前	治疗后	治疗前	治疗后
FGB（mmol/L）	8.39 ± 1.32	7.64 ± 1.25▲	8.33 ± 1.23	7.54 ± 1.18▲☆
HbAlc（%）	7.50 ± 1.13	7.35 ± 1.14▲	7.52 ± 0.95	7.33 ± 0.94▲☆

注：①同组治疗前后比较：▲ $P < 0.05$。②两组治疗后组间比较：☆ $P > 0.05$。

表 1-9-4　两组患者治疗前后血脂的比较（$\bar{x} \pm s$）

	对照组		观察组	
	治疗前	治疗后	治疗前	治疗后
TC（mmol/L）	5.10 ± 1.04	3.89 ± 0.89▲	5.21 ± 0.92	3.45 ± 073▲★
TG（mmol/L）	2.61 ± 0.77	1.79 ± 0.67▲	2.58 ± 0.78	1.46 ± 0.54▲★
LDL−C（mmol/L）	3.12 ± 0.48	2.62 ± 0.46▲	3.14 ± 0.34	2.35 ± 0.41▲★

注：①同组治疗前后比较：▲ $P < 0.05$。②两组治疗后组间比较：★ $P < 0.05$。

表 1-9-5　两组患者治疗前后 24 小时尿蛋白定量比较（$\bar{x} \pm s$）

	对照组		观察组	
	治疗前	治疗后	治疗前	治疗后
24hUpro（g/24h）	2.16 ± 0.53	1.77 ± 0.56▲	2.14 ± 0.56	1.50 ± 0.48▲★

注：①同组治疗前后比较：▲ $P < 0.05$。②两组治疗后组间比较：★ $P < 0.05$。

表 1-9-6 两组患者治疗前后肾功能的比较（$\bar{x} \pm s$）

	对照组		观察组	
	治疗前	治疗后	治疗前	治疗后
SCr（mmol/L）	136.51 ± 15.85	129.97 ± 15.80▲	136.95 ± 17.74	122.04 ± 15.48▲★
GFR（ml/min）	49.12 ± 3.96	50.38 ± 3.80▲	48.98 ± 3.85	52.36 ± 3.81▲★

注：①同组治疗前后比较：▲ $P < 0.05$。②两组治疗后组间比较：★ $P < 0.05$。

表 1-9-7 两组患者治疗前后血 HGF、尿 CTGF 的比较（$\bar{x} \pm s$）

	对照组		观察组	
	治疗前	治疗后	治疗前	治疗后
HGF（ng/l）	1389.09 ± 304.76	1573.25 ± 282.56▲	1405.93 ± 287.60	1691.97 ± 280.19▲★
CTGF（pg/ml）	42.78 ± 6.48	33.26 ± 5.50▲	42.58 ± 6.32	26.33 ± 5.44▲★

注：①同组治疗前后比较：▲ $P < 0.05$。②两组治疗后组间比较：★ $P < 0.05$。

4. 中医证候积分

见表 1-9-8。

表 1-9-8 两组患者中医证候积分的比较（$\bar{x} \pm s$）

组别	n	治疗前	治疗后
对照组	31	22.48 ± 2.19	13.26 ± 3.98
观察组	31	22.52 ± 2.22	8.94 ± 3.44

注：①两组治疗前对比，$P > 0.05$，无显著性差异，具有可比性。②两组治疗后中医证候积分均降低，$P < 0.05$。③观察组较对照组中医证候积分下降明显，$P < 0.05$。

5. 两组治疗后中医证候总体疗效分析

见表 1-9-9。

表 1-9-9 两组患者治疗后中医证候总体疗效分析

组别	n	显效	有效	无效	有效率
对照组	31	7	12	12	61.29%
观察组	31	13	13	5	83.87%

注：两组经非参数秩和检验，$Z=-2.116$，$P=0.034$，$P < 0.05$，具有显著性差异。

6. 两组患者治疗后临床综合疗效的分析

见表 1-9-10。

表 1-9-10 两组患者治疗后临床综合疗效分析（$\bar{x} \pm s$）

组别	n	显效	有效	无效	有效率
对照组	31	0	20	11	64.52%
观察组	31	1	26	4	87.10%

注：两组经非参数秩和检验，$Z=-2.195$，$P=0.028$，$P < 0.05$，具有显著性差异。

九、讨论

糖尿病肾病作为现代医学的名称，在古代医籍中并无记载糖尿病肾病这一病名，但根据其病机和临床证候表现，可将本病归属于“尿浊”“关格”“肾劳”“水肿”等范畴。随着对糖尿病肾病的进一步研究，现代中医将本病中医病名定义为“消渴肾病”，认为本虚标实为本病主要病机，本虚主要为脾肾亏损。由于脾胃亏损，水湿不运，湿浊内停；肾虚则封藏失职，精微物质下泄，水湿停留。并且在本虚的基础上，气滞、痰浊、湿热、血瘀、浊毒等病理产物积聚则是其标实证的主要方面。糖尿病肾病的进展主要是病程迁延不愈，久则耗伤气阴，导致气阴两伤，痰浊瘀热等相互交洁，聚积于肾脉，逐渐形成微型牴瘕，最终由瘕聚向癥积形成的过程。而且现代医学研究发现糖尿病肾病的肾脏病理组织出现了如肾小球肥大、肾小球基底膜增厚、K－W结节、系膜基质增多、小动脉硬化等病理改变，此病理改变可认为就是微型癥瘕形成的过程，符合“病位固定、有形可征、日久成积”等传统癥瘕的特点，属于中医癥积的范畴。所以在治疗糖尿病肾病同时，要注重血瘀的存在，及早运用活血化瘀药物。

而福建省人民医院老中医陈扬荣教授通过临床实践及个人经验，认为本病的根本病机主要在于“本虚标实”。本虚多以脾肾两虚为本，常常累及心、肝、肺诸脏，瘀血则多为标实之证。肾为先天之本，主藏精，为封藏之本；脾为后天之本，主运化。先天之精与后天之本是相互作用，相互依存的，二者相辅相成，共同维持生命活动。其中脾肾气虚夹瘀型的糖尿病肾病患者在临床上也较多见，在本病发展过程中，瘀血既为糖尿病肾病病变演变形成的病理产物，也是其诱发、加重因素。中医有“气为血之帅”之说，血液的运行顺畅，依赖于气的推动作用，脾肾亏损则血运无力，血液运行阻滞则致瘀阻经脉。瘀血始终贯穿于糖尿病肾病病程中的每一个发展过程，是糖尿病肾病发病的关键因素，影响着其病程，长期作用于机体可使病情迁延难愈，病机复杂化。由于糖尿病肾病病程冗长，病情复杂多变，“久病入络”，日久则循经入络，损伤经脉，累及肾脏，损伤肾络而成瘀。因此在治疗本病时，常常加用水蛭、僵蚕、地龙等虫类药加强活血化瘀功效。中药中虫类药物大多为血肉有情之品，具有益肾固本的作用，且药性大多偏辛咸，辛能通络，咸能软坚，多具有搜风剔络、软坚散结、活血化瘀等功效。

CTGF是Bradham于1991年首次发现的一种新型细胞生长因子。其广泛存在于多种人类组织中，尤以肾脏含量最高。CTGF在肾脏过度表达主要与肾脏纤维化有关，特别在肾小球硬化、肾间质纤维化发生、发展过程中发挥重要作用。转化生长因子-β（TGF-β）被认为是致纤维化最强的细胞因子。CTGF则作为其下游调节因子，发挥一部分TGF-β1的功能，在肾脏纤维化时，CTGF的表达增加，含量增加。CTGF在TGF-β诱导下，使肌成纤维细胞分泌CTGF增加，同时还介导TGF-β，使肾小管上皮细胞转分化为肌成纤维细胞，细胞外基质（ECM）沉积过多，加速肾脏损伤，促进肾小管及肾间质纤维化，所以其可以作为早期判断糖尿病肾病病变程度的指标。HGF是一种多效性因子，其分布主要有肾、肝、肺、胰腺等器官，而肾脏是HGF受体表达含量最高的器官之一。肾脏中HGF在肾小球中大多产生于内皮细胞和系膜细胞，在肾小管中则主要在间质细胞、内皮细胞中表达。HGF/c-met可能通过自分泌、旁分泌、内分泌3种方式的一种或多种作用于肾脏局部发挥其作用，参与肾脏的分化、增殖、修复及再生等，是肾脏的营养因子。HGF作为一种诱导、调节及抗纤维化的生长因子，可调节肾小管间质病变过程中的各个环节，对肾脏起保护作用，防止肾脏纤维化。

陈氏降浊方是全国名老中医传承工作室专家陈扬荣教授运用50多年的临床用药经验，根据糖尿病肾病脾肾气虚夹瘀型的病机特点及相关理论，以“补益脾肾、祛浊化瘀”为治法，按照君、臣、佐、使的组方规律而自拟的经验方。50年多的临床疗效证明，陈氏降浊方能改善糖尿病肾病临床症状、肾功能及延缓糖尿病肾病进展。

陈氏降浊方主要由生黄芪、山茱萸、山药、薏苡仁、牛膝、芡实、茯苓、车前子、白术、水蛭、僵蚕组成。方中以生黄芪补气固表、白术健脾补气为君药；山药健脾补肾，山茱萸、芡实益肾固精，茯苓健脾渗湿共为臣药；薏苡仁利水渗湿，车前子清热利湿，水蛭活血祛瘀，僵蚕化痰散结为佐药；牛膝补益肝肾，活血逐瘀通络，引诸药下行为使药。全方共11味药组成，配伍后共奏补益脾肾、祛浊化瘀的综合功效，切中糖尿病肾病本虚标实的病机特点。

本研究结果显示两组患者治疗后TG、TC、LDL-C及24hUpro水平均降低，且肾功能水平得到改善，无升高趋势，观察组疗效优于对照组，证明陈氏降浊方联合西药治疗在降低尿蛋白、调节血脂，延缓肾功能进展等方面的总体疗效优于对照组。陈氏降浊方可通过升高患者血清HGF、降低尿CTGF水平，改善肾脏组织代谢，减轻肾脏纤维化程度，延缓DKD病程进展。因此抑制CTGF过度表达，提高HGF浓度，在DKD发展过程中有着重要意义，值得进一步研究。而且陈氏降浊方联合西药治疗能够明显降低中医证候积分、改善临床相关指标，提高临床疗效，优于对照组，且该试剂安全性高、无明显副作用，发挥了中西医结合的优势。

（作者：李兰芳、吴竞、陈扬荣　摘自《福建中医药》福建中医药大学2018年硕士毕业论文增刊）

第十节

慢性乙型肝炎及肝纤维化的研究

一、慢性乙型肝炎的研究

慢性乙型肝炎的发病机制较为复杂，从中医角度，既有热毒内蕴，又有瘀血阻络，气血亏虚。陈扬荣根据多年的临床经验，将慢性乙型肝炎的发病机制总结为以下4个方面：①正气亏虚是慢性乙型肝炎发生的内在基础。②疫毒伏留是慢性乙型肝炎发生的首要因素。③阴液耗伤是慢性乙型肝炎缠绵难愈的重要条件。④肝络血瘀是慢性乙型肝炎病变发展的重要环节。因此慢性乙型肝炎发病，“肝疫毒”持续感染是其病理因素，正气亏虚、阴津亏损是其病理基础，瘀血阻滞是其病理产物，四者互为因果，直接影响本病的发展。

治疗上，陈扬荣根据其主要发病机制及证候分类，提出治疗慢性乙型肝炎的六大基本治法：①治病求本，当益气。②肝病迁延，当养阴。③疫毒难去，当解毒。④久病不愈，当活血。⑤注重分期，各有侧重。⑥选药宜精，用量适中。切合其主要病机，陈扬荣创立了治疗慢性乙型肝炎的基本方。经过多年的实验研究及临床观察，该方对慢性乙型肝炎的病变改善疗效显著。但慢性乙型肝炎的治疗并不能一方统之，而应该注重分期，各有侧重，随证化裁。因此要时时注意病机之转化，谨守病机，知常达变，提高疗效。

胁痛是慢性乙型肝炎常见的临床症状。陈扬荣依据肺、肝在人体气机升降、五行生克、经脉相连的相互关系，认为其主要疾病病程从肝气郁结左升不及影响右降，到肝气横逆，上冲犯肺，到肝火上炎，灼伤肺阴。因此，陈扬荣提出疏肝降肺、佐金制木、清金泄木3种肺肝同调的方法治疗慢性乙型病毒性肝炎胁痛。提示临床肝病治疗中不可仅见肝治肝，应在人体整体气机运行、五行生克制化、经脉相连等的中医理论指导下拓宽思路。

相关论文：

陈扬荣治疗慢性乙型病毒性肝炎的思路和方法

慢性乙型病毒性肝炎（慢乙肝）的发病特点是病程漫长，不易痊愈，治疗颇为棘手。福建省中医温病学专家陈扬荣教授治疗慢乙肝积累了丰富的经验，他结合现代医学研究成果，认为慢乙肝发病机制责之正虚邪损，治疗强调扶正祛邪。

一、气虚、阴伤、毒侵、血瘀是慢乙肝发病的基本病理

1. 正气亏虚是慢乙肝发生的内在基础

陈扬荣认为慢乙肝的发生是由于感染者机体功能低下、紊乱或免疫缺陷，在急性期未能彻底清除病毒，出现免疫耐受现象，导致病毒在体内长期感染而成，与中医所述“邪之所凑，其气必虚”之说相符合。正气虚衰，不足以抵御病邪入侵而致本病。病邪能否入侵机体或入侵后能否引起病变，往往取决于机体正气的强弱。对于慢乙肝患者，造成正气亏虚的原因有四：一为先天气虚，禀赋不足，机体抵抗力弱；二为病邪耗气，正邪交争，正不敌邪，邪盛而正耗；三为久病气损，慢乙肝病变发展过程比较长，脏腑功能受损，气化不足；四为多思善虑，饮食失节，损伤脾气，脾失健运，气血乏源，正气不足。由于先天不足或后天耗气，致使病邪乘虚而入，邪入而正气与之相搏，若正不胜邪，则正虚邪留，而致慢性病变。

2. 疫毒伏留是慢乙肝发生的首要因素

温疫学说认为疫毒具有致病性、传染性、致病特异性、潜伏性等特点。现代医学认为乙型肝炎病毒是慢乙肝的特异性病原体，具有致病性、传染性、潜伏性和嗜肝性的特点，据此可以认为乙型肝炎病毒符合疫毒范畴，慢乙肝正是因为这种嗜肝疫毒的侵入而发生。有学者认为慢乙肝的病因与湿热疫毒有关，陈扬荣则认为就“湿热”与“疫毒”而言，两者在慢乙肝的发生机制上有着协同关系，即湿热之邪是随疫毒侵入而犯及机体的，是一种诱因或病变的促发因素，而无本质上的共同性和结合性。临床中湿热易清，疫毒难祛之病证不胜枚举，所以疫毒之邪是本，湿热之邪是标，故不宜合称。若把中医学理论和现代医学观点相结合，可称这种导致慢乙肝的疫毒之邪为“肝疫毒”。虽然只是病因名称认识上的不同，但对临床治疗却有重要的指导意义，前者重在清热利湿，后者则重在清肝解毒。

3. 阴液耗伤是慢乙肝缠绵难愈的重要条件

阴液是机体生命活动的物质基础，在正常生理条件下参与人体新陈代谢活动，濡养全身脏腑和组织。因慢乙肝病程较长，疫毒伏肝，肝气受损，横逆克脾，脾失健运，水谷精微化生不足，阴液亦无所化。且肝体阴而用阳，得阴则化，慢乙肝患者久治未愈，会出现情志方面的改变，如焦虑、暴躁、忧郁等，使肝失条达之性，郁结化火伤阴。阴液既伤，特别是肝阴受损，导致阴不制阳，虚火内生，临床可见肝区疼痛、口干心烦、失眠多梦、舌红苔少而干、脉细数等。若慢乙肝日久未愈，又可伤及肾精，“五脏之后，穷必及肾”，导致肝肾阴虚出现耳鸣、腰膝酸软等症。虽然阴虚可见肝阴不足、肾精亏损等不同，但对一个有机整体，阴、津、精、血却是同源，即所谓“精血同源”“津血同源”。故陈扬荣认为，阴伤在慢乙肝早期主要累及脾、胃，后期则主要累及肝、肾，阴液亏损，引起脏腑功能下降，造成全身抵抗力差，致使病情缠绵不愈。

4. 肝络血瘀是慢乙肝病变发展的主要环节

清代吴澄认为："积瘀凝滞，不问何经，总属于肝，盖肝主血也。故凡败血积聚从其所属，必归于肝，故见胁肋小腹胀痛者，皆肝经之道也。"可见，肝与血瘀的产生息息相关，肝的功能正常与否，与瘀血形成关系密切，如肝不藏血，则血溢经外而成瘀；肝失疏泄，则气机郁滞，血行不畅，血受热灼可导致血液黏稠而促发瘀血的形成。另一方面，若瘀血一旦形成，又常常阻滞肝络，加重肝脏功能的失调。因此，陈扬荣认为瘀血既是重要的病理产物，亦是慢乙肝病变发展过程的主要环节，瘀血在慢乙肝发病之始就已产生，并贯穿于病变的全过程。现代研究表明，在慢乙肝患者中均有程度不同的外周微循环障碍及血液流变学指标的异常，在肝细胞广泛病变的基础上有结缔组织增生，而这些异常往往与瘀血有联系。由于瘀血阻滞肝络，肝失疏泄，使气血运行不畅，疫毒难祛且伏留于肝，耗伤气血，进而使病情迁延反复，逐渐演变成肝硬化或肝癌。

综观上述，陈扬荣认为慢乙肝的发病过程中，"肝疫毒"的持续感染是病理因素，正气不足、阴津亏损是病理基础，瘀血阻滞是病理产物，四者之间互为因果，直接影响本病的发展、变化和转归，这是本病的关键所在。关于慢乙肝的治疗组方，陈扬荣认为必须以益气养阴、解毒活血为治疗慢乙肝的基本组方框架的原则，把中医学的宏观认识与西医的微观认识有机结合，才能有望取得积极的治疗效果。

二、益气养阴、解毒活血是治疗慢乙肝的重要治法

1. 治病求本，当益气

《素问》有"邪之所凑，其气必虚""正气存内，邪不可干"等论，表明正气旺盛，则外邪不可侵入。肝病发病初期，邪正相搏，治疗当以祛邪为主，但当邪气消退到一定程度，即应佐以扶正，以资除邪之力，使正气渐复。否则正气损伤而邪气留恋深窜，逐步形成慢性肝炎。到慢性肝炎阶段，临床表现多为正气虚弱，根据陈扬荣多年来对临床症状的观察，大部分患者常有全身疲乏无力，肝区隐痛或者痛有定处，以及情志不舒、饮食不佳、恶心、上腹不适、大便稀薄等正气虚衰症状。所以强调治病求本，本为正益。肝病以脾胃受害为多，如李东垣指出"脾胃之气既伤，而元气亦不能充，而诸病之所由生也"，脾胃为后天之本，气血化生之源，脾失健运日久则化源不足而气血两虚，导致邪毒滞留不去，故益气健脾应为治疗重点。

2. 肝病迁延，当养阴

慢乙肝患者因肝病日久，疫毒内伏，邪毒易耗阴液，着于肝体，阻滞肝气，劫伤肝阴，终致肝阴不足。肝肾同源，肝阴虚往往导致肾水亏虚，形成肝肾两虚，病程迁延不愈，治疗上陈扬荣强调应当遵循《难经·十四难》中"损其肝者，缓其冲"的原则，治以养阴柔肝，尽早使用滋养阴液之品，"务在先安未受邪之地"。肝为血脏，体阴而用阳，护肝当以滋养肝阴为准则，切不可劫阴耗血，必须注意顾护阴液，培本固元，使邪祛而正不伤，正旺而邪自退，达到治愈

慢乙肝的目的。

3. 疫毒难祛，当解毒

陈扬荣认为正气不足是慢乙肝发生的内在因素，“肝疫毒”的侵入是发病的必要条件，故益气养阴治本的同时，必须抵制或杀灭“肝疫毒”，因此解毒是治疗慢乙肝的关键。清热解毒可顿挫毒邪鸱张之势，同时可以防止壮火食气，热毒耗阴，以保护正气。因此，清热解毒法是针对疾病的病因病机和病位而设，符合中医学“邪去正安”“邪不去则病不愈”的原则。多年来，清热利湿一直是治疗急性乙肝的主法，但乙肝慢性期与急性期不同，慢性期湿热已退居相对次要地位，甚至表现出无湿无热而以气虚或阴虚为主，一味清利只会进一步加重病情，若应用苦寒药疗效往往欠佳，甚至更伤脾胃。陈扬荣认为，此时可投以甘寒解毒之品，如玄参、半边莲、白花蛇舌草等，使“肝疫毒”从血分清除，而甘寒之品又可顾护阴液，谨防苦寒败胃，在热灼阴血的情况下尤为重要。

4. 久病不愈，当活血

周学海在《读医随笔·虚实补泻论》认为：“病久气血推行不利，血络之中，必有瘀凝故致病气缠延不去，必疏其络而病气可尽也。”可见活血祛瘀法对血瘀证治疗的重要性。肝络瘀阻是慢乙肝的病机枢纽，活血化瘀法应贯穿疾病治疗的全过程。肝之用，一主藏血，二主疏泄；而肝之为病，则多见胁下疼痛，或胀痛，或窜痛，或隐痛。有医者认为胁乃肝位、痛为气滞不行所致，处方用药主用疏肝理气，常择柴胡、延胡索、陈皮之类。而陈扬荣认为慢乙肝致病病原“肝疫毒”皆从血行感染，病邪直入血分，形成瘀毒胶结态势，其痛乃因瘀血阻络，阻滞气道，致气为血阻而流行不畅。疏肝理气仅治其标，难治其本，活血化瘀药才是治本之道。因此，陈扬荣坚持活血化瘀，使血脉通利，气血流畅，有利驱邪外出，促进机体的恢复，防止疾病的发展。

总之，陈扬荣认为正虚邪损是导致慢乙肝的根本原因，阴伤血瘀是慢乙肝的主要病理环节。临床虽可见寒热虚实等不同见证，但总以本虚标实为特点。因此，在治疗慢乙肝时，陈扬荣注重用益气养阴解毒活血法，再根据具体病情加以辨证治疗，一法为主，多法联用，有助于提高临床疗效。另外，陈扬荣认为慢乙肝一般病程长，治疗时切不可求之过急，须要守法，更不宜朝令夕改，致使病情迁延，若病情较缓，当以治本为重。

（作者：章亭、黄争荣、吴竞、陈扬荣　摘自《中华中医药杂志》2005 年第 4 期）

二、肝纤维化的研究

针对肝纤维化肝、脾、肾受损，气滞、血瘀的病机，陈扬荣认为滋补肝肾、健脾益气、活血化瘀、标本兼治无疑可以增加疗效。抗纤 1 号胶囊切合病机，在中医药抗肝纤维化的治疗方面临床效果较好。陈扬荣对抗纤 1 号胶囊临床疗效、抗纤维化机制等做了系列的实验研究。

选择60例慢性乙型肝炎患者，随机分成治疗组30例、对照组30例。治疗组用抗纤1号胶囊联合阿德福韦酯治疗，对照组单用阿德福韦酯。研究发现治疗组与对照组的临床总有效率分别为86.7%和53.3%，有显著性差异。治疗组在改善血清肝功能谷丙转氨酶（ALT）、谷草转氨酶（AST），A/G倒置情况，血清肝纤维化指标透明质酸（HA）、层黏连蛋白（LN）方面优于对照组。结合研究结果，可以看出抗纤1号胶囊具有一定的抗炎保肝、改善肝脏微循环、抑制HBV复制和抗肝纤维化作用，且对阿德福韦酯抗病毒作用有一定的增强。此外，另有临床实验证明，抗纤1号胶囊在改善患者症状、肝纤维化指标、肝组织病理及回缩肿大的脾脏等方面均有较好的效果。

陈扬荣用四氯化碳致大鼠肝纤维化模型，观察发现抗纤1号胶囊可以显著降低层黏连蛋白、Ⅲ型前胶原，升高血白蛋白水平，减轻干细胞变性、坏死。结果提示，抗纤1号胶囊抗肝纤维化作用肯定，其机制可能是通过降低透明透酸、Ⅲ型前胶原，从而消除肝窦毛细血管化，调节肝脏微循环，达到抗肝损伤，恢复肝功能。研究发现抗纤1号胶囊对降低Ⅲ型前胶原、球蛋白也有一定帮助，具有抗纤维化及恢复肝功能的作用。在一定范围内，剂量越大，效果越好。此外不同剂量的抗纤1号胶囊对肝纤维化大鼠肿瘤坏死因子α均具有正向调节作用。同时，能够不同程度改善肝纤维化组织病理改变，改变结果与药物剂量成正相关。可以看出，抗纤1号胶囊的抗纤维化作用具有多层面、多向性、多靶点的特点。

相关论文

抗纤1号胶囊对肝纤维化大鼠层黏连蛋白、Ⅲ型前胶原、Ⅳ型胶原及白蛋白、球蛋白的影响

肝纤维化是多种慢性肝病重要的病理特征，是发展成肝硬化的必经阶段。在我国，以慢性乙肝引起有肝纤维化尤为多见。过去研究大多集中在祛除致病因子来达到治疗的目的，但目前尚无理想的抗乙肝病毒药物，即使能祛除致病因子，肝纤维化的进程仍可自行延续。因此，及早阻断和逆转肝纤维化成为目前比较可行的一条治疗途径。为探讨抗纤1号胶囊对肝纤维化大鼠层黏连蛋白（LN）、Ⅲ型前胶原（PCⅢ）、Ⅳ型胶原（Ⅳ-C）及白蛋白（Alb）、球蛋白（Glo）的影响，我们进行了实验研究，现将结果报告如下。

一、材料和方法

1. 实验动物

wistar大鼠52只，清洁级，体重184.4±13.58g，雌雄各半，合格证书：中国医学科学院

动物管理第03号，由福建中医学院实验动物中心提供。

2. 实验药品

秋水仙碱，RG级，由中国医药（集团）上海化学试剂公司进口分装，批号F991010。四氯化碳，AR级，由宜兴市第二化学试剂厂生产，批号990701。胆固醇，BR级，由上海生物化学试剂公司生产，批号9801108。橄榄油、化学纯由上海双喜香料助剂厂生产，批号9608。抗纤1号胶囊由福州市中西医结合肝病研究所提供，批号20000201。

3. 造模方法

造模前实验动物适应性饲养1周。首次背部皮下注射CCl_4（血氯化碳）0.5mL/100g体重，第2周开始背部皮下注射40%CCl_4-橄榄油溶液0.3mL/100g体重，每周2次，共6周。第1、2周饲以高脂玉米粉饲料（79.5%玉米粉、2%猪油、0.5%胆固醇），第3~6周饲以纯玉米粉饼，饮料为自来水。造模成功后，饲以正常颗粒料。

4. 分组与给药

52只大鼠随机分为正常组8只，预防组9只，模型对照组8只，秋水仙碱治疗组9只，抗纤1号中、高剂量治疗组各9只。各用药组每日灌胃1次。预防组从造模第1日起每日灌胃抗纤1号胶囊38 mL/100g体重；正常组不处理；造模成功后，每日灌胃1次，秋水仙碱0.1mL/100g体重；每日灌胃1次，抗纤1号中、高剂量分别为192mL/100g体重、383 mL/100g体重；模型组每日灌生理盐水2mL。各组于用药后5周全部处死取材。

5. 标本的采集与制备

取材前1日，颈部剪毛，取材时用3%戊巴比妥钠50mL/100g体重，腹腔注射麻醉，颈部取血，分离血清，吸取上层血清，保存于-30℃冰箱中待测。

6. 观察指标及方法

①症状与体征：观察所有动物的体重、食欲、神态。②血液生化指标：层黏连蛋白（LN）、Ⅲ型前胶原（PCⅢ）、Ⅳ型胶原（Ⅳ-C）均采用放免法测定，试剂盒购自第二军医大学海军医学研究所，批号2001010；血清白蛋白（Alb）测定采用溴甲酚绿比色法；血清总蛋白（TP）测定采用双缩脲法，试剂由南京建成生物工程研究所提供。

7. 统计学处理

所有数据用（$\bar{x} \pm s$）表示。2组数据比较用t或t'检验，多组数据比较用SNK检验。

二、实验结果

1. 抗纤1号胶囊对各组动物血清LN、PCⅢ、Ⅳ-C的影响

见表1-10-1。

表 1-10-1　各组大鼠血清 LN、PC Ⅲ、Ⅳ-C 的变化情况（$\bar{x} \pm s$）

组别	n	LN（μg/L）	Ⅳ-C（μg/L）	PC Ⅲ（μg/L）
正常对照组	8	32.89 ± 8.02	6.99 ± 4.46	40.07 ± 12.40
模型对照组	8	86.08 ± 13.15**	15.56 ± 7.65*	75.93 ± 25.94**
预防组	9	56.11 ± 18.65**△△	9.45 ± 7.81	58.68 ± 31.67
抗纤 1 号中剂量组	9	54.89 ± 16.70**△△	9.14 ± 3.80△	64.52 ± 22.92*
抗纤 1 号高剂量组	9	48.25 ± 11.16**△△	7.88 ± 2.93△	50.14 ± 18.73△
秋水仙碱组	9	63.60 ± 18.91**△	8.01 ± 4.23△	63.75 ± 20.78*

注：与正常对照组比较，*$P < 0.05$，**$P < 0.01$；与模型对照组比较，△ $P < 0.05$，△△ $P < 0.01$。

2. 抗纤 1 号胶囊对各组动物肝功能的影响

见表 1-10-2。

表 1-10-2　各组大鼠血清 Alb、Glo 的变化情况（$\bar{x} \pm s$）

组别	n	Alb（g/L）	Glo（g/L）
正常对照组	8	33.40 ± 5.67	26.11 ± 6.31
模型对照组	8	23.28 ± 4.34**	38.21 ± 5.56**
预防组	9	25.62 ± 4.94**	36.97 ± 9.40*
抗纤 1 号中剂量组	9	28.45 ± 2.75*△	30.55 ± 7.10△
抗纤 1 号高剂量组	9	30.46 ± 3.88△△	29.24 ± 3.01△△
秋水仙碱组	9	28.07 ± 7.07	32.93 ± 7.67

注：与正常对照组比较，*$P < 0.05$，**$P < 0.01$；与模型对照组比较，△ $P < 0.05$，△△ $P < 0.01$。

其他症状和体征：正常组大鼠生理状态良好，生长良好，其余各组大鼠体重均有不同程度的降低。秋水仙碱组与中药各剂量组比较生长缓慢。与正常组大鼠比较，各组大鼠食欲均有不同程度减退，尤其是在实验开始至造模结束时这一阶段，食量渐减少。造模结束后食量有所恢复。造模组大鼠皮毛干枯、无光泽、消瘦，双眼无神、活动减少。

三、讨论

肝纤维化动物实验模型可归纳为免疫损伤、中毒损伤 2 类。CCl_4 中毒引起肝脏功能损害，再加上胆固醇和猪油肥甘之品，易使纤维组织增生。用四氯化碳造模有简便易行的优点，为国内外公认的一种肝纤维化型。

肝纤维化是现代医学的一种病理学诊断，其中一个显著的特征是伴随肝纤维化的肝窦毛细血管化。自从 1963 年 Schaffner 提出这一概念以来，已引起了世界各国学者的重视。肝窦内皮层细胞失窗孔和基底膜的形成是肝窦毛细血管化的 2 个特征。基底膜的主要成分是Ⅳ-C 与

LN。从实验结果看，IV-C和LN二者具有显著相关性（r=0.432）。由于肝窦毛细血管化，必然阻滞肝脏的微循环，影响肝内物质和氧的代谢，肝细胞外基质在肝内沉积导致肝纤维化。

中医学无肝硬化这一病名，更无肝化这一病理名词。肝纤维化大概属于中医学的"癥""癖""痞""积"等范畴。我们结合现代病理研究认为肝纤维化的基本病机是肝脉不畅，血瘀气滞，兼有阴虚，其病位在肝、脾、肾。

针对肝纤维化肝、脾、肾受损，气滞、血瘀的病机，给予滋补肝肾、健脾益气、活血化瘀，标本兼治，无疑可明显增强疗效。从实验结果看，抗纤1号胶囊中、高剂量组可明显降低血清LN、PCⅢ、球蛋白，升高白蛋白，效果优于秋水仙碱，可见抗纤1号胶囊具有一定的抗肝纤维化和恢复肝功能的作用，且在一定范围内，剂量越大，效果越好。

（作者：陈扬荣、江明、王玉海　摘自《中国医药学报》2002年第17卷第4期）

抗纤1号胶囊对肝纤维化大鼠血清肿瘤坏死因子α的影响

一、材料与方法

1. 动物分组

Wistar大鼠52只，清洁级，体重184.4±13.6g，雌雄各半，分笼饲养，由福建中医学院实验动物中心提供，合格证：中国医学科学院动物管理第003号。52只大鼠随机分为正常对照组8只、抗纤1号胶囊预防组9只、模型组35只，模型大鼠在确定模型成立后随机分为模型对照组8只、秋水仙碱治疗组9只，抗纤1号胶囊中、高剂量治疗组各9只。

2. 实验药品

四氯化碳，AR级，宜兴市第二化学试剂厂，批号990701；胆固醇，BR级，上海生物化学试剂公司，批号9801108；橄榄油，上海双喜香料助剂厂，批号9608；秋水仙碱，RG级，中国医药（集团）上海化学试剂公司进口分装，批号F991010；抗纤1号胶囊由福州市中西医结合肝病研究所提供，批号20000201。

3. 造模与取材

肝纤维化模型造模成功后，饲以正常颗粒料。用药5周后，腹腔注射麻醉，颈部取血并分离血清做检测。电镜标本：取同一肝脏部位肝组织，用2.5%戊二醛前固定、锇酸后固定染色，切片厚50nm，Hu-12A型透射电镜观察并拍照。

4. 给药方法

抗纤1号胶囊预防组从造模第1天起给予抗纤1号胶囊，每日灌胃38mg/100g体重。正常对照组不处理。造模成功后，各用药组每日灌胃1次，秋水仙碱0.1mg/100g体重；抗纤1号胶囊中、高剂量组，分别为192mg/100g体重、383mg/100g体重；模型对照组每日灌生理盐水，每次 2mL。

5. 检测与仪器

①丙氨酸转氨酶（ALT）测定采用赖氏法，试剂盒由南京建成生物工程研究所提供；②肿瘤坏死因子（TNF-α）试剂盒购自解放军总医院科技开发中心，批号 20010131，按说明书操作；③ γ 计数仪，由西安二六二厂生产；④ Hu-12A 型透射电子显微镜，由日本日立公司生产。

6. 统计学处理

所有数据用（$\bar{x}\pm s$）表示，两组数据比较用 t 或 t' 检验。

二、实验结果

1. 抗纤 1 号胶囊对各组动物血清丙氨酸转氨酶、肿瘤坏死因子的影响

见表 1-10-3。

表 1-10-3　各组大鼠血清 TNF-α 的变化情况

组别	n	ALT（卡氏单位）	TNF-α（ng/ml）
正常对照组	8	37.13 ± 16.04	0.98 ± 0.40
模型对照组	8	243.88 ± 61.97 △△	1.73 ± 0.38 △△
抗纤 1 号胶囊预防组	9	54.11 ± 23.20**	1.36 ± 0.14 △**
抗纤 1 号胶囊中剂量组	9	61.33 ± 23.32 △**	1.47 ± 0.32 △
抗纤 1 号胶囊高剂量组	9	42.78 ± 17.61**	1.21 ± 0.34**
秋水仙碱组	9	75.56 ± 18.34 △△**	1.33 ± 0.25 △

注：与正常对照组比较，△ $P < 0.05$，△△ $P < 0.01$；与模型对照组比较，*$P < 0.05$，**$P < 0.01$。

2. 电镜下形态学变化

正常对照组见肝细胞排列整齐，毛细胆管微绒毛丰富，窦周间隙内胶原纤维少见，窦周细胞少见。模型对照组见肝细胞水肿、脂肪变性，内质网扩张，脱颗粒。毛细胆管的微绒毛肿胀，窦内库普弗细胞溶酶体增多。窦周间隙内胶原纤维明显增生，其间纤维细胞、成纤维细胞、肝星状细胞增多（含脂滴少见）。抗纤 1 号胶囊高剂量治疗组较模型对照组病变明显减轻，肝组织结构及细胞排列规则，未见纤维隔形成。窦周间隙内胶原纤维无增生，肝星状细胞不多见，库普弗细胞较活跃。抗纤 1 号胶囊中剂量及预防组异常变化较模型对照组轻而较抗纤 1 号高剂量组重。秋水仙碱治疗组大多数肝细胞结构排列尚规则，肝细胞内见脂滴，细胞间隙增宽，其中有微绒毛伸入。窦周间隙增宽，内皮细胞胞质面不完整。库普弗细胞功能活跃，溶酶体增多。有的区域胶原纤维增多，可见肝星状细胞，汇管区扩大，胶原纤维增多。

三、讨论

TNF-α 是由激活的巨噬细胞产生的一种细胞因子，不仅参与介导抗肿瘤、免疫调节、炎症反应和组织损伤等病理生理过程，也参与组织损伤的修复和结缔组织代谢的调节。有学者研究 TNF-α 是胶原合成和组织纤维化的重要抑制物，虽能促进大鼠肝星状细胞的增殖，但抑制其增长胶原蛋白的合成，并可减少肝脏炎性细胞浸润及肝细胞变性，有效抑制肝内层黏蛋白的沉积，表明一定量的 TNF-α 水平可以抑制肝纤维化的进程。然而亦有研究发现，TNF-α 不仅使体内外培养的大鼠肝星状细胞增加合成胶原蛋白和蛋白多糖，增加Ⅰ、Ⅲ、Ⅳ型前胶原 mRNA 的表达，且能消除转化因子 β 对大鼠肝星状细胞增殖的抑制，促进肝星状细胞增殖并分泌 HA 和 LN 基质，这证明在一定条件下 TNF-α 还可以促进肝纤维化。

因此，TNF-α 在肝纤维化过程中是起促进作用还是抑制作用，其所起作用是否与含量水平有关，目前仍不明确。本实验结果显示，模型对照组与正常对照组相比 ALT、TNF-α 均显著升高，组织病学明显呈现纤维化。抗纤 1 号胶囊高剂量组与模型对照组相比 TNF-α 的含量显著降低（$P < 0.01$），肝组织电镜形态学观察也表明抗纤 1 号胶囊治疗组肝脏纤维化程度轻，提示 TNF-α 含量升高是促进肝纤维化的因素之一，而抑制 TNF-α 产生可能是抗纤 1 号胶囊抗纤维化机制之一。

（作者：江明、王玉海、黄争荣 《中国医药学报》2004 年第 19 卷第 5 期）

抗纤 1 号胶囊抗肝纤维化的血清学和形态学实验研究

本文就抗纤 1 号胶囊对复合因素所致中毒性大鼠肝纤维化的治疗作用进行了实验研究，结果如下。

一、材料与方法

1. 动物分组

Wister 大鼠 52 只，清洁级，体重 184.4±13.58g，雌雄各半，并分笼饲养，合格证书：中国医学科学院动物管理第 003 号。52 只大鼠随机分为正常组 8 只、预防组 9 只、模型组 35 只，6 周后各取 4 只处死，确定模型成立。模型大鼠随机分为模型对照组 8 只、秋水仙碱治疗组 9 只，抗纤 1 号胶囊中、高剂量治疗组各 9 只。

2. 造模与取材

除正常组外，其余各组均复制肝纤维化模型。首次皮下注射 CCl_4 0.5mL/100g 体重，第 2 周始背部皮下注射 40%CCl_4- 橄榄油溶液 0.3mL/100g 体重，每周 2 次，共 6 周。第 1、2 周饲以高脂玉米粉饲料（79.5% 玉米粉 +20% 猪油 +0.5% 胆固醇），第 3~6 周饲以纯玉米粉饼，饮料为自来水。造模成功后，饲以正常颗粒料。用药 5 周后，腹腔注射麻醉，颈部取血并分离血清做生化检查；取肝左叶距边缘 3mm 处组织，一部分制作电镜标本，另一部分 10% 甲醛固定，制作光镜标本。

3. 给药方法

抗纤 1 号胶囊（丹参、三七、桃仁、当归、生地黄、山楂、沙参等）。预防组从造模第一天起给予抗纤 1 号胶囊，每日灌胃 38mg/100g 体重，正常组不处理。造模成功后，各用药组每日灌胃 1 次，秋水仙碱 0.1mg/100g 体重；抗纤 1 号胶囊中、高剂量组，分别为 192mg/100g 体重，383mg/100g 体重；模型对照组每日灌生理盐水，每次 2ml。

4. 检测指标

①血清指标：层粘连蛋白（LN）、Ⅲ型前胶原（PC Ⅲ）、Ⅳ型胶原（Ⅳ -C）、透明质酸（HA）均采用放射免疫法测定，试剂盒购自第二军医大学海军医学研究所，批号 20010101；谷丙转氨酶（ALT）测定采用赖氏法；血清总胆红素（STB）测定采用苯甲酸钠－咖啡因比色法；血清白蛋白（ALb）测定采用溴甲酚绿比色法，血清球蛋白（G）用总蛋白减白蛋白测得，血清总蛋白（IP）测定采用双缩脲法，试剂盒由南京建成生物工程研究所提供。②光镜标本：石蜡包埋，常规切片，HE 染色。③电镜标本：2.5% 戊二醛前固定、锇酸后固定染色，切片厚 50nm，Hu-12A 型透射电镜观察并拍照。④症状与体征：观察所有动物的体重、食欲、神态。

5. 统计学处理

所有数据用平均数 ± 标准差（$\bar{x} \pm s$）表示。两组数据比较用 t 或 t' 检验，多组数据比较用 SNK 检验，并做直线相关分析。

二、实验结果

1. 光镜下形态学变化

正常组肝小叶结构完整，小叶间无纤维增生，没有肝细胞变性、坏死。模型对照组肝细胞广泛严重脂肪变性，有少量点状坏死，汇管区有少量淋巴细胞、单核细胞浸润。部分汇管区纤维组织增宽，并有纤细的纤维间隔伸入肝小叶，局部有早期假小叶形成。中药大剂量治疗组肝细胞浊肿，未见纤维明显增生。中药中剂量组及预防组肝细胞大片脂肪变性，部分明显浊肿，散见少量点状坏死。汇管区及小叶边缘纤维组织增宽，伴少量淋巴细胞、单核细胞浸润，纤维间隔不连续。与大剂量组比较，细胞变性、炎症较明显，但纤维无明显增多。秋水仙碱治疗组：较模型对照组病变为轻，肝细胞浊肿，散见少量大泡性或小泡性脂肪变性。汇管区淋巴细胞、单核细胞浸润，纤维增生不明显。

2. 电镜下细胞结构变化

正常组见肝细胞排列整齐，毛细胆管微绒毛丰富，窦周间隙内胶原纤维少见，窦周细胞少见。模型对照组：肝细胞水肿、脂肪变性，内质网扩张，脱颗粒。毛细胆管的微绒毛肿胀，窦内库普弗细胞溶酶体增多。窦周间隙内胶原纤维明显增生，其间纤维细胞、成纤维细胞、肝星状细胞增多（含脂滴少见）。中药大剂量治疗组较模型对照组病变明显减轻，肝组织结构及细胞排列规则，未见纤维隔形成。窦周间隙内胶原纤维无增生，肝星状细胞不多见，库普弗细胞较活跃。中药中剂量及预防组异常变化较模型对照组轻而较中药大剂量组重。秋水仙碱治疗组大多数肝细胞结构排列尚规则，肝细胞内见脂滴，细胞间隙增宽，其中有微绒毛伸入。窦周间隙增宽，内皮细胞胞质面不完整。库普弗细胞功能活跃，溶酶体增多。有的区域胶原纤维增多，可见肝星状细胞，汇管区扩大，胶原纤维增多。

3. 抗纤 1 号胶囊对各组动物血清肝细胞外基质（ECM）的影响

见表 1-10-4。

表 1-10-4 各组大鼠血清 LN、IV -C、PC III 、HA 的变化情况（$\bar{x}\pm s$）

组别	n	LN（p/ng ml^{-1}）	IV -C（p/ng ml^{-1}）	PC III（p/μg ml^{-1}）	HA（p/ng ml^{-1}）
正常对照组	8	32.29 ± 8.02	6.99 ± 4.46	40.07 ± 12.40	106.63 ± 45.47
模型对照组	8	86.08 ± 13.15△△	15.56 ± 7.65	75.93 ± 25.94△	229.78 ± 79.02△△
胶囊预防组	9	56.11 ± 18.65△△**	9.45 ± 7.81	58.68 ± 31.67	147.00 ± 74.39
胶囊中剂量组	9	54.89 ± 16.70△△**	9.14 ± 3.80	64.52 ± 22.92△	149.69 ± 54.66*
胶囊高剂量组	9	48.25 ± 11.16△△**	7.88 ± 2.93*	50.14 ± 18.73*	136.01 ± 57.34*
秋水仙碱组	9	63.60 ± 18.91△△*	8.01 ± 4.23*	63.75 ± 20.78*	136.67 ± 43.61**

注：与正常组比较△ $P < 0.05$，△△ $P < 0.01$；与模型对照组比较 *$P < 0.05$，**$P < 0.01$，下表同。

4. 抗纤 1 号胶囊对各组动物肝功能的影响

见表 1-10-5。

表 1-10-5 各组大鼠血清 ALT、STB、Alb、Glo 的变化情况（$\bar{x}\pm s$）

组别	n	ALT（卡门单位）	STB（cumol L^{-1}）	Alb(p/g L^{-1})	Glo(p/g L^{-1})
正常对照组	8	37.13 ± 16.04	5.16 ± 1.52	33.40 ± 5.67	26.1 ± 6.31
模型对照组	8	243.88 ± 61.97△△	12.78 ± 3.47△△	23.28 ± 4.34△△	38.21 ± 5.56△△
胶囊预防组	9	54.11 ± 23.20**	7.66 ± 2.20△**	25.62 ± 4.94△△	36.97 ± 9.40△
胶囊中剂量组	9	61.33 ± 23.32△**	7.58 ± 1.86△**	28.45 ± 2.75△*	30.55 ± 7.10*
胶囊高剂量组	9	42.78 ± 17.61**	6.26 ± 2.01**	30.46 ± 3.88**	29.24 ± 3.01**
秋水仙碱组	9	75.56 ± 18.34△△**	7.99 ± 1.42△△**	28.07 ± 7.06	32.93 ± 7.67

5. 各组动物血清指标的相关性

PC Ⅲ +HA，r=0.242，$r < 0.4$，两指标无明显相关性。Ⅳ -C+LN，r=0.432，$0.4 < r < 0.7$，两指标有显著性相关。HA+ALT，r=0.525，$0.4 < r < 0.7$，两指标有显著性相关。

三、讨论

肝纤维化是现代医学的一种病理学诊断，其中一个显著的特征是伴随肝纤维化的肝窦毛细血管化。肝窦内皮层细胞失窗孔和基底膜的形成是肝窦毛细血管化的两个特征。基底膜的主

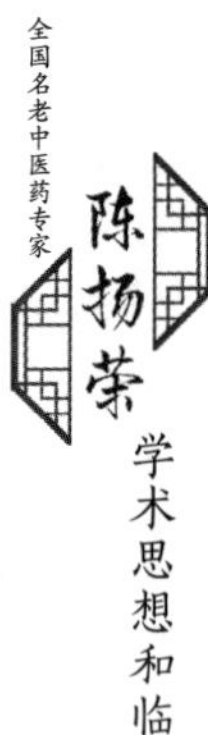

要成分是Ⅳ型胶原和层黏连蛋白。从实验结果看，Ⅳ型胶原和层黏连蛋白二者具有显著相关性（r=0.432）。由于肝窦毛细血管化，必然阻滞肝脏的微循环，影响肝内物质和氧的代谢，肝细胞外基质在肝内沉积导致肝纤维化。本实验电镜标本观察也证实了这一变化。

我们结合现代病理结果认为肝纤维化的基本病机是肝脉不畅，血瘀气滞，兼有阴虚。病因与情志郁结、饮酒过多、感染虫毒，以及黄疸、胁痛迁延不愈有关。其病位在肝、脾、肾。

抗纤 1 号胶囊主要由黄芪、丹参、桃仁、当归、生地黄、三七、山楂、沙参等组成。抗纤 1 号胶囊含有丹参、桃仁、川芎等传统的活血化瘀药，药理实验证明可以改善肝脏的微循环，并可降解一部分肝脏纤维；黄芪能够增强非特异性免疫反应，减低病毒的致病性；生地黄可抑制免疫反应，避免肝脏因免疫而受损伤；山楂可以促进肝脏的物质代谢，预防肝内毒物滞留而引起的损害；三七能降低血胆固醇，增加糖耐量和增加核酸、蛋白质的合成而促进肝内毒物的转运。诸药相配，针对肝纤维化肝、脾、肾受损和气滞血瘀的病机，滋补肝肾，健脾益气，活血化瘀，标本兼治。从实验结果看，抗纤 1 号胶囊中、高剂量组可明显降低血清层黏连蛋白、Ⅲ型前胶原、球蛋白（$P < 0.05$），升高白蛋白的效果优于秋水仙碱，可见抗纤 1 号胶囊具有一定的抗肝纤维化和恢复肝功能的作用。且在一定范围内，剂量越大，效果越好。这也提示，如能进一步调整剂量可望取得更好的疗效。

（作者：张月英、陈扬荣、王玉海、潘晨　《山东中医药大学学报》2002 年第 26 卷第 3 期）

中药复方抗肝纤维化研究进展

肝纤维化是一切慢性肝病的共同病理学基础，是发展到肝硬化的必经阶段。肝纤维化进入肝硬化之前尚有逆转的可能，故人们十分重视肝纤维化的治疗研究。现阶段许多西药，例如皮质类固醇、肿瘤坏死因子－α、前列腺素、γ－干扰素、马洛替酯、秋水仙碱等对肝纤维化有一定治疗作用，但因其效果不理想，且毒副作用大，临床应用受到限制。多年来进行的中药抗肝纤维化研究显示出较好的前景，特别是中药抗纤维化的复方研究，其深度在不断加深。目前，中药复方抗肝纤维化的研究，已从单纯的活血化瘀发展为益气活血、疏肝健脾、补肾养阴、软坚散结等多种治则的研究。现将近年来中药复方研究概况综述如下。

一、活血化瘀类复方

曹献英等采用大鼠免疫性肝纤维化模型，观察活血化瘀方药对肝纤维化形态结构的影响及作用机理。实验中观察到应用活血化瘀方药防治后，肝细胞线粒体、粗面内质网增生，贮脂细胞和胶原纤维数量明显减少，结果显示活血化瘀方药可阻止和减轻肝血窦毛细血管化，变形的血窦明显恢复。陈建明等研究活血抗纤复方对日本血吸虫性早期肝纤维化小鼠血清Ⅰ、Ⅲ型前胶原的作用，结果表明活血抗纤复方具有明显的降解Ⅲ型前胶原纤维（PC-Ⅲ），但不能抑制

Ⅰ型前胶原（PC-Ⅰ）的增加，提示活血抗纤复方能有效促进实验性肝纤维化的吸收与分解。谢娟等选用胆汁瘀滞性肝损伤动物模型，给予汉丹肝乐治疗后，结果显示给药组大鼠黄疸指数、总胆红素和结合胆红素减少，碱性磷酸激酶（AKP）、谷丙转氨酶（ALT）、肝胶原蛋白和丙二醇（MDA）的含量明显降低，尿羟脯氨酸含量显著升高，表明汉丹肝乐能促进尿羟脯氨酸排出，抑制胶原蛋白合成和沉积，使胶原降解，具有抗脂质过氧化作用。

汪菁菁临床观察莪术汤治疗肝纤维化，以临床症状合血清透明质酸（HA）、PC-Ⅲ、LN治疗前后观察，结果治疗有效率为91.7%，认为活血化瘀药有助于肝细胞再生，抑制炎症反应及胶原的合成，促进胶原的分解。唐世利等观察化瘀软肝汤治疗肝纤维化的临床疗效，将100例肝纤维化患者随机分为2组，对照组予干扰素 χ-1b肌注，治疗前后对比两组谷氨酰转肽酶、A/G、r球蛋白、HA、PC-Ⅲ、LN、Ⅳ-C等指标变化，结果治疗组和对照组总有效率和显效率分别是84.8%和50.0%，两组间有显著性差异（$P < 0.05$）。陈跃等研究抗纤1号抗肝纤维化作用，临床观察显示中药组与干扰素相比，中药同样能改善患者乏力和腹胀症状，并一定程度上缩小门、脾静脉内径和脾脏厚径（$P < 0.05$），具有护肝、降酶、退黄和软肝功效，疗效优于传统的常规治疗。邢练军等运用活血软肝汤治疗肝炎后肝硬化，观察发现该方对改善肝功能和升高白蛋白、降低球蛋白有明显的作用，同时能明显降低血清HA、PC-Ⅲ、LN含量，提示该方有改善肝纤维化的作用。

二、益气健脾活血类复方

白云清等研究丹参黄芪汤对四氯化碳（CCl_4）诱发的大鼠肝纤维化影响，结果表明丹参黄芪汤不仅可以明显降低血清甘胆酸含量，提高肝线粒体琥珀酸脱氢酶活性，还能显著降低肝组织羟脯氨酸含量及减少Ⅰ、Ⅲ型前胶原纤维，抑制肝星状细胞分化。赵德语等也利用CCl_4诱发的大鼠肝纤维化模型，通过对实验动物各项观察指标结果分析，复肝宝可使肝纤维化明显减轻，并具有保肝、降酶的作用。钱妍等研制药食两用中药方剂肝复健冲剂，经实验发现肝复健可明显延缓化学致癌物二乙基亚硝胺所致大鼠肝纤维化进展，明显减少肝内胶原沉积。孙玉凤等实验表明益肝放剂有良好保护肝细胞，抑制胶原纤维的合成、沉积及促进其降解的作用，从而可明显改善肝组织的病理改变。王继等观察抑肝纤复方对免疫损伤性实验鼠的实验，结果显示中药组血清HA、PC-Ⅲ、LN含量与模型组相比有显著性差异（$P < 0.05$），肝内胶原纤维与网状纤维病理图像定量分析显示中药组单位目标阳性面积、面密度积分光密度值与模型组比较有显著性差异（$P < 0.05$）。王全楚等制备大鼠肝纤维化模型，并给予软肝缩脾丸治疗，结果表明软肝脾丸可以抑制纤维化肝脏基质金属蛋白酶组织抑制因子-1、2（TIMP-1、TMP-2）的表达，从而增强间质胶原酶的活性，促进Ⅰ、Ⅲ型胶原的降解，产生抗肝纤维化作用。

郝建梅等临床观察化纤汤治疗肝纤维化患者的疗效，从30例治疗结果分析，总有效率为

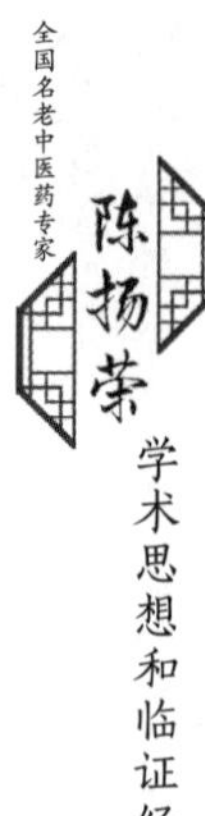

96.7%，说明化纤汤有良好的抗纤维化作用。王英凯等研究以鳖甲为主的中药复方制剂，临床观察到中药组在改善患者的腹胀、乏力等症状方面有效率为73.2%，对腹水减少有效率为72.7%，促进尿羟脯氨酸的排泄及降低门静脉宽度好于丹参对照组（$P<0.05$）。霍秀萍观察扶正祛邪方对肝纤维化的影响，治疗结果显示观察组治疗后谷丙转氨酸、谷草转氨酶、总胆红素接近正常，治疗前后比较有显著性差异（$P<0.01$），血清HA、PC-Ⅲ、LN含量明显下降，表明以益气养阴、活血解毒为主的扶正祛邪方具有明显的抗纤维化的作用。

三、疏肝理气活血类复方

高洁生等研究养肝解郁方防治肝纤维化的作用，运用CCl_4复制肝纤维化大鼠模型，证实养肝解郁方通过调节机体的免疫系统，使腹腔巨噬细胞、脾细胞产生氧化亚氮、肿瘤坏死因子-α、白介素-1的水平趋向正常，阻抑肝组织的纤维化。马列清在舒肝解郁的逍遥散基础上加用健脾、活血药物，观察逍遥散加减对乙型病毒性肝炎患者的疗效，实验发现治疗组总疗效89.0%，肝纤维化指标治疗组下降幅度较大，与对照组比较有显著性差异（$P<0.01$），同时肝功能也明显改善。许桂平等观察中药双甲五灵胶囊治疗肝纤维化的疗效，结果双甲五灵胶囊对改善乏力、纳差腹胀、肝区不适等症状及脾大回缩、恢复肝功能疗效明显，并能降低血清HA、PC-Ⅲ、转化生长因子-β1浓度。韦艾凌等研究结果提示瘀痛消抗肝纤维的机理可能是通过抑制胶原纤维增生及其在肝内的沉积，增加胶原纤维的降解及加强吞噬细胞吞噬功能等作用而实现。

四、补肾养肝类复方

张亚兵等自拟抗肝纤方治疗肝炎后肝纤维化，经临床研究表明，抗肝纤方能明显改善患者的临床症状和肝功能，降低血清转化生长因子-β1、HA、PC-Ⅲ，缩小脾厚径和门静脉主干内径，从而遏制肝纤维化的进展。白一春等临床观察抗纤柔肝汤治疗乙型肝炎肝纤维化，治疗结束时治疗组较对照组更能促进肝功能的好转（$P<0.01$），纤维化指标也显示抗纤柔肝汤缩短肝脏纤维化持续时间，降低纤维化程度，治疗组显效率为68.7%，总有效率为96.7%，显著优于对照组（$P<0.05$）。

五、清热利湿类复方

聂丹丽等认为湿热留滞为肝炎发生发展的主要病机之一，筛选飞天蜈蚣、防己等清热祛湿药，观察其对实验性大鼠肝纤维化的影响，并与扶正活血药物作比较，结果显示两种中药组大鼠在3周、6周血清HA、PC-Ⅲ、LN含量明显低于模型组，肝纤维化程度均好于模型组（$P<0.05$），提示清热化湿药物和扶正活血药物均具有良好的防治肝纤维化的作用。

六、评价与展望

综上所述，目前中药复方防治肝纤维化的研究具有以下特点：①活血化瘀制剂仍是现阶段中医药治疗肝纤维化的主要内容，从实验研究到临床验证都取得了可喜的成绩，并且研究的深度也不断加深。②进一步强调多种治法联合应用，从多角度深入进行不同治则的复方研究，对提高中医药抗肝纤维化的疗效有所裨益。③中药复方治疗肝纤维化的机理不断得到阐明，如中药复方能够抑制肝星状细胞的活化，抑制肝星状细胞分泌胶原，明显抑制基质金属蛋白酶组织抑制物的表达，促进肝星状细胞凋亡与阻止肝窦毛细血管化等方面，使中药复方的研究达到细胞学、分子生物学水平。

近年来，中药复方抗肝纤维化的机制研究取得了较大的进展，并显示药物抗肝纤维化作用是多途径、多层次、多靶点的综合药理作用，但中药复方成分极为复杂，目前的研究仍达不到理想药物的内在要求。因此，进一步加强中药复方抗肝纤维化研究，必将有助于提高临床疗效，为广大患者造福。在今后研究过程中，我们认为需注意几点：①目前肝纤维化造模的方法以四氯化碳、二甲基亚硝胺等为主，所复制的肝纤维化模型都有各自的特点，但至今尚无一种模型能真正反映人肝纤维化形成和发展的复杂过程，因此实验结果能否完全相似于人类，还需进一步研究。②重视中药复方不同治则甚至单味中药拆方配伍机制的研究，不仅要研究复方的综合药理作用，也要努力探讨复方中每味药物在抗肝纤维化中所起的不同作用，有利于中药有效成分的提取，促进新药的开发。③临床研究仍是薄弱环节，缺乏严格的随机、双盲、多中心、大样本试验，导致结果难以得到公认而不能推广。同时所采用效应指标的准确性、特异性、灵敏性不一致，也使临床研究成果缺少较强的说服力。在中药复方抗肝纤维化研究中，我们只有不断加深对肝纤维化的认识，坚持提高实验与临床研究水平，才能展现中医药在肝纤维化防治方面的美好前景。

（作者：陈扬荣、黄争荣　摘自《陈扬荣医论精要》2005 年出版）

第十一节

脾胃病治验

陈扬荣认为就脾胃而言，脾为阴土，其性湿而主升；胃为阳土，其性燥而主降。胃主降故水谷得以下行，其糟粕得以下传于大、小肠；脾主升故水谷精微随之上升，津液赖以上输。脾胃关系在临床应用中十分重要，升降相因，燥湿相济，纳运相调，相反相成，协调平衡。《临证指南医案》说："脾宜升则健，胃宜降则和。"因此，临床治疗脾胃病要注意抓住升降一环，即治脾病要注意升阳，治胃病要注意降逆。

治疗脾胃病，陈扬荣主要从以下 7 个方面入手：①补气健脾，以旺中气，多以四君子汤之类。②温中健脾，调节升降，多以理中丸、大建中汤之类。③补中益气，升阳举陷，多以补中益气汤之类。④调中降逆，胃气顺降。寒证呕逆用丁香柿蒂汤之类；热证呕逆用加味黄连苏叶汤；湿痰停胃，胃气上逆之呕吐，多用旋覆代赭汤。⑤升清降浊，调其升降。分情况选用藿香正气散、连朴饮、蚕矢汤等；若升降失调，痞结中焦，多用半夏泻心汤苦辛并进，调其升降。⑥运脾除湿，振奋脾阳，多以平胃散、藿朴夏苓汤。⑦清热除湿，清胆和胃，多以甘露消毒丹、镇逆汤等。

此外，陈扬荣对慢性胃炎见解独特，认为慢性胃炎多因嗜食烈酒浓茶，辛辣食物或饮食无定、饥饱不匀，情志怫郁、多思过劳所致。而且饮食与情志所伤往往相互影响，而致胃痛在病理变化上也能相互转化。临床上以热证居多。

在慢性胃炎的治疗上，陈扬荣强调辨证论治，兼顾脾胃。临床常用的治法主要有以下 4 种：①清热燥湿法，适用于脾胃湿热者。②温中健脾法，适用于病程迁延，脾阳虚弱者。③滋阴养胃法，适用于气阴两虚，胃阴不足者。④活血化瘀法，适用于久病血瘀者。四者并不是孤立的，常需加减配合。

相关论文：

谈脾胃升降功能及其临床应用

脾胃共居中焦，其经脉互相络属，互为表里。但脾是脏属阴，胃是腑属阳。脾主运化，胃主受纳，二者互相配合，输布营养精微，为营血生化之源，五脏六腑四肢百骸皆赖以养，故称脾胃为后天之本，在脏腑中占有重要地位。若脾胃升降功能失常，则影响脾胃正常功能而出现病理状态。因此，探讨脾胃升降功能理论对指导临床有一定意义。

一、脾胃升降生理

自然界清阳之气上升，浊阴之气下降，乃正常现象。人体内部同样以清升浊降为正常规律，而升降之机枢在脾胃，即李东垣在其《脾胃论》一书中所讲的脏腑的“升降浮沉”以脾胃为枢纽。

所谓“升降”是指脏腑功能，特别是指气的功能。在每一脏腑之中，又各有其升降。就脾胃而言，脾为阴土，其性湿而主升；胃为阳土，其性燥而主降。胃主降故水谷得以下行，其糟粕得以下传于大、小肠；脾主升故水谷精微随之上升，津液赖以上输，此即常说的“脾气常升，胃气常降”。因此，脾气升则诸清阳皆升，胃气降则诸浊阴皆降。《黄帝内经》有“清阳出上窍，浊阴出下窍，清阳发腠理，浊阴走五脏，清阳实四肢，浊阴归六腑”的记载，是指脾气升发，胃气下降的作用。叶天士说：“脾宜升则健，胃宜降则和。”这些，说明脾胃的健运必赖于升降。因此，临床治疗脾胃病要注意抓住升降一环，即治脾病要注意升阳，治胃病要注意降逆。但脾胃升降功能是相辅相成的，有升有降，气机方得调和，形成一个动态的平衡。如果只升不降或升多降少或降多升少，破坏了相对的平衡就产生病态。由此可见脾胃升降功能在生理上的重要性。

二、脾胃升降病理

脾主运化，脾气当升，不升则后天无养；胃主受纳，胃气当降，不降则糟粕不出。若脾胃升降功能失调，则水谷津液受纳，腐熟、转输、传导等功能发生紊乱。《素问·阴阳应象大论》说：“清气在下，则生飧泄，浊气在上，则生䐜胀。”黄元御说：“脾主升清，胃主降浊，在下之气不可一刻不升，而在上之气不可一刻不降。一刻不升则清气下陷，一刻不降则浊气上逆，浊气上逆则呕、哕、痰饮皆作……心痞胁胀……于是生焉。”这些指出了脾胃升降失常的病理。

临床上常见脾气不升可出现食欲减退，脘腹胀闷、气少困倦、便溏、头痛等。若脾气不升反降为脾气下陷，则见泄泻、下痢、脱肛、便血、阴挺、狐疝、尿浊、膏淋等。胃气不降，浊气停留，可产生脘腹胀痛、不欲纳食、噎膈、便秘等症状。若胃气不降反升为胃气上逆，则出现恶心、呕吐、呃逆、反胃、吐血等。总之，脾升胃降是互相影响的，清气不升常导致浊气不降，浊气不降也能导致清气不升，清升浊降失调，百病杂出。

三、临床应用

脾胃升降在人体生理中占有重要地位，与疾病的发生密切相关，因而调治脾胃升降在临床上是一种重要的治疗方法，不仅广泛地应用于脾胃病，而且也用在其他系统疾病治疗上。历代医家调治脾胃升降功能的治疗经验极其丰富，李东垣治疗内伤疾病善用升降之法调理脾胃，创用补中益气汤、升阳除湿汤等大升阳气，其治在脾，脾升则健；《证治准绳》的六蘑饮用人参（升）、沉香（降）推动膀胱气化，治气滞小便不利；《景岳全书》的济川煎用升麻（升）、枳壳（降）斡旋大肠气机治老年气虚便秘；近代张锡纯《医学衷中参西录》的升降汤用党参、黄芪（升脾）

及陈皮、厚朴（降胃）治脾失健运，胃失和降而不能饮食。

调治脾胃升降的治疗方法很多，现就临床运用情况列举病例，分述如下：

1. 补气健脾

若饮食劳倦伤及脾胃，则气虚不运，症见倦怠乏力，呼吸少气，动则气喘，面色㿠白，懒于言语，食欲欠佳，肠鸣便溏，脉弱等。当本“劳者温之”“形不足者，温之以气”，治以补气健脾法，方用四君子汤之类。若兼胃脘痞闷，为脾不健运，气机阻滞，加理气和胃药陈皮、生姜等；若虚而生痰，则加渗湿祛痰药茯苓（加重用量）、半夏。

因脾胃之升清降浊，关键在“中脘之气旺”。喻嘉言说：“人虽一胃，而有三脘之分，上脘像天，清气居多，下脘像地，浊气居多，而能升清降浊者，全赖于中脘为之运用……”所以，补气健脾法则是调治脾胃升降失常许多治疗方法的基础，即是培本疗法。

例：童某，男，3岁。素本脾虚，常有腹泻。近发病已3天，大便每日五六次，呈水样，偶见不消化之物。伴肠鸣，食减脘闷，口不渴，舌淡红，苔薄白，脉弱。证属脾虚泄泻，方用党参9g，白术6g，茯苓6g，山药6g，白扁豆9g，莲子6g，桔梗3g，陈皮3g，薏苡仁12g，砂仁1.5g，麦芽9g，甘草1.5g。药服3剂而安。

按：泄泻无不因湿。本例小儿脾泄，因脾虚则生湿，湿阻中焦，升降失调。治当从脾从湿着手，以复升降之功能。但湿往往同寒或热伴随，寒湿泄泻宜温中渗湿，湿热泄泻宜清热渗湿。本例患儿口不渴，泄泻无腥臭味。故采用参苓白术散加味补气健脾，使中气旺、升降复，而达升清渗湿止泻。临床上小儿脾虚泄泻，无并发他症者，用之每多收效。

2. 温中健脾

中焦虚寒，健运失职，升降失调，正如《素问·举痛论》所说：“厥气客于肠胃，厥逆上出，故痛而呕也。”临床见呕吐、泻利，脘腹疼痛，得温稍减，口不渴，苔白，脉沉迟或弦紧等。宜温中健脾法，方用理中丸、大建中汤之类。

例：李某，男，43岁。胃脘疼痛十多年，多发于饥时，得食则减，喜食煎炒之物。两天前不慎进冷食致胃脘疼痛加剧，呕吐清水，舌淡红苔薄白。证属中焦虚寒，饮浊上逆。方用党参15g，炮干姜9g，白术9g，吴茱萸1.5g，煮半夏9g，茯苓9g，大枣7枚，炙甘草3g。药服3剂，呕吐清水止，胃脘疼痛亦减。再予党参15g，干姜9g，白术9g，木香4.5g，砂仁6g，炙甘草3g，3剂而愈。

按：本例属于中焦虚寒，健运失职，升降无权，致胃之饮浊不降而呕吐清水。采用理中汤、吴茱萸汤及小半夏加茯苓汤复方治疗，中焦得温，则寒饮邪去，脾胃健运则升降功能恢复正常而呕吐止。

3. 益气升陷法

倘脾胃阳虚，中气下陷，则清阳不升。临床上见少气懒言，四肢倦怠，动则气喘，便血，崩漏，脱肛，阴挺，小便失禁或不通，脉虚无力等。法当升阳益气以升举下陷之阳，使清阳上升，方用补中益气之类。

例：张某，女，27岁。妊娠3月，小便不解3天，曾在当地保健院行导尿术排尿。现头晕、眼花，小便又不能自排，下腹部急胀伴重坠感，口淡，舌苔薄白，右脉沉细，左脉略滑。证属转胞（气虚下陷证）。先行导尿，继投炙黄芪30g，党参30g，当归15g，柴胡6g，升麻6g，陈皮4.5g，茯苓9g，泽泻4.5g。自述服第1剂后至晚间小便能自解，唯小腹部稍有坠胀感，精神好转。照前方再服2剂，小便畅行。

按：本例妊娠期尿潴留，中医称为“转胞”。本证或因脾虚气虚不能下输膀胱；或因气热郁结膀胱，津液不利；或因湿热困脾，金为火烁而致小便不利。本例转胞据其证情仍属气虚下陷，李用梓认为“小便癃闭，有脾虚气陷，清气不升而浊气不降者”，故用益气升陷法。

4. 调中降逆法

脾气当升，胃气宜降，若胃气应降而不降，反见上逆而见呕吐、呃逆、头晕、目眩、胸脘痞满等，宜调中降逆法治疗，必使胃气顺降而病可愈。属寒证呕逆用丁香柿蒂汤之类；属热证呕逆用加味黄连苏叶汤；若属中阳不运，湿痰停胃，胃气上逆而致呕吐，嗳气，胸痞痰多，舌苔厚腻，宜以祛痰降逆和胃止呕法，用旋覆代赭石汤。

例：王某，男，32岁。患者近4天来，呃逆连声，经服药未减。伴便秘3天，因排便干结，致肛门疼痛出血。近日来，腹部胀满，胃脘作痛，舌淡苔薄白腻，脉弦。证为中寒里滞，胃浊上逆。方用旋覆花9g，代赭石6g，丁香3g，大黄6g，厚朴9g，枳壳6g，柿蒂5个。服药3剂后，呃逆止，腹胀痛减，大便每日3次。复予木香4.5g，陈皮4.5g，茯苓9g，白术9g，厚朴3g，服二剂后诸恙悉除。

按：《黄帝内经》谓“胃气逆为哕”。本例系中寒胃肠积滞，浊阴不降而发呃逆，采用调中通里导滞降逆法，浊阴下降，呃逆则止。

5. 升清降浊法

脾以升清为平，胃以降浊为和，若胃之浊阴不降则呕，脾之清阳不升则泻，清浊相干，吐泻交作。或伴见头重痛、胸膈痞闷、腹痛、呕吐、下利等证。宜用升清降浊法，使中焦得和，升降功能正常则吐泻可止。可分别情况选用藿香正气散、连朴饮、蚕矢汤等。若升降失调，湿蔽清阳，痞结中焦，出现胸痞伴吐泻为其主症，宜用半夏泻心汤苦辛并进，以调其升降功能。

例：李某，男，46岁。患者胃脘疼痛二年，时伴脘腹痞满，呕吐酸水，舌淡红，苔薄白，脉弦数。证属脾不运湿，寒热互结，中焦阻滞，升降失常。方用煮半夏12g，黄芩9g，干姜6g，黄连3g，党参15g，大枣3枚，甘草9g，川楝子9g。服3剂后，痞满症消除，改香砂六君丸以善其后。

按：本例寒热并用，苦辛并进以调其升降功能，使脾胃功能恢复正常，则痞满症除。

6. 运脾除湿法

寒湿积滞阻于中焦，脾阳受困，运化失职，当升不升，症见脘痞腹胀，肌肉疼痛，大便溏薄，脉濡缓等。治宜运脾除湿，振奋脾阳，恢复脾升功能。方用平胃散、霍朴夏苓汤等。若胃中积饮，水气内停，胃气上逆，当温中化饮和胃，可用苓桂术甘汤、半夏茯苓汤之类。

例：王某，男，26岁。患者中午食蛏汤一碗，下午3时，肠鸣腹痛阵作，微恶寒，呕吐二次，吐出胃内容物，拉水样便五六次，舌淡红，苔薄白腻，脉缓。证属客邪侵扰，寒湿阻滞，清浊相干。方用藿香6g，砂仁4.5g，煮半夏6g，陈皮4.5g，苍术9g，厚朴6g，神曲9g，白豆蔻9g，泽泻9g，2剂后吐泻止，诸症除。

按：本例客邪侵扰，升降失司。如《灵枢五乱论》所说的“若清气在阴，浊气在阳，清浊相干，乱于肠胃则为霍乱（非现代医学所指霍乱）。”我们采用藿砂合剂治疗收效甚好，究其方义，本方芳香辟秽，运脾除湿，升清降浊，以达扶正祛邪之目的。

7. 清热除湿法

湿热盘踞中焦，阴阳道路为之阻塞，脾的清阳不升，胃的浊阴不降，临床症见身热自汗、头昏重痛、胸痞腹胀、大便溏而不爽、口渴不欲饮、脉濡数等。宜清热除湿法，以分消湿热，使阴阳升降枢机畅通。方用甘露消毒丹等。若胆胃湿热炽盛，胆胃之气上逆，呕吐不止，即所谓“邪在胆，逆在胃”宜用清胆和胃法，方用张锡纯的镇逆汤。

例：张某，男，24岁。发热5天，食欲不振，倦怠淡漠，头昏，口苦，呕吐痰水或黄绿色液体，腹满闷，大便通利，小便色黄，舌苔薄黄而腻，脉濡数。证属湿郁热伏，治以清透疏化法。方用茵陈9g，藿香9g，佩兰9g，金银花9g，连翘9g，黄芩4.5g，竹茹6g，煮半夏9g，淡竹叶6g，甘露消毒丹9g送服。药服二剂后，呕吐消失，发热减。后因化验室报告肥达反应阳性，而转传染病院治疗。

按：薛生白曾言：“湿热证属阳明，太阴居多，中气实则病在阳明，中气虚则病在太阴。”本病属湿热盘踞中焦，其呕吐乃枢机阻塞，升降失司，故治以清热除湿为主，辛开芳化为辅，以分消湿热之势，药中病所，呕吐乃止。

以上所举常用几种治法，并非一成不变，临床上当根据病情灵活配合。如呕吐、呃逆虽属中焦病变，但其机理与肝、胆、肺有关。胃本不呕，肝胆贼之则呕，故治常配以平肝、清胆之类药物，如白芍、赭石（平肝）及黄芩、竹茹（清胆）以增强止呕功效；肺气宜宣降，胃气亦以下行为顺，胃气上逆之证配以开宣肺气的药物如枇杷叶、紫苏叶，可通过宣降肺气以助胃气下行。

由于致病因素不同，六淫、七情之别，或肝乘脾胃，或饮浊中阻，或食填太仓，或客邪侵扰，或湿热痰火横格中洲，皆可使枢机阻塞，升降失常。因此，分清病因对选法、择方尤为重要，只有根据临床上的具体情况加减化裁，才能对脾胃升降失常的多种病证应付自如。

总之，脾胃升降机能理论是脾胃学说中的重要部分，它对指导医学临床实践有着重要的意义。

（作者：陈扬荣　摘自《福建医药杂志》1979年第1期）

慢性胃炎的中医治疗

慢性胃炎属中医胃痛、胃脘痛范畴。古代医学对其病因病理亦多有论述。

我们认为临床上慢性胃炎多因嗜食烈酒浓茶，炙煿辛辣或饮食无定、饥饱不匀，情志怫郁、多思过劳所致。而且饮食与情志所伤往往相互影响，而致胃痛在病理变化上也能相互转化。如肝郁气滞，郁而化火，胃为燥金，脾为湿土，火热移胃而致肝胃积热，脾胃湿热；火郁热蕴又能耗伤胃阴，胃阴不足，失其润降；初病在气，久痛入络，脉络受损，气血失和而致瘀血作痛；病久不愈，脾胃虚弱，中气不足或脾胃素虚，再伤中阳，脾不健运，转为虚寒之证。临床上本病则以热证居多。

慢性胃炎的临床表现一般都不典型，病程缓慢，常反复发作。除胃部不适、胀满或疼痛外，各类型慢性胃炎临床表现有所不同。

浅表性胃炎一般表现为饭后上腹部感觉不适，有饱闷及压迫感，嗳气则舒，有时恶心、呕吐、吐酸。萎缩性胃炎的主要症状为食欲减退，饭后饱胀，上腹部钝痛及消瘦、疲倦、腹泻等全身虚弱表现。肥厚性胃炎以顽固性的上腹部疼痛为主要表现，但疼痛无节律性，有饥饿痛及吐酸等。

本病中医辨证治疗有一定疗效，临床常用的治法主要有4个，但临床应用时不能孤立分开。

一、清热燥湿法

适用于脾胃湿热患者，临床症见上腹部灼热痛、闷胀，嘈杂，口臭，苔黄腻，脉弦。治疗宜用二陈汤、平胃散加减。常用清热燥湿类药如黄连、黄芩、蒲公英、制大黄、茵陈、栀子、茯苓、龙葵。因清热燥湿类药大多苦寒，若投此一派药物，恐伤脾阳，必碍胃气，脘痛反而有增无减，故常佐以温中药如吴茱萸、细辛等，亦可配以辛温之紫苏梗，取其辛香和胃、行气宽中，与清热燥湿药同用，寒温相配，胃气得护，虽长期服用而不致碍胃。热象重者应调整药物，选用金银花、白花蛇舌草、芙蓉叶等。其中芙蓉叶一味是外科常用药，《本草纲目》云："治一切大小痈肿毒恶疮，消肿排脓止痛。"借用于此治疗糜烂性胃炎甚有效验。

慢性胃炎胀满见症，有虚有实，当细辨之。大凡口苦、口臭、便难、食后胀甚、苔多黄腻者，大多属实，宜治以清热燥湿、理气等，勿犯实实之戒。

二、温中健脾法

适用于慢性胃炎迁延日久，临床症见胃脘饥饿痛，喜温喜按，矢气多，口泛清涎，面色无华，倦怠乏力，四肢欠温，舌淡胖苔薄白，脉濡软、细弱。治疗宜益气健脾、温中健脾，用四君子汤、理中汤、黄芪建中汤加减。

三、滋阴养胃法

适用于气阴两虚，胃阴不足，临床症见疲乏无力，口干乏味，形瘦面黄，舌红欠润，舌苔光剥，脉细无力。治疗宜用滋养胃阴之品，如沙参、麦冬、石斛等，或选用乌梅、木瓜、白芍、山楂、甘草酸甘化阴之品。

四、活血化瘀法

适用于慢性胃炎久病者，临床症见胃脘疼痛有定处，拒按或痛有针刺感，食后痛甚，舌质紫黯，脉涩。治疗用丹参饮、失笑散加减，常用药如当归、赤芍、丹参、三七、红花等。叶天士云："胃痛久而屡发，必有凝痰聚瘀。"胃脘痛者久病多见瘀阻络脉，即使临床上未见到瘀血的舌、脉、症存在，在治疗时亦应考虑"瘀"的存在，治宜活血化瘀、调气并进。活血药除上述以外，常兼用血竭以行瘀止痛，和血生肌，对萎缩性胃炎及溃疡之愈合都有好处。

（作者：陈扬荣　摘自《福建中医药》1995年增刊）

藿砂合剂治疗急性胃肠炎23例

福建省人民医院消化科收治急性胃肠炎23例，采用自制藿砂合剂治疗，疗效尚佳，现报道如下。

一、临床资料

患者发病急，多在发病后1~2天入院，具有急性胃肠炎典型的临床表现。其中男6例，女7例；年龄最大54岁，最小26岁；发热21例，最高者40℃，其中39℃以上者5例、38℃~39℃ 8例、38℃以下6例；恶心或呕吐23例，腹胀8例，腹痛21例，腹泻23例，腹泻次数最多15次/日，最少3次/日，中度脱水2例，抽筋1例；舌红9例、舌淡红14例，舌苔白腻8例、薄黄3例、浊微黄3例、黄浊8例、黄腻1例；脉浮数3例，浮滑2例，弦数7例，滑数6例，濡缓5例；白细胞总数10×10^9/L以上17例，最高达2.63×10^9/L，中性粒细胞比例在0.3以上7例，其中中性杆状核细胞比例最高0.25。

二、治疗方法

由藿香、砂仁、陈皮、厚朴、苍术、煮半夏、神曲、泽泻制成合剂，每日3次，每次30毫升。湿热盛者加六一散、车前草；纳食欠佳者加荷叶、白扁豆，腹胀痛甚者加木香、枳壳。其中8例给予静脉补液，4例用颠茄合剂，1例用哌替啶50毫克肌注解痉止痛。

三、疗效分析

全部病例服药1~3日有效。先用庆大霉素静脉滴注，后又加用藿砂合剂，4例无效。单用藿砂合剂加味，19例痊愈。其退热时间在1~2天，最短16小时，临床症状消失在2~4日；白细胞增高者多数在2~3日降至正常。

四、讨论

急性胃肠炎多因饮食不节伤及脾胃，运化失职，以致脾之清阳不升，胃之浊阴不降。方中藿香辛散风寒，芳香化浊，和胃悦脾；煮半夏燥湿降气，和胃止呕；厚朴行气化湿，宽胸除满；苍术燥湿健脾；陈皮理气燥湿和中；砂仁和胃醒脾，理气宽胸；泽泻淡渗以利水。诸药协同，使脾气得运，升清降浊，痞满消散，吐泻自止，诸恙尽除。

（作者：陈扬荣、高茵娜、唐平、林章琴　摘自《江西中医学院学报》1998年第3期）

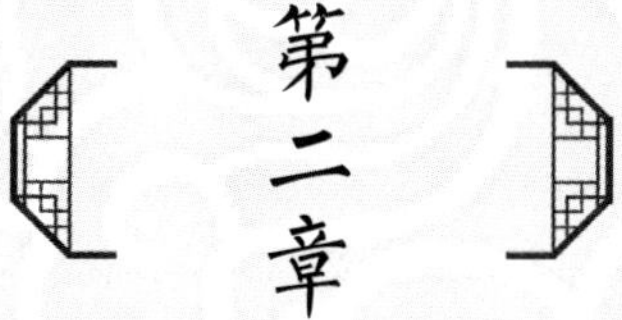

第二章 临证治验

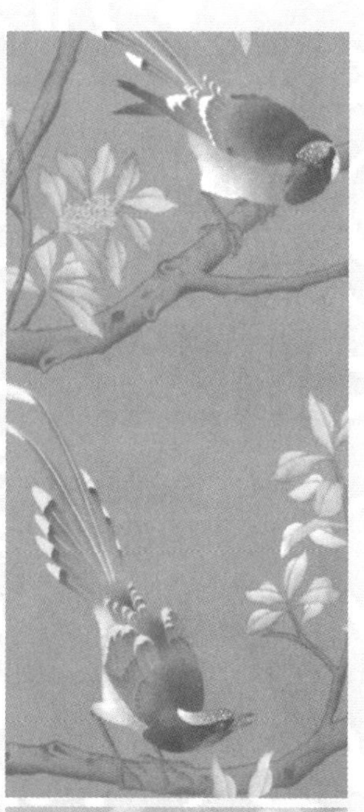

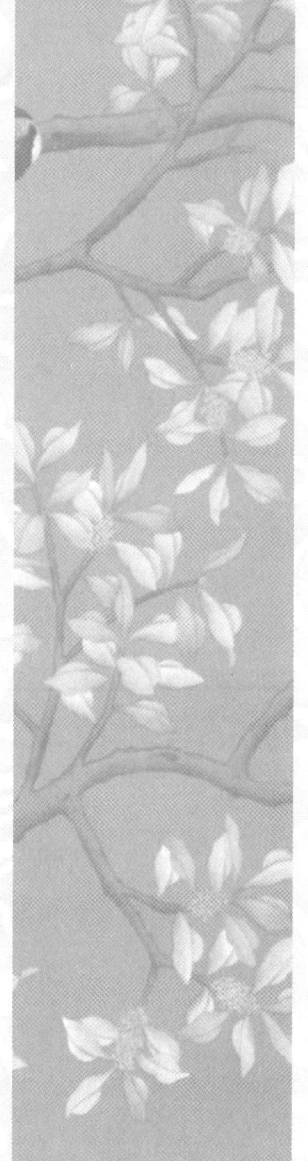

第一节

医话

一、也议甘温除热

甘温除热有一定范畴。“阳气者，烦劳则张”，即疲劳则阳气外张而发热，与“罢极”是一样的，即疲劳过度，则中气损伤，脾阳下陷，消化不良，营养不足，中气不固，脾气不敛而虚热内生。

肝喜调达，易寒，易热，精神过度紧张而致肝脾不和，亦能引起低热，这种病理在肝脾两脏，亦可用甘温除热法。

东垣创补中益气汤，治疗脾阳下陷之热有特效，但应辨证清楚。凡宗有阴阳，用药也要分阴阳，阴虚发热，则宜青蒿鳖甲汤。

补中益气汤分量，东垣用量很小，陈扬荣常以 90g 分 10 包，每服 9g，长期不断，恒收显效。柯韵伯云：“升柴升举脾阳，升麻由中而升，柴胡由两胁而升，为引药，引参、芪、草（补虚圣药）上来，两药量宜少，升麻 1.5~3g，柴胡 4.5g，过量则引火上腾，甚至耳鸣，七窍流血。参、芪、草，补气健脾，归身补血，陈皮除壅塞之弊，量少，为其防佐以制黄芪作胀，犹如白术作胀之用枳实以反佐。”

阳气下陷和外张是一种病因的不同病理反映，东垣所谓的阴火是后者的病理表现。经云：“劳者温之，损者益之。”甘寒之药忌用。外感有郁，内伤有虚，虚极似邪，本方用之。

补虚之品，黄芪治外，既疗多汗，也治皮水，能调整皮肤生理功能。党参治内，甘草治中，故仲景多用甘草治中焦之病。

大凡血不足者，补中益气汤重用当归，精神短少加人参、五味子，咽干加葛根。重则用补血汤（黄芪 30g，当归 6g）合甘麦大枣汤加党参，以治低热。

凡病两尺脉虚弱，下焦阳虚者，升则如树拔根，补中益气汤例当禁用。

此外发热挟湿者，乃湿热交蒸为患，为顽固之症。如叶天士云：“湿热互结，如油入面，缠绵难解。”即使大汗淋漓，其热也难退。湿热之症只可小汗（微似有汗）或从小便而利，即叶天士言“渗湿于下”。利小便不能用苦寒之品，如栀子等，因湿乃阴邪，应以通阳利湿之品通阳则可利湿。不宜选用退热药。应用茯苓、泽泻、通草之类，防风、羌活、独活亦可用，因风燥药能胜湿，犹如风吹湿土则干。东垣治低热有湿者，用升阳益胃汤，方中参、芪、草补虚；羌、防、独祛风胜湿，为李氏所独创，黄连苦而燥湿为其反佐而不化燥。此方亦是甘温退热之变局。

二、心肌炎的中医治疗

心肌炎临床并不少见，心肌炎在热病，多见于热性传染病后期或病重阶段，通过临床实践得知心肌炎乃温病的并发症或继发症。当患“有表证有表邪”的温病时，或湿盛损体，或病之后期余邪残留体内，由血行侵犯心肌，均可见心肌炎。

《黄帝内经》云：“心之合脉也。”脉为血之府，营行脉中，卫行脉外，营卫根于中焦，会于心脉，卫外以为固，若感受外邪，营卫首当其冲。营行脉中，脉为营卫组成，心合脉，故所受外邪留而不去或去而不尽，终必经脉累心。且温毒必伤其阴，而血属阴，“诸血皆属于心”，热毒既伤血及心，必先损心“体”，继而损心“用”，出现气短、神疲、潮热、脉促结代。若再失治或误治，阴损及阳，阳气亦伤，遂出现脉微，肢冷，舌淡，低热不退，经久不愈。临床亦偶见到温毒燔盛势猛，入体直犯营血致心肌受毒邪侵犯，气血两伤，出现心衰或心肌损伤、脉数弱、身热、心悸、气短、舌赤等邪正俱衰现象。

我们认为本病是毒邪侵心，治疗应及时“祛邪散毒，清解热毒”。更应细查是伤阴或伤阳，辨证施治，继而扶正为主，辅以祛邪以固其本，兼治其标。

初期法当宣散解毒，养阴清热。前者以竹叶石膏汤加味：粉葛根 18g，连翘 15g，生地黄 30g，紫花地丁 12g，蒲公英 30g，金银花 15g；养阴清热用生脉散合一贯煎加栀子、牡丹皮、黄连、蒲公英，治之起始，就要治其血分。

中期或后期出现衰象者，就须采用扶正祛邪法，用四君子汤加生地黄、紫花地丁、紫草、板蓝根。

心律不齐者可行通阳活血引水法为主，配合清热解毒。因有形之水、血、痰、食及妊娠均可影响心律，故当用活血祛水的当归芍药散合宣阳通痹的瓜蒌薤白汤加桂枝，以及清热解毒的蒲公英、黄连、甘草。

关节疼痛者，以宣痹通络排毒法配合养心阴的生脉散。宣痹通络选吴又可《温病条辨·中焦篇》的宣痹汤，解毒宜金银花、大青叶等。

低热不退、畏冷、恶寒者病在营卫，宜用柴胡桂枝汤来调和营卫。调营卫是调整体温的大法，赖桂枝汤之桂、甘辛甘化阳，芍、甘酸甘化阴，再以姜助阳，以枣助阴，更增以柴胡、党参、半夏、黄芩之小柴胡汤以交厥阴，调和营卫，使上焦得通，津液得下，胃气因和，热退而愈。

临床实践体会，热性传染病部分高热患者，经大量抗生素治疗，热虽减低，但是低热持续，这是余邪残留的表现。因此应当除邪务净，不净则遗患无穷，有的就出现心肌炎等疾患。故治疗应始终驱邪，积极解毒，此即“邪去正复”。但亦有直接扶正，双管齐下。

临证上，心肌炎有病毒性和风湿性之别。病毒性心肌炎多显咽喉症状，治则当先清其原发病灶。风湿性心肌炎多并见关节症状，治则须兼用宣痹汤，对心律不齐者，较易取效。

三、也谈金匮肾气丸之衍变

金匮肾气丸，原方出自后汉张仲景《金匮要略》中，后人于其方义，多所论述，颇具精义。

肾气丸治肾气虚弱证，若使用得当，确有实效。王冰云："热之不热，责其水也；寒之不寒，责其火也。益火之源，以消阴翳。"则用金匮肾气汤治之。肾气丸中六味滋阴，具"壮水之主，以制阳光"的作用；桂、附温阳，具"益火之源，以消阴翳"的作用。至于引火归源，则是治疗肾的虚火上升的方法。肾火上升称为"浮火""浮阳"，表现为上热下寒，面色浮红，头晕耳鸣，口舌糜烂，腰酸腿软，两足发凉，舌质红，脉虚，其病理在肾。肾阳乃真阳，肾属三（坎）主水，正常时命门真火藏而不动，如火不潜藏，外越则是龙雷之火，龙雷之火动则浮阳外越发热，故治应引火归源，导火入海，使龙归其宅。治疗宜育阴潜阳加肉桂、附子（少用）引火归源。此乃阴中求阳之法。

应该认清肾气丸乃温阳之方非回阳之剂。金匮肾气丸之原方药量：生地黄 1 两，山药、山茱萸各 4 两，牡丹皮、茯苓、泽泻各 3 两，肉桂、附子各 1 两。方中仅用少量温肾药（2 两）于滋肾药（26 两）中，取少火生气之义，以鼓舞肾气，逐渐生阳，以达到温补肾阳的目的，犹如冬至之后，春阳初升，以及柯前伯说："息息春生。"从现代医学观点来看，本方能鼓动肾上腺皮质功能，它与激素的替代作用不同。日本田野大梭介绍，治眼科、内脏疾患，用金匮肾气丸屡效。以后医家对金匮肾气丸又有所补充，如严用和加牛膝、车前子为济生肾气丸，张介宾减茯苓、牡丹皮、泽泻，加枸杞子、杜仲、甘草，为右归饮，各有所宜，随病证施用，取得奇效。有一患者，因误诊，用药不慎，致急性肾衰竭，症见腹大，全身水肿等，抢救无效，邀笔者会诊，笔者投济生肾气汤 3 剂，利小便甚多，后中西配合治疗而痊愈。用济生肾气丸治水肿，多属肾阳不足的脐以下肿。大凡水肿，在上焦者，多因胸阳不足，用苓桂术甘汤；在中焦者，多因脾阳不足，用实脾饮。

济生肾气丸则是八味丸加牛膝、车前子。本方利水力大，汤剂中车前子须用至 12g 以上。

中医治病种种，其中有方剂治病，也有丸剂、散剂治病。方剂是治法的体现，是根据配伍原则，总结临床经验，以若干药物配合组成的药方。故研究方剂不能单纯以其中的几味药来看方，而应从方剂本身来衡量。凡慢性病宜缓治，不能急，肾气丸虽好，然要有量变到质变的过程。

张介宾之右归饮扶阳作用较肾气丸为重，善治肾阳衰，是扶阳之剂。而四逆汤是回阳救逆，证有不同，方有分寸，当细辨之。总之，用药需把握，不要药过病所或力不能举。

四、浅谈痹病之辨治

痹病有多种类型：有按证型分、按病因分、按病位分、按脏腑分。辨治较为复杂。

痹是闭塞不通之意。《素问·痹证》曰："风寒湿三气杂至，合而为痹也。"说明了痹病的病因与风寒湿三气有关。痹病的成因，气血虚是内在因素，风寒湿热外袭是外在因素，经络气血痹阻是痹病的基本病变。经络闭塞，气血郁滞，病邪势必波及心、肝、肺、脾、肾，但以肝、肾二脏最为密切。病情初起多为实证，病久则多属虚证或虚中夹实。

现代医学中的风湿性关节炎、类风湿关节炎等，临床表现每多与痹病有相似之处。

1. 风湿性关节炎

风湿性关节炎是以关节、肌肉酸麻肿痛及关节屈伸不利，甚至变形为主症。由风寒湿邪乘虚侵入人体，流注经络、关节，气血运行不畅所致。治疗时应按受邪之偏胜，分别以祛风、散寒、除湿为主。病久易影响脏腑气血运行，应根据病情调补肝肾，补气益血，佐以活血化瘀等药物。病情顽固的可酌加虫类药物，如地龙、全蝎等以搜风。若患者素体阳气偏胜，内有蕴热，虽感风寒湿邪也能蕴化为热，关节出现红、肿、热、痛的症状，称为"热痹"，治疗以清热为主，佐以祛风除湿。

风湿性关节炎，在临床上我们辨证一般分为湿热、寒湿两型。①湿热型：关节红肿，遇热痛重，舌质红，苔黄腻，脉濡数，急性期兼见恶风、发热。治以清热祛湿通络为主，用宣痹汤加减。痛甚，加姜黄、秦艽、海桐皮；屈伸不利，可加地龙、丝瓜络等。②寒湿型：关节肿痛，皮色不红，遇冷痛重，舌苔白腻，脉沉弱，急性期兼见恶寒、发热。治以温经散寒祛湿，用桂枝芍药知母汤加减。肿胀较剧，合防己黄芪汤；痛剧，加川乌、草乌。

2. 类风湿关节炎

类风湿关节炎，《金匮要略》谓之"历节"，后世称为"白虎历节"。它与风湿性关节炎的病因相同，但在临床表现上，类风湿关节炎所波及的关节粗大畸形，尤以小关节为甚，这是它的特征。临床上可见两种类型：一为四肢小关节肿痛变形，一为脊椎病变。

类风湿关节炎在急性发作期间，我们辨证一般分为热胜型、寒胜型和寒热混合型。①热胜型：手足小关节红肿胀疼，局部灼热，且有全身发热感。治宜清热解毒凉血，用白虎加桂枝汤加减。②寒胜型：手足小关节与腰膝冷痛，关节不红，四肢大关节时有肿痛怕风感觉。治宜温经散寒、通经活络，用阳和汤加减。③寒热混合型：有关节红肿灼热，又感周身怕冷等二者兼而有之。治宜清热解毒与温经散寒合并使用，以除寒热错杂之邪。但不论是热胜、寒胜或寒热混合，都应酌加虫类药以搜剔经络风湿。

类风湿关节炎邪已深入经隧、关节，不易外出，如用一般祛风、散寒、除湿药往往无效或反而加重，所以必须加入具有透骨搜风的虫类药方能奏效。如白花蛇、地龙、全蝎、蜈蚣、蜂房或蝉蜕等，对于关节僵肿久而不消，甚至变形者，每选一、二味，颇有裨益；或数种交替选用，更能增强效果；或在服用汤药的同时加服虫类药散剂也较为理想。此外“久痛多瘀”，若再配合虫类药则逐瘀搜络、消肿止痛的作用更好。翻开叶天士医案，对痹病用虫类药物如蜣螂、全蝎、地龙、穿山甲、蜂房等并非广泛使用，只是在病久及痹痛伏着于筋骨时用之，也就是我们认为属顽痹之类的，才用虫类药物以搜风剔邪，通经活络。至于临床上见关节已变僵直畸形，局部或痛或肿，但不红不热，病情较稳定的，治宜补益肝肾，同时结合虫类药以搜络，并根据气、血、阴、阳的偏虚，配伍补气、补血、补阴、补阳之品，制成丸药调治。

第二节 医案

一、肾病医案

1. 慢性肾炎验案

例一：吴某，女，56岁，2019年2月20日初诊。

主诉：发现镜下血尿3个月。

初诊：3个月前患者因腰痛就诊当地医院，查尿常规：隐血（++），蛋白阴性，红细胞88.8个/μL，红细胞16.0个/HP；尿红细胞畸形率93%。当时测血压125/74mmHg，否认高血压病史，无双下肢水肿，无其他特殊不适，遂拟“血尿查因”收住院。行相关检查后，排除泌尿系感染、结石、肿瘤，胡桃夹综合征及紫癜性肾炎、乙肝相关性肾炎、狼疮性肾炎等继发性肾病后，诊断为“隐匿性肾小球肾炎”，于该院服中药治疗后症状未见明显缓解，尿隐血波动于（++）~（+++）。今为求进一步诊疗转诊，辰下：神清，腰痛，周身乏力，纳可，寐差，二便调，舌质暗红，苔黄腻，脉沉细。

西医诊断：隐匿性肾小球肾炎。

中医诊断：尿血病（脾肾亏虚，湿热瘀阻证）。

治法：补肾健脾，清热祛湿，化瘀止血，养心安神。

处方：生黄芪30g，党参10g，炒白术10g，陈皮15g，山药15g，杜仲10g，山茱萸15g，熟地黄15g，菟丝子15g，车前子15g，荠菜10g，薏苡仁20g，丹参10g，川芎10g，三七粉10g，仙鹤草15g，酸枣仁15g，远志10g，升麻10g，柴胡3g。共14剂，每日1剂，每日2次，餐后温服。

二诊（2019年3月6日）：患者神清，精神可，腰痛好转，周身乏力较前减轻，纳可，寐安，二便调，舌质暗红，苔微黄腻，脉沉细。查血压：115/70mmHg。复查尿常规：隐血（±），蛋白（-），红细胞50.3个/μL，红细胞10.0个/HP。治疗：效不更方，再予14剂巩固。嘱患者注意休息，避免劳累、感冒，清淡饮食，调畅情志。

三诊（2019年3月20日）：患者未诉明显不适，诸症皆明显缓解，舌淡暗，苔薄白，脉缓。复查尿常规示：隐血（-），蛋白（-）。在二诊方药基础上去车前子、荠菜，继续服用汤剂1个月。

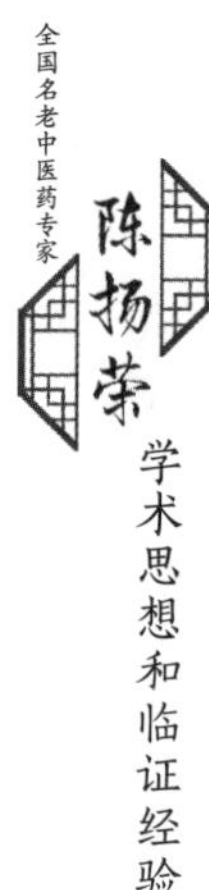

按 肾性血尿虚实夹杂，反复发作，迁延难愈，临证当辨清虚实。陈扬荣治疗此证以“清、消、补”为基本治法。①补肾健脾以治其本：选用无比山药丸合补中益气汤为基础方。②清热利湿、消瘀止血以治其标：薏苡仁、车前子、荠菜等清利湿热；丹参、川芎行气活血，疏通瘀滞；三七粉、仙鹤草等止血不留瘀，活血不伤血。③调摄起居：加酸枣仁、远志安神助眠。④运用升提药物：以黄芪、升麻、柴胡补气升阳，使补气、升提、固涩之效显著增加。诸药合用，共奏健脾益肾、清热祛湿、消瘀止血、安神助眠之功。

例二：陈某，女，53岁，2018年8月27日初诊。

主诉：发现泡沫尿1年余。

初诊：1年余前无明显诱因出现泡沫尿，久置不散，尿量如常，伴全身轻度水肿，无肉眼血尿，无尿频、尿急、尿痛，无胸闷、气喘、夜间阵发性呼吸困难，无皮肤紫癜、腹痛、黑便，无颜面红斑、口腔溃疡、光过敏，无骨痛、关节疼痛等症状，于当地医院门诊查尿常规示：尿蛋白（+++），隐血（+），诊断为慢性肾小球肾炎，予肾炎舒片等治疗（具体诊疗不详）后水肿消退，此后当地医院门诊随诊。近1年来复查尿蛋白波动在微量~（+），隐血（-），今为求进一步诊疗转诊。自发病以来，精神尚可，泡沫尿，小便量多，夜尿3~4次，寐纳可，大便干，近半年体重无明显增减。辰下：泡沫尿，口干，咽干而痛，手足心热，腰膝酸软，神疲乏力，双下肢无水肿，寐纳可，二便如上述。舌质嫩红，苔薄少津，脉沉细而数。

西医诊断：慢性肾小球肾炎。

中医诊断：尿浊（脾肾气阴两虚证）。

治法：健脾益肾，益气养阴。

处方：六味地黄汤合四君子汤加减。

党参10g，茯苓15g，熟地黄15g，山茱萸15g，山药15g，黄芪15g，泽泻10g，牡丹皮6g，麦冬10g，益智仁6g，五味子6g，甘草3g。共7剂，水煎服，每日1剂，分两次服。嘱避风寒，节饮食，适劳逸。

二诊（2018年9月3日）：患者症状同前，舌质嫩红，苔薄少津，脉沉细而数。复查尿常规：蛋白（+），隐血（-）。治疗：守方继进，加墨旱莲10g、枸杞子10g。

三诊（2018年9月10日）：患者诸症较前好转，舌质淡红，苔薄微黄，脉细数。复查尿常规：蛋白（±），隐血（-）。治疗：患者诉咽喉肿痛，续守上方，加牛蒡子10g、连翘10g清热解毒利咽。

四诊（2018年9月17日）：患者诸症大减，精神状态良好，查尿蛋白（-）。治疗：守上方，嘱其避风寒，节饮食，适劳逸。

按 蛋白属于人体生命活动的精微物质，陈扬荣认为慢性肾炎蛋白尿的基本病机为脾肾两虚。该病的发生多因外感邪气、禀赋不足、后天失养、过劳伤肾等，日久导致脾

肾两虚。肾主蛰藏，受五脏六腑之精而藏之，肾虚不能固摄而精微下泄，大量蛋白从尿中排泄；脾主运化，升摄，脾虚失运，生化乏源，升摄失司，则肾失水谷精微充养，使肾失闭藏，而出现蛋白尿。正气日益耗损，脾肾更见虚亏，形成了恶性循环。而气阴两虚是此病发展过程中的常见证型，慢性肾炎气阴两虚证可涉及五脏之气阴，但以肾阴虚及脾气虚最多。究其气阴两虚的形成机理，慢性肾炎大多病程冗长，缠绵难愈，长期的精微物质（蛋白）丢失，日久则耗气伤阴；脾肾虚损，脾虚不得运化水谷以生化气阴，肾虚不得藏精化气以资助气阴，皆可导致或加重气阴两虚证。此案中患者中年女性，久病损伤脏腑，脾肾亏虚，脾虚气陷，肾虚失摄，精微物质下注，故见泡沫尿；年过半百，肾气亏虚、阴津减少，津液无以上承，故见口干、咽干而痛、手足心热；肾精亏虚，腰府失养，故见腰膝酸软；脾气亏虚，气血生化乏源，无以濡养清窍、四肢，故见神疲乏力；舌质嫩红，苔薄少津，脉沉细而数均为脾气不足、肾阴亏虚之征象。本病病位在脾、肾，病性属虚实夹杂。故治疗时当以健脾益肾，益气养阴为法。

六味地黄汤源于宋代钱仲阳《小儿药证直诀》，原名地黄丸，由熟地黄、山茱萸、山药、泽泻、茯苓、牡丹皮组成。主要用于治疗肾怯诸证。方中以熟地黄为君，壮肾水，充肾精，山茱萸味酸以敛肝肾之精，山药甘淡平补脾肺而固肾，三药共滋肾阴；为防滋腻而致腑气不通，故以泽泻清膀胱，宣腑气；又以牡丹皮清血分中热而凉血，并活血化瘀以畅血脉；以茯苓清气分之热，健脾气而渗湿。

四君子汤出自《太平惠民和剂局方》，由人参、白术、茯苓、甘草药物组成。方中以人参为君，甘温大补元气，健脾养胃；以白术为臣，苦温健脾燥湿；佐以茯苓，甘淡渗湿健脾，茯苓、白术合用，健脾除湿之功更强，促其运化；使以甘草，甘温调中。

此案主要为脾气不足、肾阴亏耗为主，故以六味地黄丸三补三泻，攻补兼施，补阴而祛邪；方入黄芪、党参补气扶正，合四君子汤以健脾固本，以滋气血生化之源；加入益智仁、五味子，固精而补肾；肾水不足，虚火灼金，以五味子配伍麦冬，酸甘化阴，并敛肺肾之阴。两方合用，共奏健脾益肾、益气养阴之功。

例三：何某，女，34岁，初诊时间：2016年8月27日。

主诉：发现尿蛋白阳性1年余。

现病史：去年体检发现尿蛋白阳性，尿红细胞畸形率大于78%，颗粒管型，于当地医院住院治疗，查尿蛋白（++），隐血（+++），红细胞37.2个/μL，行肾穿示：① IgA肾病，弥漫性中度系膜增生性肾小球肾炎，局灶缺血性肾小球坏死。②轻度肾小管间质纤维化，诊断为IgA肾病、中度系膜增生性肾小球肾炎，予减少尿蛋白、利尿、中药等治疗（具体不详）后，复查指标示尿蛋白、隐血较前好转。辰下：乏力，疲倦，腰部酸痛，口干，喜饮，咽痒，颜面、双下肢无水肿，无发热、咽痛、咳嗽，无头晕头痛、耳鸣耳聋、恶心呕吐，无尿频、尿急、尿痛等不适，纳差，寐安，小便量可，无肉眼血尿，大便调。

既往史：否认“高血压病、糖尿病、心血管疾病”等慢性病史。

查体：血压120/70mmHg，疲倦面容，颜面、双下肢无水肿，舌淡红苔薄白，脉缓。

辅助检查：尿蛋白（±），隐血（+），尿红细胞82个/μL。尿微白蛋白64.64mg。

西医诊断：IgA肾病，中度系膜增生性肾小球肾炎。

中医诊断：慢肾风（肾气不足，肾阴亏虚证）。

治法：补肾填精，益气养阴。

处方：左归丸加减。

生黄芪30g，山药10g，山茱萸15g，生地黄15g，熟地黄15g，芡实15g，金樱子15g，枸杞子10g，续断10g，牛膝10g，卤地菊15g，连翘10g，黄柏10g，覆盆子10g，白茅根15g，琥珀4.5g，六月雪15g，白花蛇舌草15g。共8剂，水煎服，每日1剂，分两次温服。嘱患者优质低蛋白饮食，避免劳累、感冒，避免使用肾毒性药物。

二诊（2016年10月15日）：近3日无明显诱因感右侧肘关节疼痛，药后乏力、疲倦症状稍缓解，腰部仍酸痛，口干喜饮，咽痒，纳差，寐安，二便调。查体：神清，舌淡红苔薄白，脉缓，颜面、双下肢无水肿，右侧肘关节皮肤稍红，肤温略高，无紫斑，轻度肿胀，按之疼痛。辅助检查：尿蛋白（±），隐血（±），红细胞95个/μL，肾功能正常、尿酸正常。

处方：生黄芪30g，山药10g，山茱萸15g，生地黄15g，熟地黄15g，薏苡仁10g，茯苓皮15g，牛膝10g，桑寄生12g，白茅根15g，琥珀4.5g，连翘10g，黄柏10g，覆盆子10g，淫羊藿10g，豨莶草10g，六月雪10g，白花蛇舌草15g，僵蚕10g，忍冬藤12g，秦艽10g。共7剂，水煎服，每日1剂，分两次温服。嘱患者右上肢勿提重物，多饮水，优质低蛋白饮食。

三诊（2016年11月25日）：药后右侧肘关节无疼痛，神疲无力较前改善，咽痒好转，腰部酸痛好转，口干喜饮，心烦，纳差，寐安，二便调。查体：神清，精神状态较前改善，舌淡红苔薄白，脉缓，颜面、双下肢无水肿。辅助检查：尿蛋白（±），隐血（±），红细胞63个/μL，白细胞50个/μL，尿微白蛋白148.7mg。

处方：生黄芪30g，山药10g，山茱萸15g，生地黄15g，茯苓皮15g，车前子10g，薏苡仁10g，连翘10g，黄柏10g，覆盆子10g，淫羊藿15g，白花蛇舌草15g，鸡冠花10g，椿皮10g，芡实10g，小蓟10g，仙鹤草10g，炒栀子10g。共28剂，水煎服，每日1剂，分两次温服。

四诊（2017年1月7日）：药后腰部酸痛缓解，无咽痒，口干多饮缓解，活动量增加后仍疲劳，心烦，无心慌气促，纳差，寐安，二便调。查体：舌淡红苔薄白，脉缓，颜面、双下肢无水肿。辅助检查：尿蛋白（-），隐血（±），红细胞28个/μL，白细胞4.3个/μL，尿微白蛋白 27mg。

处方：守上方加白茅根 15g。共 42 剂，水煎服，每日 1 剂，分两次温服。

五诊（2017 年 6 月 10 日）：药后小便量较前增多，精神可，腰部酸痛偶发，口干多饮缓解，心烦较前改善，纳差，寐安，二便调。查体：舌淡红苔薄白，脉缓，颜面、双下肢无水肿。辅助检查：尿蛋白（±），隐血（++），红细胞 51 个 /μL，尿微白蛋白 62.5mg。

处方：生黄芪 30g，山药 10g，山茱萸 15g，生地黄 15g，茯苓 10g，车前子 10g，薏苡仁 10g，连翘 10g，黄柏 10g，覆盆子 10g，白花蛇舌草 15g，芡实 10g，栀子 10g，白茅根 15g，琥珀 4.5g。共 7 剂，水煎服，每日 1 剂，分两次温服。嘱患者多饮水，勿憋尿，优质低蛋白饮食，避免劳累、感冒，避免使用肾毒性药物，适当运动。

六诊（2017 年 9 月 2 日）：药后精神可，无腰部酸痛、心烦，口干缓解，饮水量较前减少，纳差，寐安，二便调。查体：舌淡红苔薄白，脉缓，颜面、双下肢无浮肿。辅助检查：尿蛋白（－），隐血（－）。予守上方治疗。共 7 剂，水煎服，每日 1 剂，分两次温服。嘱患者优质低蛋白饮食，多饮水，避免劳累、感冒，避免使用肾毒性药物。

按 肾者，精神之舍，患者虚劳久病，耗伤肾之气阴；肾者，性命之根，肾气亏虚，元气不足，则易疲倦、乏力；肾虚固摄无权，精微脂液下流，故尿蛋白阳性；腰者，肾之腑，肾主骨髓，真阴不足，肾精亏虚，不能主骨，腰府失养，不荣则痛，故腰部酸痛；肾阴亏虚，虚火内炽，灼伤脉络，故小便隐血阳性；肾阴亏损，失于滋润，则口干多饮、咽痒；舌淡红苔薄白，脉缓，均为肾气不足、肾阴亏虚之征。

一诊处方重用黄芪补气升提，还可运用本品的补气升阳作用促进津液的输布而收止渴之效，黄芪亦可利尿消肿，为治疗气虚水肿之要药，该患者虽无水肿，但尿蛋白、尿隐血阳性，亦为津液输布失司所致，有异曲同工之妙。生地黄、熟地黄滋肾阴，山茱萸补养肝肾、固护精气，山药滋肾固精且能补脾益阴以助后天生化之源，枸杞子补肝肾、益精血，芡实、金樱子、覆盆子益肾固精，牛膝、续断补益肝肾，强筋健骨，此十味药共奏滋补真阴之效。白茅根、琥珀、白花蛇舌草利尿通淋；六月雪、芡实为临床常用药对，健脾燥湿；黄柏、连翘、菊花清热凉血利咽喉。全方共奏补益肝肾、益气养阴之效，肾气得固则津液得以输布，真阴得充则骨髓得以滋养。

二诊患者无明显诱因出现右侧肘关节疼痛，盖风寒湿邪乘虚侵袭人体，滞于经络，留于关节，使气血闭阻所致。治疗在原有处方的基础上稍作增减，去芡实、金樱子、枸杞子、续断、卤地菊，加薏苡仁、茯苓皮利水消肿、渗湿除痹，豨莶草、秦艽、忍冬藤、僵蚕祛风湿、止痛、通利关节，淫羊藿补肾壮阳，祛风除湿。淫羊藿辛、甘、温，配入补阴方中，亦有“阳中求阴”之义，即张介宾所谓“善补阴者，必阳中求阴，则阴得阳升而泉源不竭”。

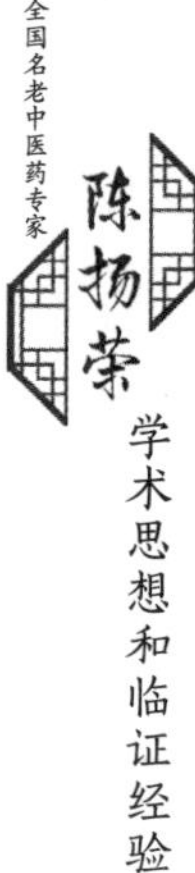

三诊患者肘关节无疼痛，续予补肾填精、益气养阴为治法，方选左归丸加减。予去豨莶草、僵蚕、忍冬藤、秦艽；改白茅根为车前子利尿通淋；患者久病体虚弱，肾阴不足，虚火内炽，血络受损，故加仙鹤草、椿皮、鸡冠花、仙鹤草收敛止血，仙鹤草亦有补虚之效；芡实固精；肾阴不足，虚火旺盛，加小蓟、炒栀子凉血止血；真阴亏损，阴精不能上承以制约心火，心火偏亢，心肾不交，虚火上扰心神，故心烦，栀子善清心经之热而除烦。

四诊诸证缓解，实验室检查示相关指标较前回落，继续守上方补肾填精、益气养阴，加白茅根加强清热利尿、凉血止血之效。

五诊诸证好转，继续守上方加琥珀加强利尿之效。

六诊药后精神可，无腰部酸痛、心烦，口干症状较前改善，纳差，寐安，二便调，实验室检查示尿蛋白、隐血转阴，续予补肾填精、益气养阴为治法，守上方治疗巩固疗效。

例四：朱某，女，30岁，于2018年4月20日初诊。

现病史：患者反复镜下血尿7年余，伴有蛋白尿（+）~（++），手心热，汗多，咽痛，小便泡沫，大便正常，舌暗红苔薄白，脉细数。多次外院查尿常规：隐血（++）~（+++），尿蛋白（-）~（+），红细胞（10~35）个/HP。6年前于外院行肾穿刺活检示：IgA肾病。

查体：血压125/76mmHg，颜面及双眼睑未见水肿，咽稍红，心、肺、肝、脾未见异常。

西医诊断：IgA肾病。

中医诊断：尿血病（肾阴亏虚，瘀热互结证）。

治法：滋肾阴清虚热，兼以活血祛瘀。

处方：生黄芪15g，女贞子15g，墨旱莲15g，地骨皮15g，土茯苓15g，萆薢10g，六月雪10g，水蛭10g，僵蚕10g，白花蛇舌草15g，地龙10g，白茅根15g，黄柏15g，牛蒡子10g，车前子10g。共7剂，水煎服，每日1剂，早晚分服。

二诊（2018年4月27日）：药后患者手心热、汗多较前减轻，咽痛缓解，小便仍有泡沫，舌脉同前。复查尿常规：隐血（+++），尿蛋白（+），红细胞15个/HP。予上方去牛蒡子、六月雪、黄柏，加芡实10g、金樱子15g、泽泻10g。共14剂，水煎服，每日1剂，早晚分服。

三诊（2018年5月11日）：药后患者诉症状较前明显缓解，舌淡红苔白，脉弦数。复查尿常规：隐血（++），尿蛋白阴性，红细胞3个/HP。遂守上方继续予7剂。

此后患者多次门诊随访年余，方药随证加减，并嘱其避风寒，避免劳累，注意休息。复查尿常规未见明显异常。

按 IgA肾病是以IgA为主的循环免疫复合物沉积在肾小球系膜区，临床表现有以肉眼血尿或镜下血尿为主的原发性肾小球肾炎疾病，归属于中医“血尿”范畴。

本案为肾阴亏虚，瘀热互结。肾阴为一身阴气之根本，肾阴亏虚，虚火内生，伤及血络，迫血妄行，而致血尿，正如张景岳所云：“肾精不足，相火妄动，遂而不退者……则见血。”肾阴虚失于封藏，精微外溢故见蛋白尿；此外，陈扬荣认为瘀血既是病理产物，又是常见的致病因素，其贯穿血尿病程的始终，肾阴亏虚，虚火妄动煎熬血液，血液黏滞不畅，阻滞脉络而成瘀，血不循经，导致尿血不止。舌暗红苔薄白，脉细数亦为肾阴亏虚、瘀热互结之征。

陈扬荣以滋肾阴清虚热，兼以活血祛瘀为主要治法。以黄芪健脾益气，补后天之本益先天，且脾主统血，脾气旺盛，则得以摄血，现代临床研究黄芪有降尿蛋白之功，为治病之本；女贞子合墨旱莲滋补肾阴，凉血止血；地骨皮、黄柏清虚热，除骨蒸；牛蒡子、六月雪、土茯苓清热解毒；白茅根、白花蛇舌草甘寒，加强清热利湿；地龙、僵蚕、水蛭取其虫类药搜风通络之功，破血散瘀，消痈散结。诸药合用，共奏滋肾阴清虚热、活血祛瘀之效。

例五：李某，女，57岁，于2018年8月19日初诊。

主诉：患者反复镜下血尿5年余。

初诊：既往多次查尿常规示：隐血（++）~（+++），尿蛋白（-）~（+），红细胞44~80个/μL。泌尿系彩超：未见异常。辰下：镜下血尿，口干，尿频，疲乏，夜尿5~6次，纳差，舌淡红，边有齿痕，苔薄白，脉细。

查体：血压136/78mmHg，颜面及双眼睑未见水肿，心、肺、肝、脾未见异常。

西医诊断：隐匿性肾小球肾炎。

中医诊断：尿血病（脾肾亏虚证）。

治法：健脾益肾，固摄止血。

处方：生地黄10g，黄芪15g，山药15g，山茱萸10g，金樱子10g，沙苑子10g，车前草12g，仙鹤草15g，瞿麦10g，泽泻10g，茯苓15g，白术10g，覆盆子10g，甘草3g。共7剂，水煎服，每日1剂，早晚分服。

二诊（2018年8月26日）：药后患者诉尿频、疲乏较前稍缓解，仍感口干，舌脉同前。复查尿隐血（++），尿蛋白（-），红细胞55个/μL。遂予前方去车前草、覆盆子，加淡竹叶10g。共14剂，水煎服，每日1剂，早晚分服。

三诊（2018年9月9日）：药后患者口干较前缓解，夜尿2~3次，舌淡红苔薄白，脉细。复查尿常规：隐血（+），红细胞30个/μL。遂守上方继续予7剂。

按 隐匿性肾小球肾炎，临床上又称为无症状性血尿（或）蛋白尿，患者一般无特殊不适，仅尿检时发现镜下血尿，且大多持续或反复发作。归属于中医“血尿、血证”范畴。

本案为脾肾亏虚，血液不循常道，血行脉外，自小便而出。脾主统血，脾为先天之本，脾虚不能收摄血液，不能运化水谷以化生气阴，肾主封藏，肾虚不能固摄血液，不得藏精化气以资助气阴，日久则脾肾亏虚，则血不循经外溢，故见尿血；脾虚不能化生布散津微，故见口干；肾气虚，失于固摄封藏，故见尿频；舌淡红，边有齿痕，苔薄白，脉细均为脾肾亏虚之征。

治以健脾益肾，固摄止血为主，方中黄芪益气健脾为补益脾气要药，山药、茯苓、白术均能健脾，补养脾胃，脾气得健，气血生化有源，气阴得充，发挥统摄作用；车前草、泽泻甘寒，渗湿利水；山茱萸、沙苑子、覆盆子、金樱子入肝、脾、肾经，收敛固摄，固精缩尿，补益肾阴；瞿麦，利尿通淋兼能活血通经，仙鹤草收敛止血，止血与活血并用，活血不留瘀；甘草调和诸药。诸药合用，能健脾益肾、固摄止血。

例六：陈某，男，30岁，于2018年10月28日初诊。

初诊：反复镜下血尿1年余，均为隐血（++）~（+++），既往多家医院就诊，症状反复，尿常规未转阴，近期查尿常规：蛋白（-），隐血（+++）。辰下：腰酸体倦，舌淡红，苔白滑，脉弦滑。

查体：血压135/80mmHg，体胖，颜面及双眼睑未见水肿，心、肺、肝、脾未见异常。

西医诊断：隐匿性肾小球肾炎。

中医诊断：尿血病（脾肾亏虚兼痰湿内蕴证）。

治法：健脾化湿，益肾固摄止血。

处方：生地黄10g，熟地黄10g，山药10g，山茱萸15g，牛膝15g，牡丹皮10g，泽泻10g，茯苓10g，白茅根15g，桃仁5g，泽兰10g，车前子10g。共7剂，水煎服，每日1剂，早晚分服。

二诊（2018年11月7日）：药后查尿常规示：隐血（++）。仍感腰酸，舌脉同前。予前方基础上加仙鹤草10g、枸杞子10g、续断10g，共7剂，水煎服，每日1剂，早晚分服。

三诊（2018年11月14日）：药后，患者诉上述症状较前明显缓解，舌脉大致同前。查尿常规示：隐血（++），遂予继续守上方，共14剂，水煎服，每日1剂，早晚分服。

本案为脾肾亏虚兼痰湿内蕴证。俗说“肥人多痰湿”，痰湿困脾，或饮食劳倦伤脾，导致脾失健运，脾虚统摄失职；劳欲过度伤肾，肾失封藏，固摄无权，最终导致脾肾两虚，统摄固摄失常，血液不循常道，形成尿血。

陈扬荣主以健脾化湿，益肾固摄止血。方以六味地黄丸为主，熟地黄滋阴补肾，山茱萸补养肝肾兼能涩精，山药补益脾阴亦能固精，此三药共用为“三补”；泽泻利湿泄浊，牡丹皮清热凉血兼以活血，止血不留瘀，茯苓健脾渗湿，此三药为“三泻”。上述诸药补泻并用，以补为主，且以补肾阴为主，又配以牛膝补肾阴。《血证论》云：“离经之血，虽清血鲜血，亦有瘀血。”桃仁、泽兰活血通经，助牡丹皮止血不留瘀，白茅根清热止血，车前子健脾利湿。诸药合用，共起健脾化湿、益肾固摄止血之功。

例七：章某，女，55岁，2011年5月16日初诊。

主诉：慢性肾小球肾炎8年。

初诊：2003年经某医院诊断为慢性肾小球肾炎，曾服用激素及免疫抑制剂治疗，症状无好转，遂转来福建省人民医院门诊求治。辰下：腰痛，足跟痛，乏力，头晕，失眠，畏寒，舌红，苔薄黄，脉沉细。

辅助检查：尿常规示尿蛋白（++），隐血（+）。

西医诊断：慢性肾小球肾炎。

中医诊断：尿血病（肝肾不足，邪毒内蕴证）。

治法：滋补肝肾，清热解毒。

处方：生地黄15g，熟地黄15g，炒知母10g，炒黄柏10g，蒲公英15g，野菊花10g，紫花地丁10g，紫背天葵10g，桑寄生20g，炒杜仲10g，菟丝子10g，瞿麦20g，金银花10g，炒枣仁10g，生黄芪20g，当归15g。共7剂，水煎服。

二诊：患者服用上方后，自觉诸症减轻，效不更方，继服上方7剂。复查尿常规：尿蛋白（+）；隐血（-）。此时患者表现为舌淡、苔薄白，去掉五味消毒饮，改以补肾养阴之品以善其后。

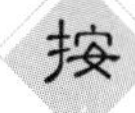

慢性肾小球肾炎病程中每多出现阴虚兼挟湿热的证候，滋肾养阴又有碍于湿热的清化，清热利湿则不利于肾阴的恢复。于是我们常合滋肾养阴与清热利湿治法于一方，并根据阴虚与湿热证候之偏重，或以滋肾养阴为主，伍以清热利湿；或以清热利湿为重，参以滋肾养阴。于是湿热除而阴不伤，真阴复而湿不增。本例患者的舌脉及临床表现也印证了这一点。方中应用生地黄、熟地黄、桑寄生、杜仲、菟丝子补肾，生黄芪、当归补气生血，应用五味消毒饮清热解毒，瞿麦利水渗湿。全方以清为补，寓补于清，清补结合，标本兼治，补泻同施，并行不悖，相反相成。经半个月的治疗，患者不仅临床症状改善明显，而且尿常规的情况也有好转，提示治疗有效。

例八：张某，女，38岁，2011年7月22日初诊。

主诉：肉眼血尿反复发作。

初诊：肉眼血尿反复发作，遇冷、过劳、情志刺激则发作，静脉滴注抗生素及口服清热解毒中药八正散、三金片之类有所缓解，但镜下血尿常年存在，就诊于外院，肾脏穿刺活检诊断为IgA肾病，局灶增生硬化型，多方治疗无明显效果，经人介绍来求治。辰下：患者面色晦暗无泽，头晕腰酸，倦怠乏力，畏寒肢冷，食少纳呆，月经量少，有黑紫色血块，每至经期则腹痛如刺。肉眼血尿，尿血色紫，排尿涩痛不畅，舌质淡紫苔薄白，脉沉细无力。

查体：血压90/60 mmHg，心率93次/分，体温36.4℃，听诊心肺（-），心电图（-）。B超：双肾大小形态（-），腹部（-）。

辅助检查：尿常规见肉眼血尿，尿蛋白（++），白细胞 10~20 个 /L。24 小时尿蛋白定量 1.45g。血常规见红细胞 3.25×10^{12}/L，血红蛋白 107g/L，白细胞 4.60×10^{9}/L，中性粒细胞比例 0.61，淋巴细胞比例 0.35，血小板 1.63×10^{9}/L。肾功能见血清肌酐 79.0mmol/L、尿素氮 4.4mmol/L、血清白蛋白 39.0g/L、血清球蛋白 27.0g/L、血清总蛋白 66.0g/L。

西医诊断：IgA 肾病。

中医诊断：尿血病（脾肾气虚，瘀血阻滞，血不归经证）。

处方：制大黄 10g，桃仁 20g，小蓟 30g，白茅根 30g，生地黄 20g，蒲黄 15g，桂枝 15g，黄芪 30g，白术 15g，菟丝子 15g，当归 20g，山药 20g，茯苓 20g，泽泻 15g，牛膝 20g。

二诊：服药 35 剂，体力增加明显，腰痛基本消失，肉眼血尿完全消失。尿常规：红细胞 > 50 个 /HP，尿蛋白（+），白细胞（-）。24 小时尿蛋白定量 1.05g。血常规：红细胞 3.35×10^{12}/L，血红蛋白 117.0g/L，白细胞 5.30×10^{9}/L，中性粒细胞比例 0.56，淋巴细胞比例 0.33，血小板 1.68×10^{9}/L。舌质紫，苔白，脉沉滑。原方改大黄为 5g，加赤芍 15g、何首乌 15g。

三诊：再服药 10 剂后，尿常规见红细胞 20~30 个 /HP，尿蛋白（-）。舌质红紫，苔白而干，脉沉滑数。此为过服温热之品，化热之象，改桂枝为 10g，加栀子 10g。尿常规（-），诸症基本消失，除过劳后仍觉腰酸外，一切如常人，停药观察，随访至今，状态稳定。

按 IgA 肾病是指肾组织免疫荧光检查有大量的 IgA 或以 IgA 为主的免疫复合物在肾小球系膜区沉积的一种原发性肾小球疾病，为自身免疫病。中医认为，本病主要病机为湿热毒邪入侵（或为外邪直接入侵，或为饮食不节，损伤脾胃，运化失职，化湿生热），正气虚弱，正邪交争，正不胜邪，邪毒直入于里，蕴积于下焦，损伤脉络所致。本病中后期以阴虚内热、脾肾气虚为主，起病初期由于邪毒炽盛，正气受损往往不明显，中后期阴虚内热、脾肾气虚症状已经十分突出。另外，目前临床求治的中期 IgA 肾病的患者，大多为经过西医常规治疗，应用过大量抗生素、肾上腺皮质激素、细胞毒类药物等无效者，急性期已过，都处于病程的中后期，而且经过西药的长期大量应用，机体的阴阳平衡已被打乱，变证丛生，往往表现为阴虚内热、肾气不足、脾不统血、瘀血阻滞、气阴两虚、三焦气滞、湿热互结等，各个证型之间交互为患，虚实夹杂。本病治疗强调补脾益肾以治本，止血、化瘀、凉血、补血以治标，实践证明，效果理想。同时经过大量临床观察，IgA 肾病的临床症状、病理分型和中医辨证之间，也存在着某种内在联系。一般来讲气阴两虚型患者，大多以持续的蛋白尿为主要表现，肝肾阴虚型患者则以顽固的镜下血尿为主。在病理变化方面，气阴两虚型患者的肾间质、肾小管损害一般要明显严重于肝肾阴虚型。

2. 肾病综合征验案

案例：郭某，女，72岁，2009年5月15日初诊。

主诉：双眼睑及双下肢水肿2个月。

初诊：患者于2个月前无诱因出现双眼睑及双下肢水肿，伴尿道灼痛感，静脉输注抗生素3天后，水肿未消，遂来就诊，查尿蛋白定量：3.68g/24h，血浆白蛋白20.9g/L，总胆固醇8.81mmoL/L，三酰甘油3.16mmoL/L。辰下：面红赤且有红色丘疹，略痒，颜面水肿，口苦干渴，欲饮水而水入即吐，腹胀纳呆，尿少色黄而灼热，大便溏薄，舌红苔薄黄腻，脉浮滑。

辅助检查：尿蛋白定量示2.96g/24h，胸腹部CT示腹腔、双侧胸腔积液，心包少量积液。

西医诊断：肾病综合征。

中医诊断：水肿（风毒外袭、湿热下注证）。

治法：宣肺解毒，利湿消肿。

处方：麻黄连翘赤小豆汤合五苓散加减。

麻黄6g，连翘10g，赤小豆30g，桑白皮12g，茯苓15g，猪苓15g，泽泻15g，白术12g，桂枝6g，厚朴12g，大腹皮15g，车前子30g，白茅根30g，淡竹叶10g，赤芍12g，益母草15g，甘草6g。

二诊（2009年5月22日）：述近日颜面丘疹及腹胀已除，小便量较前明显增多，大便次数减少，但自3天前出现腹部疼痛。查体见：双下肢中度水肿，脐下左侧可见一皮下瘀斑，触之可扪及一6cm×5cm×2cm左右肿块，质尚软，触痛。舌黯红，苔薄黄腻，脉沉缓。腹部B超示左腹壁血肿。分析认为：可能与抗凝药物的使用有关，已停用低分子肝素钙，但见血肿仍有增长之势，外科会诊认为暂不行手术引流。分析病机变化为风毒已除，湿热仍盛，新现血不循经之证，离经之血外溢肌肤，瘀血内留，发为血肿。治宜血水并治，利湿消肿，散瘀止血。

处方：当归芍药散合五皮饮加减。

当归10g，赤芍12g，川芎6g，泽泻15g，白术20g，茯苓皮15g，陈皮10g，大腹皮15g，生姜皮9g，桑白皮12g，车前子（包煎）15g，三七9g，蒲黄（包煎）10g，白茅根30g，淡竹叶12g，甘草6g。水煎服，每日1剂。

三诊（2009年6月1日）：述服上方2剂，腹痛即除。续服7剂腹壁肿块消失，现周身乏力，腰酸腿软，双下肢水肿明显减轻，纳眠可，二便调，舌黯红苔薄黄腻，脉沉缓。尿蛋白定量：562mg/24h，胸部CT示心包、胸腔积液消失，B超示腹水已吸收。分析病机为发病日久，湿瘀蕴结，脾肾气弱。治疗以清利湿热、活血化瘀为主，佐以补脾益肾。

处方：黄柏10g，白花蛇舌草15g，车前子15g，泽泻15g，石韦10g，白茅根15g，淡竹叶10g，黄芪20g，茯苓15g，白术12g，山药30g，菟丝子12g，制何首乌10g，川芎10g，赤芍15g，甘草6g。

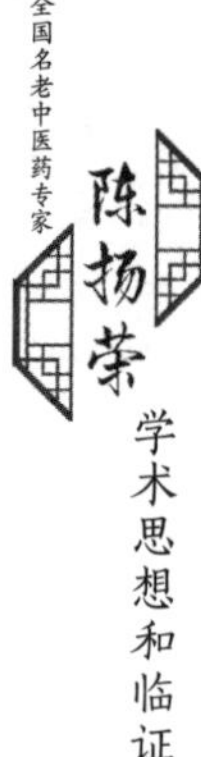

四诊（2009 年 6 月 19 日）：患者乏力、腰酸腿软等症状明显减轻，双下肢水肿已消。时觉烦渴，余无不适感觉。舌暗红苔薄黄，脉沉缓。复查尿蛋白定量 0.162g/24h，血浆白蛋白 30.5g/L。湿热渐除，脾、肾之气渐复，但因久用激素，有气阴两虚之象。守上方之意，减泽泻、车前子用量，加滋肾阴清虚热之生地黄 15g、知母 10g。上方 20 剂之后，诸症悉除，尿常规及血浆白蛋白均转正常。递减激素量，守方随症加减出入 2 个月余，临床治愈，随访至今，未有复发。

肾病综合征属中医“水肿”范畴，经曰：“三阴结，谓之水……诸湿肿满，皆属于脾……肾者，胃之关也，关门不利，故聚水而从其类也。”水肿“其本在肾”，“其末在肺”，可见水肿乃肺、脾、肾三脏相关之本虚标实之证。然细究其因，其发病多由于感受风、湿、热、毒之邪及劳欲过度、饮食不慎等原因而影响了肺、脾、肾的气化功能，造成水液停聚、泛滥肌肤而成。治法有“平治于权衡，开鬼门，洁净府，去宛陈莝”和“腰以下肿，当利小便，腰以上肿，当发汗而愈”等论。本例患者年老脾肾气弱，湿热素蕴，偶感风毒之邪，与湿热互结注于下焦，使气化失司，血气不和，水道闭塞，故见面赤且有红色丘疹，颜面水肿，舌红苔薄黄腻，脉浮而滑，投以麻黄连翘赤小豆汤宣肺行水、化湿解毒；又见口干渴，欲饮水而水入即吐，腹胀纳呆，小便量少，大便溏，脉浮等症状，则与《伤寒论》五苓散证甚为合拍。当患者出现腹部血肿，病机呈现湿瘀互结，不通则痛，则应用《金匮要略》血水同调之剂当归芍药散，竟达速效。俟颜面丘疹、水肿尽消，风去毒散，湿热瘀阻，脾肾气弱虚像渐显，腰酸乏力，水肿以双下肢为著时，则更方以黄柏、白花蛇舌草、石韦、车前子、泽泻、川芎、赤芍、益母草以清利通瘀，配黄芪、白术、茯苓、甘草、山药、何首乌、菟丝子合五皮饮调理脾肾，化气行水。如此邪祛正安，竟收全功。此患者在使用糖皮质激素治疗近 30 天后，病未缓解，高度水肿伴有大量蛋白尿，不适之症颇多，通过中药治疗，病得以痊愈。在诊疗过程中曾出现一次皮下血肿的“小插曲”，西医治疗再次有些棘手之时，几剂中药之后，药到病除，再次体现了中医的整体调节、灵活化裁的特点。

3. 慢性肾衰竭验案

例一：陈某，男，66 岁。2010 年 6 月 22 日初诊。

主诉：发现血肌酐升高 4 年，胸闷乏力 1 月余。

初诊：因“慢性间质性肾炎、慢性肾衰竭”收入院。辰下：乏力，胸闷，头晕心悸，口咽干燥，夜尿频多，大便不爽，舌淡苔黄腻，脉细滑。查血肌酐 793μmol/L。西医诊断：慢性间质性肾炎，慢性肾功能不全。曾以参芪地黄汤加黄连、制大黄等治疗月余，症状无改善，血肌酐 800mmol/L 左右。再查患者，诉畏寒明显。

西医诊断：慢性肾衰竭。

中医诊断：肾衰病（肝脾气郁证）

治法：调和肝脾，透邪解郁

处方：四逆散加减。

柴胡 15g，枳壳 10g，白芍 15g，干姜 10g，苍术 6g，白术 6g，桃仁 10g，萆薢 15g，丹参 15g，制大黄 6g，黄连 3g，黄芩 6g，金银花 30g，连翘 10g，巴戟天 10g。

二诊（2010 年 6 月 27 日）：上方服用 5 剂后诉胸闷减轻，无头晕、心悸的症状，但仍恶风。效不更方，前方加制附子 6g、防风 6g。

三诊（2010 年 7 月 7 日）：患者未诉明显不适，血肌酐为 642.5μmol/L，病情平稳出院。

四诊（2010 年 11 月 26 日）：患者再次住院，诉有胸闷不适，夜尿频多，恶风，舌淡苔白腻，脉弦滑，血肌酐 676μmol/L。再以四逆散加减，患者服用 10 余天后，症状消失，查血肌酐 613.7mmol/L。

在门诊随访 3 个月余，处方仍以四逆散随症加减，血肌酐在 550mmol/L~630mmol/L 波动，无其他不适症状。

按 该患者初起症状类似气阴两虚兼有湿热。再诊患者，方知患者畏寒明显。畏寒常见于阳虚，但亦可见阳郁。阳气虚弱，鼓动无力，阳气不能输布，气机不展，郁积化热，因此出现胸闷不适、头晕心悸、口咽干燥、苔腻等症状。该患者阳虚与阳郁并见，故在四逆散基础上辅以温阳，佐以清热，疗效显著。倘若因患者乏力、口咽干燥，而用参芪地黄汤益气养阴，或因患者大便不爽，舌苔黄腻而用三仁汤清热利湿，则方不对证，病必不除。

例二：某女，39 岁。

主诉：发现血肌酐升高 5 年，乏力 1 年。

初诊：2010 年 11 月查体时血肌酐 335μmmol/L，尿蛋白（+）。患者常有低热恶寒、咽痛、咳嗽，用过银翘散、蒿芩清胆汤等清热解毒治疗 2 个月，症状逐渐加重，查血肌酐 600μmol/L 左右，血色素 76g/L。辰下：神倦喜卧，腰酸困不适，眼睑水肿，乏力，寐差，畏寒肢冷，长期低热恶风，头背部发冷感，胁腹胀满，咽干痛，口苦黏腻，大便不爽，每日 1 次，舌淡苔黄腻，脉细滑。

西医诊断：慢性肾衰竭。

中医诊断：肾衰病。

治法：温阳补气解表，祛湿降浊。

处方：温脾汤加减。

制附子 6g，干姜 10g，生大黄（后下）12g，当归 10g，太子参 10g，生黄芪 15g，柴胡 10g，枳壳 10g，黄连 5g，乌梅 10g，紫苏叶 10g，丹参 10g，防风 10g，川牛膝 10g、牛膝 10g。

二诊：上方服用4剂后，患者病情稍有缓解，但仍精神差，腰部冷痛感，两胁微有胀满不适。遂在四逆散基础上加温阳之品。

处方：柴胡10g，枳壳12g，白芍15g，炙甘草6g，制附子12g，干姜10g，生大黄（后下）12g，当归10g，太子参10g，生黄芪15g，黄芩10g，川牛膝6g、牛膝6g。2剂后，患者诉精神良好，纳食转佳，无腰部冷痛等症状，肾功能平稳。

根据患者有低热、咽痛、大便不通、舌红苔黄腻、脉弦，中医辨证似湿热内蕴证，故前面的医生以清热解毒化湿为主要治法。但患者有腰酸痛，畏寒怕冷，四肢不温，实属少阴病厥证。正如少阴病提纲中所说的“少阴病，脉微细，但欲寐。”该患者阳气亏虚，不能颐养精神，故见神倦喜卧。阳虚不能卫外，故畏寒肢冷，头背部冷感，时感恶风。阳虚不能温化水湿，水湿泛溢肌肤，故眼睑水肿。两胁胀满，大便不爽，四肢厥冷，脉弦为气机郁滞，即阳虚与阳郁并见。而咽干痛、低热、苔红黄腻为气郁化火所致，其本在木郁不达。因此，治疗当以温阳与疏导阳气同用，兼以清热降浊。

例三：许某，女，52岁，2011年4月初诊。

主诉：慢性肾功能不全1个月。

初诊：2011年3月确诊慢性肾功能不全。治疗前血肌酐256μmol/L，尿素氮18mmol/L，服用α-酮酸、琥珀酸亚铁、碳酸氢钠片、碳酸钙等药物治疗。但是患者仍有较突出的临床症状，来福建省人民医院门诊求治。辰下：腰痛，乏力，齿痛，口苦，大便干燥，舌红，苔黄腻，脉沉滑。

西医诊断：慢性肾功能不全（氮质血症期）。

中医诊断：肾衰病（肾阴不足，毒邪内盛证）。

治法：滋阴补肾，清热解毒。

处方：生地黄20g，熟地黄20g，炒知母10g，炒黄柏10g，蒲公英15g，野菊花20g，紫花地丁12g，紫背天葵12g，金银花15g，炒枳壳30g，龟甲30g，当归30g，熟大黄12g。

二诊：患者服用上药20余剂后，齿痛、口苦、大便干燥等症消失，舌淡胖，苔白，脉沉细。改用滋阴补肾为主，少佐化湿排毒之品的方药治之。

经过中药治疗3个月，患者肾功能稳定，复查血肌酐210mmol/L、尿素氮14.7mmol/L。最重要的是患者的临床症状明显改善，可以从事日常生活和轻度体育活动。

慢性肾功能不全是临床的常见病，且近年来发病率呈上升趋势。目前中、西医均没有很好的疗法可以改善患者的肾功能，但中医可以改善患者的临床症状，同时稳定患者的肾功能。本方用大补阴丸滋阴补肾，当归和血，五味消毒饮清热解毒，熟大黄化浊排毒，扶正而不助邪，祛邪而不伤正。可谓治疗慢性肾衰竭患者合并毒邪时的一个有效良方。

例四：黄某，男，58岁，2016年11月26日初诊。

主诉：发现血肌酐升高1年余。

初诊：患者1年余前体检查肾功能示血肌酐154μmol/L、尿素氮10.3mmol/L；尿常规示尿蛋白（+++）、隐血（-）。被诊断为慢性肾衰竭，就诊外院，予以降压、降蛋白等治疗未见明显好转而来求诊。就诊时，患者诉泡沫尿，夜尿4~5次，腰酸，手足冰冷，寐差，大便1次/日。

西医诊断：慢性肾衰竭。

中医诊断：尿浊病（脾肾两虚证）。

治法：疏调中焦，通利下焦，扶正祛邪。

处方：生黄芪30g，山药20g，山茱萸10g，玄参10g，黄柏10g，白花蛇舌草10g，连翘10g，覆盆子10g，淫羊藿10g，僵蚕10g，地鳖虫10g，薏苡仁10g，车前子10g，茯苓皮15g，苍术10g，半枝莲15g。共7剂，水煎服，每日1剂，早晚温服。

二诊（2016年12月1日）：复查肾功能示血肌酐135μmol/L、尿素氮7.3mmol/L。继续守方加蝉蜕4.5g、地龙干10g。

续服1个月后，患者手脚转温，夜尿次数减少至3次，复查肾功能：血肌酐118μmol/L、尿素氮10.89mmol/L。

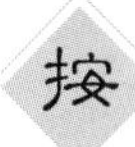

本例辨证为三焦气化升降失司，以中、下二焦为主，以致痰瘀内生。故治以疏利三焦、扶正祛邪为法。方中予以淫羊藿温阳助下焦气化，覆盆子益肾涩精，助下焦泌别清浊；黄芪、苍术、薏苡仁、山药健脾化湿，调节中焦脾胃升降功能；茯苓皮开腠理，开水道，配伍连翘宣发，使邪有外达之机；地鳖虫活血逐瘀，僵蚕化痰以祛邪。药后症减，二诊加地龙干通络，加强活血化瘀之功，蝉蜕宣发上焦肺气，给邪以出路。全方调理三焦气机，扶正祛邪，切合病机，故见效明显。

例五：刘某，2017年8月16日初诊。

主诉：发现血肌酐升高1年余。

初诊：患者1年前发现血肌酐146μmol/L；发射型计算机断层成像（ECT）示双肾血流量轻度减少、功能轻度损伤；尿常规示尿隐血（-），尿蛋白（-），尿酸538μmol/L。双下肢轻度水肿，口干微苦，舌淡红苔薄白，脉缓。既往有高血压病史10余年。

西医诊断：慢性肾衰竭。

中医诊断：肾衰病（湿浊瘀阻，肾阴亏虚证）。

治法：利湿泄浊，祛风通络，滋肾益气。

处方：夏枯草10g，白芍10g，白花蛇舌草15g，半枝莲15g，蝉蜕4.5g，水蛭10g，僵蚕10g，地龙干10g，女贞子15g，墨旱莲15g，生黄芪15g，白茅根15g，牛膝10g，琥珀4.5g。共7剂。

二诊（2017 年 8 月 23 日）：服药后双下肢水肿减轻，自觉乏力，复查血肌酐 117μmol/L，舌脉同前。8 月 16 日方调整：黄芪加至 30g，去僵蚕、地龙干。共 7 剂。

三诊（2017 年 8 月 30 日）：双下肢水肿较前改善，自觉关节游走性疼痛，复查尿素氮 5.9mmol/L、血肌酐 119μmol/L、尿酸 454μmol/L，舌脉同前。8 月 16 日方调整：加桃仁 5g、土茯苓 15g、豨莶草 10g。共 7 剂。

四诊（2017 年 9 月 13 日）：复查血肌酐 115μmol/L、尿酸 481.2μmol/L。诸症同前。8 月 30 日方调整：加泽兰 10g、地骨皮 10g。共 7 剂。

按 肾主水，肾虚则水妄行，流溢于皮肤，则四肢水肿；湿浊停于内日久不化，阻碍津液散布，津不上承，遂觉口干口渴；湿浊瘀阻，气血津液运行不畅；津不内藏，则肾阴不足，日久气阴两虚。结合患者症情，方用半枝莲、夏枯草、白花蛇舌草清热解毒，利湿泄浊；白茅根利尿，使浊毒邪气从小便而去；肺主通调水道，僵蚕祛风化痰，配合蝉蜕开宣肺气以利湿浊排出；水蛭、地龙化瘀通络；墨旱莲、女贞子滋养肾阴，白芍养阴柔肝，三药助养肝肾阴；牛膝、琥珀补肾活血；黄芪益气健脾。全方共奏利湿泄浊、祛风通络、滋肾益气之功，祛邪为主，兼以扶正。二诊时复查血肌酐较前下降，且双下肢水肿减轻，但觉乏力，黄芪加量以增强益气健脾之功，患者症状改善遂去僵蚕、地龙以减轻祛风通络力量。三诊时双下肢水肿继续改善，觉关节游走性疼痛，生化指标同前，加土茯苓、豨莶草祛风除湿、通利关节；桃仁活血止痛。四诊时患者病情稳定，原方加泽兰以加强行水消肿力量；加入地骨皮清虚热，利小便，以巩固疗效。

例六：徐某，女性，43 岁，2009 年 10 月 14 日初诊。

主诉：眼睑、双下肢轻度水肿 1 年余。

初诊：患者 1 年来劳累后出现眼睑、双下肢轻度水肿，伴有腰酸乏力。来诊时双下肢伴颜面部轻度水肿，腰酸乏力明显，时感困倦，胃纳不佳，便干，舌淡黯，苔白腻，脉沉细。

查血压：140/90mmHg。

辅助检查：尿蛋白（+++），尿隐血（+++），血红蛋白 110g/L，血尿酸 385μmol/L，血肌酐 195μmol/L，尿素氮 9.5mmol/L，血钙 1.95mmol/L，血磷 1.56mmol/L，三酰甘油 2.93mmol/L，总胆固醇 5.36 mmol/L，总蛋白 56g/L，白蛋白 31g/L；24 小时尿蛋白定量 2.068g，呈非选择性；内生肌酐清除率 45ml/min。行肾穿刺活检示：增生硬化性肾炎伴新月体形成。光镜：共 42 个肾小球，其中 16 个小球球性硬化，节段硬化小球 6~7 个；2 个可见环形纤维样新月体形成，8 个小球可见节段性细胞性新月体，6 个小球可见节段性细胞纤维性新月体；免疫荧光阴性。

西医诊断：慢性肾炎（增生硬化性肾炎伴新月体形成），慢性肾脏疾病（CKD）3 期。

中医诊断：水肿 - 阴水（气虚血瘀，湿毒内蕴证）。

治法：益气活血，解毒化浊。

处方：补阳还五汤合解毒、泄浊药。

黄芪 20g，当归 15g，紫花地丁 15g，薏苡仁 15g，红花 10g，桃仁 10g，厚朴 10g，川芎 12g，赤芍 12g，白花蛇舌草 12g，制大黄 6g，车前草 15g，六月雪 10g。

西医予激素、血管紧张素转换酶抑制剂及降脂等治疗，尿蛋白减少，但血肌酐在 150~170/μmol/L 之间波动。

药后 3 周，水肿、腰酸、乏力等诸症改善。药后 4 周，复查尿蛋白（++），尿隐血（+），血肌酐 156μmol/L。目前随诊中，患者自觉良好，多次复查尿蛋白阴性，尿隐血（±）~（-），血肌酐 82μmol/L，血脂在正常范围。

补阳还五汤出自清代王清任《医林改错》，方中以生黄芪为君药，大补元气，使气旺以促血行；当归尾活血通络而不伤血，为臣药；赤芍、川芎、桃仁、红花活血祛瘀；地龙通经活络，周行全身以行药力。全方益气祛瘀，标本同治，补气而不壅滞，活血又不伤正。原文用治以“半身不遂，口眼歪斜，语言謇涩，口角流涎，大便干燥，小便频数，遗尿不禁”为主要表现的中风之气虚血瘀证。血瘀证在现代医学可以理解为血液流变学和血流动力学发生异常。在肾小球疾病中，由于免疫复合物沉积，补体系统被激活，产生多种生物活性物质，导致组织损伤。当毛细血管内皮细胞损伤、断裂，胶原纤维及基膜暴露，立即激活内源性及外源性凝血系统，同时血小板附着于带负电荷的胶原纤维上，从而产生肾内高凝状态、形成微血栓等，可促进病变发展，肾功能减退，最终导致肾小球硬化。因而改善肾内的瘀滞状态具有重要的意义。现代药理研究表明，补阳还五汤能扩张肾血管，增加肾血流灌注，其改善微循环障碍的原理包括保护血管内皮细胞、影响血小板功能、改变血流动力学和流变学、对纤溶系统的影响等方面。徐氏等报道，黄芪具有较好的促进血管生成和刺激一氧化氮生成作用，降低区域血管阻力，保护内皮细胞，改善微循环。于氏等证明本方具有很强的抗血小板聚集作用。解氏的研究结果表明，补阳还五汤能降低动物全血高、低切黏度，红细胞压积，血浆比黏度和血小板聚集率，且作用优于单纯活血化瘀药。因此，补阳还五汤在肾脏疾病中的运用具有充分的理论依据，根据中医辨证论治原则，以此方为主，随症加减组方。在临床新月体的病理变化，如肾小球毛细血管破裂、微血栓形成及后期的肾小球硬化、间质纤维化等，都与中医血瘀之病变类似，且在急性期多有少尿、水肿、高血压、肌酐及尿素氮的急剧上升等湿浊瘀毒内阻之证，故治疗应兼顾解毒、泄浊。患者素体不足，复因劳累，耗伤气血，致肢体失养而腰酸乏力，气虚不能化水则生湿浊，郁而成热毒，水湿泛溢肌肤而为肿，气不行血而生瘀滞。方中黄芪益气生血，使气旺血行，赤芍、桃仁、川芎、当归、红花活血祛瘀，白花蛇舌草、紫花地丁清热解毒，制大黄、积雪草、六月雪活血泄浊，薏苡仁、车前草、厚朴利水渗湿，全方标本同治，疗效明显。

例七：钟某，男，62岁，2010年4月12日初诊。

主诉：持续性高血压3年余。

初诊：近3年来出现持续性高血压，查肾功能各项指标均出现异常，尿素氮9~11mmol/L，肌酐180~220mmol/L，二氧化碳结合力16~19mmol/L，伴有头昏、身软乏力、胸闷纳呆。诊断为慢性肾功能不全。予口服西药、输液、中成药治疗，病情未得到控制，多次复查肾功能，各项指标未见好转，遂求治于中医。辰下：血压182/110mmHg，面色黧黑兼见萎黄，皮肤弹性差，双下肢中度水肿，压之略凹陷，双肺正常，腹软，无压痛及包块，亦无腹水。舌质淡，舌边明显有齿痕，苔薄白，脉沉软无力。

西医诊断：高血压3级。

中医诊断：肾衰病（脾肾阳虚证）。

治法：温补脾阳。

处方：自拟芪首化浊汤加减。

黄芪20g，制何首乌10g，生地黄10g，赤芍10g，葛根10g，枸杞子10g，杜仲10g，牡丹皮10g，桃仁10g，白茅根10g，红花6g，连翘10g，狗脊10g，大黄10g，炙甘草3g。共5剂，每日1剂，温服，嘱低盐饮食，忌食生冷。

二诊：服药后无特殊不适，大便次数较以往每日增加1次，苔脉如前，继续守方5剂。

三诊：精神明显好转，双下肢水肿消失，颜面肤色有光泽，原方加益母草15g。共5剂，另加肾衰宁片，每日3次，每次5粒。

四诊：精神、体能进一步好转，饮食、睡眠正常，拟原方再进5剂，改为每2日1剂，中成药肾衰宁片继服。患者经上述治疗后复查肾功能，尿素氮6.83mmol/L，肌酐98mmol/L，二氧化碳结合力26mmol/L，自述精神复常，余症消失。无复发。

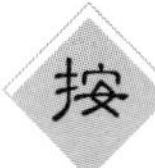

慢性肾功能不全属中医关格、水肿范畴。关格大多以心脾亏损，肾阳衰微，阳不化水，水浊停留，浊邪壅遏三焦，气化不利所致。张仲景《伤寒论·平脉法第二》说："关则不得小便，格则吐逆。"指出此证为邪气关闭三焦，而正气虚弱不能通畅，可见于急性病，也可见于慢性病。本例患者虽属关格，但属关格的前期阶段，而病情发展的趋势逐渐显现。特征性表现就是舌象，本例患者舌苔薄，苔微有光泽，舌质淡而胖，舌边有很明显的齿痕。这提示患者有脾阳亏损，波及肾阳之象。在治疗方面应根据患者病情发展的实际情况，分清轻重缓急。对脾肾阳虚者，宜刚柔并济，配用血肉有情之品缓缓补之，使脾肾阳虚得以逐渐恢复。选用黄芪、杜仲、生地黄、何首乌温阳补肾，同时兼顾滋阴以配阳，而使阳从阴复。选用葛根，以图升清降浊，使清气得升以平抑浊犯上焦；大黄攻下降浊，补泻同用，用之得当，降浊而不伤正气，使中焦浊化。牡丹皮同用，用之得当，降浊而不伤正气，使中焦浊化。牡丹皮、白茅根使浊毒邪气由小便而之，浊邪由下焦出且通道畅行。脾肾阳虚，浊邪内郁，郁而化热，故用连翘清热以散结，牡丹皮凉血以行瘀。浊邪之毒内聚，血行受阻，滞而致瘀，瘀而不通，故用桃仁、红花以活血破血。由于法理严谨，疗效提高，病情稳定无复发。

4. 淋证（泌尿系感染）验案

例一：患者，女，53岁，2011年5月初诊。

主诉：泌尿系反复感染20余年。

初诊：泌尿系反复感染20余年，每于劳累、紧张、辛辣饮食后诱发，服用甲磺酸左氧氟沙星、头孢类抗生素无效。此次复发，症见腰痛、尿频、尿急、尿道灼热感、大便干燥、舌红、苔黄厚、脉滑数。

西医诊断：慢性肾盂肾炎。

中医诊断：淋证（肾阴不足，湿热下注证）。

辅助检查：尿常规：尿蛋白（+），白细胞20~30/HP，红细胞5~10/HP。

治法：急则治标，清热去湿。

处方：蒲公英15g，野菊花30g，紫花地丁12g，紫背天葵12g，金银花15g，滑石15g，生甘草6g，瞿麦15g，白茅根10g，桑寄生15g。

二诊：服用上方12剂后，患者尿频、尿急、尿道灼热感症状完全消失，仅有腰痛，活动后易疲乏症状。复查尿常规示正常。后以滋阴补肾方剂调理1月余。

按 临床中急性泌尿系感染多应用八正散治疗，以其病机多为湿热下注。慢性肾盂肾炎的病机则多为肾虚与膀胱湿热并存，因此在治疗中要兼顾滋补肾阴与清利膀胱湿热。临床上有不少慢性肾盂肾炎在上呼吸道感染后诱发，提示咽喉与肾脏存在共同的致病因素，因而在治疗上不仅要清利膀胱湿热，还要注意清热解毒。故而本病例应用五味消毒饮加减治疗，而没有应用八正散为主方。本例患者虽为慢性肾盂肾炎，但是处于慢性病的急性发作期，因此治疗上遵循“急则治其标”的法则，以清热解毒、利水渗湿为主。

例二：杨某，女，37岁，2018年7月23日初诊。

主诉：尿频、尿急、尿痛2天。

初诊：2天前无明显诱因出现小便频数短涩、灼热刺痛，肉眼血尿。辰下：症状如上述，纳可，夜寐尚安，大便秘结，舌质红，苔黄腻，脉滑数。

查体：体温37.5℃，肾区叩击痛阴性，双下肢无水肿。

辅助检查：尿常规示尿蛋白（++），隐血（+++），镜检白细胞2530个/μL，红细胞240个/μL。

西医诊断：泌尿系感染。

中医诊断：淋证（热淋证）。

治法：清热利湿通淋。

处方：八正散合六一散加减。

萹蓄 15g，瞿麦 15g，大蓟 10g，白茅根 10g，蒲公英 10g，泽泻 10g，生地黄 10g，车前草 15g，黄芩 10g，栀子 10g，白花蛇舌草 10 g，滑石 15g，甘草 3g。共 3 剂，每日 1 剂，水煎煮，早晚温服，嘱患者大量饮水，清淡饮食。

二诊（2018 年 7 月 26 日）：患者诉小便频数短涩、灼热刺痛明显减轻，无肉眼血尿，小便黄，稍浑浊，口干欲饮，大便干，舌质红，苔黄腻，脉滑数。复查尿常规示白细胞（+），镜检白细胞 30/μL。治疗：守上方，去大蓟、白茅根，加萆薢 15g、石菖蒲 10g 清利湿热、分清泌浊。5 剂，每日 1 剂，水煎煮，早晚温服，仍嘱患者大量饮水。

三诊（2018 年 7 月 31 日）：患者诉无明显小便频数短涩、灼热刺痛，口干减轻，大便调，舌红，苔薄黄，脉滑。尿常规示白细胞（±），镜检白细胞 10 个 /μL。治疗：守上方去白花蛇舌草、泽泻，加薏苡仁 20g、苍术 10g。共 5 剂，每日 1 剂，水煎煮，早晚温服，仍嘱患者大量饮水。

四诊（2018 年 8 月 4 日）：患者诸症蠲除，纳可，小便正常，大便调，舌红，苔薄黄，脉滑。尿常规示正常。治疗：守上方续服 5 剂。停药后随诊 1 月余，未再复发。

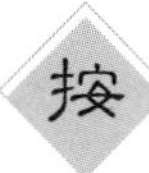

淋证是以小便频数短涩、淋漓刺痛，小腹拘急引痛为主症的病证。其基本病机为湿热蕴结下焦，肾与膀胱气化不利。由于病机不同及累及脏腑之差异，临床上分为热淋、血淋、石淋、气淋、膏淋、劳淋等。若湿热客于下焦，膀胱气化不利，小便灼热刺痛，则为热淋；若膀胱湿热，灼伤血络，迫血妄行，血随尿出，乃成血淋。此患者出现小便热涩，尿中带血，理应辨证为血淋，陈扬荣认为此患者形体肥胖，平素喜食肥甘厚味，舌质红，苔黄腻，脉滑数，虽兼有热灼血络，仍当以膀胱湿热为主，治疗时应治以清利湿热，而非一味止血。此外，陈扬荣认为，清利湿热太过易伤阴，故在治疗后期，去清热利湿力度较强的泽泻、白花蛇舌草，加以力度较小的薏苡仁、苍术。四诊时虽诸症蠲除，但据舌象，陈扬荣认为仍有余邪，故继予 5 剂以祛除余邪，巩固疗效。

例三：马某，女，43 岁，2016 年 7 月 8 日初诊。

主诉：尿道口灼热赤痛、尿黄赤 5 个月。

初诊：2 月下旬开始出现尿道口灼热赤痛，溺色黄赤，时感阴部瘙痒。无尿频尿急、无肉眼血尿，头面及双下肢无水肿。无恶寒发热，无头晕头痛，无胸闷胸痛，无心慌气促，无腰痛腹痛。口干口苦，纳可，寐安，大便每日 1 次，色软质黄，舌淡红，苔薄白，脉缓。

辅助检查：尿常规示尿比重 1.028，尿蛋白质微量，管型总数 2.9 个 /μl，管型（低倍视野）示 8.4 个。尿沉渣白细胞 92 个 /HP。

西医诊断：泌尿系感染。

中医诊断：热淋。

治法：清热凉血，利湿通淋。

处方：小蓟饮子加减。

小蓟 10g，生地黄 12g，车前草 12g，牛膝 10g，白茅根 15g，琥珀 4.5g，蒲黄炭 10g，藕节 10g，滑石（布包）24g，乌药 10g，蒲公英 12g，甘草 4g，野菊花 12g。共 7 剂。

二诊（2016 年 7 月 29 日）：药后尿道口灼热刺痛症状减轻。纳可，寐安，大便调，口干口苦，舌淡红，苔薄白，脉缓。复查尿常规：隐血微量，红细胞（-），白细胞微量，余皆阴性。7 月 8 日方加炒栀子 10g、瞿麦 10g、金钱草 15g。共 7 剂。

三诊（2016 年 8 月 12 日）：药后尿道口灼热刺痛症状减轻，近几天时感小腹胀刺痛。纳可，寐安，口干微苦，大便每日 1 次，色软质黄。舌淡红，苔薄白，脉缓。复查尿常规（-）。上方加延胡索 10g、川楝子 10g。共 7 剂。

四诊（2016 年 9 月 2 日）：现无尿道口灼热刺痛感，时感阴部瘙痒。无腹胀腹痛，心烦，口干无口苦，纳可，大便可，舌淡红，苔薄白，脉缓。尿细菌培养（-），尿常规示正常。该患者月经来潮之前小腹胀刺痛，月经来潮后症状消失，为肝失疏泄，气机郁滞所致，以清心养阴、行气利水为治法，予导赤散合小柴胡汤合四逆散加减。

处方：淡竹叶 6g，生地黄 12g，通草 6g，甘草 3g，柴胡 10g，黄芩 10g，白芍 10g，石韦 10g，车前草 12g，川牛膝 9g，牛膝 10g。共 7 剂。

五诊（2016 年 9 月 9 日）：药后尿道口灼热刺痛感全无，时有阴部瘙痒感。舌淡红，苔薄白，脉缓。复查尿常规示正常。继予上方。共 7 剂。

按 肾主水，维持机体水液代谢，膀胱为州都之官，有储尿与排尿功能，肾与膀胱相表里，经脉相络属，共主水道，司决渎。湿热蕴结下焦，膀胱气化失司，发为淋证，如《景岳全书·淋浊》云："淋浊之初，则无不由乎热剧，无容辨矣。"故淋证初期多为湿热实证。热淋为病，小便赤热，溲时灼痛；热聚膀胱，易损伤血络，而致溺色黄赤，故治宜清热凉血、利湿通淋，以小蓟饮子为主方加减化裁。小蓟、生地黄、白茅根、蒲黄、藕节相伍，共奏清热利尿、凉血止血之效，使血止而不留瘀；热在下焦，宜因势利导，故以车前草、牛膝、琥珀、蒲黄、滑石利水通淋；蒲公英、野菊花清热解毒；乌药行气，甘草清热解毒又能调和诸药；诸药合用，共成清热凉血、利尿通淋之方。药后症减，口干口苦，再加炒栀子、瞿麦、金钱草以增上方清热利湿通淋之效。三诊患者小腹胀痛，加延胡索、川楝子行气止痛。四诊患者药后无尿道口灼热刺痛感，时感阴部瘙痒，无腹胀腹痛，口干好转，无口苦。该患者月经来潮前小腹胀刺痛，月经来潮后症状消失，为肝失疏泄，气机郁滞所致；肝气郁滞，日久化热，故心烦，热伤津液故口干。肝经绕阴器，过少腹，湿热循经下注，可见阴部瘙痒。该病责之肾与膀胱，不可忽视心、肝二脏，予导赤散合

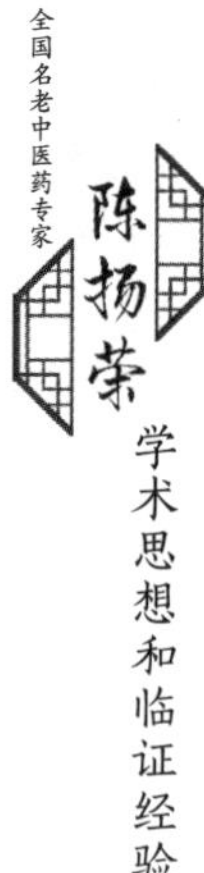

小柴胡汤合四逆散加减。方中生地黄甘寒，凉血滋阴降火，黄芩清热泻火，白芍养阴柔肝；通草、石韦、车前草、川牛膝、牛膝利尿通淋；淡竹叶甘淡，清心除烦，淡渗利窍，导心火下行；柴胡疏肝理气。诸药相配，清心养阴，行气利水，直达病所，诸症乃愈。

5. 水肿（急性肾炎）验案

例：张某，女，23岁，已婚，2016年8月9日初诊。

主诉：肉眼血尿3天。

初诊：3天前患者受凉后出现发热畏寒、全身疼痛，咽痛，伴肉眼血尿、腰部酸痛，无咳嗽、咳痰，无腹泻，无泡沫尿，无尿频、尿急、尿痛，无下肢水肿，就诊于福建省立医院急诊科。查体：体温38.8℃，双侧扁桃体可见脓点。辅助检查：尿常规示尿蛋白（+），尿隐血（+++），红细胞899.5/μL，予以抗炎、肾炎康复片、阿法骨化醇等治疗后，次日热退，咽痛减，小便红色转淡，伴少许泡沫，双下肢轻度凹陷性水肿，咽微痛，舌淡红，苔薄黄，脉浮近数，今就诊福建省人民医院。

辅助检查：尿微白蛋白657mg/L；红细胞畸形率70%；补体C3、C4降低，血沉、抗链球菌溶血素O升高。

西医诊断：急性肾小球肾炎。

中医诊断：水肿（脾肾亏虚，水湿浸渍证）。

治法：滋阴清热，凉血消肿。

处方：六味地黄汤合五皮饮加减。

生地黄12g，山药10g，山茱萸10g，生黄芪30g，牛膝15g，琥珀4.5g，茯苓皮15g，薏苡仁10g，车前子10g，连翘10g，黄柏10g，覆盆子10g，桑白皮10g，小蓟10g，冬瓜皮10g，白茅根15g，卤地菊10g。共7剂，水煎服，早晚分服。

二诊（2016年8月15日）：咽痛已消，无发热，觉咽痒、口干，眼睑微水肿，久坐后自觉腰酸，小便浑浊，双下肢轻度凹陷性水肿，舌淡红，苔白腻，脉缓。查体：咽部充血，扁桃体无肿大。查尿常规示：血尿（++），蛋白微量，红细胞96.4个/μL；血常规示：白细胞计数5.2×10^9/L，中性粒细胞比例0.597。药后症减，照前方去卤地菊，加陈皮5g、杏仁5g、大腹皮10g、仙鹤草10g、芡实10g。共7剂，水煎服，早晚分服。

三诊（2016年8月22日）：服上方后，咽痒、口干均好转，小便澄清，水肿消失，舌淡红，苔薄白，脉缓。查尿常规：尿隐血（-），尿蛋白（-），尿微量白蛋白27mg/L。照前方续服7剂痊愈。

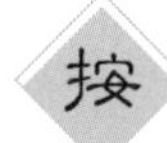
按 急性肾小球肾炎多属于中医的“肾风”或“风水”范畴。据《黄帝内经》原意，本病应该诊断为“肾风”，当病有变化后才叫“风水”。临床特点起病急骤，头面、眼睑、四肢水肿，出现蛋白尿、血尿、少尿等见症。本病患者素体阴虚内热，本次不慎受凉后，风寒邪入里化热生毒伤及肺、肾，阴虚火旺，肾虚不能主水，以致阴水不守，真水不足，阳水不流，邪火逆行而犯肺，肺失宣降，以致三焦水道不利，发生尿浊、水肿、咽痛。热毒之邪内犯，灼伤膀胱及肾之脉络，迫血妄行，下注水道以致尿血。柯琴在《古今名医方论》中指出："肾虚不能藏精，坎宫之火而折附而妄行，下无以奉春生之令，上绝肺金之化源。……精者属癸，阴水也，静而不走，为肾之体；溺者属壬，阴水也，动而不居，为肾之用。是以肾主液，若阴水不守，则真阴不足；阴水不流，则邪水逆行。"故本病治疗上需以滋阴清热、凉血消肿为治法，方选六味地黄汤合五皮饮加减治疗。本案中易熟地黄为生地黄加强清热凉血、养阴之功；山茱萸滋养肝肾固肾气；山药健脾益胃而助运化；茯苓皮、薏苡仁、车前子、黄芪泻肾浊，渗利小便，桑白皮、冬瓜皮利水消肿，牛膝引诸药下行，共奏引浊邪下行、推陈致新的功效。白茅根、小蓟、琥珀、卤地菊清热凉血止血，黄柏滋阴清热，连翘、卤地菊清热解毒止咽痛，覆盆子补益肾气。本案以六味地黄汤合五皮饮为基础，滋补肾阴，泻肾浊，利水消肿，是补中求泻、泻中求补之法。药后症减，仍有水肿，予以去卤地菊，加陈皮、大腹皮、芡实健脾利湿。自觉咽痒，加杏仁利喉咽，去喉痹。复诊小便色转白，少许隐血，加仙鹤草加强止血之力。三诊症状基本好转，继服 7 剂收功，以防复燃。总之，在治疗急性肾小球肾炎时，需注意法从机转，方因法定，药随证选，故治之应效且无留患之虞。

二、其他医案

1. 温病验案

例一：刘某，男，38 岁。

主诉：发热 2 周。

初诊：初起恶寒，发热，头痛，胸闷身重，骨节疼痛，苔白腻，脉缓。以为感冒，自服人参败毒散，汗出不恶寒，发热更甚，头重目眩，呕吐苦水，苔白腻微黄，脉弦滑。

西医诊断：发热待查。

中医诊断：湿温病。始恶寒是湿遏卫外之阳，虽然汗出腠开，但致邪遏卫气之间，湿郁化热，蕴结胆胃。

治法：宣湿化热，利胆运枢。

处方：藿香 6g，厚朴 4.5g，青蒿 9g，黄芩 6g，煮半夏 6g，竹茹 12g，枳壳 5g，白豆蔻 4g，赤茯苓 9g。共 2 剂。

二诊：眩晕、呕吐除，发热、身重、胸闷、骨节疼痛稍减，前方去竹茹、枳壳，加佩兰

5g、杏仁5g、益元散30g。2剂药后汗出热退，知饥思食。

按 本证湿温初起，湿邪郁卫分，卫阳不宣，误认感冒风寒以辛温发表之方剂，助湿为虐，致邪遏卫气之间渐化热，后用藿朴夏苓汤合三仁汤等加减，图开泄肌腠，助卫透表，续得汗出而解，不使病邪聚结气分而致内逼营血之变。

例二：方某，男，27岁。

主诉：排脓血样便3天。

初诊：不慎酒食，由泻而痢，初用辛温止涩之品，渐致发热，腹胀痛，里急后重，下利不爽，每日十多次，脓血杂下，口微渴，舌苔黄燥，脉沉实。腹平软，左下腹压痛。

西医诊断：痢疾。

中医诊断：痢疾（热毒积滞肠胃证）。

辅助检查：大便常规示黏液（+++），红细胞（++++），白细胞（+++）。

处方：厚朴4.5g，枳壳4.5g，黄连须4.5g，黄柏9g，大黄9g，玄明粉（分冲）9g，马齿苋15g。药后，发热退，腹痛锐减，但利下脓血反增，再剂脓血少，腹胀痛消失，改用清热凉血之剂。

按 朱丹溪谓："痢疾初得一、二日间，以利为法，切不可使用止涩之剂。"本例初起，误痢为泻，用辛温之品致热毒积滞肠胃，证属实，当急攻之以存阴，仿取大承气加味，以枳壳易枳实。本方峻下热结，药后痛随利减，身不发热，诸证悉除。

例三：冯某，男，34岁。

主诉：发现目黄、身黄1周。

初诊：初起畏冷，发热，服感冒成药，症状未减，皮肤发黄，恶心欲呕，口苦，腹部胀满，大便秘结，小便黄赤，舌质淡红，苔薄黄腻，脉弦数。

查体：巩膜、皮肤黄染，肝肿大肋下2cm。

辅助检查：丙氨酸转氨酶400单位，黄疸指数24单位，射絮（++），脑絮（++），锌浊20单位。

西医诊断：急性黄疸型肝炎。

中医诊断：黄疸（少阳、阳明合病）。

处方：柴胡9g，黄芩9g，玄明粉（冲）9g，龙胆草9g，大黄9g，瓜蒌12g，煮半夏6g。药服2剂后大便畅通，寒热退，腹胀除，改用清利之剂。

按 急性黄疸型肝炎多湿热，常用清热化湿治疗。以六经辨证，属少阳、阳明合病，采用和解、清热泻下法。因阳明里实热结，清热泻实是当务之急，药后得便下，热退，腹胀除而症减。

2. 脾胃病验案

例：陈某，男，42岁。2016年7月18日初诊。

主诉：胃脘疼痛1年余。

初诊：平素患者喜食辛辣，夏季饮冷，肥甘厚腻。去年6月发现胃脘烧心痛，难以忍受，食后腹胀，嘈杂灼热，嗳气频频，自觉不消化，呕吐酸水，呕后则舒，口苦干，喜饮。乏力。舌红苔薄，脉细数。经查胃镜示（2016年1月4日，福建医科大学附属第一医院）：浅表性胃炎，未见糜烂溃疡、占位等。

西医诊断：慢性浅表性胃炎。

中医诊断：胃脘痛（湿热内蕴脾胃，气机郁滞证）。

治法：清热燥湿，调畅脾胃气机。

处方：半夏泻心汤合平胃散加减。

甘草3g，黄芩6g，黄连3g，干姜4g，法半夏6g，枳壳6g，白术6g，乌贼骨12g，厚朴6g，苍术9g，陈皮5g，丁香4.5g，代赭石10g。共3剂。

二诊（2016年7月20日）：药后症如前，症减不明显，自觉胃脘部怕冷，喜热饮，食后胀痛烧灼，呕吐酸水，舌脉同前。照上方加茯苓9g、吴茱萸10g，白术改为9g。共5剂。

三诊（2016年7月25日）：药后胃灼烧痛减半，食后仍胀，嗳气反酸，口干，药后口苦减轻，手足无力，行走不能，舌红苔薄，脉弦数。此乃肝胃郁热，以疏肝泻热和胃为治法，予化肝煎合左金丸加减。

处方：青皮6g，陈皮5g，白芍10g，牡丹皮10g，栀子10g，黄连6g，吴茱萸10g，佛手10g，绿萼梅10g，茯苓10g，白术9g，丁香4.5g，柿蒂4.5g，干姜4g，乌贼骨10g。

按 胃炎多属中医“胃脘痛”“嘈杂”“痞满”等范畴。患者平素喜食辛辣、肥甘厚腻，夏季饮冷。肥甘厚腻碍胃生湿，复加辛辣，助湿化热，湿热相结，阻滞中焦致脾胃升降运化失常。湿热型胃脘痛患者，此病治宜清热燥湿，调畅脾胃气机，方用半夏泻心汤合平胃散加减治疗，方中黄连、黄芩、半夏、干姜辛开苦降，清热燥湿。辛开苦降正暗合脾主升运、胃主降纳之意，可以调畅脾胃气机，但考虑半夏泻心汤清热之力强于燥湿之力，故再加平胃散以增强燥湿之功，方中苍术燥湿运脾升脾气，厚朴行气化湿，陈皮理气安中降胃气，甘草调和诸药，枳壳加强行气，乌贼骨制酸、代赭石降逆，白术燥湿健脾。二诊时患者药后症如前，症减不明显，自觉胃脘部怕冷，喜热饮，食后胀痛烧灼，呕吐酸水，再加茯苓9g、吴茱萸10g，白术改为9g加强制酸、燥湿健脾之功。三诊患者肝气久郁化火伤阴，则胃脘灼痛仍有，然脾胃同居腹中，一脏一腑，共主升降，故胃病涉及于脾，脾病也可及于胃，以化肝煎合左金丸加减治疗肝胃郁热胃痛。化肝煎出自《景岳全书》，左金丸出自《丹溪心法》，方中的陈皮、青皮理气，芍药酸以敛肝缓急，牡丹皮、栀子清肝泄热解郁，黄连清热，佐吴茱萸辛以散郁，郁散则火随之得泄，然内热最易伤阴，此时用药慎用温燥之药，可选用绿萼梅、佛手等理气而不伤阴的解郁止痛之品。方中加茯苓、白术健脾益气，乌贼骨制酸，丁香、柿蒂降逆，干姜制约寒凉药物之品，共奏奇效。

第三章

学术传承

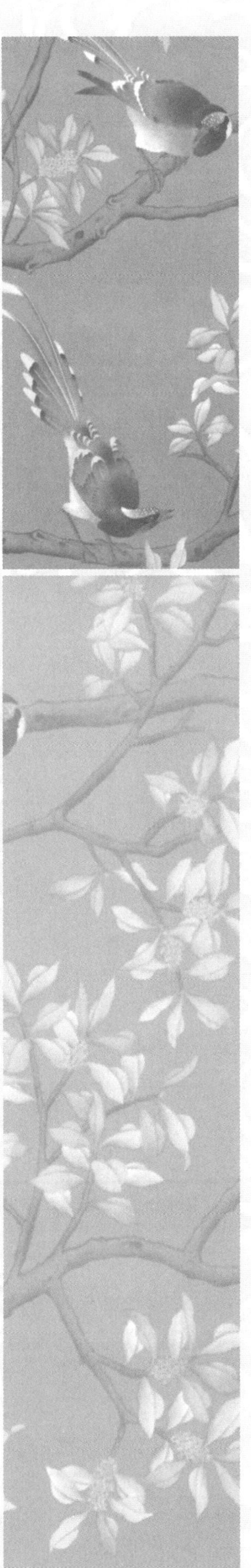

第一节

陈壮威学术传承

陈壮威，男，主任医师，外科学硕士。中国妇幼保健协会乳腺保健专业委员会委员、中国肿瘤防治联盟福建省乳腺癌专业委员会委员、海峡两岸医药卫生交流协会乳腺微创美容外科专家委员会委员。1999年毕业于福建医科大学临床医学系。1999~2011年在福建中医药大学附属人民医院肿瘤科工作。2011年至今在福建省妇幼保健院乳腺科工作。长期从事乳腺肿瘤的防治工作，擅长乳腺良性病变微创手术、乳腺癌前哨淋巴结活检、乳腺癌保乳术、改良根治术及术后规范化治疗；对乳腺良性疾病也具有较高造诣。在国家级、省级期刊发表论著10余篇，主持省部级、厅级课题4项，并参与多项省部级、厅级课题研究，获得国家发明专利一项。

相关论文：

乳消颗粒对乳腺增生模型大鼠雌激素的相关实验研究

乳腺增生症是妇女常见病，多见于20~45岁育龄妇女，发病率为10%左右，并呈上升趋势。该病病程长，易反复发作，且有癌变倾向，严重影响妇女身心健康。本研究利用大鼠注射雌激素建立乳腺增生病模型，对实验动物进行药物干预后检测雌二醇（E_2），探讨乳消颗粒防治乳腺增生病的机制。

一、材料与方法

1. 实验动物及分组

2级SD雌性健康未孕大鼠36只，体重201.02±7.17g，由上海斯莱克实验动物责任有限公司提供（合格证号：SCXK沪2003-0003）。适应性喂养1周后，随机分为空白组、模型组、乳消颗粒组和对照组，每组9只。

2. 实验药物和试剂

乳消颗粒（由生地黄、当归、赤芍、桃仁、郁金、香附、鳖甲、制半夏、夏枯草等组成），由福建中医学院国医堂提供含生药每袋10.0g。对照组用药乳康片（由黄芪、丹参、夏枯草、海藻、牡蛎、玄参、三棱、莪术、没药、乳香、浙贝母等组成），由陕西省安康正大制药有限公司生产，批准文号：国药准字Z2003227，生产批号：20051025，含生药每粒0.35g；苯甲酸雌二醇注射液（1mL：1mg），黄体酮注射液（1mL：20mg）由上海第九制药厂生产；雌二醇试剂盒由

ADL公司提供（批号：7026K-CE5521）；Trizol、TAP酶、M-MLV反转录酶、Rnsin-inhibitor、dNTP、无菌去离子水、上下游引物合成均由上海生物工程技术服务有限公司提供。

3. 造模方法

除空白组外，其余各组按0.5mg/kg体重于大鼠后肢后外侧肌内注射苯甲酸雌二醇，每日1次，左右交替，连续25日；继而改用黄体酮注射，5mg/kg体重，每日1次，连续5日；空白组每只动物肌内注射生理盐水0.1mL，每日1次，连续30日。

4. 给药方法

造模后乳消颗粒组每天给予乳消颗粒水溶液灌胃；对照组每天给予乳康片水溶液灌胃。乳消颗粒按每日3袋计，SD大鼠用量是成人剂量的6.25倍，为每千克体重0.3125袋；乳康片按成人用药剂量每日6粒计，为每千克体重0.625粒。将药粉溶入生理盐水中，每只大鼠灌胃量约为2mL，连续灌胃1个月。模型组和空白组大鼠每日用生理盐水2mL灌胃，连续灌胃1个月。

5. 统计学处理

结果以（$\bar{x} \pm s$）表示。各组数据采用t检验，所有数据结果利用计算机统计软件SPSS 12.0进行处理。

二、结果

1. 血清雌二醇水平比较

与空白组比较，模型组、对照组雌二醇升高（$P<0.01$或$P<0.05$）。与模型组和对照组比较，乳消颗粒组雌二醇降低（$P<0.01$或$P<0.05$），见表3-1-1。

表3-1-1　4组间E_2水平比较（$\bar{x} \pm s$）

组别	n	E_2/pg · ml^{-1}
空白组	9	11.55 ± 2.14
模型组	7	19.57 ± 2.74
乳消颗粒组	7	12.23 ± 1.81
对照组	8	16.38 ± 4.00

注：与空白组比较，1）$P<0.01$，2）$P<0.05$；与模型组比较，3）$P<0.01$；与对照组比较，4）$P<0.05$。

2.ER mRNA表达水平比较

模型组、对照组与空白组比较，ER mRNA表达升高（$P<0.01$）。乳消颗粒组、对照组与模型组比较，ER mRNA表达降低（$P<0.01$）；乳消颗粒组与对照组比较，ER mRNA表达降低（$P<0.01$），见表3-1-2。

表 3-1-2　4 组间 ER mRNA 表达水平比较（$\bar{x} \pm s$）

组别	n	ER mRNA
空白组	9	0.48 ±0.02
模型组	7	0.69 ±0.03
乳消颗粒组	7	0.52 ±0.03
对照组	8	0.65 ±0.02

注：与空白组比较，1）$P < 0.01$；与模型组比较，2）$P < 0.01$；与对照组比较，3）$P < 0.01$。

三、讨论

我们从长期的临床实践中体会到，本病的发生与肝、肾、冲、任关系最为密切，冲任失调、肝郁痰凝是其发病的主要因机。肝郁气滞则气血逆乱，肝气不舒，郁结于中焦，脾胃气机不畅，水湿失运，痰浊内蕴，流注凝结于乳房；冲任之脉隶属于肝肾，冲任血海之充盈直接与肝肾有关，冲任受盛于肝肾，肝郁气滞也可导致冲任失调，气滞、痰凝、瘀阻乳络则成块。因此，我们认为调冲任、祛痰瘀为本病主要治则，乳消颗粒即根据此治则而立法组方。

乳消颗粒的主要成分为桃红四物汤化裁而成，功效疏肝养血、活血祛痰。本研究结果表明，乳消颗粒组雌二醇水平和 ER mRNA 表达均有所降低，与对照组在雌二醇和 ER mRNA 表达方面有显著性差异。现代药理研究表明，疏肝活血中药可以降低雌二醇的绝对值，促进雌二醇在肝脏的代谢，削减雌二醇对 ER mRNA 的促进作用，使乳腺组织对雌二醇的敏感性降低；还能调整孕激素（P）分泌不足，并减少情绪变化因素对肝的影响，调节神经内分泌功能而影响激素水平。活血化痰药物可以改善血液循环，降低血黏度，促进增生肿块及纤维崩解和炎症渗出物的吸收，减低肿块局部张力，从而缓解胀痛等临床症状。

乳消颗粒符合调冲任、祛痰瘀的配伍原则，其作用可能是通过改善机体内分泌环境而降低雌二醇水平，同时降低大鼠乳腺组织 ER mRNA 过度表达，削减雌二醇对 ER mRNA 的促进作用，使乳腺组织对雌二醇的敏感性下降，从而减弱雌二醇对靶细胞的生物学效应而达到治疗效果。

（作者：陈壮威、陈华　摘自《福建中医药》2009 年 4 期）

痰的病机探讨

痰为津液凝聚而成，有肉眼可见有形者，有见症多端无形者，亦称阴性之痰。因其致病广泛，故常作为解疾之机。痰性有三，其一体阴可化阳，痰与水、饮、湿皆属同类，其性属阴，然痰多与六淫相兼，与七情相结，又可因火热灼津炼液而成，故常形成痰热、痰火，而带有阳热之性；其二痰性黏滞，每与瘀见，痰易阻气机，困遏阳气，使气血失和，见气淅淅而血涩涩，常为瘀为滞；其三痰善行而易动，变象丛生。痰之剽疾滑利者，与气相随，易走善动，痰之濡泽者易浸血脉，伴血运行，周达全身，无所不至，则痰为病也，变化多端。可见，痰为一种体阴化阳、善守易走之物，痰之如此，有机可循。

“痰之源不一，有因热而生者，有因气而生者，有因风而生者，有因惊而生者，有因积饮而生者，有多食而生者，有因暑而生者，有伤冷物而成者，有因脾虚而成者，有嗜酒而成者，有肾虚而生者”。诚如丹溪所言，痰成因多样，各代医家均有不同见解，然概括起来不外乎三类。

一、气血津液运行失常成痰

王纶曾云：“人之一身，气血清顺，则津液流通，何痰之有？唯夫气血浊逆，则津液不清，熏蒸成聚而变为痰焉。”气血为诸脏功能之基础，元气充沛，气机条达，血运正常，则津液输布正常，痰浊不生；若气血生化失常，血运不畅，气脉闭塞，津液不得布化，则聚而为痰，故气血津液生化失度，为生痰之机。而痰一旦得成，则愈困遏气血津液之行，气愈滞而血凝涩，津液不畅，痰浊愈生，甚则结气、瘀血、水湿随痰而至，痰气互结，痰瘀并见，痰水相滋，交阻成灾，病症蜂起，易成顽疾。痰为害之重，不在得成之时，而在得成之后。

二、脏腑功能失调，诸痰横生

《素问》有云：“饮入于胃，游溢精气，上输于脾，脾气散精，上归于肺，通调水道，下输膀胱，水精四布，五经并行。”可见脏腑功能正常，可使气血津液运行畅达，痰故不生；若肺失通调，脾失健运，肾不蒸化，三焦气化失职，则津液不得宣化布散，遂停蓄为痰。故前人有“肺为贮痰之器”“脾为生痰之源”“肾为生痰之本”之说。

肾脾为先后天之本，水液代谢之动力，为历代医家所重视。张介宾认为“五脏之病，虽俱能生痰，然无不由于脾肾。盖脾主湿，湿动则为痰；肾主水，水泛亦为痰。故痰之化无不在脾，而痰之本无不在肾”“脾胃气虚，命门火衰，土中无火则阴气凝聚，釜底无火则饮食不消，两者俱能生湿，由湿生痰”。脾肾之于人，犹如树木之根也，根深则树壮，痰浊不得扰，根衰则体枯，痰病丛生。脾不健运，则水液不归正化，聚集于体内，肾不主水，失蒸腾气化之责，水液不得布达荣润之所，凝为痰浊，成其害。吴澄按：“盖肺主气，肺金受伤，则气滞而为痰”“故痰之来也无不在于肺”，肺为水之上源，具通调水道、宣布津液、下输膀胱之能，肺病则津液宣肃失常，五脏不荣，津丧滋濡之使，废结为痰，而生百病。王节斋曰：“痰之成气也，贮于肺。”此堪为痰病之纲领。肺、脾、肾三脏失调为成痰之本始，为痰停之巢穴。肺虚不布，痰多滞上；脾不健运，痰多困中；肾不蒸腾气化，痰浊多停下，其三脏既为生痰之脏，又为养痰之室。

五脏相息，经脉贯通，痰浊之生尚有心肝之责，非独上肺、中脾、下肾三脏也。肝主疏泄，肝气条达则脾胃升降相因，肺宣肃顺达，则津液得化。若肝郁气机失常，脾胃不和，肺失宣肃，津液不运，浊痰亦生，可见肝为生痰之结。肝者，五脏属风之脏，肝风涌动，每易夹痰而行，风痰相扰，上下流窜，周身受累，此二害相合，后患无穷。故肝之痰，宜早清速除。心者为君主之官，五脏之大统，心动则五脏皆摇，可使气血失和，调摄失宜，脉道闭塞，继而津液不得宣行，滞留成痰，痰蒙心神，故心为迷痰之所。且心主血脉，心之气血失协，血滞成瘀，滞留之痰与之相结，痰瘀进而痹阻心脉，心复受其伤。可见，五脏皆能生痰。若斟酌轻重，协调五脏，可化痰也。同理，痰一清则五脏不受其噬，而可令五脏清灵之气血易于恢复常达之态。可见理痰一途，多方受益。

三焦者，原气之别使，水液之通道。三焦通畅，则气机升降出入有路，津液输化有途，外泄为汗，下泄为溺，气津周行，痰浊不生，痰病不至。三焦不通，则路不得行，气不生化，津聚不布，结而为痰，或滞于络，或停于经，留于肢节，可知三焦与痰关联亦深。

三、痰因于外感、内伤

吴澄按："百病之源，皆生于痰。其源不一，必穷其痰之为病，病之为痰，痰从何生，痰从何起？然总不外内伤七情，外感六淫，饮食积瘀所致。"外为风、寒、暑、湿、燥、火所感，风邪易袭阳位，尤易犯肺；寒为阴邪，凝滞收引，易损脾肾阳气；湿性黏滞，常困阻中焦，肝脾俱可为病；暑性炎热，耗气伤津，又多挟湿，每使肺脾失常，心神受扰；燥性干涩，多伤娇脏；火邪可灼五脏，内外受伤。内为怒、喜、忧、思、悲、恐、惊七情所伤，怒则气逆，多伤肝；喜则气缓，过喜则伤心；忧思气结，多伤脾耗神；悲则气消，多伤肺；恐则气下，多伤肾；惊则气乱，心无所倚，神无所归。饮食失节，肝、胆、脾、胃可病；劳倦过度，心肾受累，脏腑皆可伤。诸因悉可令五脏失调，气失清顺，血丧荣润，津液熏蒸而为痰浊。

以上3种致痰原因病机中，气血津液输化失常为其致病之本，脏腑失调又多表现为气血津液停滞，而外感、内伤常为脏腑失调之因。故三者之间，层进致病，不可不察。痰之为害，在其既为害之果，又为百害之源，故不可姑息养奸，宜早识其态，速祛其害。

痰致病广，成痰之因繁杂，非千字所能尽释，又因吾所学尚浅，可能未善痰机之要，希以吾之抛砖，能达引玉之意，以期利中医之器。

（作者：陈壮威　摘自《福建中医药》2006年04期）

第二节

黄争荣学术传承

黄争荣，男，医学博士，副主任医师，福建省肿瘤医院中西医结合科副主任（主持工作）。中国医师协会中西医结合医师分会肿瘤病学专家委员会委员、中国老年学和老年医学学会肿瘤康复分会委员、中国中药协会肿瘤药物研究专业委员会委员、海峡两岸医药卫生交流协会台海医学发展委员会委员、福建省抗癌协会中西医整合肿瘤专业委员会常务委员、福建省中西医结合学会肿瘤医学分会委员、福建省中医药学会肿瘤分会委员。主要致力于恶性肿瘤的康复与姑息治疗，开展中医药治疗肿瘤的临床与基础研究。擅长肺癌、胃癌、肠癌、肝癌等中晚期恶性肿瘤的诊治，利用化疗、放疗、生物免疫、靶向治疗、传统中医药等方法进行系统综合治疗。曾参与《肿瘤内科医嘱速查手册》编撰，主持福建省中医药重点课题、福建省卫计委中青年骨干课题3项，主要参与完成国家自然科学基金青年项目、福建教育厅、福建省卫生厅等课题6项，已在省级以上学术刊物发表论文20余篇（SCI源5篇）。

相关论文：

蛋白指纹图谱在原发性肝癌中医辨证分型应用的初步研究

原发性肝癌 （肝癌）是我国常见恶性肿瘤之一，发病人数约占全球的55%，病死率仅次于肺癌，位居第2位。由于大多数肝癌诊断时已属中晚期，预后差，中位生存期仅为6个月，严重威胁着人们的健康及生命。目前中医辨证论治在中晚期肝癌治疗中有一定的疗效和独特的优势，故深入研究肝癌中医辨证分型的病理特点对肝癌的中医辨证论治有着重要的意义。为揭示肝癌中医证型的本质以及提供证型的微观辨证标准，本研究利用表面加强激光解析电离飞行时间质谱（SELDI-TOF-MS）技术从肝癌肝郁气滞证和肝胆湿热证患者血清中筛选证型相关的蛋白标记物。

一、临床资料

1. 诊断标准

收集2009年1月至2010年8月在福建省肿瘤医院初诊的原发性肝癌患者。这些患者均符合2001年中国抗癌协会肝癌专业委员会修订的《原发性肝癌的临床诊断与分期标准》，部分病例经组织学或细胞学确诊为肝细胞癌。中医证型辨证标准根据《原发性肝癌常见中医基本证候定性诊断规范》中辨证标准制定。肝郁气滞证：① 胸胁脘腹胀满；②痛无定处；③情志抑郁或喜叹息；④嗳气或呃逆；⑤脉弦。以上5项中见任意2项可诊断肝郁气滞证。肝胆湿热证：①胁痛口苦；②胸闷纳呆；③恶心呕吐；④目赤或目黄，身黄，小便黄赤；⑤舌苔黄腻，脉弦滑数。以上5项中见任意2项可诊断肝胆湿热证。

2. 一般资料

111例肝癌患者被纳入本临床研究中，其中肝郁气滞证组56例，男49例，女7例；年龄19~82岁，平均年龄48.68±8.52岁。肝胆湿热证组55例，男44例，女11例；年龄28~80岁，平均年龄50.46±7.76岁。2组性别、年龄构成比方面比较无显著性差异（均 $P > 0.05$），具有可比性。

3. 方法

（1）标本采集。清晨空腹取外周血3~5mL，置4℃冰箱放置2小时，2000r/min离心5分钟，取血清以50L分装放置 -80℃冰箱保存待用。

（2）主要仪器和试剂。Proteinehip Biology System （PBSII-C）型质谱仪、弱阳离子交换型蛋白质芯片（CM10）、能量吸收分子SPA、Biomarker Wizard 3.2及 Biomarker Pattern Software 5.01分析软件均为美国 Ciphergen公司产品。乙腈、三氟乙酸、尿素、Tris-HCL等试剂均购自美国Sigma公司。

（3）实验方法。将CM10芯片装在生物芯片处理器Bio- processor架上，每孔加入缓冲液（50mmol/L，pH 4.0乙酸钠溶液）200L置于水平摇床振荡5分钟，弃溶液，重复上述步骤 1次。取5L血清，加10L U9处理液（9mmol/L尿素，2% 3-〔（3-胆固醇氨丙基）二甲基氨基〕-1-丙磺酸，1%滴滴涕，50mmol/L三羟甲基氨基甲烷，pH 9.0），充分混匀，水平振荡器上冰浴振荡30分钟（400~600r/min），加180L缓冲液混匀。将稀释好的血清样品100L加入平衡好的芯片，摇床振荡孵育1小时，甩去样品，用200L缓冲液室温振荡洗涤2次，每次5分钟。取出芯片，晾干后，每孔加 SPA 1L，滴加 2次。

（4）数据收集。制备好的芯片放入PBSII-C型蛋白芯片阅读机读取芯片信息，用 Ciphergen proteinchip 3.0.2版本的分析软件采集数据，将所读取的图谱进行归一化处理，采用Biomarker Wizard 3.2软件分析各组间外周血清蛋白指纹图谱的差异，$P < 0.05$ 为有显著性差异。

（5）蛋白质数据库搜索。对差异蛋白质进行蛋白质数据库 Tagldenttool搜索，以寻找与它们分子量最为接近的蛋白质。

二、结果

1. 2组血清差异蛋白含量

采用Biomarker Wizard软件对56例肝郁气滞型肝癌和55例肝胆湿热型肝癌的血清蛋白质

谱图进行比较和统计学分析，结果显示：肝郁气滞证肝癌患者与肝胆湿热证肝癌患者对比，M/Z 为 8576Da、8780Da 的血清蛋白质峰上调，表达有显著性差异（均 $P < 0.05$）。见图 3-2-1 和表 3-2-1。

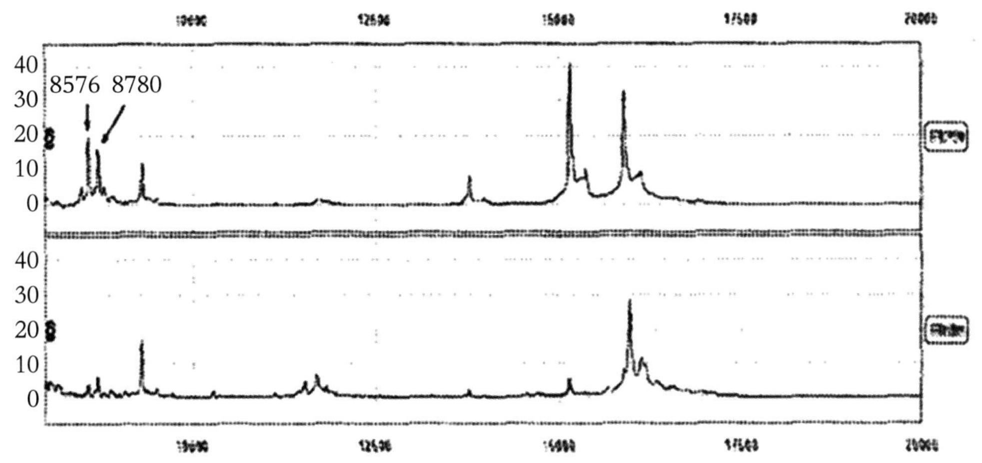

图 3-2-1　2 组血清差异蛋白指纹图谱

表 3-2-1　2 组差异蛋白质表达的相对含量（$\bar{x} \pm s$）

组别	n	M/Z 8576Da	M/Z 8780Da
肝郁气滞证组	56	12.203 ± 6.682①	5.440 ± 2.257①
肝胆湿热证组	55	8.462 ± 5.718	4.063 ± 2.251

注：①与肝胆湿热证组比较，$P < 0.05$。

2. 数据库搜索结果

对 M/Z 8576Da、8780Da 蛋白质峰进行数据库搜索，分别得到 2 种与之分子量最为接近的蛋白质。见表 3-2-2。

表 3-2-2　2 个差异蛋白质的数据库搜索结果

差异蛋白质	Swiss-Prot 代码	等电点	蛋白质名称
8576Da	P00117	9.02	细胞色素 C6
8780Da	A1L3N6	8.53	细胞色素 C 氧化酶合成因子 5

三、讨论

肝癌归属于中医学的“积聚”“癥瘕”“黄疸”“臌胀” 等范畴。中医辨证论治是我国肝癌治疗的一大特色，其确切的临床疗效在肝癌的治疗中日益显示出其重要价值，已成为原发性肝癌综合治疗中不可缺少手段之一。但由于肝癌的病因复杂，疾病发展的各阶段临床表现不同，且容易受医者主观因素影响，现阶段肝癌的中医辨证分型尚无统一标准。随着科学技术的进步，将现代医学检测技术融合到传统肝癌辨证中，从而建立一种更具可重复性、可检验性的

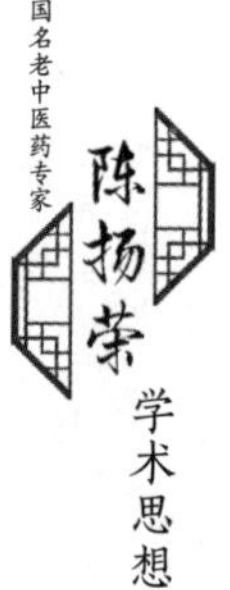

微观辨证体系，可显著提高辨证的准确率，有利于推动中医药的临床研究。

SELDI-TOF-MS技术作为蛋白质组学研究的主要技术之一，结合了芯片与质谱技术的优势，分析过程不会破坏蛋白质，整合蛋白质样品处理、生化反应及检测分析过程于一体，实现了新型、高效、快速、高通量的检测。目前，用SELDI蛋白芯片技术研究肝癌的生物学标志物日益增多，且取得一些有意义的成果。宋森涛等应用SELDI-TOF-MS技术对肝癌、肝硬化、慢性乙型肝炎及健康对照组血清蛋白质进行检测，发现M/Z为11492.92Da的蛋白质在正常人和慢性肝炎患者中波峰强度值很低，在肝癌组波峰强度明显升高，该蛋白的强度值与肝癌有明显相关性，与患者的肝功能无关，考虑其不是肝细胞受损时的反应，而可能为肝脏癌变后机体或癌细胞所产生的肝癌相关性蛋白质。此结果对肝癌的早期发现、早期治疗无疑有重要价值。刘池波等也利用该技术分析系统筛选出M/Z为4477Da和8943Da的标志蛋白，建立起一个肝癌的诊断模型，对肝癌诊断的特异性为100%，灵敏度为90%。以上研究说明SELDI-TOF-MS技术应用于肝癌早期诊断的可行性，由此发现的特异的蛋白生物学标志物，灵敏度和特异性均高于传统的单一血清AFP指标。

本研究利用SELDI-TOF-MS技术检测肝癌肝郁气滞证和肝胆湿热证2组患者的血清蛋白质谱，将血清蛋白质谱建立数据库，利用软件分析肝癌肝郁气滞证和肝胆湿热证2组患者血清蛋白质谱间的差异，结果发现M/Z为8576Da和8780Da的蛋白质峰含量在肝郁气滞证患者明显高于肝胆湿热证患者，说明这两个差异蛋白质可以作为下其植入到肿瘤组织内，对肿瘤组织进行低剂量、长期持续照射起到消灭肿瘤的目的。放射治疗对于肝癌的放射敏感性相当于低分化鳞癌，必须有超过60Gy的吸收剂量才能得到较好的局部控制。但正常肝脏的耐受剂量仅30Gy，超过35Gy会产生严重的放射性肝损伤。因此，近年来肝癌放射性粒子植入术的使用越来越广泛，对于这种治疗的报道多集中于疗效的分析，而放射性粒子植入术对于肝功能的影响只是描述为肝功能影响小，或可逆性的损伤，故具体的影响情况需要详细研究。本文对30例患者行放射性植入术治疗前、后的肝功能、血常规进行了观察比较，希望为放射性粒子植入术治疗提供更全面的安全性数据。

在肝功能的评价方面，因为单一指标对于肝功能损伤的表现往往过于局限，而Child-Pugh分级可以整体表现放射性粒子植入术后肝功能状况。因此笔者选用Child-Pugh评分作为评价指标。结果显示，放射性粒子植入对于肝功能可造成一定程度影响，即验证了粒子缓慢释放对于正常肝组织的损伤是存在的。总体来说，30例患者粒子植入前后肝功能是存在明显差异的。但比较单次植入粒子不小于70粒和小于70粒2组患者，粒子对于肝功能的影响是有明显不同的，大剂量植入粒子（单次植入粒子不小于70粒）对肝功能有明显影响，而小剂量植入粒子（单次植入粒子小于70粒）治疗后肝功能无明显改变。本组有3例患者出现明显的分级降低，分别植入粒子124粒、58粒和30粒，可以看出粒子植入多少不是决定肝脏损伤的唯一因素，可能与肝硬化程度有一定关系。30例患者中有17例治疗前后白细胞未受到严重影响，原有的白细胞总数在一定范围内未见变化，可见粒子缓慢释放对于骨髓造血影响较轻。但有10例出现白细胞下降1级，1例出现白细胞下降2级，2组术后白细胞上升1级。其中大剂量植入粒子（单次植入粒子不小于70粒）对于白细胞影响明显，而小剂量粒子（单次植入粒子小于70粒）治疗前后白细胞总数无明显差异。可见粒子植入多少对于白细胞的水平是有影响的。在30例患者中，有两例患者出现白细胞上升，笔者认为其因为：①术后复查血常规时伴有感染，造成白细胞升高，因肝硬化脾功能亢进，白细胞原有基数水平较低，并发感染后白细胞虽然升高，但未超出正常范围。②白细胞计数在 4×10^{9}/L 边缘轻度波动，不具有任何临床意义。③病灶进展，肿瘤负荷增大，出现类白细胞反应。同时对于血常规其他检查项目如血红蛋白、血小板计数治疗前后比较无明显差异。

综上所述，放射性粒子植入对于原发性肝癌是一种成熟的治疗手段，粒子植入多少对于肝功能及白细胞的影响是相关的，在大剂量植入粒子前必须重点评估肝功能及白细胞水平，以保证治疗的安全性，同时粒子植入损伤程度也与患者肝硬化程度有关。

（作者：黄争荣、张小卿、叶韵斌、陈慧菁、陈强、杨爱莲　摘自《现代中西医结合杂志》2012年33期）

益气养阴解毒活血方对免疫性肝损伤小鼠血清IL-6、TNF-α的影响

益气养阴解毒活血方由黄芪、麦冬、半枝莲、丹参等组成，经临床观察表明对肝炎具有较好的疗效。为进一步探讨该方治疗肝炎的机制，本研究观察了其对卡介苗加脂多糖诱导小鼠免疫性肝损伤的保护作用。

一、材料和方法

1. 动物与分组

KM种小鼠，清洁级，体重18~23g，雌雄兼用，分笼饲养，共60只，购于复旦大学实验动物科学部，合格证书为沪2002-0002。将小鼠随机分为6组，每组10只，包括正常对照组，模型对照组，联苯双酯治疗组，益气养阴解毒活血方小、中、大剂量治疗组。

2. 实验药物

①益气养阴解毒活血方（YYJH）中药饮片均购于福建中医药大学国医堂中药房；②联苯双酯：用蒸馏水溶解成浓度0.5g/ml，浙江医药股份有限公司生产（批号020807）；③卡介苗（BCG）由上海生物制品研究所生产（批号020801）；④脂多糖（LPs）为Sigma公司产品（批号010624）。

3. 药物制备

将生药加蒸馏水浸泡 2 小时，头煎煮 20 分钟过滤，再加蒸馏水浸泡 1 小时，二煎煮 30 分钟，然后滤取药液，合并 2 次药液，加入三七细粉末，搅拌 10 分钟后过滤，在 80℃恒温浴条件浓缩成所需浓度。

益气养阴解毒活血方小、中、大剂量浓度为 1ml 相当于生药含复方生药量分别 0.5g、1.0g、2.0g，即 50％、100％、200％药液。

4. 造模与给药

采用 BCG 和 LPS 联合复制免疫性肝损伤小鼠模型制造方法。除正常对照组外，其余 5 组小鼠由尾静脉注射 BCG 5×10^7 菌/只，于次日开始灌胃给药。正常对照组与模型对照组均给予 0.4mL 蒸馏水；联苯双酯治疗组给予联苯双酯水溶液 20mL/kg；中药复方治疗组均予以中药复方水提液 15mL/kg。第 12 天后每只小鼠再静脉注射 LPS 7.5μg，于静注后 16 小时时采血处死，取肝脏右叶同一部位组织作切片观察。

5. 观察指标及检测方法

①丙氨酸氨基转移酶采用赖氏法测定，试剂盒由上海长征医学科学有限公司提供，批号 0302026。② IL-6、TNF-α 试剂盒由北京解放军总医院提供，批号 0303016，方法按说明书要求操作。③组织病理形态学观察，肝组织炎症活动度积分标准按王泰龄等方案。

6. 统计学方法

所有结果数据采用均数 ± 标准差（$\bar{x}\pm s$）表示，组间数据比较用 t 或 t' 检验。

二、结果

1. 各组血清 ALT、TNF-α、IL-6 的变化情况比较

见表 3-2-3。

表 3-2-3　各组小鼠血清 ALT、TNF-α、IL-6 的变化情况

组别	剂量（$g\cdot kg^{-1}\cdot d^{-1}$）	n	ALT（U/L）	TNF-α（ng/ml）	IL-6（pg/ml）
正常对照组		10	51.41 ± 23.09	1.805 ± 0.355	114.41 ± 50.68
模型对照组		10	207.21 ± 52.30##	2.230 ± 0.399#	185.90 ± 67.85##
联苯双酯治疗组	0.2	10	112.77 ± 38.61**	2.397 ± 0.523	92.77 ± 31.08**
YYJH 小剂量组	0.1	10	125.61 ± 59.59**	2.387 ± 0.327	81.35 ± 14.35**
YYJH 中剂量组	0.2	10	112.97 ± 30.95**	1.843 ± 0.203*	100.32 ± 19.76**
YYJH 大剂量组	0.4	10	99.98 ± 28.01**	1.814 ± 0.423*	135.18 ± 40.38**

注：与正常对照组比较：#$P<0.05$；与正常对照组比较：##$P<0.01$；与模型对照组比较：*$P<0.05$；与模型对照组比较：**$P<0.01$。

2. 各组肝组织病理积分变化情况比较

见表 3-2-4。

表 3-2-4 各组小鼠病理积分的变化情况（$\bar{x} \pm s$）

组别	n	剂量	病理积分
正常对照组	10	\	0
模型对照组	10	\	$10.27 \pm 5.64^{1)}$
联苯双酯治疗组	10	0.2	$3.46 \pm 2.22^{2)}$
YYJH 小剂量组	10	0.1	$4.90 \pm 5.34^{2)}$
YYJH 中剂量组	10	0.2	$2.18 \pm 2.52^{2)}$
YYJH 大剂量组	10	0.4	$2.64 \pm 1.82^{2)}$

注：与正常对照组比较，1）$P < 0.05$；与模型对照组比较，2）$P < 0.01$。

三、讨论

本实验采用 BCG 加 LPS 造成免疫性肝损伤模型，其肝损伤动物模型接近于乙型肝炎临床实际，近来常被运用于肝炎的研究。

TNF-α 是由肝库普弗细胞释放的主要细胞因子，不仅能直接损伤肝细胞，亦是介导肝损伤的主要介质。正常情况下，IL-6 在体内合成较少，具有调节免疫应答、促进细胞生长等生理功能。当发生肝损伤时，局部炎症细胞浸润，TNF-α 可诱导 IL-6 生成，IL-6 可作为 TNF-α 的第 2 介质发挥作用，加重肝细胞坏死。

本实验结果显示，模型小鼠血清中 TNF-α、IL-6 水平明显高于正常对照组，说明 TNF-α、IL-6 在肝损伤过程中起着重要作用。而益气养阴解毒活血方对模型小鼠升高的 TNF-α、IL-6 水平均具有明显降低作用，提示益气养阴解毒活血方对肝损伤的防治作用可能与其下调血清 TNF-α、IL-6 水平有关。

从实验结果显示，随着益气养阴解毒活血方治疗剂量的增加，益气养阴解毒活血方对 ALT、TNF-α 的改善呈增强趋势，说明随着中药治疗剂量的加大，益气养阴解毒活血方的保肝和抗 TNF-α 损伤作用增强。而对 IL-6 则以益气养阴解毒活血方中等剂量的改善较明显，病理学也表明中剂量较小、大剂量对肝组织炎症的改善较佳。我们认为益气养阴解毒活血方以中剂量疗效最好，剂量过小可能达不到有效的治疗浓度，而大剂量使用时，由于绝大多数药物均在肝内代谢，可能会加重肝细胞的代谢负担，导致病情不易恢复，值得注意。

（作者：黄争荣、陈华、江明、王尔宁、陈扬荣　摘自《福建中医药》2005 年 4 期）

益气养阴解毒活血方及其拆方对免疫性肝损伤小鼠防治作用的实验研究

一、材料和方法

1. 动物及分组

KM种小鼠，清洁级，体重18~23g，雌雄兼用，分笼饲养，共70只，购于复旦大学实验动物科学部，合格证书：沪2002-0002。将小鼠随机分为7组，即正常对照组、模型对照组、益气养阴解毒活血方全方组（全方组）、全方去益气药物组（去益气组）、全方去养阴药物组（去养阴组）、全方去解毒药物组（去解毒组）、全方去活血药物组（去活血组），每组10只。

2. 实验药物

①益气养阴解毒活血方由黄芪、麦冬、半枝莲、丹参等组成，中药饮片购于福建中医药大学国医堂中药房。②卡介苗由上海生物制品研究所生产批号：020801。③脂多糖为Sigma公司产品，批号：010624。

3. 药物制备

将生药加蒸馏水浸泡2小时，头煎煮20分钟过滤，再加蒸馏水浸泡1小时，二煎煮30分钟，然后滤取药液，合并2次药液，加入三七研细粉末，搅拌10分钟后过滤，在80℃恒温浴条件下浓缩至所需浓度。全方及各拆方剂量浓度为每1mL相当于生药含复方生药量分别为1.0g（即100%药液）。

4. 造模与给药

采用BCG和LPS联合复制免疫性肝损伤小鼠模型制造方法。除正常对照组外，其余6组小鼠由尾静脉注射BCG 5×10^7菌/鼠，于次日开始灌胃给药。正常对照组与模型对照组均给予0.4ml蒸馏水；中药复方治疗组均以中药复方水提液15mL/kg灌胃。第12日后再静脉注射LPS 7.5μg，于静脉注射后16小时时采血处死，取肝脏右叶同一部位组织作10%组织匀浆及常规组织病理。

5. 肝组织匀浆的制备

小鼠处死后，取右肝大叶肝组织300mg，放入50mL的烧杯中，取3mL冰冷PBS液，先加1mL于烧杯，用眼科剪将肝组织剪碎，倒入玻璃匀浆管中。再用1mL的PBS液冲洗残留在烧杯中的组织块，一起倒入匀浆管，将匀浆管下端插入盛有冰块的器皿中，以捣杵垂直插入管中，上下转动研磨数10次（约3分钟），使组织充分匀浆化后，将匀浆组织倒入5mL的塑料离心管中，再用1mL PBS液冲洗匀浆管，并倒入离心管。最后将匀浆组织以4℃、12000r/min离心10分钟，留取上清液-20℃冻存待测。

6. 检测方法

①ALT采用赖氏法测定，试剂盒由上海长征医学科学有限公司提供，批号：0302026。

②丙二醛（MDA）、超氧化物歧化酶（SOD）测定采用比色法，试剂盒由南京建成生物工程研究所提供，批号：200303007。③ TNF-α、IL-6 测定采用放射免疫法，试剂盒由北京解放军总医院提供，批号：0303016。以上检测方法按说明书要求操作。

7. 统计学处理

所有数据用（$\bar{x}\pm s$）表示，进行 t 检验。

二、结果

1. 实验结果

见表 3-2-5~ 表 3-2-9。

表 3-2-5　小鼠血清 ALT 的变化

组别	n	ALT（IU/L）	P 值					
			7	6	5	4	3	2
正常对照组	10	51.41 ± 23.09	0	0.001	0	0	0.003	0
模型对照组	10	207.21 ± 52.30	0.001	0.003	0.001	0.257	0	
全方组	10	112.97 ± 30.95	0.267	0.437	0.336	0.001		
去益气组	10	184.32 ± 81.26	0.015	0.033	0.012			
去养阴组	10	132.81 ± 45.55	0.897	0.974				
去解毒组	6	132.03 ± 26.31	0.888					
去活血组	10	135.42 ± 41.42						

表 3-2-6　小鼠肝组织匀浆 SOD 的变化

组别	n	SOD（NU/ml）	P 值					
			7	6	5	4	3	2
正常对照组	10	262.30 ± 22.40	0.002	0.428	0	0	0.263	0.035
模型对照组	10	224.97 ± 44.73	0.334	0.34	0.087	0.03	0.329	
全方组	10	242.72 ± 33.83	0.052	0.893	0.008	0.002		
去益气组	10	186.53 ± 52.70	0.215	0.006	0.649			
去养阴组	10	194.29 ± 44.90	0.078	0.018				
去解毒组	6	245.63 ± 24.59	0.078					
去活血组	10	247.77 ± 53.55						

表 3-2-7　小鼠肝组织匀浆 MDA 的变化

组别	n	MDA（nmol/ml）	P 值					
			7	6	5	4	3	2
正常对照组	10	39.80 ± 10.83	0.817	0.866	0.191	0.516	0.347	0.002

续表

组别	n	MDA（nmol/ml）	P值					
			7	6	5	4	3	2
模型对照组	10	75.37±35.60	0.001	0.019	0	0	0.035	
全方组	10	53.71±34.27	0.253	0.55	0.031	0.12		
去益气组	10	47.81±10.95	0.685	0.494	0.499			
去养阴组	10	51.26±10.67	0.29	0.225				
去解毒组	6	45.98±21.79	0.725					
去活血组	10	41.74±26.29						

表 3-2-8　小鼠血清 TNF-α 的变化

组别	n	TNF-α（ng/ml）	P值					
			7	6	5	4	3	2
正常对照组	10	1.89±0.23	0.026	0.936	0.527	0.072	0.739	0.02
模型对照组	10	2.23±0.40	0.876	0.049	0.089	0	0.011	
全方组	10	1.84±0.20	0.015	0.851	0.351	0.161		
去益气组	10	1.64±0.48	0	0.175	0.018			
去养阴组	10	1.98±0.42	0.113	0.556				
去解毒组	6	1.88±0.22	0.061					
去活血组	10	2.21±0.29						

表 3-2-9　小鼠血清 IL-6 的变化

组别	n	TNF-α（ng/ml）	P值					
			7	6	5	4	3	2
正常对照组	10	114.41±50.68	0.017	0.873	0.11	0.257	0.45	0
模型对照组	10	185.90±67.85	0.184	0.004	0.029	0.007	0	
全方组	10	100.32±19.76	0.003	0.444	0.025	0.068		
去益气组	10	134.69±42.83	0.177	0.458	0.62			
去养阴组	10	143.72±41.62	0.393	0.26				
去解毒组	6	118.00±41.39	0.072					
去活血组	10	159.98±36.32						

2. 益气养阴解毒活血方及其拆方对小鼠组织病理形态学的影响

正常组肝小叶结构完整，汇管区、小叶间无炎症细胞浸润，没有肝细胞变性、坏死。模型对照组肝细胞广泛严重变性，有少量点状坏死，汇管区有较多淋巴、单核细胞浸润。中药各治疗组肝细胞较模型对照组细胞变性、炎症均较轻，其中全方组可见肝细胞变性不明显，部分细胞气球样变，汇管区少量淋巴、单核细胞浸润；去养阴组、去解毒组肝细胞大片气球样变性，部分明显浊肿，散见少量点状坏死，汇管区及小叶边缘少量淋巴细胞、单核细胞浸润；去益气组、去活血组细胞变性、炎症较明显，汇管区较多淋巴、单核细胞浸润，点状坏死较全方组、去养阴组、去解毒组明显增多，可见个别碎屑样坏死。

三、讨论

（1）ALT 是反映肝细胞损害程度的灵敏指标之一。本实验结果显示，全方组、去养阴组、去解毒组、去活血组较模型对照组 ALT 明显下降（$P < 0.01$），而去益气组 ALT 无明显降低（$P > 0.05$），表明作为益气药在方中起着保护肝细胞的重要作用。同时发现，全方组较 4 个拆方组 ALT 下降程度最大，表明益气药与该方其他药物具有协同保护作用。

（2）SOD 是抗氧化酶，对加强体内氧化损伤的防护有积极作用。本实验结果显示，去益气组、去养阴组与模型对照组比较无显著性差异（$P > 0.05$），表明去益气组与去养阴组对 SOD 活性无影响，证明益气药、养阴药在方中具有提高 SOD 活性的作用。结果也表明全方组、去解毒组、去活血组与正常对照组比较无显著性差异（$P > 0.05$），表明全方对提升 SOD 活性效果较好，而方中解毒药、活血药对提升 SOD 活性作用可能较弱。MDA 是体内不饱和脂肪酸受自由基作用而形成的脂质过氧化物（LPO）的最终代谢产物，反映体内自由基的代谢状况。本实验结果表明，中药复方各治疗组与正常对照组比较 MDA 无显著性差异（$P > 0.05$），与模型对照组比较，去解毒组与去活血组降低 MDA 水平较去益气组、去养阴组不明显，提示在方中清除 LPO 主要是解毒药、活血药。据此可以推测，肝脏受损时自由基的产生明显增多，益气养阴解毒活血方能明显阻断和（或）清除自由基的产生，其机制可能是：一方面扶正药（益气药、养阴药）能显著提高 SOD 活性；另一方面祛邪药（解毒药、活血药）又能直接减少 LPO 的产生，扶正药与祛邪药相互作用，保持体内自由基的产生和清除处于相对平衡状态，从而终止自由基的链式反应，阻断自由基生成，减轻肝细胞损害。

（3）TNF-α 是细胞因子网络中一种具有多种生物效应的重要生理炎性介质。本实验结果表明，去益气组与正常对照组比较，TNF-α 水平明显降低（$P < 0.01$），而去活血组无显著性差异（$P > 0.05$），但 TNF-α 水平较去养阴组、去解毒组高。病理也证实去益气组、去活血组较全方组、去养阴组、去解毒组肝损伤严重，提示全方中主要由益气药、活血药调节 TNF-α 的产生，从过高或过低的病理状态调节到生理水平，实现保肝的作用。肝损伤时 IL-6 产生水平改变，随着其浓度升高，可引起局部炎症反应，导致组织的损害。本实验结果提示，去活血组较模型对照组 IL-6 无明显变化（$P > 0.05$），说明活血药在方中有降低 IL-6 水平的作用。从实验结果可以看出，全方组较 4 个拆方组 TNF-α 、IL-6 水平低，病理改变也相对较轻，说明全方的调节细胞因子网络平衡作用更为显著，这也揭示全方可能是通过调节整体细胞免疫功能达到抗肝损伤的作用。

综上所述，全方的综合治疗效果较4个拆方明显增强，其抗肝损伤作用是多途径、多机制，体现“方有合群之妙用，药有个性之特长”的配伍特点，其原因除各药的药量多少不一致外，可能与药味的配伍更有关系，表明全方抗肝损伤的组方配伍具有合理性和科学性。

（作者：王尔宁、黄争荣、江明、陈扬荣、林坦　摘自《福建中医学院学报》2005年3期）

应用SELDI-TOF-MS技术分析不同中医证型肝癌血清标志物的研究

原发性肝细胞癌是临床上常见的消化系统恶性肿瘤之一，在世界范围内，其发病率呈现上升的趋势。我国是肝癌大国，全球新发肝癌病例中50%发生于中国，死亡率仅次于肺癌，位居第二。由于大多数肝癌诊断时已属中晚期，预后差，中位生存期仅为6个月，严重威胁着人们的健康及生命。目前，中医药在中晚期肝癌治疗中发挥重要的作用。辨证论治是中医临床诊治疾病最重要的方法，辨证正确与否直接关系到诊断准确性及治疗的效果。因此，本研究结合肝癌临床辨证分型，利用表面增强激光解析电离飞行时间质谱（SELDI-TOF-MS）技术从蛋白质水平筛选中医证型相关的血清标记物，为肝癌证型的微观辨证标准提供依据。

一、资料

1. 诊断标准

临床收集于2009年1月至2010年8月在福建省肿瘤医院初诊的肝癌患者，全部病例均符合2001年中国抗癌协会肝癌专业委员会修订《原发性肝癌的临床诊断与分期标准》，部分病例经组织学或细胞学确诊为肝细胞癌。根据《中药新药临床研究指导原则》的中医辨证标准将肝癌患者确定为5型：气滞证、血瘀证、脾虚证、湿热证及阴虚证。

2. 临床资料

将154例肝癌患者纳入本临床研究中，其中气滞型37例、血瘀型28例、脾虚型45例、湿热型18例及阴虚型26例。同期收集福建省肿瘤医院体检中心健康志愿者46例为健康对照组。经统计学分析，6组性别、年龄分布比较无显著性差异。

二、方法

1. 标本采集

清晨空腹取外周血3~5mL，置4℃冰箱中放置2小时，2000rpm离心5分钟，取血清以50L分装放置-80℃冰箱保存待用。

2. 主要仪器和试剂

Protein Chip Biology System（PBSII-C）型质谱仪、弱阳离子交换型蛋白质芯片（CM10）、能量吸收分子SPA、Bio marker Wizard 3.2及Bio marker Pattern Sottware 5.01分析软件均为美国Ciphergen公司产品。尿素、三羟甲基氨基甲烷等试剂均购自美国Sigma公司。

3. 实验方法

将 CM10 芯片装在生物芯片处理器 Bioprocessor 架上，每孔加入缓冲液（50mM pH4.0 乙酸钠溶液）200L 置于水平摇床振荡 5 分钟，弃溶液，重复上述步骤一次。取 5L 血清，加 10L U9 处理液（9mmol/L Urea，2% CHAPS，1% DTT，50mM Tris-HCL，pH 9.0），充分混匀，水平振荡器上冰浴振荡 30 分钟（400~600rpm），加 180L 缓冲液混匀。将稀释好的血清样品 100L 加入平衡好的芯片，摇床振荡孵育 1 小时，甩去样品，用 200L 缓冲液室温振荡洗涤 2 次，每次 5 分钟。取出芯片，晾干后，每孔加 SPA1 L，滴加 2 次。

4. 数据采集和分析

按 SELDI-TOF-MS 操作规程将蛋白芯片插入到样品槽，设定仪器参数，本试验芯片阅读的主要参数设定为：激光强度 205，检测灵敏度 10，优化分子质量范围 2000~20000。采用 Ciphergen protein chip 3.0.2、Biomarker Wizard 和 BioMarker Pattern Softwar 软件对数据进行统计学处理，确定组间蛋白质峰值的差异。当 $P < 0.05$ 时，具有统计学意义。

5. 蛋白质数据库搜索

对差异蛋白质进行蛋白质数据库 Tagldent tool 搜索，以寻找与它们分子量最为接近的蛋白质。

三、结果

1. 采用 Biomarker Wizard 软件对不同中医证型组肝癌与健康对照的血清蛋白质谱图进行比较和统计学分析

与健康对照组对比，气滞证组 M/Z 为 4182Da、6589Da 的血清蛋白质峰下调，脾虚证组 M/Z 为 5816Da 的血清蛋白质峰上调；湿热证组 M/Z 为 5710Da 的血清蛋白质峰下调；血瘀证组 M/Z 为 4297Da 的血清蛋白质峰上调；阴虚证组 M/Z 为 6992Da 的血清蛋白质峰上调。上述各差异蛋白质峰表达相对含量均具有显著性差异（$P < 0.01$）。见表 3-2-10。

表 3-2-10　不同中医证型肝癌患者的差异蛋白质表达的相对含量（$\bar{x} \pm s$）

证型	质荷比 (Da)	对照组	肝癌组
气滞证	4182	9.641 ± 4.830	3.277 ± 3.478**
	6589	32.500 ± 11.512	10.753 ± 6.145**
脾虚证	5816	4.766 ± 2.537	9.790 ± 5.86**
湿热证	5710	5.296 ± 1.533	2.372 ± 1.524**
血瘀证	4297	2.946 ± 2.393	7.133 ± 3.178**
阴虚证	6992	3.371 ± 1.952	7.215 ± 3.012**

注：与对照组比较，*$P < 0.05$，**$P < 0.01$。

2. 差异蛋白质的数据库搜索结果

对差异蛋白质峰进行数据库搜索，分别得到与之分子量最为接近的蛋白质，见表 3-2-11。

表 3-2-11　差异蛋白质的数据库搜索结果

证型	质荷比（Da）	Swiss-Prot 代码	等电点	蛋白质名称
气滞证	4182	Q9XD13	11.14	核糖体蛋白 L36 家庭蛋白
	6589	Q35537	9.52	三磷酸腺苷合成酶蛋白 8
脾虚证	5816	Q8NET1	7.79	β－防御素 108B
湿热证	5710	C3K6U0	12.31	膜蛋白 PFLU-0090
血瘀证	4297	A5UDS6	10.70	核糖体蛋白 L36 家庭蛋白
阴虚证	6992	A9BG00	9.77	核糖体蛋白 L30

四、讨论

在中医学古籍文献中，尚无肝癌病名，但根据其临床表现，属于“积聚”“癥瘕”“黄疸”“臌胀”等病证范畴。辨证论治是中医临床诊治的核心，准确辨证分析疾病不同病机阶段的动态变化特点，才能有效提高临床疗效。中医证型是疾病发展过程中某一阶段的病机概括，是机体内因和外因综合作用的反映状态，随着病程的发展而发生相应的变化。肝癌的发病是一个复杂的过程，不同的发展阶段呈现了不同的临床特点和病机特色，同时受医者主观因素影响，目前有关肝癌中医辨证分型尚不统一，临床上多以医者的临证经验划分证型。随着科学技术的进步，将现代医学检测技术融合到传统肝癌辨证中，从而建立一种更具可重复性、可检验性的微观辨证体系，可显著提高辨证的准确率，有利于推动中医药的临床研究。

1994 年澳大利亚的 Wasinger 等首次提出了蛋白质组的概念。蛋白质组指基因组所表达的全部蛋白质，可以是细胞、组织或机体在特定的时间和空间上基因组所表达的全部蛋白质。蛋白质组学则是研究某一层次所有蛋白质及其动态变化规律的科学，包括蛋白质的定性、定量、动态变化和整体演变规律等。由于蛋白质组学的研究思路、方法与中医基础理论的整体观有趋同性，因此，将蛋白质组学应用于中医证型的研究具有可行性。以蛋白质作为证型客观化研究的物质基础，用蛋白质组学研究手段和方法对特定的物质基础进行定量和定性，揭示其变化规律，对了解中医证型实质及临床辨证的规范化具有重要的意义。

在肝癌的发生发展过程中，由于肝细胞遭受破坏，诱发机体免疫反应，不同中医证型的肝癌细胞及机体免疫细胞表达的蛋白质谱可以发生变化。应用蛋白质组学技术分析、比较不同中医证型蛋白质谱的变化，可以发现中医证型相关的生物学蛋白质标志物，为证型的早期诊断提供依据。近年出现的表面增强激光解析电离飞行时间质谱技术是一种全新的蛋白质组学研究手段，具有高通量、快速、敏感等特点，可在少量生物粗样本中同时发现多个低丰度的未知标记物，其原理是利用经过特殊处理的固相支持物或芯片的基质表面，制成蛋白芯片。根据蛋白质生化特性不同，选择性地从待测生物样品中捕获配体，将其结合在芯片的固相基质表面上，利用激光脉冲辐射使芯片表面的分析物解析成带电离子。质荷比不同的离子在电场中飞行时间不同，据此绘制出质谱图，检测结果经过软件处理后可直接显示样品中各种蛋白质的相对分子质量、含量等信息，可将正常人或某些疾病患者的蛋白质指纹图谱与基因库中的指纹图谱进行相互对照比较，从而发现和捕获到疾病中新的特异性相关蛋白质及标志物。

本研究利用 SELDI-TOF-MS 技术，检测肝癌不同中医证型患者的血清蛋白质谱，将血清蛋白质谱建立数据库，利用软件分析不同中医证型肝癌患者血清蛋白质谱间的差异，结果发现不同中医证型肝癌患者血清蛋白与健康对照组比较均有不同差异的蛋白质峰，说明这些差异蛋白质可以作为鉴别不同中医证型的血清蛋白质生物学标记。但对于 SELDI-TOF-MS 技术来说，每个 M/Z 值对应的可能是很多分子量相近的多肽，因此不能对体液蛋白质进行鉴定，故该蛋白质的结构、功能及是否是已知蛋白等均不清楚，需要在下一步的实验中结合双向凝胶电泳（2-DE）等技术予以解决。

总之，运用 SELDI-TOF-MS 技术对不同证型肝癌的蛋白质组学进行研究，探寻不同证型的相关性蛋白质，可为肝癌中医辨证的客观化提供定量化、客观化蛋白质组学依据。利用蛋白质组学、生物信息学技术，结合统计学的比较分析，建立肝癌证型特定的蛋白质数据库，探索证型、蛋白质组学之间的关系，制订出标准参照物，从而确立一个中医辨证蛋白指纹图谱诊断模式，使得肝癌的辨证分型具有客观性、准确性及重复性，必将极大地推动肝癌中医辨证客观化的发展。

（作者：黄争荣、王泳、叶韵斌、陈慧菁、陈强、林雪娟、杨爱莲　摘自《中医临床研究》2012 年 21 期）

中药复方对慢性乙型肝炎的免疫调节作用的研究进展

机体的细胞免疫、体液免疫及各种免疫因子间的相互促进、相互制约，构成了一个复杂的免疫网络。慢性乙型肝炎（慢乙肝）之所以缠绵难愈，有人认为免疫病理在其发病机制上起着重要的作用，宿主的免疫功能或免疫网络的异常是慢乙肝发病的根本原因。中医药在治疗慢乙肝中所起的免疫调节作用越来越受到人们的重视，许多资料表明猪苓多糖、香菇多糖、五味子、人参等，均有良好的免疫调节作用。本文就中药复方对慢乙肝的免疫调节作用作一综述。

一、实验研究

1. 抑制 HBsAg 的作用

张氏体外实验证实，益肝片有明显抑制 HBsAg 的作用。黄氏等研究表明新清宁对 HBsAg 有较好的灭活作用。

2. 对非特异性免疫功能的影响

益肝片能提高腹腔巨噬细胞吞噬百分数和吞噬指数。摄生肝泰胶囊和护肝茶都能提高小鼠腹腔巨噬细胞的吞噬百分率和吞噬指数，而护肝茶还能提高小鼠碳粒廓清指数及其外周血T淋巴细胞的数量，表明该药具有明显提高抗体单核－巨噬细胞系统的吞噬功能，对非特异性免疫和细胞免疫有一定增强作用。清肝冲剂对卡介苗加脂多糖诱发小鼠免疫性肝炎，能提高免疫功能低下小鼠腹腔巨噬细胞的吞噬功能，吞噬百分率和吞噬指数均明显升高（$P < 0.01$）。

3. 对体液免疫的影响

实验表明肝炎灵可显著抑制CsBL系小鼠免疫球蛋白IgG、IgM水平，并可增强环磷酰胺对免疫球蛋白和免疫器官的抑制作用。和解清热方乙肝1号冲剂能够显著地抑制致敏状态下的细胞介导溶血反应，对环磷酰胺引起的小鼠脾红细胞玫瑰花环形成细胞（ERFC）形成率的抑制有明显的恢复作用，而不影响正常的小鼠脾ERFC形成率，提示和解清热方乙肝1号冲剂具有抑制体液免疫，调节细胞免疫的功效。清肝冲剂能明显促进刀豆素（ConA）诱导的小鼠体内淋巴细胞转化，也能增加鸡红细胞致敏小鼠溶血素抗体的生成。益肝片还有增加抗体形成细胞（IgM-PFC）的作用。黄氏等研究还发现豚鼠服新清宁后，对乙肝疫苗注射后抗HBsAg的产生具有良好影响，抗体滴度高且持续时间长，提示该药可能通过调节体液免疫而对抗HBV感染发挥疗效。

4. 对T淋巴细胞亚群的影响

一般认为慢乙肝患者外周血的T淋巴细胞亚群有所改变，通常CD4+细胞减少，CD8+细胞增高，CD4+/CD8+比值下降。实验表明，慢肝养阴胶囊可使CC1所致大鼠肝损害的CD4+细胞含量升高（$P < 0.01$），CD4+细胞水平下降（$P < 0.001$），CD4+/CD8+比值升高（$P < 0$），从而改善细胞免疫功能。马肝汤和新肝康治疗肝损伤小鼠后，治疗组小鼠Thy1.2、L3L4.、Lyt-2等细胞荧光阳性率均明显高于损伤组，说明马肝汤和新肝康均可提高T淋巴细胞总数及T淋巴细胞亚群数量。补肾方能促进CD4+细胞的增殖，从而提高CD4+/CD8+比值，同时对CD3+、CD16+、CD19+均有一定的影响，但作用均较弱（$P > 0.05$）。

5. 对细胞因子的影响

新肝康和乙肝舒对淋巴细胞IL-2生成有显著促进作用。降酶合剂能降低内毒素刺激大鼠肝脏库普弗细胞分泌IL-6、IL-8和TNF-α等细胞因子的产生，从而起到保护肝细胞的作用。

6. 其他方面的影响

益肝片能提高血清溶菌酶含量。乙肝舒对脾脏NK细胞活性有明显增强作用。肝灵对D-半乳糖盐酸所致的肝损伤中红细胞免疫黏附能力有一定作用，对肝损伤致红细胞L_3b受体活力下降，可使其活力升高，同时降低免疫复合物的含量。

二、临床研究

1. 中药复方

小柴胡汤的肝保护作用已被临床所证实，但对其免疫调节作用国内则鲜有报道。陈氏等辨证运用小柴胡汤，观察慢乙肝患者外周血肿瘤坏死因子（TNF），T淋巴细胞亚群及临床症状的影响，结果治疗组中TNF、CD4+及临床症状改善较对照组明显提高（$P < 0.05$）。应用归脾汤、保元汤和加味一贯煎治疗慢乙肝患者，患者外周血T淋巴细胞集落形成明显增多，CD3+和CD4+细胞增多，CD8+细胞降低，CD4+/CD8+比值增高，以此推测归脾汤、保元汤和加味一贯煎三方均能使造血干细胞向T淋巴祖细胞转化，使T淋巴祖细胞分化能力增强，T淋巴细胞集落形成增加。同时发现归脾汤能使慢乙肝患者补体C3、C4明显升高，而免疫球蛋白IgA、IgM、IgG随着肝损伤程度的减轻有一定程度的下降。马氏等通过对41例慢乙肝淡嫩舌苔患者观察，患者NK细胞水平降低（$P < 0.01$），经黄芪四君子汤治疗后，NK细胞水平明显升高（$P < 0.01$）。

2. 自拟方剂

龙氏等自拟乙肝1号治疗慢乙肝患者，研究表明该方能使IgM下降，补体C3升高，说明该方对降低体液免疫和激活补体C3有显著意义。吕氏等研究证实利肝冲剂可降低慢乙肝患者血清可溶性IL-2受体水平（$P < 0.01$），但对血清IL-2水平无影响，提示该方能够在一定程度上解除机体的免疫抑制状态，使T细胞活化反应增强，促进HBV的清除。程氏等观察20例慢乙肝患者服用补肝益肾糖浆治疗前后，结果显示补肝益肾糖浆能明显提高淋巴细胞转化率，可使CD4+/CD8+比值有一定提高，并能提高DNA的损伤修复功能。研究表明清肝力片剂和肝舒胶囊对NK细胞活性均有不同程度的促进作用，都能提高CD3+、CD4+细胞活性，抑制CD8+细胞活性，使CD4+/CD8+比值明显升高；同时还发现肝舒胶囊具有促进T细胞的增殖和IL-2的分泌功能。谢氏等实验发现康尔血能明显提高慢乙肝患者淋巴细胞增殖能力，体外诱导的LAK的活性，提高淋巴细胞诱导分泌IL-2、IFN-γ的能力，也能增强NK活性。

三、展望

中药复方对慢乙肝机体免疫功能表现出良好的调节作用，主要是提高非特异性免疫功能，抑制体液免疫，提高B淋巴细胞和T淋巴细胞的免疫功能，激活补体系统，提高NK、LAK细胞活性，调节IFN、TNF、IL等细胞因子水平，从而有效地促进HBV的清除。今后要从以下几方面对中药复方进行研究，有望加深其对免疫调节作用的了解：①中药复方研究多以自拟方为主，而传统方剂在临床运用中也取得较好的疗效，应该加强传统方剂的研究和挖掘。②在中医基础理论指导下，对复方的组方进行研究，寻找具有免疫调节功能的组方，从而发现治疗慢性乙型肝炎的高效药物。③根据中药复方对机体整体调节的作用特点，适当选择免疫调节网络的指标，如神经内分泌－免疫网络、细胞因子平衡网络等，探讨中药复方对慢性乙型肝炎患者免疫系统的整体调节作用机制。④细胞毒性T细胞（CTL）启动的炎症性因子在清除HBV病毒上占主导地位，Th1/Th2因子不平衡应答是病变慢性化的重要原因。因此，探讨中药复方与CTL活性以及Th1/Th2因子的平衡调节的关系是一个重要方面。⑤目前认为慢乙肝患者的免疫系统都处于超反应性的状态，在研究中药复方提高机体免疫功能的同时，也要探索抑制体液免疫，减少循环免疫复合物的作用。总之，中药复方的实验研究应提高科学性，采用多指标从细胞水平、分子水平、检测手段上，更深入地研究治疗慢乙肝的免疫调节机制。

（作者：黄争荣　摘自《福建中医学院学报》2005年1期）

第三节

任文英学术传承

任文英，女，医学博士，主任医师，北京中医药大学硕士研究生导师。现在北京市中西医结合医院肾内科血透室工作。北京医学会血液净化学分会委员；北京市中医药管理局中医血透质控中心专家委员会委员；海淀区血液净化质量控制和改进专家组专家委员；中华中医药学会肾病分会委员；北京中西医结合学会糖尿病专业委员会委员；中国民族医药学会肾病分会常务理事；北京市医师协会中西医结合分会内分泌学组专家委员会委员；北京医学会市级“枢纽型”社会组织专家委员会专家；北京市海淀区卫生高层次人才专项培养学科骨干；第四批全国中医临床优秀人才；承担并参与国家级和省部级课题多项。近10年核心期刊发表学术论文28篇，其中作为第一作者的有18篇。参编著作3部，主编1部。擅长中西医结合诊治急、慢性肾小球肾炎，急、慢性肾衰，肾病综合征，糖尿病，糖尿病肾病，甲状腺结节，系统性红斑狼疮，尿路感染等。

相关论文：

产后急性肾皮质坏死恢复期治验案

急性肾皮质坏死是急性肾衰竭少见而严重的一种临床类型，发病率为急性肾衰的2%。既往认为肾皮质坏死是完全不可逆的肾功能丧失，现已证明，许多在病理上仅有部分皮质坏死者，肾功能可部分恢复。福建省人民医院治疗1例病理损害较重的产后急性肾皮质坏死恢复期患者，疗效较满意，现报告如下：

王某，女，31岁。福州市人。1999年3月3日诊。

患者曾于1995年患“重度妊高征”而中止妊娠，当时实验室检查表明肾功能已明显损伤，后恢复。于1998年10月30日晚11时因妊娠期满行“剖宫产”手术，术中顺利，术后6小时排尿共500mL，此后出现无尿，伴头晕、呕吐、腹胀，腰酸痛难忍。急查血尿素氮13.5mmol/L，血肌酐286.7μmol/L，血压正常。予大剂量呋塞米等处理后仍无尿，于术后第6天即行肾穿刺活检术，结果示：肾皮质坏死。光镜下：肾小球10个，明显病变10个，9个肾小球坏死，1个近髓质部小球结构尚好，毛细血管微血栓形成。肾小管及间质：病变范围70%，重度损伤，上皮细胞弥漫坏死，可见透明、红细胞、白细胞及颗粒细胞管型，间质水肿，可见淋巴细胞、

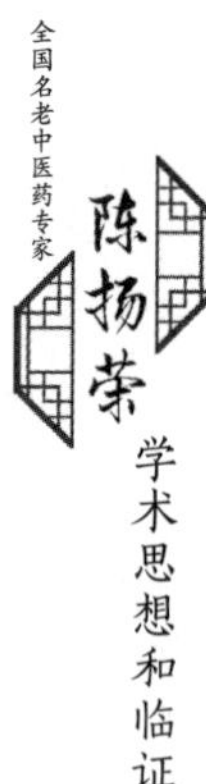

单核细胞、中性粒细胞浸润。免疫荧光检查：无免疫沉积。电镜下：只切取一个肾小球，肾小球坏死。系膜细胞、内皮细胞、足细胞肿胀坏死，上皮细胞弥漫坏死。上皮细胞、红细胞、白细胞管型均可见。肾髓质部小管上皮细胞结构尚好，间质水肿，淋巴细胞、单核细胞浸润。B超示：左肾 9.8cm×5.7cm×3.2cm，右肾 8.8cm×4.8cm×3.0cm，双肾弥漫性损害。拟诊为急性肾功能衰竭（肾皮质坏死）。即行血透治疗，血透时查血 BUN 39.7mmol/L、Cr 1282.9μmol/L，血透 10 天后尿量达 1500ml 左右，患者共住院血透治疗 40 余天，因经济困难出院。出院时查血 BUN 24.2mmol/L、Cr 334μmol/L，尿量在每日 2000mL 以上，无头晕、呕吐，无颜面及双下肢浮肿，嘱患者注意休息，门诊复诊。

患者 1 周后因双下肢轻度指凹性浮肿，尿量减少，复来门诊求诊。急查血 BUN 26.87mmol/L、Cr 702.5μmol/L，嘱其住院行血透治疗，但遭拒绝，盼服中药治疗。诊时面色萎黄，语声低微，双下肢轻度指凹性浮肿，腰酸乏力，食欲差，周身瘙痒，大便秘结，2 日 1 行，小便量少，舌淡红、苔薄白腻，脉沉细。辨证为脾肾双亏，湿毒壅结内阻。治宜健脾益肾，解毒祛湿。

处方：六月雪 15g，生黄芪 15g，当归 6g，桑寄生 15g，大黄 3g（后下），玉竹 15g，太子参 15g，白术 6g，茯苓 15g，车前子 15g（包），陈皮 6g，桑椹 15g，地肤子 15g。共 7 剂，每日 1 剂，水煎服。

上方连服 1 周后，双下肢水肿、乏力减轻，仍有身痒、纳差，前方太子参改党参，并加砂仁 6g（后入）、半夏 6g。继服 14 剂，身痒已无，浮肿渐消，食欲好转，舌红苔白，脉沉细。查血 BUN 22.7mmol/L、Cr 607μmol/L。继服前方，5 周后因时有头晕耳鸣，舌红少苔，脉细。调整处方，以六味地黄丸加减：生地黄 15g，山茱萸 15g，当归 6g，山药 15g，茯苓 15g，泽泻 15g，牡丹皮 6g，玉竹 15g，六月雪 15g，大黄 3g（后下），山楂 15g，地肤子 15g。

1 个月后复诊，头晕、耳鸣减轻，查血 BUN 19.21mmol/L、Cr 565.71μmol/L。继服此方 2 周后，诸症好转。根据临床症情，调整处方如下：生黄芪 15g，当归 6g，桑寄生 15g，党参 15g，白术 9g，茯苓 15g，六月雪 15g，车前子 15g（包），陈皮 6g，桑椹 15g，大黄 5g（后下）。

患者每周复诊 1 次。随症加减处方，并调整大黄用量 3~10g，以大便 3~4 次 / 日为宜，患者以此方加减前后共服 5 个余月，查血 BUN 17.34mmol/L、Cr 322.7μmol/L。症情稳定，转危为安。

体会：本例肾皮质坏死诊断明确，发病急，病情重，预后较差。根据患者的病情发展来看，肾功能很难恢复，目前现代医学多坚持长期血液透析或择时行肾移植术，但本例因经济困难坚持服中药治疗，确也收到了较好的疗效。

（作者：任文英、杨爱国　摘自《江苏中医》2000 年 5 期）

固肾方对糖尿病大鼠足细胞及其裂隙膜蛋白的作用

糖尿病肾病是糖尿病的微血管并发症，蛋白尿是其主要表现，是进展性肾功能衰竭的主要原因。近年来研究发现蛋白尿的产生与足细胞的损伤有关，足细胞裂隙膜蛋白肾小球细胞黏附分子受体抗体（nephrin）、podosin、CD2-associated protein（CD2AP）的表达异常，对蛋白尿的产生起重要作用。固肾方是临床疗效确切的经验方，本实验研究固肾方对糖尿病大鼠模型足细胞及其裂隙膜蛋白的作用，研究中药治疗糖尿病肾病的分子机制。

一、材料

1. 动物

清洁级雄性 SD 大鼠 50 只，体质量 200~250g，购自北京维通利华实验动物技术有限公司，许可证号：SCXK（京）2012-0001。由北京市中西医结合医院实验动物中心饲养。

2. 试剂

链脲佐菌素（STZ），购自美国 Sigma 公司，临用前溶解在 1% 枸橼酸缓冲液中，pH 值为 4.5。兔抗鼠 nephrin 抗体，兔抗鼠 podocin，兔抗鼠 CD2AP 抗体（购自 Santa Cruz 公司，北京博奥森生物技术有限公司分装），封闭用兔血清、生物素标记的羊抗兔 IgG 与辣根过氧化物酶标记的链霉卵白素（美国 ZYMED 公司生产，北京博奥森生物技术有限公司分装），二氨基联苯胺（DAB）试剂盒由北京博奥森生物技术有限公司提供。

3. 仪器

石蜡切片机（Sakurams400，日本），微波炉（抗原修复，WP7501 上海生物医学厂），透射电镜（JEM.1230，日本），计算机图像分析系统（IP900，中国计算机中心），光学显微镜（OLMPUS BX51，日本），血糖仪（ACCU-CHEK performa，罗氏），全自动生化仪（HITACHI7180，日立）

4. 药物

固肾方由黄芪 30g、桔梗 15g、柴胡 12g、山药 20g、牛膝 15g 等组成，由北京市中西医结合医院中药房提供。盐酸贝那普利片，10mg/ 片，由北京诺华制药有限公司生产，批号：X0300。阿魏酸哌嗪片，50mg/ 片，由天津同仁堂股份有限公司生产，批号：130701。

二、方法

1. 模型的建立及分组

大鼠适应性喂养 2 周后，将大鼠随机分成 5 组：固肾方组、西药对照组、中药对照组、模型组及正常组，每组 10 只。除正常组外，各组大鼠单次腹腔注射 STZ 50mg/kg，48 小时后尾静脉采血，血糖仪测定全血血糖，以随机血糖大于 16.7mmol/L 者入选糖尿病大鼠模型。正常对照组仅予等量枸橼酸缓冲液。

2. 给药方法

造模成功72小时后开始喂药。固肾方组给予固肾方中药汤剂、西药对照组给予盐酸贝那普利片、中药对照组给予阿魏酸哌嗪片，所有药物按成人临床用量的6.7倍折算大鼠的用量，按1mL/100g灌胃，正常组、模型组给予0.9%氯化钠溶液，按1mL/100g灌胃。所有大鼠在整个实验期间均喂标准饮食，自由饮水，观察12周。

3. 标本留取

大鼠于造模后第24小时、第8天、第28天分别收集尿液，用全自动生化仪做24小时尿蛋白定量。于给药12周后处死，取腹主动脉血液用全自动生化仪做肾功能检测，取肾脏组织用甲醛固定做光镜、免疫组化检测。迅速取鼠肾组织放入2.5%戊二醛固定，送北京大学第一医院电镜室，用透射电镜观察肾小球足细胞形态改变。

4. 免疫组化法检测肾组织nephrin、podosin、CD2AP蛋白的表达

采用间接免疫酶组织化学法。具体步骤如下：①3μm厚的石蜡切片常规脱蜡，自来水洗，蒸馏水洗；加入3%过氧化氢液避光孵育10分钟，以去除内源性过氧化物酶，0.1mmol/L PBS（pH值7.2~7.4）漂洗5分钟，洗3遍。②0.05%胰酶修复抗原，微波炉中37℃，10分钟；PBS洗5分钟，洗3遍；③兔血清封闭30分钟，勿洗；再用10%小牛血清白蛋白（BSA）室温60分钟，充分封闭非特性抗原。④分别于2时、3时、4时加入1∶60的nephrin抗体，或1∶100的podocin抗体，或1∶100的CD2AP抗体，于37℃；PBS洗5分钟，洗3遍；⑤加入生物素标记的羊抗兔IgG，室温30分钟，PBS洗5分钟，洗3遍；⑥辣根过氧化物酶标记的链霉卵白素室温下孵育20分钟；PBS洗5分钟，洗3遍；⑦DAB显色10分钟；⑧苏木素复染；⑨梯度酒精脱水，二甲苯透明，中性树胶封片。每次染色均设以PBS缓冲液代替一抗作空白对照。阳性物质呈棕色。

5. 计算机图像分析

nephrin、podosin、CD2AP阳性染色面积应用北京航空航天大学Med 6.0医学数码图像分析系统，通过光学显微镜，放大200倍，每张切片随机选10个肾小球，计算免疫组化阳性面积占所在肾小球面积的百分比。选定10个不重叠200倍肾间质视野场区域，计算肾间质阳性着色面积与视野场面积比值，取其平均值作为nephrin、podosin、CD2AP表达量的相对值。

6. 统计学方法

数据资料用SPSS 16.0软件处理。计量资料以（$\bar{x}\pm s$）表示，组间比较采用方差分析和t检验。以$P<0.05$为显著性差异，具有统计学意义。

三、结果

1. 尿量与尿蛋白定量结果

见表 3-3-1、表 3-3-2。与正常组比较，8 日后模型组尿量明显增多（$P<0.05$，$P<0.01$）。28 日尿量比正常组增多，并较 24 小时尿量增多，但比 8 日尿量明显减少。尿蛋白定量明显增多（$P<0.05$，$P<0.01$）。

表 3-3-1 各组大鼠各时期尿量比较（$\bar{x}\pm s$） 单位：mL

组别	n	第 24 小时	第 8 日	第 28 日
正常组	10	19.31 ± 3.67	23.38 ± 8.69	21.38 ± 7.69
模型组	10	20.12 ± 1.32	155.35 ± 20.32**	45.12 ± 10.69**
西药对照组	6	20.12 ± 2.54	94.23 ± 19.58*	32.32 ± 8.25△
中药对照组	6	19.52 ± 1.87	95.08 ± 21.06*	40.32 ± 9.18
固肾方组	6	20.06 ± 2.85	94.40 ± 20.15*	29.32 ± 9.56△

注：与正常组比较，*$P<0.0\ 5$，**$P<0.01$；与模型组比较，△ $P<0.05$，△△ $P<0.01$；与本组第 28 日比较，△ $P<0.05$。下表同。

表 3-3-2 各组大鼠各时期 24 小时尿蛋白定量比较（$\bar{x}\pm s$） 单位：g/24h

组别	n	第 24 小时	第 8 日	第 28 日
正常组	10	0.0140 ± 0.0002	0.0180 ± 0.0004	0.0200 ± 0.0004
模型组	10	0.0230 ± 0.0003	0.0390 ± 0.0021	0.1370 ± 0.0023**
西药对照组	6	0.0250 ± 0.0003	0.0280 ± 0.0011	0.0490 ± 0.0005△△
中药对照组	6	0.0210 ± 0.0002	0.0300 ± 0.0019	0.0590 ± 0.0006△△
固肾方组	6	0.0220 ± 0.0002	0.0290 ± 0.0022	0.0500 ± 0.0005△△

2. 肾功能结果

见表 3-3-3。与正常组比较，模型组血糖、血肌酐和尿素氮明显升高，白蛋白明显降低（$P<0.05$，$P<0.01$）。各给药组与模型组比较均有显著性差异（$P<0.05$，$P<0.01$）。

表 3-3-3 各组大鼠肾功能结果（$\bar{x}\pm s$，n=10）

组别	血糖（mmol/L）	尿素氮（mmol/L）	血肌酐（mmol/L）	白蛋白（g/L）
正常组	11.48 ± 1.92	7.70 ± 1.10	29.96 ± 6.98	24.86 ± 0.38
模型组	51.03 ± 6.36**	18.19 ± 5.93**	70.46 ± 6.98**	19.43 ± 1.51**
西药对照组	19.65 ± 3.06**△	8.18 ± 0.96△△	34.76 ± 5.00△△	23.87 ± 0.80△△
中药对照组	17.21 ± 3.39*△△	8.59 ± 0.98△△	36.73 ± 6.46*△	23.17 ± 0.49*△△
固肾方组	11.85 ± 3.93△△	7.98 ± 0.61△△	30.33 ± 3.66△△	25.90 ± 1.81△△

注：与正常组比较，*$P<0.05$，**$P<0.01$；与模型组比较，△ $P<0.05$，△△ $P<0.01$。

3. 光镜及电镜观察结果

光镜及电镜观察各组大鼠肾脏足细胞形态。12 周时，光镜观察模型组病变较其他 4 组有明显不同，系膜细胞增生，有大量蛋白管型。在电镜下，观察足细胞形态，正常组系膜无明显增生，基底膜未见明显异常，足细胞正常。模型组系膜区轻到中度增生，基底膜未见明显异常，足突大部分融合，内皮细胞系统及足细胞弥漫肿胀，细胞内线粒体明显肿胀。西药对照组系膜无明显增生，基底膜未见明显异常，上皮足突小节段融合，部分足细胞内线粒体明显肿胀。中药对照组系膜轻度增生，基底膜未见明显异常，上皮足突节段融合，足细胞内线粒体肿胀。固肾方组系膜无明显增生，基底膜未见明显异常，部分上皮足突小节段融合，部分足细胞内线粒体明显肿胀。见图 3-3-1。

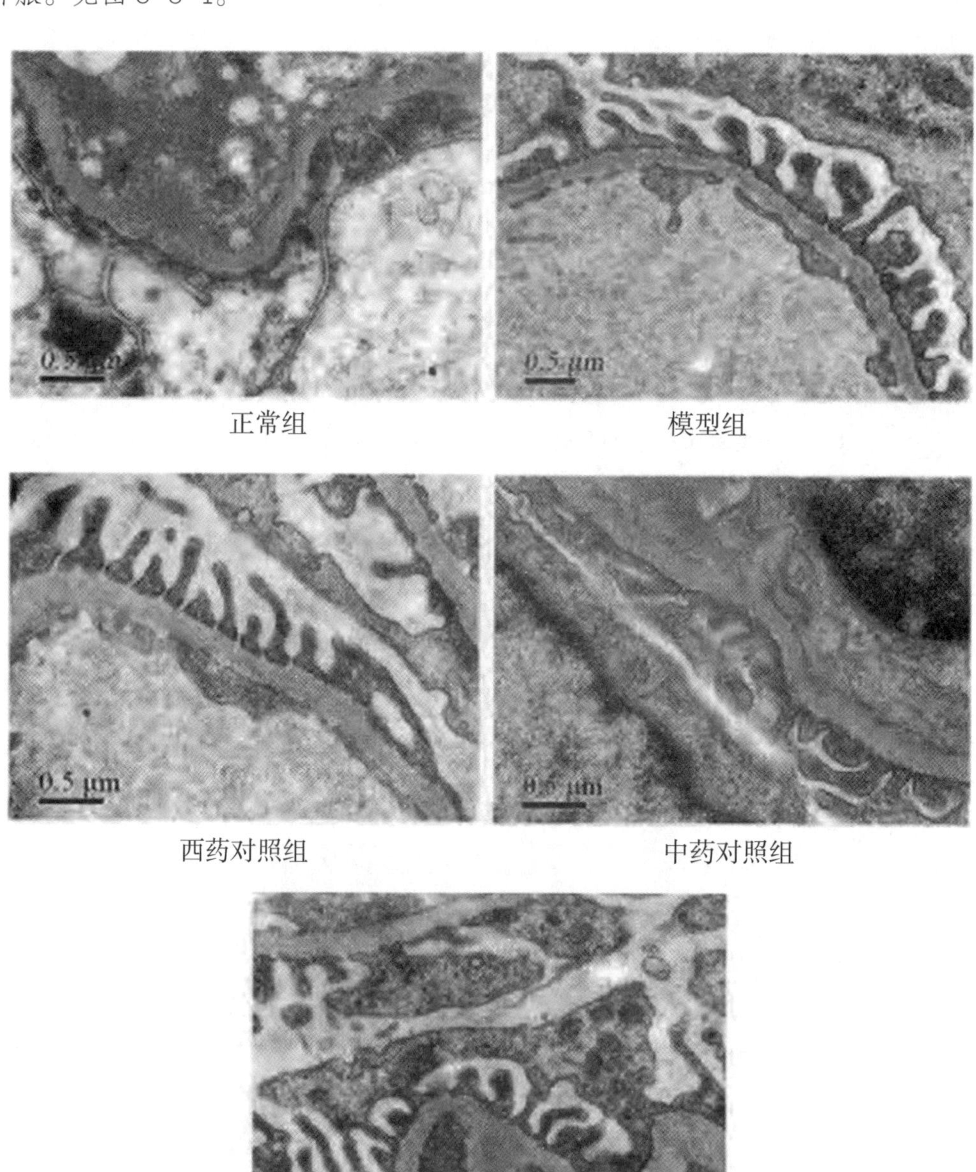

图 3-3-1　在电镜下各组大鼠肾脏足细胞形态

4. 各组大鼠 nephrin、podosin、CD2AP 的免疫组化图像分析结果

见表 3-3-4。与正常组比较，模型组 nephrin、podosin、CD2AP 表达明显降低（$P < 0.01$）。与模型组比较，各组 nephrin 均有显著增高（$P < 0.05$，$P < 0.01$），西药对照组和固肾方组 podosin、CD2AP 蛋白表达显著增高（$P < 0.05$，$P < 0.01$）。

表 3-3-4　肾组织裂隙膜蛋白的免疫组化图像分析结果（$\bar{x} \pm s$，n=10）

组别	nephrin	podosin	CD2AP
正常组	0.42 ± 0.07	0.37 ± 0.07	0.49 ± 0.03
模型组	0.13 ± 0.07**	0.11 ± 0.04**	0.17 ± 0.04**
西药对照组	0.34 ± 0.08△△	0.28 ± 0.07△	0.47 ± 0.06△△
中药对照组	0.29 ± 0.02△	0.19 ± 0.08	0.24 ± 0.07
固肾方组	0.34 ± 0.01△△	0.30 ± 0.03△△	0.36 ± 0.02△△

注：与正常组比较，*$P < 0.05$，**$P < 0.01$；与模型组比较，△ $P < 0.05$，△△ $P < 0.01$。

四、讨论

糖尿病肾病是难治性疾病，年发病率高，患病人数呈每年增多的趋势，该病在导致终末期肾功能衰竭的原发病中占第二位。蛋白尿是糖尿病肾病的一个重要标志，是进展性肾衰的一种持久独立的恶化因素。近年发现足细胞及其裂隙膜在蛋白尿形成中起重要作用。足细胞裂隙膜为拉链状结构，横跨于相临足突间，宽约 40nm，并可随肾小球灌注压力的增高而增宽。其分子组成有：① nephrin：分子量 135kD 的跨膜蛋白，特异表达于肾脏，与足突的成熟及裂隙膜的形成有关，其表达下调是引起蛋白尿的原因。② podosin：分子量 42kD 的膜蛋白，是裂隙膜形态结构的组织者并调节其生理功能，其表达下降或缺如会引起蛋白尿。③ CD2AP：是分子量 80kD 的连接蛋白，对肾功能起重要作用，小鼠缺少 CD2AP 在出生后不久因肾衰而死亡。CD2AP 对稳定裂隙隔膜的形态和功能十分必要，CD2AP 异位与足突消失及肾病综合征的发病相关。

本研究结果显示糖尿病大鼠模型蛋白尿增加，肾功能异常，足细胞损伤，足细胞裂隙膜蛋白 nephrin、podosin、CD2AP 的表达较正常组明显降低，表明模型制作成功。用中药固肾方治疗后，尿量减少，尿蛋白定量降低。血糖明显降低，尿素氮和血肌酐下降而白蛋白升高。表明中药固肾方能够降低血糖，减少蛋白尿，从而改善多尿的症状，保护肾功能，使血浆白蛋白丢失减少。结合病理结果表明中药固肾方对糖尿病肾病大鼠有明显疗效。选用西药盐酸贝那普利片为对照组，因为该药有减少蛋白尿作用，该药对足细胞的作用与文献报道坎地沙坦的作用一致。阿魏酸哌嗪片为中药川芎提取的成分，通过改善微循环达到保护肾功能的目的。本研究结果显示，固肾方在降低血糖、保护肾功能、升高裂隙膜蛋白的表达等方面优于阿魏酸哌嗪，考虑可能与固肾方的作用机制有关。

中医学认为蛋白尿属中医“精微物质”外泄。蛋白质要靠肾来封藏，肾虚则不能藏精，封藏失职，精气外泄，则水谷精微物质随尿液排出而形成蛋白尿。肾脏与五脏相关，脾不摄精，或脾不升清，可致精气下泄而出现蛋白尿；肝失疏泄，木逆侮土，脾不升清，精微下泄；肺气郁，宣降不利，脾气散精不得归于肺而布散全身，形成蛋白尿。肾络瘀阻，精气不能流畅，壅而外溢，精微下泄。此外湿热兼夹于肾亦可致肾虚，正如《黄帝内经》云："邪之所凑，其气必虚"，又说："邪气盛则实，精气夺则虚"，蛋白尿的形成，既是因为肾虚、脾虚、肝郁、肺阻又因为瘀血、湿邪、热毒等，治疗以"盛者泻之，虚者补之"为原则。因此，补肾、健脾、疏肝、宣肺、活血化瘀、清热利湿均是治疗蛋白尿的原则。固肾方由黄芪、桔梗、柴胡、山药、牛膝等组成，具有补肾、疏肝、健脾利湿的功效，临床观察能有效减少蛋白尿，保护肾功能。

本研究结果显示应用固肾方治疗后糖尿病大鼠模型蛋白尿减少，肾功能改善，足细胞损伤减轻，足细胞裂隙膜蛋白 nephrin、podosin、CD2AP 的表达较模型组明显升高。考虑该药减少蛋白尿可能与保护足细胞、调节足细胞裂隙膜蛋白有关。

（作者：任文英、王新高、韩雪、陈艳　摘自《中华中医药杂志》2014 年 11 期）

甲状旁腺激素相关蛋白的临床研究

慢性肾衰竭（chronic renal failure，CRF）是多种慢性肾脏疾病的共同转归，发病率为万分之一，病死率高，严重危害人类健康。研究 CRF 发展的机理，寻找可逆因素，对阻止病情的发展至关重要。近年来，慢性肾衰竭导致甲状旁腺激素（parathyroid hormone，PTH）分泌增多，进而加重肾功能损害的研究日益受到重视。关于甲状旁腺相关蛋白（parathyroid hormone-related protein，PTHrP）在 CRF 中的作用目前尚不清楚，近年来发现其结构和生理效应与 PTH 有相似之处，因此 PTHrP 在 CRF 中的作用也正在研究之中。从中医理论出发，研究 PTH、PTHrP 与 CRF 中医证型的关系尚未见报道。本研究通过检测 CRF 不同中医证型血清 PTH、血浆 PTHrP 的含量，探讨两者在 CRF 不同中医证型中的变化规律，从中医理论揭示 CRF 发展的机理。

一、资料和方法

1. 诊断标准

（1）慢性肾衰竭的分期标准。按照中华内科杂志编委会肾脏病专业组 1992 年 6 月安徽太平会议的诊断标准，将慢性肾衰竭分为四期。第一期肾功能不全代偿期：GFR 80~50mL/min，血清肌酐（SCr）133~177μmol/L；第二期肾功能不全失代偿期：GFR 50~20mL/min，SCr 186~442μmol/L；第三期肾衰竭期：GFR 20~10mL/min，SCr 442~707μmol/L；第四期尿毒症期或肾衰终末期：GFR ＜ 10mL/min，SCr ＞ 707μmol/L。

（2）慢性肾衰竭的中医辨证分型。参照 1993 年国家卫生部发布的《中药新药临床指导原则》，慢性肾衰竭中医辨证分为以下 4 型：肺肾气虚、脾肾气阴两虚、肝肾阴虚、阴阳两虚型。

2. 研究对象

所有病例均来自于1998年7月~1999年11月期间，在福建省人民医院和福建省第二人民医院肾内科住院的病人。共92例，其中男58例，女34例；年龄16岁~69岁，平均42.7±17.0岁，病程2年~10年，平均6.5±3.8年。慢性肾衰竭患者中，原发病为慢性肾小球肾炎58例，系统性红斑狼疮性肾炎4例，糖尿病肾病9例，尿酸性肾病5例，原发性肾病综合征13例，不明原因3例。中医辨证分型：脾肾气虚23例，脾肾气阴两虚25例，肝肾阴虚24例，阴阳两虚20例。

3. 客观指标检测

血清PTH、血浆PTHrP测定，采用放射免疫法。血生化指标检测，用BECK-MAN-CX5△全自动生化分析仪。

4. 统计学方法

用 t 检验、q 检验和直线相关分析，计量资料以（$x \pm s$）来表示。

二、结果

1. 慢性肾衰竭患者血清PTH含量及血浆PTHrP含量

见表3-3-5。

表3-3-5 慢性肾衰竭患者血清PTH含量及血浆PTHrP含量

组别	例数	PTH（ng/L）	PTHrP（pg/ml）
正常对照组	30	76.54±5.875	105.85±61.63
肾衰竭组	92	1181.19±1034.036	207.55±148.33

2. 慢性肾衰竭各期血清PTH含量及血浆PTHrP含量

见表3-3-6。

表3-3-6 慢性肾衰竭各期血清PTH含量及血浆PTHrP含量

组别	例数	血肌酐	肌酐清除率	PTH（ng/L）	PTHrP（pg/ml）
正常对照组	30	66.00±10.67	98.62±12.87	76.54±5.87	105.85±61.63
肾功能不全代偿期	26	149.92±14.79	61.45±7.30	159.19±18.37*	160.29±48.93*
肾功能不全失代偿期	33	227.85±48.54	37.81±9.26	338.24±120.61*	173.08±61.56*
肾衰竭期	24	601.87±92.92	15.13±3.65	1191.71±786.49*	204.20±31.99*
尿毒症期	9	1236.09±438.37	6.14±1.58	2444.43±1084.51*	294.50±102.66*

注：各组与正常对照组比较，*$P < 0.01$。

表3-3-6结果表明：慢性肾衰竭各期血清PTH含量及血浆PTHrP含量明显高于正常对照组（$P < 0.01$）。

3. 慢性肾衰竭各期之间血清 PTH 含量及血浆 PTHrP 含量均数两两比较

见表 3-3-7。

表 3-3-7　慢性肾衰竭各期之间血清 PTH 含量的均数

组别	慢性肾功能不全		肾衰竭期	尿毒症期
	代偿期	失代偿期		
PTH 均数（ng/L）	159.19	338.24	1191.71	2444.43
PTHrP 均数（pg/ml）	160.29	173.8	204.2	294.5
组次	①	②	③	④

PTH 均数进行 F 检验：F=10.4725927，当 df_1=3，df_2=88 时，5% 界 =2.73，1% 界 =4.04，故 $F \geqslant F_{0.01}$，$P < 0.01$，组间差异非常明显。在此基础上进一步进行 q 检验，见表 3-3-8。

PTHrP 均数进行 F 检验：F=2.17，当 df_1=3，df_2=88 时，5% 界 =2.73，1% 界 =4.04，故 $F < F_{0.05}$，$P > 0.05$，组间差异不显著。结果表明：慢性肾衰竭各期血浆 PTHrP 含量无显著差异（$P > 0.05$）。

表 3-3-8　慢性肾衰竭各期之间血清 PTH 含量的均数两两比较

比较组（A 与 B）	差数（XA-XB）	a	q 值	P 值
①与④	2285.24	4	20.43	< 0.01
①与③	1032.52	3	9.23	< 0.01
①与②	179.05	2	1.6	> 0.05
②与④	2106.19	3	18.83	< 0.01
②与③	853.47	2	7.63	< 0.01
③与④	1252.72	2	11.6	< 0.01

表 3-3-8 结果表明：慢性肾功能不全代偿期与慢性肾功能不全失代偿期血清 PTH 含量无显著性差异（$P > 0.05$），其余各期有显著性差异（$P < 0.01$）。

4. 慢性肾衰竭中医各证型的血清 PTH 及血浆 PTHrP 含量

见表 3-3-9。

表 3-3-9　慢性肾衰竭中医各证型的血清 PTH 及血浆 PTHrP 含量

组别	例数	PTH（ng/L）	PTHrP（pg/ml）	SCr（μmol/L）
正常对照组	30	76.54 ± 5.87	105.85 ± 61.63	66.01 ± 10.66
脾肾气虚组	23	151.68 ± 27.89**	166.66 ± 79.99**	140.29 ± 18.96
脾肾气阴两虚组	25	252.45 ± 41.389**	196.54 ± 48.47**	225.84 ± 46.23
肝肾阴虚组	24	568.48 ± 103.37**	160.01 ± 35.84**	594.28 ± 99.47
阴阳两虚组	20	2030.71 ± 929.59**	219.89 ± 155.78**	1207.65 ± 468.47

注：与正常对照组比较，$^{**}P < 0.01$。

表 3-3-9 结果表明：肾衰竭患者血清 PTH 含量，血浆 PTHrP 含量较正常对照组明显升高（$P < 0.01$），血清 PTH 含量由低向高的中医证型顺序为：脾肾气虚＜脾肾气阴两虚＜肝肾阴虚＜阴阳两虚，以脾肾气虚型血清 PTH 含量最低。血浆 PTHrP 含量升高的中医证型顺序为：肝肾阴虚＜脾肾气虚＜脾肾气阴两虚＜阴阳两虚，以肝肾阴虚型血浆 PTHrP 含量最低。

5. 慢性肾衰竭不同中医证型之间血清 PTH 含量及血浆 PTHrP 含量均数两两比较

见表 3-3-10。

表 3-3-10　慢性肾衰竭不同中医证型之间血清 PTH 含量及血浆 PTHrP 含量均数两两比较

组别	脾肾气虚组	脾肾气阴两虚组	肝肾阴虚组	阴阳两虚组
PTH 均数（ng/L）	151.68	252.45	568.48	2030.7
PTHrP 均数（pg/ml）	166.66	196.54	160.01	219.89
组次	①	②	③	④

血清 PTH 含量均数进行 F 检验：F=5.992，df_1=3，df_2=88 时，5% 界 =2.73，1% 界 =4.04，故 $F > F_{0.01}$，$P < 0.01$，组间差异非常显著，在此基础上进一步进行 q 检验，见表 3-3-11。

表 3-3-11　慢性肾衰竭不同中医证型之间血清

比较组（A 与 B）	差数（XA-XB）	A	q 值	P 值	结论
①与④	1879.03	4	20.64	＜ 0.01	非常显著
①与③	416.83	3	4.67	＜ 0.01	非常显著
①与②	100.77	2	1.11	＞ 0.05	不显著
②与④	1778.26	3	19.54	＜ 0.01	非常显著
②与③	316.03	2	3.48	＜ 0.05	显著
③与④	1462.23	2	16.07	＜ 0.01	非常显著

表 3-3-11 结果表明，除脾肾气虚组和脾肾气阴两虚组血清 PTH 含量无显著差异（$P > 0.05$）外，其余各证型之间血清 PTH 含量差异非常显著（$P < 0.05$ 或 $P < 0.01$）。

三、讨论

1.PTH、PTHrP 与 CRF 的关系

慢性肾衰竭可导致血液中 PTH 升高，升高的 PTH 成为肾衰竭进展的重要原因。在 GFR 为（80~60）mL/min 时，虽然磷排泄正常，由于 1，25-（OH）$_2$-D3 相对或绝对缺乏，出现低钙血症，导致血液中 PTH 水平升高；随着 GFR 下降，血磷排泄减少，发生高磷血症，致低血钙，亦刺激 PTH 水平升高。此外 CRF 时，肾脏清除 PTH 大分子物质的功能下降，导致其血液浓度升高。一旦 PTH 升高，其可成为尿毒症毒素，促使细胞内钙含量增高，引起细胞线粒体功能丧失，导致细胞死亡，使机体广泛受损。PTH 损害肾脏本身，使肾脏与其他组织中的钙降低、磷沉积增

加，造成肾单位进一步损害，这也是肾衰进展的重要原因。PTHrP 分子量比 PTH 大，生物活性比 PTH 广泛，对肾脏的作用与 PTH 有相似之处。总之，在肾衰竭发展过程中，PTH 起重要作用，PTH 升高加重肾功能损害及其他系统的功能障碍。因此，早期诊断、治疗 CRF 继发 PTH 升高至关重要。

本研究表 3-3-5~ 表 3-3-8 结果均表明：血清 PTH 随肾功能损害的加重而逐渐升高。其升高程度与肾衰竭严重程度一致，与文献报道结果相符。表 3-3-8 通过 q 检验显示：肾功能不全代偿期与肾功能不全失代偿期无显著性差异（$P>0.05$）。而其余各期有显著性差异（$P<0.05$），这与 PTH 水平在肾衰早期升高机理与终末期升高机理不完全相同有关。GFR 早期 PTH 升高的主要原因是 1，25-（OH）$_2$-D3 水平低下，接近终末期肾衰竭时，高磷血症成为加重继发性甲状旁腺功能亢进（SHPT）的重要因素。肾功能不全代偿期、失代偿期，两者均属于 CFR 早期，其 PTH 升高的主要原因是 1，25-（OH）$_2$-D3 水平低下，故两者之间差异不显著。

从表 3-3-5~ 表 3-3-7 结果显示，血浆 PTHrP 随肾功能损害加重而逐渐升高（$P<0.01$），血浆 PTHrP 在 CRF 早期即可升高，各期与正常对照组有显著性差异（$P<0.01$）。表 3-3-7 经 F 检验显示 CRF 各期间无显著性差异（$P>0.05$），表明血浆 PTHrP 与血清 PTH 对 CRF 的影响不完全相同。血浆 PTHrP 含量在 CRF 中升高的机理可能是由于 PTHrP 半衰期长且较难分解，故易在体内积聚，导致血中浓度升高，也可能是由于 CRF 时 GFR 下降，致 PTHrP 易在体内潴留所致。

2.PTH、PTHrP 与 CRF 中医证型功能的关系

祖国医学认为肾衰竭病症复杂，与“关格”“虚劳”“隆闭”“腰痛”“肾风”“血证”等均有关系。《证治汇补》说：“关格者既关且格，必小便不通，徒增呕恶，此因浊邪壅塞三焦，正气不得升降，所以关于下而小便闭，格于上而生呕吐，阴阳闭绝，一日即死，最为危候。”对肾衰竭作了描述。

肾衰竭由风热、水湿、湿毒之邪外侵肌腠，内侵脏腑，致使肺、脾、肾功能失常，正虚邪实，寒热错杂，诸症丛生。因肾为先天之本，藏真阴而寓元阳，只宜固藏，不宜泄露，所以肾脏多虚证，故临床按虚证为主将 CRF 分为 4 个证型：脾肾气虚、脾肾气阴两虚、肝肾阴虚、阴阳两虚。

表 3-3-9 结果显示：CRF 各中医证型血清 PTH 含量较正常对照组明显升高（$P<0.01$）。增高的顺序依次为：脾肾气虚、脾肾气阴两虚、肝肾阴虚、阴阳两虚。从中医理论出发，CRF 早期多表现为乏力、易上呼吸道感染、易疲劳等气虚表现。气虚日久，气不统血，致血虚，临床上会出现气阴两虚表现。肝肾精血同源，皆属于阴，若阴伤明显，则会致阴虚或阴虚火旺表现，如皮肤干燥、小便量少色黄等。阴阳互生，阴损及阳，晚期致阴阳两虚，表现为乏力、畏冷、便溏、尿少等较重的症状。血清 PTH 与 CRF 临床表现由轻到重相一致，并与血肌酐升高顺序相一致。其中虽然表 3-3-11 结果显示脾肾气虚与脾肾气阴两虚无显著性差异（$P>0.05$），

但其余各中医证型均有显著性差异（$P < 0.01$），且表 3-3-10 经 F 检验示 CRF 中医证型各组间存在显著性差异（$P < 0.01$），故血清 PTH 可作为 CRF 中医辨证分型的参考指标。

血浆 PTHrP 在 CRF 各中医证型含量较正常对照组明显升高（$P < 0.01$），由低到高的顺序为：肝肾阴虚、脾肾气虚、脾肾气阴两虚、阴阳两虚。祖国医学中关于气虚、阴虚在 CRF 发展中哪个证型表现肾功能损伤更轻，文献报道不一致。有人报道是气虚，有人报道是阴虚。这主要是因为中医辨证分型标准是以症状为主的，而肾功能损伤要结合临床表现及实验室肾功能检查结果综合分析。本研究中，血浆 PTHrP 肝肾阴虚组虽然血肌酐水平比气虚、气阴两虚组高，但因表 3-3-10 F 检验示组间无显著性差异（$P > 0.05$），不能说明肝肾阴虚组肾功能损伤一定比气虚、气阴两虚组重。我们分析原始资料也发现，肝肾阴虚组有些患者 SCr 水平比气虚、气阴两虚组低。由此，我们得出，血浆 PTHrP 不宜作为 CRF 中医辨证分型的参考指标。

（作者：任文英、孙光、杨爱国、王智、郑京、丘余良、吴竞、洪江淮　摘自《中国中西医结合肾病杂志》2001 年 10 期）

狼疮性肾炎血液透析患者突发腹痛、认知障碍 1 例并文献复习

系统性红斑狼疮发展至肾衰竭需要血液透析治疗，在透析过程中患者可出现透析相关并发症，以腹痛为主要表现的狼疮活动较罕见，极易误诊。回顾性分析 2008 年 4 月福建省人民医院收治的 1 例 SLE 血液透析患者并发腹痛、认知障碍的临床资料，报告如下。

一、临床资料

患者，女，46 岁，因 SLE 22 年，狼疮性肾炎致肾衰竭 15 年，维持性血液透析 8 年余，腹胀腹痛 1 个月，加重 5 日，认知障碍 1 日，于 2008 年 5 月 14 日入院。1986 年患者双手指尖出现出血点，全身出现片状紫色皮疹，伴发热，血常规示贫血及血小板减少，尿常规示尿蛋白阳性，给予相应治疗无缓解。此后在北京友谊医院就诊，查抗核抗体（ANA）、抗 dsDNA 抗体、抗 Sm 抗体、抗组蛋白抗体均阳性，皮肤活检病理示符合红斑狼疮皮肤病变，诊断 SLE。给予泼尼松 + 环磷酰胺治疗，病情明显改善。随后泼尼松逐渐减量，1988 年停药，之后未复诊及治疗。1993 年患者因尿少再次住院，诊断急性肾衰竭，给予泼尼松、环磷酰胺及血液透析治疗 1 个月后，病情好转，停止透析及环磷酰胺，继续口服泼尼松治疗，1993 年底停用泼尼松。此后间断服用中药，病情时轻时重。2000 年肾衰竭加重，予维持性血液透析，并口服泼尼松。2008 年 4 月 7 日，患者无明显诱因突然出现腹痛，以左上腹疼痛明显，伴有腹胀，无呕吐。当日到北京友谊医院就诊，查体：左上腹压痛，无反跳痛，无肌紧张，叩诊呈鼓音，肠鸣音无亢进。腹平片示腹部较多肠气，下腹可见小肠气影，2 个气液平面。血淀粉酶 192 IU/L。血常规：白细胞 3.87×10^9/L、血红蛋白 90g/L、血小板 58×10^9/L。初步诊断：腹痛待查（肠梗阻？胰腺炎？）给予抗感

染、解痉、肛管排气、胃肠减压等治疗，腹痛减轻。4月8日、9日、11日复查血淀粉酶分别为142U/L、126U/L、150U/L。患者因腹痛减轻出院，出院后腹痛时轻时重。5月9日，透析过程中患者腹痛加重，全腹胀痛。查体：腹部压痛（+），反跳痛（+），无肌紧张，肠鸣音减弱。透析后急查血常规：白细胞 2.39×10^9/L，血红蛋白65g/L，血小板 39×10^9/L。给予盐酸哌替啶肌注止痛，腹痛仍反复发作。5月14日患者腹痛明显，伴神志模糊、认知障碍，喘憋，收入院。

体格检查：体温37.7℃，脉搏100次/分，呼吸20次/分，血压105/55mmHg。神志模糊，认知障碍，精神差。高枕卧位，贫血貌，颜面及眼睑轻度水肿，结膜苍白，口腔黏膜无溃疡。颈软，无抵抗，颈静脉无怒张。两肺底可闻及少量湿啰音。心界略向左侧扩大，心律齐，心率100次/分，各瓣膜听诊区未闻及杂音。腹部软，全腹压痛、反跳痛明显，无肌紧张，肝脾触诊不满意，叩诊腹部呈鼓音，肠鸣音减弱。双肾区无叩痛。双下肢无水肿。生理反射存在，病理反射未引出。

血常规：白细胞 2.04×10^9/L，中性粒细胞82.1%，淋巴细胞10.5%，血红蛋白48g/L，血小板 23×10^9/L。血沉＞140mm/h。血生化：肌酐314μmol/L，尿素氮5.53mmol/L，白蛋白19g/L，血钠151.4mmol/L，血钾3.9mmol/L，血氯104mmol/L，渗透压301mosm/L，血钙2.17mmol/L，血糖、总胆红素、直接胆红素、间接胆红素均正常，丙氨酸氨基转移酶8U/L，淀粉酶62U/L。铁蛋白＞1500μg/L。乙肝病毒学检查及梅毒血清学检查均阴性。血气分析：pH 7.507，二氧化碳分压38.2mmHg，氧分压64.6mmHg，林准碳酸氢盐29.6mmol/L，碱剩余6.5mmol/L。免疫学检查：IgG 1380mg/L，IgA 170mg/L，IgM 70.5mg/L，补体C3 0.50g/L，补体C4 0.08g/L。抗核抗体1∶640，胞浆，均质。抗dsDNA抗体1∶160（间接免疫荧光法），1∶80（金标法）。抗链球菌溶血素“O”＜25 IU/ml，类风湿因子＜20KU/L，C反应蛋白65.6mg/L。抗中性粒细胞胞浆抗体：胞浆型（C-ANCA）阴性，核周型（P-ANCA）阳性。

胸片示双肺下叶炎症可能性大。心电图示窦性心律，T波低平倒置。腹部B超：①右肾7.7cm×3.2cm，左肾7.8cm×2.8cm，双肾萎缩，双肾囊肿；②脾大伴钙化灶；③肝回声弥漫不均匀，门脉正常上限；④腹水；⑤胆囊壁小结石，胆壁增厚；⑥双侧胸水。腹部及盆腔螺旋CT：①脾大；②双肾较小，多发低密度灶，囊肿可能性大；③盆腔积液；④左下肺实变病灶，炎症可能性大；⑤左侧少量胸腔积液。

初步诊断：系统性红斑狼疮（活动期），狼疮性肾炎；慢性肾功能不全（5期），维持性血液透析治疗中。入院后给予甲泼尼龙40mg/d静脉滴注，输注红细胞，抗生素预防感染，扩血管、利尿、平喘等治疗。6日后患者神志转清，腹痛、喘憋缓解。复查血常规，血红蛋白升至72g/L，血小板下降至 10×10^9/L；血清补体C3、C4明显下降。遂改为用甲泼尼龙500mg静脉冲击治疗，3日后减为甲泼尼龙40mg/d。此后，患者症状消失，血常规及免疫指标好转。

二、讨论

通常情况下，维持性血液透析患者出现腹痛，首先考虑透析相关并发症，血透患者可并发肠梗阻和胰腺炎。肠梗阻多由于慢性便秘、使用铝制剂引起。高龄、电解质紊乱和自主神经病变也可致梗阻。本例患者为中年女性，既往无慢性便秘病史，无铝制剂应用史，但患者腹痛症状及影像检查结果提示肠梗阻可能，是本例延误诊断的原因之一。文献报道，10 年透析患者胰腺炎的发生率为 2.3%，而对照组为 0.5%。淀粉酶通过肾脏排泄，透析患者由于肾功能减退或丧失，可出现持续性淀粉酶升高，但一般不超过正常高限值的 2~3 倍。故通常透析患者只有在淀粉酶、脂肪酶水平超过正常值 2~3 倍，并有典型临床症状时才能诊断胰腺炎。本例腹痛以左上腹明显，伴有腹胀，但血淀粉酶轻度增高，且多次复查无明显变化，因此血透并发胰腺炎的诊断不成立。

复习病史，本例患者的临床过程最终考虑到原发病——SLE 活动。SLE 活动期可同时出现肠梗阻和胰腺炎。SLE 引起的肠梗阻通常为假性肠梗阻，即有肠梗阻症状和体征，但无机械性梗阻证据，极易误诊，甚至有的患者因此进行了不必要的外科手术。发病始动因素是缺乏肠道动力，根本致病原因在于肠道平滑肌、支配肌肉的内脏神经和营养神经肌肉的血管产生了免疫炎症性损伤。主要表现为恶心、呕吐、腹胀、腹痛、腹泻、便秘、体重下降和肠鸣音减弱或消失。盆腔增强 CT 示肠道结构排列紊乱，肠壁增厚，盆腔积液。X 线片可见气液平面。治疗多采用甲泼尼龙冲击，随后应用常规剂量的糖皮质激素。90% 患者对激素治疗反应良好；若治疗效果差，则采用甲泼尼龙冲击加用免疫抑制剂治疗，如环磷酰胺。维持治疗方案包括小剂量激素、环磷酰胺、硫唑嘌呤、羟氯喹、环孢素 A 和吗替麦考酚酯。经过治疗，病情稳定者占 46%，反复发作者占 18%，15 个月内的病死率达 18%，但与肠梗阻直接相关的病死率仅为 4%。本例患者在确诊 SLE 活动、应用甲泼尼龙治疗后，病情获得明显控制。

本例患者的血淀粉酶增高考虑为狼疮活动引起的假性胰腺炎，系胰腺的小血管炎所致。SLE 是一种以免疫复合物沉积于全身各系统的小动脉、毛细血管和小静脉壁内，经过免疫介导的非特异性炎症反应，产生坏死性血管炎为其特征的疾病。这种坏死性血管炎在病变活动期以纤维素样坏死为主要特点，常累及血管内膜下层。腹痛是 SLE 最常见和最严重的消化道并发症。血白细胞数及补体 C3 含量明显降低也支持活动性小血管炎的存在。本例经甲泼尼龙冲击治疗后腹痛消失，血淀粉酶下降至正常，表明患者胰腺炎是由胰腺的小血管炎所致。

总之，SLE 的消化道表现多种多样，如腹痛（占 10% ~20%），胰腺炎（罕见），肠系膜血管炎（罕见），无菌性腹膜炎（罕见），肝大（占 25%），脾大（占 10%）。此外，SLE 还可并发缺血性肠病、肠出血、肠麻痹、肠穿孔等，其致病机制均与狼疮活动性胃肠血管炎有关。认识 SLE 活动期的胃肠道表现，可提高诊断正确率，有助于及时治疗，避免误诊误治。

（作者：任文英、张东亮、刘文虎　摘自《北京医学》2011 年 7 期）

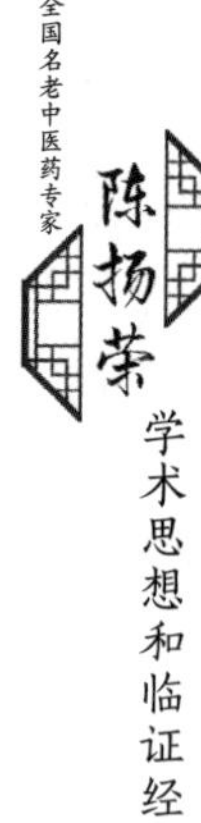

慢性移植物抗宿主病狼疮样小鼠模型肾组织细胞凋亡及Th1/Th2细胞因子的研究

慢性移植物抗宿主病狼疮样小鼠模型病变类似于人类狼疮肾炎，其发病特点是淋巴样增生，产生与系统性红斑狼疮患者相似的自身抗体及严重的免疫复合物介导的肾脏疾病。近来已有大量研究报道LN与细胞凋亡关系密切，并且凋亡调控基因Fas/FasL也参与了发病。辅助T细胞（Th）亚群功能失衡在SLE的发病过程中具有重要作用。Th亚群按其分泌的细胞因子不同分为Th1和Th2。调整Th1/Th2细胞因子平衡在自身免疫病的治疗中有很大的临床应用潜力。本实验选用cGVHD狼疮样小鼠模型，观察肾组织细胞凋亡及Th1/Th2细胞因子在LN发病中的作用。

一、材料与方法

1. 材料

（1）实验动物：6~8周龄雌性DBA/2小鼠和雄性C57BL/6J小鼠，体重15.1±2.3g，购自中国医学科学院动物实验中心。合格证号为：Sc70k11—00—0006。6~8周龄雌性（DBA/2xC57BL/6J）F1（即B6D2F1）杂交鼠20只，体重16±3g，由解放军总医院实验动物中心繁殖。

（2）试剂：① ZK-8005原位细胞凋亡检测原位末端标记法（TUNEL）试剂盒购自北京中山生物技术有限公司。sc-834兔抗FAS-L（N-20）抗体和sc-716兔抗FAS（M-20）抗体购自美国Santa Cruz公司。② Super Script TMRNase H-反转录试剂盒和Trizol试剂购自美国Gibcobrl公司，随机引物由赛百盛公司合成。③ Western blot试剂：辣根过氧化物酶（HRP）标记的羊抗兔IgG、ECL显色系统购自中山公司，PMSF，aprotinin，leupeptin，Micro BCA Protein试剂盒购自Sigma公司。④ IL-2、IL-6 TNF-α 放射免疫分析测定盒由解放军总医院科技开发中心放射免疫研究所提供。大鼠抗小鼠干扰素（IFN）-γ 和IL-4单克隆抗体购自美国Pharmogen公司。

2. 方法

（1）动物模型制备及实验分组：20只B6D2F1代杂交鼠，随机分成两组，正常对照组10只、模型组10只。诱导方法参考文献并略作改良。无菌分离DBA/2小鼠脾脏、胸腺、淋巴结，其比例为3：2：1，在生理盐水中研磨，过孔径150μm和70μm尼龙筛，在显微镜下观察细胞存活状况，细胞存活数高于95%，并计算细胞数量。模型组每只鼠每次取50×10^6个淋巴液活细胞，约0.3mL，于尾静脉注射到（DBA/2×C57BL/6J）F1杂交鼠体内，注射时间分别为0、3、7、10日。对照组给予等体积生理盐水。

（2）标本留取：12周处死小鼠，取出双侧肾脏，一部分肾组织离体后立即置于液氮中，然后保存于-70℃冰箱中，用于提取蛋白和RNA；另一部分肾组织置于10%甲醛中固定，用于制备石蜡切片。

（3）TUNEL 法检测肾组织细胞凋亡：严格按说明书操作，计算平均每个肾小球及肾小管横切面阳性染色核数目，作为其肾小球 TUNEL 阳性积分。

（4）免疫组织化学检测肾组织 Fas 及 FasL 蛋白的表达：采用间接免疫酶组织化学法［过氧化物酶标记的链霉卵白素法（SP）］。按说明书操作，每次染色均设以磷酸盐缓冲液（PBS）代替一抗作空白对照。

（5）Western blot 检测小鼠肾组织 Fas、FasL：取肾组织加裂解液及 aprotinin，leupeptin，进行组织匀浆，再加入 PMSF 后离心，取总蛋白质。Micro BCA Protein Kit 测蛋白浓度，变性后经十二烷基硫酸钠－多丙烯酰胺凝胶电泳（SDS-PAGE），采用电转印方法将凝胶上的蛋白转移至硝酸纤维素膜，然后用牛奶封闭，TBST 洗，加 1 ∶ 100 抗 Fas、FasL 和 actin 抗体室温反应，加 1 ∶ 1000 HRP 标记的二抗室温作用后用 ECL 显色。

（6）反转录－聚合酶链反应（RT-PCR）检测肾组织 Fas、FasL mRNA 水平：利用 Trizol 一步提取法提取肾组织 RNA，以及利用 Super Script ™RNase H- 反转录试剂盒，用随机引物法合成 cDNA 第一链。Fas 引物序列：Upper：5'-ATGATATTAGATAAAATGAT-3'。Lower：5'-ATGATGATAGATAGAT-3'。FasL 引物序列：Upper：5'-AGGGCCGGACCAAAGGAGAC-3'。Lower：5'-GAGGGTGTACTGGGGTTGGCTATT-3'。三磷酸甘油脱氢酶（GAPDH）引物序列：Upper：5'-A-ACGACCCCTTCATTGAC-3'。Lower：5'-TCCACGAC-ATACTCAGCAC-3'。扩增片段分别为：544、294、191 bp。反应体系 30'l，主要成分：cDNA、引物（primer）、H20、dNTP、Mg2a、10xbuffer 和 Tag 酶。反应条件为：94' 预变性 5 分钟，94' 变性 45 秒，退火温度：Fas 52'，FasL 62'，循环次数：Fas 35 次，FasL 30 次，72' 延伸 45 秒，最后于 72' 延伸 7 分钟。以 GAPDH 作为外参照，反应条件除退火温度 68'、循环次数 30 次外，其余条件同 Fas、FasL。聚合酶链反应（PCR）产物于 1% 琼脂糖凝胶电泳后用凝胶分析系统拍照，并进行半定量分析。

（7）采用放射免疫法测定血清细胞因子：IL-2、IL-6 采用平衡法，TNF-α 采用非平衡法。

（8）免疫组织化学方法检测肾组织 IFN-α 和 IL-4：具体操作按说明书。观察切片上所有的肾间质区域，计算其中所浸润的 Th1/Th2 细胞的百分比，然后取所有小鼠所得出的结果计算平均百分比。

（9）RT-PCR 检测肾组织 IFN-α mRNA 和 IL-4mRNA：检测方法同上。引物序列：IFN-α：Upper：5'-ATAGCTGTTTCTGGCTGTTACTG-3'；Lower：5'-1.2.9GCTGATGGCCTGATTGTCTTTC-3'，产物长度为 222 bp；IL-4：Upper：5'-AACACCACAGAGAGTAGCTC-GTCT-3'；Lower：5'-TGGACTCATTCATGGTGCAG-CTTAT-3'。产物长度为 178 bp。

3. 统计学处理

所有计量数据均以（$x \pm s$）表示，组间比较采用方差分析，用 SPSS 11.0 统计软件进行统计分析。

二、结果

1.TUNEL 染色检测小鼠肾组织细胞凋亡

正常对照组肾小球、肾间质均无 TUNEL 染色阳性细胞，模型组肾小球、肾间质 TUNEL 阳性积分分别为 0.13±0.05 及 0.22±0.16。模型组较正常对照组凋亡细胞明显增多，两组有显著性差异（$P < 0.05$），凋亡细胞主要为肾小管上皮细胞、浸润的炎细胞，以及少量系膜细胞。

2. 免疫组织化学检测模型小鼠肾组织 Fas 表达

正常对照组仅有极少量 Fas 表达；模型组肾小管表达较多而肾小球表达较少。表达部位在近端肾小管上皮细胞，肾小球系膜细胞，肾小球和肾小血管周围的炎细胞。见表 3-3-12 及图 3-3-2、图 3-3-3。

表 3-3-12　模型小鼠肾组织 Fas/FasL 表达（阳性面积 / 一个视野的总面积）的影响（$\bar{x}\pm s$）

组别	只数	Fas		FasL	
		肾小球	肾间质	肾小球	肾间质
对照组	10	0.6±0.4	0.55±0.09	0.6±0.4	8±6
模型组	10	7.3±2.0*	10.52±1.05*	0.7±0.5	7±6

注：* 与正常对照组比较 $P < 0.05$。

3. 免疫组织化学检测肾组织 FasL 表达

正常对照组表达部位在近端肾小管上皮细胞，模型组表达部位在肾小球系膜细胞及肾小管上皮细胞。与正常对照组比较，模型组肾小球 FasL 表达较多，而肾小管表达相对较少，但与正常对照组比较无显著性差异（见表 3-3-12 及图 3-3-2、图 3-3-4）。

4.Western blot 检测模型小鼠肾组织 Fas、FasL 蛋白

Fas：正常对照组几乎无 Fas 表达。模型组较对照组明显升高（$P < 0.05$）；FasL：正常对照组表达量较低，模型组与对照组比较无显著性差异（$P > 0.05$），见图 3-3-2。

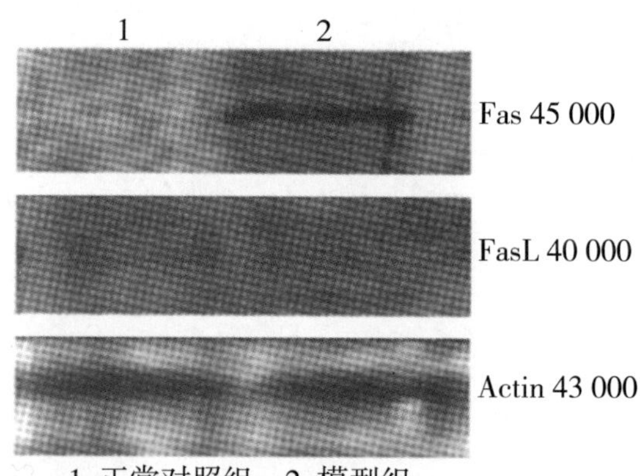

1. 正常对照组；2. 模型组

图 3-3-2　Western blot 检测模型小鼠肾组织 Fas、FasL 蛋白

5.RT-PCR 法检测模型小鼠肾组织 Fas mRNA

与正常对照组比较，模型组 Fas mRNA 的转录水平均增高（$P < 0.05$），见图 3-3-3。

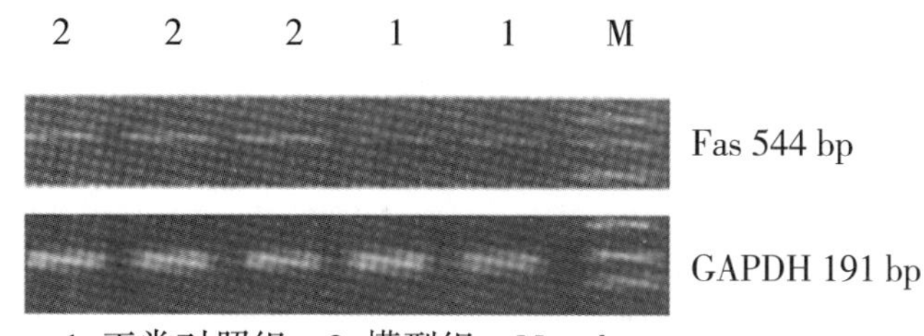

1. 正常对照组；2. 模型组；M.maker

图 3-3-3 RT-PCR 检测模型小鼠肾组织 Fas mRNA

6.RT-PCR 法检测模型小鼠肾组织 FasL mRNA

模型组与对照组比较，FasL mRNA 的转录水平无显著性差异（$P > 0.05$），见图 3-3-4。

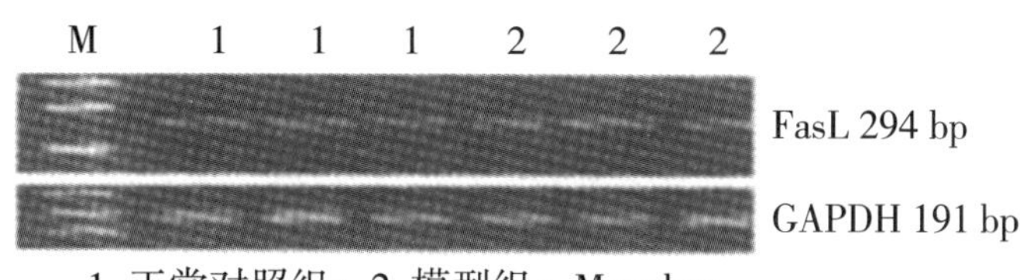

1. 正常对照组；2. 模型组；M.maker

图 3-3-4 RT-PCR 检测模型小鼠肾组织 FasL mRNA

7. 放射免疫法检测模型小鼠血清 IL-2、IL-6 和 TNF- 含量

与对照组比较，模型组血清 IL-2 含量明显降低，TNF-α、IL-6 含量明显升高（$P < 0.05$ 或 $P < 0.01$），见表 3-3-13。

表 3-3-13 模型小鼠血清 IL-2、IL-6 和 TNF-α 含量的影响（$\bar{x} \pm s$）

组别	只数	IL-2（ng/mL）	IL-6（pg/mL）	TNF-α（ng/mL）
对照组	10	3.6 ± 0.3	70 ± 15	0.362 ± 0.013
模型组	10	3.1 ± 0.4*	117 ± 21**	2.581 ± 0.121**

注：与对照组比较 *$P < 0.01$，**$P < 0.05$。

8. 免疫组织化学检测肾组织 IFN-γ 和 IL-4 表达

在正常对照组小鼠肾组织中，未见炎性细胞浸润，几乎检测不到 IFN-γ 和 IL-4 阳性染色的细胞；在 12 周模型小鼠肾组织切片中，于血管周围区域浸润的炎性细胞中可见 IFN-γ 和 IL-4 染色阳性的细胞，图像分析 IFN-γ 阳性细胞和 IL-4 阳性细胞的含量，结果显示模型组较对照组明显升高，且 IFN-γ/IL-4 比值明显低于对照组，提示 Th2 细胞表达占优势（见表 3-3-14 及图 3-3-5）。

表 3-3-14　模型小鼠肾组织 IFN-γ 和 IL-4 表达的影响（$\bar{x} \pm s$）

组别	只数	IFN-γ	IL-4	IFN-γ/IL-4
对照组	10	1.3 ± 0.7	1.9 ± 0.5	0.68 ± 0.05
模型组	10	21.2 ± 7.2**	44.1 ± 9.8**	0.48 ± 0.07*

注：与对照组比较 *$P < 0.01$，**$P < 0.05$。

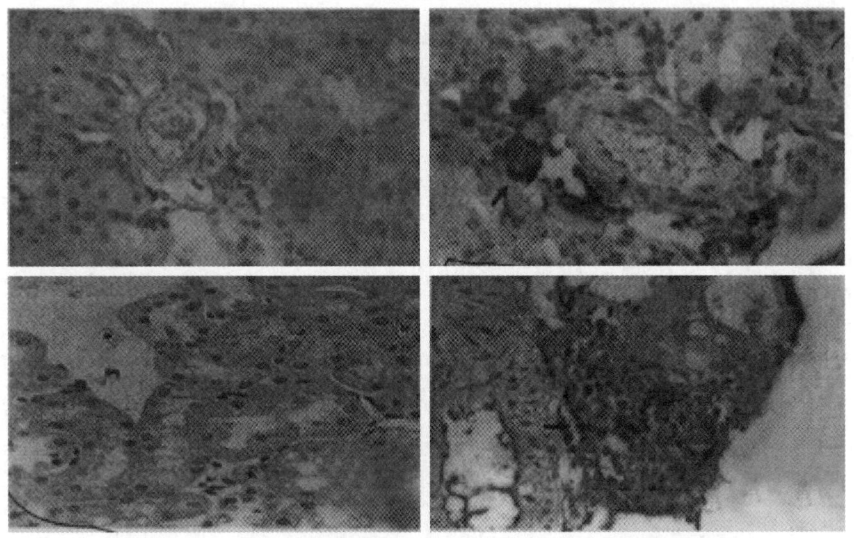

图 3-3-5　模型小鼠肾组织 IFN-γ 和 IL-4 表达的影响

9.RT-PCR 法检测模型小鼠肾组织 IFN-γ mRNA 和 IL-4 mRNA

模型组 IFN-γ mRNA 转录水平较正常对照组无显著性差异（$P > 0.05$）；模型组 IL-4 mRNA 较正常对照组增加，有显著性差异（$P < 0.05$），见图 3-3-6。

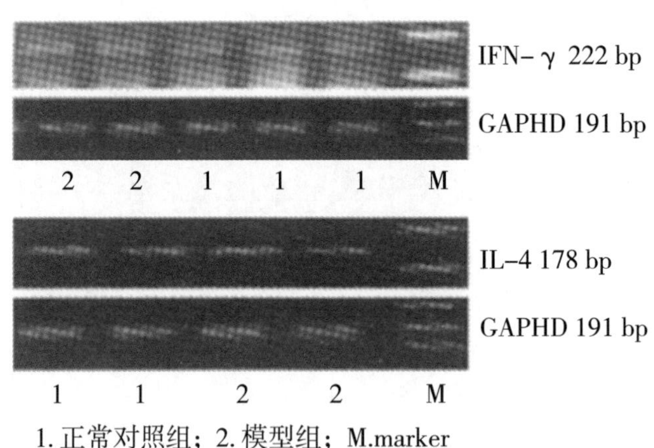

1. 正常对照组；2. 模型组；M.marker

图 3-3-6　模型小鼠肾组织 IFN-γ 和 IL-4 mRNA

三、讨论

研究证实肾小球系膜细胞增生及炎细胞浸润均参与了 LN 的发生发展。炎细胞刺激系膜细胞增生，系膜细胞持续增生，细胞外基质增多、积聚，最终导致肾小球硬化。故在疾病发展过程中，若通过凋亡的方式使肾组织中增生的系膜细胞及侵入的炎细胞及时清除，则肾组织的结构和功能得以恢复，反之，肾小球及肾小管间质结构严重破坏。

本实验结果显示cGVHD狼疮小鼠模型与细胞凋亡关系密切。在cGVHD模型组肾组织细胞凋亡较正常对照组明显增高，且凋亡细胞主要在肾小管上皮细胞及浸润的炎细胞。有文献报道在LN患者肾小球系膜区、肾间质及肾组织浸润细胞，均可见散在的凋亡小体，本实验结果与其报道一致，表明肾组织细胞凋亡异常参与了cGVHD狼疮小鼠的发病。

Fas属TNF和NGF受体家族。在正常情况下，人表皮基底细胞、皮脂腺、肾脏的近曲小管和集合管、肾上腺皮质、小肠和结肠的上皮细胞、肝脏及肺均可表达Fas受体。FasL属TNF家族成员，主要表达于某些活化淋巴细胞表面，尤其在激活的T细胞表面表达明显增多。FasL与靶细胞的Fas结合，能启动靶细胞凋亡的信号转导，使之进入凋亡过程。

实验结果发现正常对照组肾脏仅有极少量的Fas抗原表达，免疫组织化学显示FasL主要表达部位在近端肾小管上皮。FasL诱导的凋亡不是所有FasL表达细胞均能杀死FasL敏感细胞。FasL必须与Fas结合才能诱导凋亡，并与浓度密切相关。高浓度的FasL（100ng/ml）诱导凋亡，低浓度的FasL不能诱导凋亡。正常肾小管表达的FasL浓度低，故不能诱导细胞凋亡。另外，我们的研究结果显示正常对照组几乎没有Fas表达，FasL不能与Fas结合，故不能诱导正常肾组织细胞凋亡。RT-PCR结果显示，正常对照组Fas与FasL mRNA转录水平较低，与文献报道一致。

本实验结果显示，模型组Fas抗原表达部位在近端肾小管上皮细胞、肾小球系膜细胞、肾小球和肾小管及肾小血管周围的炎细胞。肾小球的Fas表达较少，而肾间质的Fas表达较多，且Western blot结果显示cGVHD小鼠Fas抗原表达较正常对照组高，模型组Fas mRNA水平较正常对照组表达也增高。研究表明，肾缺血再灌注后，Fas、FasL在肾小管上皮细胞表达明显增加，在肾间质纤维化模型，肾间质Fas表达阳性率递增，肾间质凋亡细胞亦逐渐增加，与本实验模型组肾间质的Fas表达较多相一致。FasL检测结果显示，cGVHD模型小鼠的FasL表达部位在肾小球系膜细胞，肾小球系膜区及肾小管上皮细胞。但在蛋白水平上，FasL表达量较对照组低，与文献报道狼疮小鼠FasL表达增高不一致。文献报道，cGVHD模型小鼠与LN病人和其他狼疮小鼠不同，其mRNA水平表达规律不一致，其FasL mRNA水平表达与正常对照组无显著性差异。但未见蛋白水平的报道。我们检测FasL蛋白表达低，可能与其mRNA表达较LN病人和其他狼疮小鼠低有关。

模型组肾脏的FasL表达，肾小球系膜细胞表达较多，而肾小管上皮细胞表达较少；Fas阳性的细胞则相反，在肾小球表达较少，在肾小管上皮表达较多，FasL与Fas结合后，仅诱导少量细胞出现凋亡。

LN Th1、Th2占优势尚无定论。Takahashi等认为SLE免疫紊乱与细胞因子有关：疾病早期，是Th1细胞因子发挥作用，一旦T细胞被自身抗原激活，就产生自身抗体并累及终末器官，同时，IFN-γ诱导单核细胞活化，产生前炎症因子IL-1、TNF-α，而且单核细胞也分泌IL-6、

IL-10，促进B细胞分化，产生大量自身抗体，病情进一步发展。也许不同刺激物作用于不同的抗原递呈细胞，可使不同的细胞因子释放，而影响Th细胞亚群平衡。如单核巨噬细胞持续释放IL-12可能导致Th0细胞向Th1分化，抑制向Th2分化；而单核巨噬细胞持续释放IL-10可能导致Th0细胞向Th2分化；由此提示我们更多地关注单核细胞来源的细胞因子，将有助于阐释细胞因子在SLE或LN发病机制中的诱导性与效应性角色。

关于cGVHD狼疮小鼠细胞因子的研究有大量报道，目前已在蛋白水平上证明Th2细胞因子占优势。有人研究C57BL/6诱导Th2型反应，DBA/2诱导Th1型反应，这与C57BL/6诱导急性移植物抗宿主病，DBA/2诱导慢性移植物抗宿主病有关。因为Th2型反应，引起IL-4分泌过多，导致IgE产生失控，出现I型超敏反应。Th1型反应，引起IFN-γ分泌过多，可抑制淋巴细胞，尤其Th2细胞，抑制其IgE的转换和FcsR表达，从而抑制I型超敏反应的发生。

本实验应用放射免疫法检测了外周血IL-2、IL-6和TNF-α的含量。IL-2主要由CD4+及少量CD8+T细胞产生，参与免疫应答和免疫调节。IL-6主要由单核巨噬细胞、血管内皮细胞等产生，参与T细胞活化，促进B细胞增生、分化和成熟，诱导抗体产生IL-6（前炎症因子）。IL-6和TNF-α可增加IL-6 mRNA的表达。本实验结果显示，细胞因子IL-6、TNF-α均增高，与Robak等报道的SLE患者血清IL-6、IFN-γ、TNF-α上升的报道一致。在LN患者，外周血IL-2降低，IL-6、TNF-α升高，与本实验结果一致。表明在cGVHD狼疮小鼠T细胞分泌的细胞因子及炎症因子参与了发病。

IL-4主要由Th2分泌，IFN-γ主要由Th1分泌。实验结果显示，在对照组小鼠肾组织中，几乎检测不到IFN-γ和IL-4阳性染色的细胞，我们的结果与Hirokazu等报道IL-4阳性细胞在正常对照肾组织没有表达一致。在12周模型小鼠肾组织切片中，于血管周围区域和肾小管周围浸润的炎性细胞和肾小球毛细血管袢中可见IFN-γ和IL-4阳性染色的细胞，模型组比正常对照组阳性细胞明显升高，且IFN-γ与IL-4比值明显降低，提示Th2细胞表达占优势。

关于Th1/Th2基因水平的研究，大部分文献报道cGVHD狼疮小鼠以Th2占优势为主。RT-PCR研究结果显示：模型组IFN-γ较正常对照组无显著性差异；模型组IL-4较正常对照组是升高的，有显著性差异；也是Th2细胞因子占优势的表现。检测结果IFN-γ较正常对照组无显著性差异，与文献一致。

由此可见，细胞凋亡及Th1/Th2分泌的细胞因子的异常参与了cGVHD狼疮小鼠的发病。

（作者：任文英、陈香美、王新高、邱全瑛、陈扬荣、师锁柱、王兆霞、尹忠　摘自《中华风湿病学杂志》2004年11期）

慢性移植物抗宿主病狼疮样小鼠模型的诱导

系统性红斑狼疮是严重危害人类健康的自身免疫性疾病。其发病机制尚不明确，为深入探讨其发病机理及防治方法，选择合适的动物模型至关重要。既往常用的自发狼疮小鼠模型，如NZB NZW、MRL、BXSB等，这些小鼠可自发发展为SLE，但存在耗时长（20周），不易受实验条件控制等缺点。而慢性移植物抗宿主病狼疮样小鼠模型是国际公认的狼疮小鼠模型，可通过实验诱导，实验条件易控制；并且发病早，诱导后12周就可出现典型的肾脏病理改变，其病变类似人类狼疮肾炎的典型表现，特别适合狼疮肾炎的研究。本实验室参照Bergjk报道的方法成功诱导了此模型，现将结果报道如下。

一、材料和方法

1. 材料

（1）实验动物：6~8周龄雌性DBA/2小鼠60只和雄性C57BL/6J小鼠20只，体重15±2g，购自中国医学科学院动物实验中心。合格证号为：Sc70k11-00-0006。6~8周龄雌性（DBA/2×C57 BL/6J）F1（即B6D2F1）杂交鼠92只，体重16±3g，由解放军总医院实验动物中心繁殖，其中雄性、雌性小鼠各46只。

（2）试剂：自身抗体dsDNA试剂盒由德国欧蒙医学实验诊断有限公司提供。兔抗小鼠FITC-IgG，FITC-IgM和FITC-C3购自美国Sigma公司。

2. 方法

（1）cGVHD狼疮样小鼠诱导方法：92只F1代杂交鼠，随机分成2组，正常对照组36只，模型组48只，雌雄各半。诱导方法参考文献并略作改良，无菌分离DBA 2小鼠脾脏、胸腺、淋巴结，其比例为3∶2∶1，在生理盐水中研磨，过150μm和70μm尼龙筛，在显微镜下观察细胞存活状况，并计算细胞数量。模型组每只鼠每次取50×10^6个淋巴液活细胞，从尾静脉注射到（DBA/2×C57BL/6J）F1杂交鼠体内，注射时间分别为0、3、7和10日。对照组给予等体积生理盐水。

（2）标本采集及检测。①尿标本：分别于第1次注射前（0周）和注射后2、4、8、10和12周采用反射排尿法收集小鼠尿标本。用考马斯亮蓝法检测尿蛋白浓度，简述为：尿蛋白浓度用722分光光度仪（上海第三分析仪器厂）检测，在595 nm波长下分别读取吸光度值并绘制标准曲线，然后根据标准曲线计算出尿蛋白的含量。参照中山医科大学的方法，尿蛋白浓度0.1~1g/L为（+）~（++），定义为阳性。②血标本：于各时间点在正常组和模型组中各随机取6只鼠，断颈处死采集血，一部分用7150自动生化分析仪测定血肌酐（SCr）、尿素氮、胆固醇、三酰甘油、白蛋白等指标。另一部分用间接免疫荧光法检测自身抗体dsDNA，用荧光显微镜观察，基质是绿蝇短膜虫，采用滴度平板技术，阳性结果动基体可见清晰的均质型、部分环状的荧光，结果判定为 1 ：10 稀释无反应为阴性，大于 1 ：10 或更高滴度为阳性。③肾脏组织标本留取：取出双侧肾脏，分为 3 部分，一部分肾组织离体后立即置于液氮中，然后保存于 -70℃冰箱中留做制备冰冻切片用；第二部分肾组织置于 10% 甲醛中固定 48 小时，用于制备石蜡切片。另切取 $1mm^3$ 肾皮质置于 2.5% 戊二醛中固定，用于制备电镜切片。

3. 肾组织病理观察

（1）光镜：大鼠肾组织经 10% 甲醛固定后行石蜡包埋，3μm 石蜡组织切片经 PAS、Masson、PAM 染色光镜下观察肾小球病变、肾小管间质病变。根据小鼠的肾小球病变，肾小管间质病变及小血管病变的轻、中、重度改变进行半定量分级 0~（+++），具体标准如下。

肾小球病变：按照病变的严重程度与病变范围进行 0~（+++）的半定量分级。0，即没有肾小球的病变；（+），即系膜细胞轻度增殖，系膜区增宽；（++），即肾小球细胞数中度增多，有球囊粘连与节段硬化；（+++），即肾小球细胞数明显增多、出现新月体或者接近全球硬化。

肾小管间质病变：0，即基本正常；（+），即轻度小管变性、扩张，未见间质纤维化及炎细胞浸润；（++），即小管萎缩，间质散在炎细胞浸润或者纤维化小于 50%；（+++），即弥漫的炎细胞浸润、小管萎缩或间质纤维化的面积不小于 50%。

小血管病变：0，即无病变；（+），即血管壁基本正常或轻度增厚，散在炎细胞浸润；（++），即血管壁中度增厚，可见纤维蛋白沉积，管腔明显狭窄，大量的炎细胞浸润；（+++），即血管壁明显增厚，大量纤维蛋白沉积，管腔明显狭窄，大量的炎细胞浸润。

记数连续不重叠的 20 个 200 倍视野中的数值，取其平均值来比较每例切片中肾小球、肾小管间质区域病变的程度。

（2）免疫荧光：冰冻切片 5μm 厚，观察 IgG、IgM、补体 C3 免疫荧光。

（3）电镜：2.5% 戊二醛中固定，用电镜观察肾小球沉积物及基底膜改变。

4. 统计学处理

数据资料用（$\bar{x} \pm s$）表示，用 SPSS 11.0 软件处理，成组资料采用方差分析和 t 检验，计数资料采用精确概率 F 检验。

二、结果

1. 一般情况

模型组小鼠从第 4 周开始活动度减少，第 8 周体重开始增加，毛发略暗，大部分鼠出现皮下水肿，部分鼠出现大量腹水，有的鼠出现抽搐样表现。第 10 周腹部明显增大，行动较迟缓，毛发无光泽。处死观察：打开腹腔流出大量澄清腹水，脾脏、肾脏明显增大，肾脏苍白，分离血清呈乳糜样，对照小鼠无上述表现。10 周时，有 1 只小鼠死亡，12 周病情加重，有 2 只小鼠分别于12周死亡。模型小鼠与对照小鼠的存活率分别为94.75%、100.00%。小鼠成模率为96.00%，未成模小鼠均为雄性。

2. 尿蛋白浓度

模型组尿蛋白浓度从第2周开始上升，各时间点较对照组明显升高（$P<0.05$，$P<0.01$），对照组和模型组0、2、4、8、10、12周的尿蛋白浓度（g/L）分别为0.04±0.01，0.06±0.01，0.07±0.01，0.1±0.03，0.20±0.04，0.30±0.05和0.0 5±0.04，0.13±0.12，0.54±0.09，0.79±0.10，0.83±0.39，1.56±0.09。见图3-3-7。

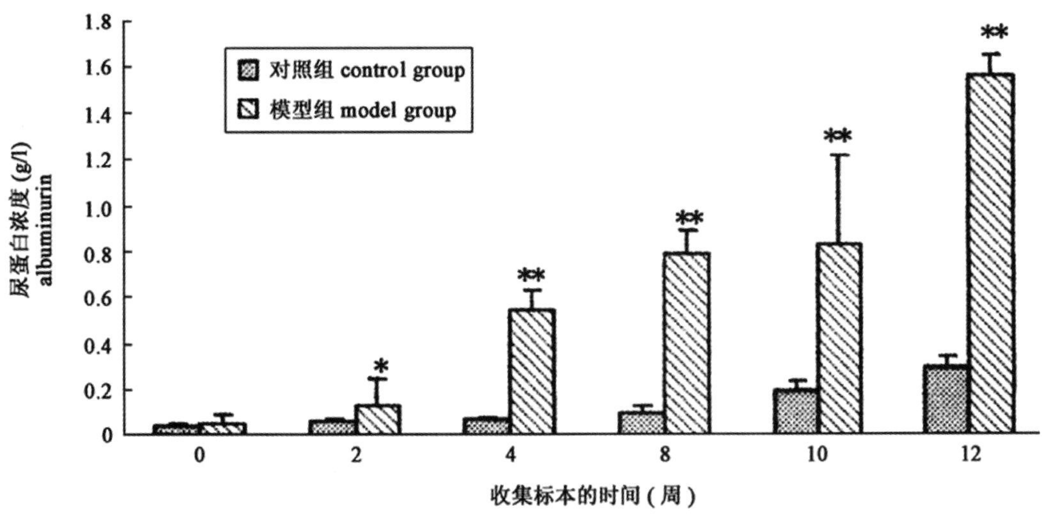

图3-3-7 cGVHD小鼠各时间点对照组和模型组尿蛋白浓度（g/L）比较（$\bar{x}\pm s$，n=6）

（注：与对照组比较 *$P<0.05$，**$P<0.01$）

3. 血生化指标

第4周血生化指标出现改变，血肌酐、尿素氮、胆固醇明显升高（$P<0.05$），白蛋白降低，三酰甘油升高，但无显著性差异（$P>0.05$），到第8周血生化指标白蛋白减少（$P<0.05$）其余均明显升高（$P<0.05$，$P<0.01$）；第12周白蛋白减少（$P<0.01$），血肌酐、尿素氮、胆固醇、三酰甘油升高（$P<0.05$，$P<0.01$）。见表3-3-15。

表3-3-15 模型小鼠4、8、12周血生化指标测试值（$x\pm s$，n=6）

时间（周）	组别	尿素氮（mmol/L）	血肌酐（μmol/L）	白蛋白（g/L）	胆固醇（mmol/L）	三酰甘油（mmol/L）
4	对照组	9.09±0.24	36.30±0.83	32.20±0.65	1.87±0.20	0.46±0.01
	模型组	11.58±2.00*	45.64±7.38*	31.50±3.68	2.19±0.20*	0.58±0.12
8	对照组	9.83±0.98	37.95±1.34	31.25±0.99	1.16±0.24	0.72±0.17
	模型组	14.67±7.77**	51.4±7.30**	28.50±0.13**	2.21±0.28*	0.97±0.34*
12	对照组	12.54±0.65	43.53±0.53	34.25±1.03	1.21±0.53	0.79±0.23
	模型组	35.96±13.92**	125.87± 70.38**	21.90±5.07**	7.61±1.74**	3.60±1.89**

注：与对照组比较，*$P<0.05$，**$P<0.01$。

4. 抗 dsDNA 抗体

诱导后 2 周抗 dsDNA 抗体开始出现阳性，第 4 周与第 2 周相比无显著性差异（$P > 0.05$），第 8、10 和 12 周与第 2 周相比抗体滴度明显升高（$P < 0.01$），对照组未见阳性。见表 3-3-16。

表 3-3-16　模型鼠各时间点抗 dsDNA 抗体的阳性数（n=6）

组别	时间（周）	1 ∶ 10	1 ∶ 20	1 ∶ 30	1 ∶ 40
对照组	12	0	0	0	0
	4	0	0	0	
	4	4	2	0	0
模型组	8	6	4	2	0^{**}
2	10	6	6	4	2^{**}
	12	6	6	2	4^{**}

注：与第 2 周比较，$^{**}P < 0.01$。

5. 肾脏病理

（1）光镜：PAS 结果示 4 周时出现轻度系膜增生，肾间质无明显改变。8 周时出现大量蛋白管型，系膜细胞中度增生；10 周时，肾小球系膜细胞重度增生，内皮下大量嗜复红物质沉积，部分肾小球有白金耳样改变，球囊粘连，肾间质大量炎细胞浸润和肾小管大量蛋白管型；12 周较 10 周病理改变重，系膜细胞中至重度增殖，伴节段或球性肾小球硬化。小血管病变较轻，正常对照组无上述改变。PAM 结果示肾小球局灶或弥漫硬化，肾小球内可见纤维素样坏死，有的肾小球基底膜有钉突表现。见表 3-3-17。

表 3-3-17　模型鼠诱导后第 12 周肾脏病理改变数

分组	只数	肾小球病变				肾小管间质病变				肾小血管病变			
		0	+	++	+++	0	+	++	+++	0	+	++	+++
对照组	6	6	0	0	0	6	0	0	0	6	0	0	0
模型组	6	0	1	2	3^{**}	1	3	1	1^{*}	4	1	1	0

注：与对照组比较，$^{*}P < 0.05$，$^{**}P < 0.01$。

（2）免疫荧光：8 周时，IgG、IgM、补体 C3 沿肾小球毛细血管壁有少量沉积（+）；12 周时，IgG 沿肾小球毛细血管壁有大量沉积（+++），IgM、补体 C3 沿包曼囊和系膜区大量沉积（+++）；正常对照组无沉积。

模型组可见肾小球内皮下大量免疫复合物沉积，系膜细胞增生，基底膜增厚，肾小管大量蛋白管型，间质炎细胞浸润。

三、讨论

慢性移植物抗宿主病（cGVHD）小鼠模型自1968年问世，其发病特点是淋巴样增生，产生与SLE患者相似的自身抗体，及严重的免疫复合物介导的肾脏疾病。该模型具有性别相关性，雌性小鼠更适合做模型。

cGVHD是将亲代淋巴细胞移植给F1杂交鼠而诱导，发病机理为MHC类部分不相容，本模型母鼠（DBA 2）的基因型为$H-2^d$，父鼠（C57BL/6或C57BL/10等）的基因型为$H-2^b$，杂交后F1小鼠的基因型是$H2^{d/b}$，其MHC类部分相同。供体DBA 2鼠缺少抗F1T细胞的同种异体的细胞毒性CD8+T细胞，MHC-Ⅰ类CD8+T细胞没有活性，伴随INF-γ含量下降，及CTL细胞减少；供体抗同种异体MHC-Ⅱ类CD4+T细胞激活受体B细胞，导致F1小鼠B细胞大量增殖，产生自身抗体，出现SLE样表现。然而当C57BL/6或C57BL/10鼠的淋巴细胞输入F1鼠体内时，CD8+T细胞有活性，CD4+T细胞无活性，发生急性致命性移植抗宿主病反应（aGVHD）。Via等研究DBA/2鼠与C57BL/6脾细胞相比，CD8+T细胞少2倍，具有抗B6D2F1特异的CTL细胞少9倍。因此，DBA 2鼠缺少适当数量的Lyt2+T（CD8+T）细胞和细胞毒性T（CTL）细胞是引起cGVHD的决定因素。

此外，Sutmuller等研究非MHC基因也参与了发病，非MHC基因通过影响自身抗体的产生而导致免疫复合物肾小球肾炎的发病。疾病早期阶段出现的抗基底膜抗体是发展为球性肾小球肾炎和肾小球硬化的决定因素。

国外多采用C57BL/10与DBA/2的F1小鼠制作模型，用无菌的RPMI1640液制成单细胞悬液注射，经微孔筛过滤后，将过滤后的混合液注射到小鼠体内。目前国内尚无C57BL/10小鼠，我们选用其同一家系的C57BL/6与DBA/2的F1小鼠制作模型，鼠源丰富；用无菌的生理盐水制成单细胞悬液注射，生理盐水较RPMI1640液配制简单，又可降低实验成本。

我们实验结果显示，模型小鼠在诱导后2周开始出现蛋白尿，同时有自身抗体产生，4周血生化指标出现改变，尿素氮、血肌酐、血脂轻度升高。8周血生化指标变化明显，白蛋白和总蛋白升高，到12周后白蛋白和总蛋白减少。肾脏病理4周开始出现轻度系膜增殖，8周加重，系膜中度增殖，肾间质炎细胞浸润，肾小管大量蛋白管型。12周肾小球系膜中到重度增殖，内皮下大量免疫复合物，局灶或弥漫肾小球硬化，出现类似人类Ⅵ型狼疮肾炎表现。免疫荧光IgG、补体C3、IgM在8周时为（+），12周免疫荧光为（+++），电镜表现为内皮下大量沉积物，与国外报道的模型发病规律一致，表明用我们略加改良后的方法诱导的模型是成功的。另外本实验发现雌性小鼠更易发病，提示雌性小鼠更适合该模型的制作，与文献报道一致。

结果显示，模型小鼠蛋白尿随诱导时间的增加而逐渐增高，小鼠早期出现蛋白尿与高死亡率有关，随蛋白尿增加死亡率增加。模型鼠出现抗dsDNA抗体，2周与4周无差异，第8周开始，各组差异显著，但滴度较低，最高1 ∶ 40。Van等报道这种模型鼠产生抗dsDNA抗体及其

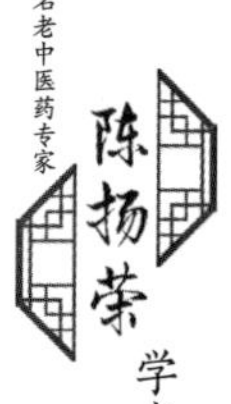

他尚不知道的抗核抗体（ANA），但不出现抗 Sm 或抗 P 抗体，并且这些抗体的滴度较 MRL/lpr 或 NZB/W 鼠低，因此推测高亲和力的抗 dsDNA 抗体及抗 Sm 或抗 P 抗体可在循环中出现，但可能并不引起肾炎的发展。

模型小鼠第 4 周，白蛋白降低不明显，8 周白蛋白明显减少，这与大量蛋白尿丢失有关。血肌酐、尿素氮从第 4 周升高，提示第 4 周已有肾功能损伤。

Bruun 等报道，小鼠诱导后 12~14 周，肾脏出现肾小球系膜节段、弥漫增生及膜性肾小球肾炎，严重者出现球性肾小球硬化。多数小鼠显示增生型的肾小球病变，还表现为慢性间质性肾炎，浸润细胞主要由 T 细胞和巨噬细胞组成。我们诱导的模型 12 周时上述这些病变均可见到，但主要为弥漫增生性肾小球肾炎，类似人类狼疮性肾炎Ⅳ型及Ⅳ型伴节段肾小球基底膜钉突形成。

其中肾小球基底膜钉突的产生是由于抗体直接抗二肽肽酶Ⅳ和层黏连蛋白起了重要作用。二肽肽酶Ⅳ是肾小球上皮细胞的黏附分子，抗肾小球基底膜抗体结合直接抗上皮细胞抗原的抗体，如二肽肽酶Ⅳ，使上皮下电子致密物增厚，激惹肾小球基底膜不规则增厚，钉突形成，最终肾小球硬化。另外，肾小球基底膜钉突的产生与其自身免疫病的发病机理有关，Rose-Marie 等比较 cGVHD 狼疮小鼠与 MRL/lpr 小鼠时发现，表现为弥漫增生性肾小球肾炎的 MRL/lpr 小鼠洗脱液中的抗 DNA 抗体，比表现为Ⅳ型伴节段肾小球基底膜钉突形成的 cGVHD 狼疮小鼠洗脱液中的抗 DNA 抗体具有高亲和力。

cGVHD 狼疮小鼠的诱导，除了应用雌性 DBA 2 与雌性（C57BL/10 或 C57BL/6×DBA/2）F1 小鼠外，也有应用雌性 BALB/c 与雌性（C57BL/6×BALB/c）F1 小鼠，雌性 BALB.D2 小鼠与雌性（C57 BL×BALB.D2）F1 小鼠，但后两者不能发展为肾小球硬化。进一步研究发现，诱导后的（C57BL/10 或 C57BL/6×DBA/2）F1 小鼠有 CD11α 阳性细胞，CD11α 阳性细胞是 CD45 阳性细胞（白细胞）和 MHC-2 阳性细胞，而其他两种鼠无此现象，考虑 CD11α 阳性细胞可能与肾小球硬化有关，并有用抗 CD11α 和抗 CD45 单克隆抗体治愈 cGVHD 小鼠的报道。

用我们略加改良的方法诱导的狼疮小鼠模型具有复制简便、经济、快速、病变典型等优点，值得推广。

（作者：任文英、陈香美、邱全瑛、陈扬荣、王新高、师锁柱、王兆霞　摘自《中国比较医学杂志》2004 年 4 期）

第四节

吴竞学术传承

吴竞，男，福建中医药大学附属人民医院肾内科主任、主任医师、硕士生导师；全国第三批名老中医药专家学术继承人，现担任中国民族医药学会肾病分会副会长、中华中医药学会肾病分会常委、中华中医药学会内科专业委员会委员、福建省中西医结合学会肾病分会主任委员、福建省中医药学会内科专业委员会副主任委员、福建省医学会肾脏病分会常委、福建省血液透析质控中心委员等职，从事临床、科、教、研工作30余年，能熟练应用中西医手段诊治各种常见原发及继发的肾脏疾病、疑难杂症，尿毒症血液透析。主编专著一部，发表文章30余篇，获中华中医药学会、中国中西医结合学会科技成果三等奖两项、福建省医学会科技成果奖二等奖一项，主研省厅级课题10余项，参研课题20余项。

相关论文：

肾复汤对慢性肾炎患者血清氧化低密度脂蛋白的影响

慢性肾炎为临床上的常见病和多发病，其最终可发展为慢性肾衰竭，严重影响患者的健康。随着科学技术的发展，研究的深入，脂质代谢对肾小球疾病的影响越来越受到重视。目前认为，脂质是进行性肾损伤的重要调节因子，其不仅可加重其他病因引起的肾脏病变，而且还可以直接造成肾脏损伤，其对系膜细胞、细胞外基质、细胞因子等都产生很大影响，从而使肾脏出现进行性损伤，最终导致纤维化及硬化。脂蛋白主要通过受体与非受体途径，促使Ⅳ型胶原合成增加，在肾小球硬化的发生发展中起着重要的作用。氧化低密度脂蛋白对Ⅳ型胶原组织的表达具有刺激作用。有研究发现氧化型低密度脂蛋白（ox-LDL）能明显诱导肾小球系膜细胞合成分泌Ⅳ型胶原蛋白增加，而ox-LDL与系膜细胞上的清道夫受体结合，进入细胞内，最终导致泡沫细胞形成，泡沫细胞产生一系列介质引起组织损伤。

一、资料与方法

1. 一般资料

选取福建省人民医院和福州总医院门诊、住院的慢性肾炎患者60例，随机分为治疗组和对照组各30例。治疗组中，男17例，女13例；年龄45~70（48.53±12.03）岁；对照组中，男19例，女11例；年龄40~70（46.33±11.22）岁。两组一般资料比较无显著性差异（$P>0.05$），具有可比性。

2. 诊断标准

慢性肾炎诊断标准：①起病缓慢，病情迁延，临床表现可轻可重，或时轻时重，随着病情发展，可有肾功能减退、贫血、电解质紊乱等情况出现。②可有水肿、高血压、蛋白尿、血尿及管型尿等表现中的一种或数种，临床表现多种多样，有时可伴有肾病综合征或重度高血压。③病程中可有肾炎急性发作，常因感染诱发，发作时有类似急性肾炎之表现，有些患者可自动缓解，有些患者出现病情加重。

中医痰瘀互结证辨证标准：主症为面色黧黑或晦暗、肢体困重；次症为腰痛固定或呈刺痛、恶心或呕吐、纳呆、口中黏腻，舌色紫暗或有瘀点、瘀斑，苔腻脉滑。

3. 病例纳入标准

①符合上述诊断标准且伴有高脂血症的原发性慢性肾炎者；② 24小时尿蛋白定量在0.35~3.5g之间，胆固醇大于5.2 mmol/L和（或）三酰甘油大于1.8 mmol/L。③辨证符合痰瘀互结证者。

4. 病例排除标准

①继发性肾小球肾炎；②慢性肾盂肾炎；③肌酐不小于176μmol/L；④凡实验前使用降脂药及抗氧化药物者；⑤患有严重心、肝、脾、肺疾病，精神病的患者；⑥妊娠或哺乳期女性、过敏体质者及对本研究所用药物过敏的患者；⑦不符合纳入标准，未按规定用药，无法判断疗效，或疗效资料不全等影响疗效安全性判断者。

5. 治疗方法

两组均给予西医对症治疗。具体方法如下：①首选予血管紧张素转化酶抑制剂（ACEI），或血管紧张素Ⅱ受体拮抗剂（ARB），合并高血压者可选用钙通道阻滞剂（CCB）或者β受体阻滞剂，使血压控制在135/85mmHg（1mmHg=0.133kPa）以下。②抗血小板聚集：双嘧达莫150~200 mg/d分次服用（从小量开始，逐渐加大）。治疗组在对照组的治疗基础上加用肾复汤（主要成分为：瓜蒌15g，陈皮6g，姜半夏6g，茯苓10g，丹参15g，川芎6g，当归10g，黄芪15g，生山楂10g，莱菔子10g，泽泻10g，生地黄10g等）治疗，水煎，每日1剂，早晚分服。两组均治疗1个月。

6. 观察项目

采用Unicel DXC600/800全自动生化分析仪（美国Beckman公司）测定两组患者治疗前后的肾功能、血脂、肝功能等指标；采用CELL-DYN 3700全自动血细胞分析仪（美国Abbott公司）测定两组患者治疗前后的血常规。两组患者治疗前抽血检查及治疗1个月后再次抽血检查，均于清晨空腹抽取肘静脉血4mL，分离血清，-20℃保存待测。采用上海西唐生物科技有限公司生产的氧化低密度脂蛋白（ox-LDL）ELISA试剂盒。采用ELISA法，DXC600/800全自动生化分析仪（美国Beckman公司）检测治疗前后两组患者血清氧化低密度脂蛋白水平。

7. 疗效判定标准

临床痊愈：中医临床症状、体征消失或基本消失，症状积分系数减少不小于95%。显效：中医临床症状、体征明显改善，症状积分系数减少不小于70%。有效：中医临床症状、体征均有好转，症状积分系数减少不小于30%。无效：中医临床症状、体征均无明显改善，甚或加重，症状积分系数减少不足30%。症状积分系数 =（治疗前症状积分 − 治疗后症状积分）/ 治疗前症状积分。

8. 统计学方法

数据采用SPSS 13.0统计学软件分析，计量资料以（$\bar{x} \pm s$）表示，组间比较采用独立样本t检验，治疗前后组内比较采用配对t检验，计数资料用χ^2检验，等级资料采用Radit检验，相关变量的相关性用等级相关Spearman法，$P < 0.05$为有显著性差异，有统计学意义。

二、结果

1. 两组患者治疗前后血清氧化低密度脂蛋白水平比较

见表3-4-1。

表3-4-1　两组患者治疗前后血清氧化低密度脂蛋白水平比较（$\bar{x} \pm s$）

组别	n	血清氧化低密度脂蛋白水平	
		治疗前（ml/L）	治疗后（ml/L）
对照组	30	27.48 ± 6.00	26.97 ± 5.77△
治疗组	30	28.37 ± 7.27	24.37 ± 5.80*

注：与治疗前比较，*$P < 0.01$，△ $P > 0.05$。

2. 两组患者治疗前后TG、TC、SCr、BUN比较

见表3-4-2。

表3-4-2　两组患者治疗前后TG、TC、SCr、BUN比较（$\bar{x} \pm s$）

组别	n		TG	TC	SCr	BUN
对照组	30	治疗前	1.94 ± 0.22	5.26 ± 0.22	109.20 ± 4.50	5.22 ± 0.92
		治疗后	1.93 ± 0.22△	5.28 ± 0.22△	109.20 ± 4.41△	5.23 ± 0.88△
治疗组	30	治疗前	1.91 ± 0.27	5.27 ± 0.35	109.20 ± 4.37	5.69 ± 0.96
		治疗后	1.71 ± 0.98*	5.05 ± 0.24*	109.10 ± 4.07△	5.68 ± 0.95△

注：与治疗前比较，*$P < 0.01$，△ $P > 0.05$。

3. 两组患者治疗前后 24 小时尿蛋白定量比较

见表 3-4-3。

表 3-4-3　两组患者治疗前后 24 小时尿蛋白定量比较（$\bar{x} \pm s$）

组别	n	24 小时尿蛋白定量	
		治疗前（g/24h）	治疗后（g/24h）
对照组	30	1.50 ± 0.36	1.09 ± 0.37*
治疗组	30	1.46 ± 0.36	0.88 ± 0.38*△

注：与治疗前比较，*$P < 0.01$；与对照组比较，△ $P < 0.05$。

4. 两组患者中医证候积分改善情况比较

见表 3-4-4。

表 3-4-4　两组患者中医证候积分改善情况比较（$\bar{x} \pm s$）

组别	n	治疗前（分）	治疗后（分）
对照组	30	8.30 ± 1.15	7.7 ± 1.09*
治疗组	30	8.33 ± 1.42	4.63 ± 0.96*△

注：与治疗前比较，*$P < 0.01$；与对照组比较，△ $P < 0.01$。

5. 治疗前血清氧化低密度脂蛋白与 24 小时尿蛋白定量相关性分析

见表 3-4-5。

表 3-4-5　治疗前血清氧化低密度脂蛋白与 24 小时尿蛋白定量相关性分析（$\bar{x} \pm s$）

项目	n	R	P
24 小时尿蛋白定量	60	0.822	0.520

注：采用 Spearman 相关系数分析。

三、讨论

ox-LDL 是由低密度脂蛋白经过氧化反应生成的，其对Ⅳ型胶原组织的表达具有刺激作用。有研究指出，高水平的 ox-LDL 具有细胞毒性作用，可直接损害肾小球小动脉的血管内皮细胞及平滑肌细胞，从而使蛋白容易滤过，出现蛋白尿；同时 ox-LDL 还可通过巨噬细胞的受体介导而被吞噬，激活蛋白激酶 C，从而促进转化生长因子 β 表达增加，而转化生长因子 β 可以刺激细胞外基质成分如Ⅰ、Ⅲ、Ⅳ型胶原表达增加，并降低硫酸乙酰肝素的表达，使硫酸乙酰肝素 / Ⅳ型胶原比率相对下降，破坏肾小球滤过膜的电荷屏障及分子屏障，进而形成白蛋白尿。有实验表明，患者 24 小时尿白蛋白排泄率与 ox-LDL 水平高度正相关。有学者称 ox-LDL 具有细胞毒性和抗原性，前者可损伤内皮细胞和平滑肌细胞，后者可引发免疫反应，造成局部免疫复合物沉积，导致肾小球基底膜增厚和肾小球硬化。因此，研究如何有效地降低慢性肾炎患者氧化低密度脂蛋白水平，从而延缓肾功能进展，进而改善患者预后，具有积极的意义。

慢性肾小球肾炎属中医学“慢肾风”“水肿”“虚劳”“尿浊”等范畴。痰瘀互结证是临床慢性肾炎患者常见证型之一，故渗湿化痰、活血化瘀法是治疗慢性肾炎的重要方法之一。根据慢性肾炎痰瘀互结证发病过程中的病机特点及中医相关理论，笔者自拟肾复汤。方中以姜半夏、川芎共为君药，半夏，性辛、温，有毒，归脾、胃、肺经，有燥湿化痰、降逆止呕之功；川芎，味辛，性温，归肝、胆、心包经，有活血行气、祛风止痛之功，为活血祛瘀之良药，两药共为君药，共奏燥湿化痰、行气活血之功。茯苓、泽泻均具利水渗湿之功，陈皮、瓜蒌均可化痰，以上四药助姜半夏渗湿化痰，当归、丹参皆为活血祛瘀止痛之品，助川芎活血化瘀，以上六药共为臣药。黄芪补气活血，生地黄清热凉血，炒山楂、莱菔子行气消积，共为佐使药。以上诸药配伍，既能祛除实邪又不伤正气，标本兼顾，标本同治。全方针对慢性肾炎早中期实邪盛为主，兼有正气虚证候，故以攻实邪为主，兼以补虚，攻补兼施，共奏渗湿化痰、活血化瘀、补益脾肾之功。本研究表明，肾复汤方配合西药治疗后血清氧化低密度脂蛋白、TG、TC、尿蛋白定量水平均有显著性降低（均 $P < 0.01$）；而单纯西药治疗后血清氧化低密度脂蛋白、TG、TC 水平无显著性变化（均 $P > 0.05$）。提示肾复汤方可能具有改善慢性肾炎伴高脂血症患者血脂水平、减轻蛋白尿水平的作用。中医认为水湿、痰浊或痰瘀交结等病理产物壅塞脉道，痰浊凝聚注入血脉是高脂血症的关键病机，故本方可改善患者血脂水平，从而降低氧化低密度脂蛋白水平，减轻肾脏损伤程度，降低蛋白尿水平。本研究结果与现代药理实验结果基本相符，但本方剂为复方制剂，通过高温煎煮，经过了复杂的化学变化，药理作用并非单味药物药理作用的简单相加，因而其作用机制有待进一步研究。

（作者：吴竞、彭华东、苏杭、丘余良　摘自《河南中医》2014 年 12 期）

肾苏饮对慢性肾衰竭临床疗效及血清瘦素的影响

慢性肾衰竭是由各种原因导致肾脏损害和恶化的一种临床综合征。我国近年的统计资料显示，慢性肾脏疾病的年发病率为 2‰ ~3‰，尿毒症的年发病率为 100~130/ 百万人口，且有逐年增多的趋势，严重影响了广大人民群众的身体健康。目前，现代医学对慢性肾衰竭的治疗多停留在以对症治疗为主，效果不甚理想。多年来的临床实践证明，中医药对慢性肾衰竭的早期（代偿期、失代偿期）治疗有着明显的疗效。瘦素（leptin）是 OB 基因编码合成的一种多肽类激素，主要是由白色脂肪组织产生并释放入血，具有调节脂肪代谢、促进血管新生的作用，其 81% 是在肾脏排泄，所以慢性肾衰竭患者血 leptin 水平是升高的，这是导致患者食欲明显减退、营养不良的主要原因，并且与慢性肾衰竭患者的发病率、死亡率有关。

一、临床资料

1. 诊断标准

依据 2002 年《中药新药治疗慢性肾衰竭的临床研究指导原则》慢性肾衰竭诊断标准：内生肌酐清除率（Ccr）＜ 80ml/min，血肌酐（SCr）＞ 133μmol/L，有慢性肾脏疾病或累及肾脏的系统性疾病病史。中医血瘀证辨证，主症为面色晦暗、腰痛；次症为肌肤甲错、肢体麻木、舌质紫暗或有瘀点瘀斑、脉涩或细涩。

2. 纳入标准

符合慢性肾衰竭诊断标准；辨证符合中医血瘀证诊断标准的自愿患者；年龄在 18~70 岁之间。

3. 排除标准

①急性肾衰竭患者；②已经行血透、腹透及肾移植患者；③用了其他影响血脂、血清瘦素西药的患者；④患有严重心、肝、脾、肺疾病、精神病的患者及妊娠或哺乳期妇女、过敏体质者及对本研究所用药物过敏的患者。

4. 一般资料

病例均来源于福建省人民医院的门诊及住院患者，分为治疗组和对照组。其中治疗组男 14 例，女 15 例，年龄在 21~70 岁之间，平均年龄 55.51±14.84 岁，平均病程 5.950±4.945 年；对照组男 17 例，女 14 例，年龄在 29~70 岁之间，平均年龄 57.29±12.80 岁，平均病程 6.114±4.911 年。

二、方法

1. 治疗方法

2 组均接受严格的饮食治疗，同时采用西医控制血压、降糖、纠正水、电解质、酸碱平衡失调等对症治疗。治疗组在使用上述西药治疗的基础上在治疗开始时即加用肾苏饮方（主要成分为：酒大黄 6g，桃仁 4.5g，红花 4.5g，赤芍 10g，葛根 10g，全当归 6g，枳实 9g，厚朴 6g，紫苏梗 10g，牛膝 10g，菟丝子 15g 等），每日 1 剂，水煎，分早晚 2 次服。2 组患者均以 2 个月为 1 个观察周期。

2. 检测项目

①采用 UniCel DxC600/800 全自动生化分析仪（美国 BECKMAN 公司）测定 2 组 CRF 患者治疗前后的肾功能、血脂、肝功能等指标；采用 CELL-DYN 3700 全自动血细胞分析仪（美国 Abbott 公司）测定 2 组 CRF 患者治疗前后的血红蛋白（HGB）。②内生肌酐清除率（Ccr）：按 Cock croft 公式计算，Ccr（ml/min）＝（140－年龄）× 体重 /72× 血肌酐（mg/dl）（男性），Ccr（ml/min）＝（140－年龄）× 体重 /85× 血肌酐（mg/dl）（女性）；③血清瘦素（Leptin）含量测定：清晨空腹取静脉血 3ml 分离血清，置 -20℃冰箱低温保存待测，测定前置室温下复

融混匀，3000r/min，离心5分钟，取上清液，采用放射免疫分析法测定，放免药盒采用北京普尔伟业生物科技有限公司研发的消脂素放射免疫分析试剂盒，操作程序严格按说明书进行，药盒灵敏度＜0.4ng/ml。

3. 统计学处理

采用SPSS 13.0软件。计量数据比较符合正态分布，采用t检验，数据均以$\bar{x}\pm s$表示；非正态分布的采用非参数检验，数据均以中位数（四分位数间距）表示。计数数据的比较采用卡方检验，等级资料的计数数据采用秩和检验。给出检验对应P值，以$P<0.05$作为有显著性差异，有统计学意义。

三、结果

1. 疗效判定

标准临床疾病疗效、中医证候总疗效判定标准均参考2002年《中药新药治疗慢性肾衰竭的临床研究指导原则》。临床痊愈：中医临床症状、体征消失或基本消失，症状积分系数（n）减少不小于95%。显效：中医临床症状、体征明显改善，症状积分系数（n）减少不小于70%。有效：中医临床症状、体征均有好转，症状积分系数（n）减少不小于30%。无效：中医临床症状、体征均无明显改善，甚或加重，症状积分系数（n）减少不足30%。（n＝治疗前症状积分－治疗后症状积分／治疗前症状积分）。

2. 结果

2组治疗结果见表3-4-6~表3-4-10。

表3-4-6　2组治疗前后血清leptin水平及组间变化情况（$\bar{x}\pm s$）

组别	n	治疗前（μg/L）	治疗后（μg/L）
治疗组	29	9.945±3.537	8.101±3.214 1)2)
对照组	30	10.354±3.837	10.273±3.667

注：与治疗前比较，1）$P<0.01$；与对照组比较，2）$P<0.01$。

表3-4-7　2组治疗前后肾功能、BMI比较（$\bar{x}\pm s$）

组别	n		SCr（μmol/L）	BUN（mmol/L）	Ccr（ml/min）	BMI（kg/m）
治疗组	29	治疗前	338.60±167.741	15.250（13.37）	22.590（21.85）	24.194±3.798
		治疗后	312.255±163.357 1)	13.856±5.832 1)	26.70（20.63）1)	24.4514±3.330
对照组	31	治疗前	334.185±181.968	16.169±8.326	31.030（27.91）	24.199±3.583
		治疗后	341.00±184.968	17.392±8.342 2)	30.030（27.22）	23.770±3.166

注：与治疗前比较，1）$P<0.01$，2）$P<0.05$。

表 3-4-8　2 组治疗前后血脂等实验指标比较（$\bar{x} \pm s$）

组别	n		TG（mmol/L）	TC（mmol/L）	ALB（g/L）	HGB（g/L）
治疗组	29	治疗前	1.560（1.39）	5.197 ± 1.070	36.866 ± 6.004	107.779 ± 23.448
		治疗后	1.360（0.80）1）	3.883 ± 0.976 1）	37.000 ± 5.410	110.903 ± 17.530
对照组	31	治疗前	1.520（0.77）	5.347 ± 1.695	34.532 ± 6.353	103.039 ± 22.041
		治疗后	1.840（0.95）2）	5.280 ± 1.507	34.390 ± 6.497	99.41 ± 17.963

注：与治疗前比较，1）$P < 0.01$，2）$P < 0.05$。

表 3-4-9　2 组中医证候总疗效比较（n，%）

组别	临床痊愈	显效	有效	无效	总有效
治疗组	1（3.00）	4（14.00）	9（31.00）	15（52.00）	14（48.00）1）
对照组	0（0.00）	1（3.00）	2（7.00）	28（90.00）	3（10.00）

注：与对照组比较，1）$P < 0.01$。

表 3-4-10　2 组治疗前后中医证候积分比较

组别	n	治疗前	治疗后
治疗组	29	12.103 ± 4.109	9.345 ± 3.985 1）2）
对照组	31	11.871 ± 3.914	10.807 ± 3.390

注：与治疗前比较，1）$P < 0.05$；与对照组比较，2）$P < 0.01$。

四、讨论

（1）瘦素，又称消脂素，是一种多肽类激素，主要是由脂肪组织分泌的，参与肾小球硬化的发生和发展，肾脏的髓质集合管细胞及血管内皮细胞内均有 leptin 受体表达，是 leptin 作用的主要外周组织之一。leptin 和这些受体结合后能刺激肾小球内皮细胞与系膜细胞增殖，促进Ⅰ型胶原和Ⅳ型胶原的表达，增加细胞外基质的沉积。同时，因为 leptin 可增高交感神经的兴奋性，并可能由此参与慢性肾衰竭病人的血压异常升高，而且肾衰竭患者因为无法有效清除血中 leptin 而加重血压的难控制性。对于糖尿病引起的慢性肾衰竭病人，高 leptin 血症还可通过促进血管病变而进一步加重肾功能损害。leptin 还可激活一系列炎症因子而参与炎症反应。综上所述，瘦素既是慢性肾脏病发展过程中的重要产物，也是重要致病因素，两者相互影响。leptin 参与了慢性肾衰竭的整个进程，并充当了非常重要的角色。

（2）慢性肾衰竭属中医学“水肿”“虚劳”“关格”“癃闭”等范畴，而血瘀证是慢性肾衰竭发病过程中的常见证型，故我们以活血化瘀立法，兼与补肾化浊，制定了肾苏饮方。方中以酒大黄为君，大黄酒制后泻下作用缓和，并增加了活血祛瘀的功效，具缓泻而不伤气，祛瘀而不败正之功；桃仁、红花、赤芍、全当归均有活血化瘀之功，葛根舒经解肌、生津开胃，菟丝子补肾固精，共为臣药；枳实、厚朴、紫苏梗，三者皆有行气破气之功，气行则血行，故可增强前者活血之功效，共为佐药；牛膝引血下行，为使药，因肾属三焦中之下焦，故肾病中用此药，主要取其引药下行之特别功效。全方针对慢性肾衰竭早中期邪气盛为主，正气虚为辅，故以攻为主，以补为辅，攻补兼施，共奏活血化瘀兼以补肾化浊之功。

（3）本研究发现，应用活血补肾法立方的肾苏饮能明显降低慢性肾衰竭患者血肌酐和尿素氮，提高内生肌酐清除率，显著改善患者临床症状和体征。此外，本研究还发现肾苏饮方具有降低慢性肾衰竭患者血清 leptin 水平的作用，推测其作用机制可能是该方通过改善肾功能，增加肾小球滤过率，促进血清 leptin 从肾脏排泄，从而达到降低血清 leptin 水平的效果，但其具体作用机制有待进一步探讨。

（作者：吴竞、许阿亮、吴艺、丘余良、林清、郑建洵　摘自《福建中医药大学学报》2010 年 6 期）

益肾降浊冲剂对慢性肾衰竭血清内皮素的影响

慢性肾衰竭是由许多原发性或继发性疾病引起的慢性肾实质损伤，导致肾小球滤过率下降及与此相关的代谢紊乱和临床症状组成的综合征。CRF 是临床上的难治性、复杂性疾病，目前已是威胁全球健康的一个较为严峻的公共卫生问题。现阶段对 CRF 的治疗虽取得了可喜的进展，在很大程度上提高了患者的生活质量、延长了患者的生存时间，但目前仍存在许多难以克服的问题。福建省人民医院肾内科采用益肾降浊冲剂联合西药治疗慢性肾衰竭，取得较好疗效，并探讨了肾功能与 ET 的相关性，进一步研究益肾降浊冲剂治疗慢性肾衰竭的可能路径。

一、资料与方法

1. 一般资料

选择福建省人民医院符合入选标准的患者 90 例。随机分为单纯西药组（A 组）、尿毒清组（B 组）、益肾降浊冲剂组（C 组）。经齐同性检验显示 3 组的年龄、性别、病程均无显著性差异，具有可比性。病例观察时间为 2 个月。另选 20 例健康组作对照研究。

2. 诊断标准

西医诊断标准：按照全国高等学校教材《内科学》第七版第十一章慢性肾衰竭中我国 CRF 的分期方法拟定标准，肾衰竭失代偿期：肌酐清除率（Ccr）为 20~50ml/min、血肌酐（SCr）为 186~442μmol/L。中医证候的诊断标准：根据郑筱萸主编的《中药新药临床研究指导原则》（2002 年试行版）中慢性肾衰竭的脾肾气虚证和湿浊证的诊断标准制定。

3. 纳入标准

①17~65 岁，符合慢性肾衰竭失代偿期且脾肾气虚兼湿浊证证候诊断标准及症状积分标准的自愿患者；②继发性肾病患者其原发病应当控制在稳定状态；③近期内有服用血管紧张

素转换酶抑制剂、血管紧张素受体拮抗剂等药物的患者，给予停用相关药物 2 周后亦可纳入本课题。

4. 排除标准

①年龄在 17 岁以下或 65 岁以上；②妊娠或者哺乳期妇女；③对试验药物过敏者；④伴有心血管（高血压病除外）、肝脏和造血系统等严重原发性疾病及精神病患者；⑤肾功能短暂性下降，存在一定可逆性因素的患者；⑥肾脏占位性病变；⑦已行肾脏替代治疗者。

5. 治疗方法

（1）非药物治疗。根据陈香美主编的《临床诊疗指南肾脏病学分册》（2011 年版）中慢性肾衰竭的治疗方案。饮食治疗的原则为：优质低蛋白、低磷、低脂饮食。

（2）药物治疗。

西药组：①合并高血压者予以苯磺酸氨氯地平片，5mg，每日 1 次（或每日 2 次），可加用 β 或 α 受体阻滞剂，控制血压在 135/85mmHg 以下；②合并糖尿病者予胰岛素来控制血糖，使空腹血糖、餐后 2 小时血糖分别控制在 7mmol/L、10mmol/L 以下；③纠正水电解质及钙磷代谢紊乱，调节酸碱平衡。

尿毒清组：西药对症治疗（同西药组）+ 尿毒清颗粒（康臣药业有限责任公司，国药准字 Z20073256）每次 5g，每日 4 次。

益肾降浊冲剂组：西药对症治疗（同西药组）+ 益肾降浊冲剂（福建省人民医院药剂科配制，闽药制字 Z06106052，每包 10g，相当于生药 45 g）每次 10g，每日 3 次。

6. 实验室观察指标

主要检查指标：治疗前及治疗后第一个月、第二个月检测 SCr、BUN、Ccr，记录治疗前及治疗后 2 个月的检测值，治疗后第一个月的值为评估病情变化用；测定治疗前后血清 ET-1。

7. 临床疾病疗效评定标准

参照郑筱萸主编的《中药新药临床研究指导原则》（2002 年试行版）中慢性肾衰竭的相关内容制定。

8. 统计学方法

应用 SPSS 18.0 统计软件进行统计学分析。测定数据均以均数 ± 标准差（$\bar{x}\pm s$）来表示。组间比较用单因素方差分析方法进行统计学检验。组内比较，用配对 t 检验或秩和检验。计数资料比较用卡方检验；相关性检验，选用秩和检验。均以 $P < 0.05$ 为有显著性差异，有统计学意义。

二、结果

1. 健康组与试验的 CRF 患者治疗前的血清 ET 分析

治疗前试验的 CRF 患者的血清 ET 水平与健康组相比有显著性差异（$P < 0.01$），CRF 患者

的血清 ET 水平明显高于健康者。见表 3-4-11。

表 3-4-11 健康组与试验的 CRF 患者治疗前的血清 ET 分析（$\bar{x} \pm s$）

组别	健康组	试验的 CRF 患者
例数	20	90
血 ET	56.64 ± 14.12	114.32 ± 13.49[1)]

注：两组治疗前血 ET 比较：1）$P < 0.01$。

2. 各组内、组间治疗前后肾功能指标的比较

治疗前后组内比较，在 Ccr、SCr、BUN、ET 方面，A 组、B 组、C 组均有显著性差异（均 $P <$ 0.01）；在 Ccr、SCr、ET 方面 B 组、C 组与 A 组组间比较有显著性差异（$P < 0.01$），B 组与 C 组比较无显著性差异($P > 0.05$)；在 BUN 方面 B 组、C 组与 A 组组间比较有显著性差异($P < 0.05$)，B 组与 C 组比较无显著性差异（$P > 0.05$），见表 3-4-12。

表 3-4-12 各组内、组间治疗前后肾功能指标的比较（$\bar{x} \pm s$）

指标	A 组		B 组		C 组	
	治疗前	治疗后	治疗前	治疗后	治疗前	治疗后
Ccr	31.05 ± 6.3	34.71 ± 6.7[1)2)]	33.34 ± 7.0	39.05 ± 8.3[1)4)]	32.09 ± 7.2	38.2 ± 8.0[1)4)]
SCr	243.63 ± 51.8	218.98 ± 53.6[1)2)]	242.18 ± 47.9	203.06 ± 48.6[1)4)]	248.27 ± 42.9	207.01 ± 46.9[1)4)]
BUN	12.41 ± 3.91	10.45 ± 3.7[1)3)]	12.47 ± 4.0	9.41 ± 2.6[1)4)]	12.85 ± 4.0	9.82 ± 2.4[1)4)]
ET	113.26 ± 15.1	106.44 ± 14.8[1)2)]	115.41 ± 12.8	103.53 ± 12.7[1)4)]	114.29 ± 12.9	102.21 ± 13.7[1)4)]

注：各组内治疗前后各临床指标比较 1）$P < 0.01$；三组组间在临床观察指标的比较方面，A 组与 B 组、C 组组间比较 2）$P < 0.01$、3）$P < 0.05$，B 组与 C 组组间比较 4）$P > 0.05$。

3. ET 与其他观察指标的相关性分析

ET 与 SCr 有高度相关性，ET 与 Ccr 有中度相关性，ET 与 BUN 有低度相关性。见表 3-4-13。

表 3-4-13 ET 与其它观察指标的相关性分析

	Ccr	SCr	BUN
r	−0.728	0.820	0.481
P	0	0	0

4. A 组、B 组、C 组的临床总疗效比较

在临床总疗效方面，A 组与 B 组、C 组组间比较均有显著性差异（$P < 0.05$），B 组与 C 组之间无显著性差异。见表 3-4-14。

表 3-4-14　A 组、B 组、C 组的临床总疗效比较

组别	例数	显效	有效	稳定	无效	有效率（%）
A 组	30	2	15	4	9	70.0[1)2)]
B 组	30	10	14	1	5	83.3[1)3)]
C 组	30	9	14	3	4	86.7[2)3)]

注：A 组与 B 组，1）$P < 0.05$；A 组与 C 组，2）$P < 0.05$；B 组与 C 组组间比较，3）$P > 0.05$。

三、讨论

CRF 是慢性肾脏疾病持续发展的共同终点，具有不可逆性，是临床上较为复杂的疾病，其预后不甚理想。目前的研究证实，各种慢性肾脏病，不论其原发病是否一致，其病变进展过程中，患者体内血管活性物质的代谢紊乱及与此相关的血流动力异常，是促进肾衰竭慢性进行性发展的重要途径之一。内皮素是一种小分子的生物活性肽，它在调节全身或局部的血流分布方面、在细胞增殖的调控方面都有着不可替代的作用。肾脏是内皮素合成、分泌、排泄及产生反应的场所，已被证实病理状态下 ET-1 能使肾脏血管收缩，从而导致肾血流量下降，肾脏缺血、缺氧，最终导致 GFR 下降；另有研究表明 ET-1 不仅具有强烈的缩血管的作用，还能通过内皮素 A 受体（ETA-R）介导而促进系膜细胞增殖、细胞外基质合成及炎症反应的作用，通过血流动力学、非血流动力学途径，参与肾脏的病理损害。流行病学调查显示内皮素 -1 的水平与肾功能情况之间有一定的关系。本临床研究显示，CRF 患者血浆 ET-1 水平显著高于健康者，并且随着肾功能的逐步下降而呈现逐渐增长趋势，这与其他文献所报道的一致。因此，监测 CRF 患者的血 ET-1 水平对于观察慢性肾脏病的进展情况及对药物疗效的评估有一定的意义，减少血 ET-1 的含量有助于延缓慢性肾衰竭的进展。

据有关统计，我国成人慢性肾脏疾病的患病率为 10.8%，现阶段患有此病的人数在 1.2 亿人左右。目前除肾脏移植技术、血液净化、腹膜透析等治疗外，仍无理想的治疗方法。近年来中医药以“整体观念，辨证论治”的思想为指导，通过药物间的配伍达到多靶点、多途径的治疗目标，在改善肾脏血流、减少慢性肾衰患者血 ET 水平方面有较为突出的优势。

慢性肾衰竭的根本病机在于“本虚标实”，其中本虚多以脾肾亏虚为主，同时累及心、肝、肺诸脏；标实多表现为湿浊、瘀血、痰凝等症。阮诗玮教授结合 CRF 的中医理论和临床实践，指出脾肾气虚、湿浊夹瘀当为其主要病机，故以健脾益肾、泻浊祛瘀为治则，拟创益肾降浊冲剂治疗慢性肾衰竭。本方以黄芪、太子参、茯苓、白术燥湿健脾益气为君药，取其补后天以养先天之意，契合益肾之方名。其中黄芪，可健脾补中、利尿消肿、托毒生肌等。CRF 患者以脾肾气虚、湿浊夹瘀为病机，其中更以脾肾气虚为其根本，脾肾气虚，则血行不畅，久则化为血滞成瘀血，然瘀血又影响到津液的输布，故形成了气虚湿浊夹瘀的病理变化，方中黄芪可健脾

补中、益气生血，使湿邪尽去而正气不伤。同时现在药理研究表明黄芪可有抗炎、抗氧化、增强免疫力、抗血小板聚集、改善内皮功能等作用，能有效改善肾脏的微循环状态。太子参，可补气健脾、生津润肺，目前的药理研究显示它具有抗氧化应激、增强免疫等作用。白术，可益气健脾、燥湿利水，正中CRF脾肾气虚、湿浊夹瘀之病机。茯苓，可利水渗湿、健脾、宁心。以上四味君药可共奏益气健脾之功，使湿去而不伤津液，补正而不留邪，并且起到健脾补后天以资先天的效果，切合本方益肾降浊之名。在CRF的发展过程中，不断地有水湿、瘀浊等病理产物产生，但他们又常常是疾病的加重因素，湿热致病又具有重浊黏腻、缠绵难愈的特点，久之阻碍气血运行，导致瘀血形成，使疾病病程迁延。故方中以桑寄生补肾、祛风湿，以桑椹滋阴补血生津，玉竹养阴生津，三者共为臣药；以六月雪利湿通淋，大黄通便泻浊，益母草、牛膝活血化瘀，当归补血活血，共为佐药；陈皮理气助运为使药，全方具有健脾益肾、泻浊祛瘀之功效，除扶助正气外，更有针对标实排泄湿浊毒邪、活血化瘀之功。前期的研究表明其有较为肯定的疗效，可减轻CRF患者的血清瘦素、血清超敏C反应蛋白、同型半胱氨酸、β2微球蛋白、视黄醇结合蛋白水平等，可改善其食少纳差、疲倦乏力等症状，减少其微炎症反应，从而改善肾功能。本研究证实西药联合益肾降浊冲剂在延缓肾功能进展方面较单纯西药组有明显优势，且相关性分析中显示ET的水平与其SCr呈高度相关关系、与其Ccr呈中度负相关关系，故推测益肾降浊冲剂改善肾功能可能与减少血ET水平、改善内皮功能、促进血管活性物质的代谢平衡等有关；另本研究结果表明西药联合益肾降浊冲剂可降低血BUN、SCr，可使Ccr有所回升，可明显改善慢性肾衰竭脾肾气虚湿浊型患者的临床症状，临床疗效确切，无明显的毒副作用，可长期服用。

（作者：吴竞、林雪琴　摘自《光明中医》2016年21期）

补肾解毒方治疗狼疮性肾炎的临床疗效评价

狼疮性肾炎是以肾脏损害为主要表现的系统性红斑狼疮，是一种累及多系统、多器官的具有多种自身抗体并有明显的免疫紊乱的自身免疫性疾病。肾脏是该病最常受累的器官和主要死亡原因。目前尚无改变本病临床过程的特异性治疗方案，本研究从中医“伏气温病”理论出发，认为狼疮性肾炎活动期的基本病机为肾虚阴亏，瘀毒内结，立清热解毒化瘀为治法，组补肾解毒方配合西药来治疗LN患者，进一步观察其临床疗效、证候积分变化及实验室指标的改善情况。

一、资料与方法

1. 研究对象

参照美国风湿病学会（ACR）1997年推荐的SLE分类标准制定，以福建省人民医院2009年1月至2011年2月的门诊及住院病人，经临床实验室指标及肾活检病理，诊断为狼疮性肾炎活动期患者42例为研究对象，排除其他继发性肾病及血肌酐不小于442μmol的患者，随机分为治疗组和对照组各21例。其中治疗组男6例，女15例：年龄20~57岁，平均38.05±10.75岁；病程为17~63个月，平均37.67±12.87个月。对照组中男5例，女16例；年龄19~56岁，平均35.43±10.33岁；病程18~59个月，平均36.38±11.67个月。两组在性别、年龄、病程、病情轻重方面经统计学检验，均具有可比性（$P>0.05$）。

2. 治疗方法

（1）对照组。泼尼松1mg/（kg·d），环磷酰胺每月1次800mg，配生理盐水200mL静脉滴注，并配合保护胃黏膜、降压、利尿消肿等西药对症处理。

（2）治疗组。在对照组治疗的基础上，配合中药补肾解毒方。方药组成：墨旱莲15g，枸杞子20g，金银花15g，益母草15g，牡丹皮6g，生地黄10g，桑椹15g，白花蛇舌草15g，鱼腥草10g，黄芪15g，紫草9g，山茱萸15g。每日1剂，分2次口服。以两个月为1个疗程，1个疗程后统计疗效。

3. 观察指标

①主要相关症状：面部红斑、发热、口疮、双手红斑、关节疼痛、肌肉疼痛、水肿、胸痛、心悸、皮肤溃烂、烦躁、手足心热、口干、腰膝酸软、尿短赤、舌、脉等。参照2002版郑筱萸主编的《中药新药临床研究指导原则》中“系统性红斑狼疮症状分级量化表”，除舌、脉外，其余症状均按分级量化表计分，并分别计算治疗前后中医证候总积分。②实验室观察项目：24小时尿蛋白定量、血肌酐、血清白蛋白、C反应蛋白、免疫球蛋白IgG、补体C3、补体C4、抗核抗体（ANA）、抗双链DNA抗体（ds-DNA）、血常规、尿常规等。

4. 统计学处理

采用SPSS 11.5软件处理系统，其中计量资料用$\bar{x}\pm s$表示，各组计量资料比较采用t检验。计数资料用χ^2检验。

二、治疗结果

1. 疗效判定标准

参照2002版郑筱萸主编的《中药新药临床研究指导原则》，包括临床证候疗效判定标准和主要指标疗效判定标准。

（1）临床证候疗效判定标准。①显效：中医证候分级积分在治疗后减少不小于50%。②有效：中医证候分级积分在治疗后减少不小于30%。③无效：中医证候分级积分在治疗后减少小于30%。

计算公式（尼莫地平法）：n=（治疗前积分—治疗后积分）/治疗前积分×100%。

（2）主要指标疗效判定标准。①完全缓解：症状与体征完全消失，SLEDI评分不大于4分，尿蛋白定量小于0.2g/24h，肾功能恢复或保持正常，持续两个月以上。②显效：症状与体征基本消失，SLEDI 评分 5~9 分，尿蛋白定量持续小于 1.0g/24h，肾功能恢复或接近正常，持续两个月以上。③有效：症状与体征明显好转，SLEDI 评分较治疗前下降，尿蛋白定量 1.0~2.3g/24h，肾功能较治疗前有改善，且持续两个月以上。④无效：临床表现与实验室检查未达上述指标。

2. 结果

（1）两组临床疗效比较。见表 3-4-15。

表 3-4-15　2 组疗效比较（%）

组别	例数	完全缓解	显效	有效	无效	总有效
治疗组 LN 患者	21	0（0）	10（47.6）	9（42.9）	2（9.5）	19（90.5）
对照组 LN 患者	21	0（0）	4（19.0）	12（57.1）	5（23.8）	16（76.2）

经治疗后，治疗组总有效率为 90.5%；对照组总有效率为 76.2%。经统计学分析，治疗组和对照组总有效率比较有显著性差异（$P < 0.05$），治疗组总有效率高于对照组。

（2）两组治疗前后临床症状积分水平比较。见表 3-4-16。

与治疗前相比，治疗组临床证候积分总有效率为 85.7%；对照组临床证候积分总有效率为 66.7%。经统计学分析，治疗组与对照组治疗后临床证候积分水平均显著低于治疗前水平（$P < 0.01$），但 2 组治疗后积分比较，治疗组治疗后证候积分水平低于对照组治疗后证候积分水平（$P < 0.05$）。

表 3-4-16　2 组治疗前后症状积分水平的比较（$\bar{x} \pm s$）

组别	n	症状积分（分）	
		治疗前	治疗后
治疗组	21	16.10 ± 4.59	8.90 ± 2.77 1）2）
对照组	21	15.81 ± 5.09	11.19 ± 3.70 1）

注：与治疗前比较，1）$P < 0.01$；与对照组比较，2）$P < 0.05$。

（3）2 组治疗前后实验室指标比较。见表 3-4-17。

表 3-4-17　2 组治疗前后实验指标水平的比较（$\bar{x} \pm s$）

观察指标	治疗组（n=21）		对照组（n=21）	
	治疗前	治疗后	治疗前	治疗后
尿蛋白（g/24h）	3.84 ± 1.03	1.23 ± 0.62 1）2）	3.90 ± 0.95	1.85 ± 0.78 1）
SCr（μmol/L）	224.95 ± 43.33	97.16 ± 16.68 1）2）	221.59 ± 43.32	125.31 ± 24.61 1）
ALB（g/L）	24.69 ± 3.03	33.59 ± 2.56 1）2）	24.46 ± 3.04	30.57 ± 1.98 1）
Hb（g/L）	100.15 ± 6.13	123.50 ± 7.29 1）2）	99.99 ± 6.69	111.12 ± 5.97 1）
补体 C3（g/L）	0.73 ± 0.24	1.19 ± 0.19 1）2）	0.73 ± 0.26	1.01 ± 0.18 1）

续表

观察指标	治疗组（n=21）		对照组（n=21）	
	治疗前	治疗后	治疗前	治疗后
补体 C4（g/L）	0.10 ± 0.04	0.19 ± 0.06[1)2)]	0.10 ± 0.05	0.15 ± 0.04[1)]
CRP（g/L）	18.58 ± 4.99	9.52 ± 3.23[1)]	18.10 ± 4.82	10.05 ± 2.99[1)]
IgG（g/L）	19.78 ± 2.35	12.83 ± 2.80[1)]	19.82 ± 2.71	13.83 ± 3.10[1)]

注：与治疗前比较，1）$P<0.01$；与对照组比较，2）$P<0.01$。

2 组治疗后补体 C3、补体 C4、血红蛋白、血清白蛋白水平较治疗前均有显著升高，而且 2 组治疗后比较治疗组较对照组有显著升高（$P<0.01$）；2 组治疗后 24 小时尿蛋白定量、血肌酐较治疗前有显著降低（$P<0.01$），而且 2 组治疗后比较治疗组较对照组有显著降低（$P<0.01$）；2 组治疗后 CRP、IgG 较治疗前有显著降低（$P<0.01$），但 2 组治疗后比较治疗组与对照组无显著性差异（$P>0.05$）。

三、讨论

狼疮性肾炎是以肾脏损害为主要表现的系统性红斑狼疮，是一种累及多系统、多器官的具有多种自身抗体并有明显的免疫紊乱的自身免疫性疾病。SLE 患者 35%~90% 有肾脏累及临床表现，而病理检查几乎 100% 有肾脏损害。肾脏是该病最常受累的器官和主要死亡原因，LN 占我国继发性肾炎的第 1 位。

中医无 SLE 之名，其临床表现在文献中有类似描述，如在温病中可按“伏气温病”辨治，汉代张仲景《金匮要略·百合狐惑阴阳毒病脉证治》把阴毒病、阳毒病合称为阴阳毒，此外还有“温毒发斑”“鬼脸疮”“日晒疮”“红蝴蝶疮”“周痹”等名称。本病的病因概括而言，有内外二因，内因多为禀赋不足，素体虚弱，肝肾不足，尤以阴亏为要，外因多与感受邪毒有关，邪毒以热毒最为关键，而劳累过度、外感六淫、阳光暴晒、七情内伤均为该病的重要诱因，内外热毒相合，蕴聚于脏腑经络，发于外则为皮肤红斑、关节疼痛，损于内则脏腑受损。SLE 患者活动期部分患者可出现不同程度的发热，因患者存在易感体质因素，遇外邪而引发本病。我们将其归于中医“伏气温病”范畴，伏气学说源于《黄帝内经》“冬伤于寒，春必温病”，经历代医家的阐发而成为伏气温病理论的渊源。伏气温病原意指感受外邪伏藏于体内、过时而发的温病，实际是指病发于里的温病。临床表现初起即以里热证候为主，或由里达表，邪衰病愈；或内陷深入，病情加重。往往病程较长，病情较重。

总之，结合国内外大量研究文献，我们按“伏气温病”理论，组成补肾解毒方来治疗 LN 患者，方中墨旱莲、枸杞子、桑椹滋补肝肾之阴血，以补先天；黄芪、生地黄、山茱萸益气阴以疗后天之本；以金银花、白花蛇舌草、鱼腥草、紫草清热解毒；益母草、牡丹皮活血化瘀。以上诸药补虚泻实、标本兼顾，使补而不滞、泻而不虚，共奏补肝肾之阴、清热解毒、活血化瘀之功。

此方既能培补先、后天之不足，又能清化内蕴之瘀热毒邪，使肾水充盛，则火熄、毒去、瘀化，恢复阴阳平衡。同时生地黄、白花蛇舌草、益母草等药物经现代药理证实具有免疫调节和抑制炎症反应的作用，益母草、白花蛇舌草还具有改善肾血流、利尿、消除蛋白尿及血尿的药理作用，从而使该方能协同西药对降低蛋白尿、减轻血尿、改善肾功能起到促进作用。

通过本研究，我们认为补肾解毒方配合激素等西药治疗活动期狼疮性肾炎，在改善临床症状，同时在改善24小时尿蛋白定量、血肌酐、血清白蛋白、血红蛋白、C反应蛋白、补体C3、补体C4等实验室指标方面疗效显著。因此，采用补肾解毒方配合西药治疗活动期狼疮性肾炎，在改善患者的临床症状和实验室指标方面，有很好的临床疗效。

（作者：吴竞、侯睿、洪江淮、丘余良、吴艺　摘自《福建中医药》2012年10月第43卷第5期）

陈氏降浊方对脾肾气虚夹瘀型CKD 3a期患者血清SFlt-1及尿蛋白的影响

慢性肾脏病是一种临床综合征，是全世界流行的公共健康疾病之一。据研究统计表明，全球至少有5亿人存在不同水平的肾损伤，可见CKD的预防与治疗已变为全世界迫切需要解决的健康问题之一。

可溶性血管内皮细胞生长因子受体1（SFlt-1）是血管内皮细胞生长因子的可溶性受体，其能降低VEGF家族的促血管生成、修复的生物特性。国内外研究发现，其可通过与循环中的血管内皮细胞生长因子结合调节其功能，拮抗血管内皮细胞生长因子的营养功能而导致内皮细胞损伤，增加蛋白尿。本研究主要通过观察A、B组治疗前后SFlt-1、24小时尿蛋白定量、SCr、GFR等指标变化，分析陈氏降浊方对CKD 3a期患者疗效评价，试探讨其治疗CKD的可能机制。

一、资料与方法

1. 一般资料

选取2017年2月至2017年12在福建省人民医院肾病科门诊及住院治疗的66例脾肾气虚夹瘀型CKD 3a期患者，西医诊断标准参照2012年美国KDOQI指南，按CKD分期标准，符合3a期即GFR在45~59mL/（min·1.73m^2）的患者。中医诊断标准参照《中药新药治疗慢性肾衰竭的临床研究指导原则》中脾肾气虚夹瘀证的标准。将所有患者随机分为A组和B组，研究期间剔除脱落3例（A组1例，B组2例），最后完成总数为63例，其中A组32例，B组31例。两组患者治疗前性别、年龄、原发病、血清SCr、GFR、SFlt-1、24小时尿蛋白定量等临床资料基线特征比较无显著性差异（$P>0.05$），具有可比性。

2. 纳入排除标准

（1）纳入标准：①年龄在18~80岁；②符合CKD 3a期诊断标准者；③辨证为脾肾气虚夹

瘀证者；（4）24 小时蛋白尿定量在 0.5~3g 者。

（2）排除标准：①孕妇及尚在哺乳的妇女，对本药过敏者；②使用免疫抑制剂者；③存在心血管、肝肾以及血液系统等严重器质性及功能性疾病、重度水肿、肥胖及有精神疾患者；④凡存在难以控制的高血压、重度感染、严重创伤、应用影响肾功能药物、尿路梗阻、血容量不足等可能导致肾功能可逆性下降的因素者；⑤在试验前曾服用了其他可能造成肾功能下降的食物或药物者。

3. 治疗方法

（1）基础治疗。参照陈香美主编的《临床诊疗指南肾脏病学分册》及 2015 年中国中西医结合学会肾脏疾病专业委员会《慢性肾衰竭中西医结合诊疗指南》中慢性肾衰竭的治疗原则制定。①低盐、低磷、低脂及优质低蛋白饮食；②纠正酸中毒和水、电解质平衡；③高血压的治疗：对于不小于 60 岁试验者血压应维持在 150/90mmHg 以下，小于 60 岁试验者血压则维持在 140/90mmHg 以下。血压超过上述界限的患者，药物首选缬沙坦 80mg，每日 1 次（代文，由北京诺华制药有限公司生产）降压，若血压控制不佳，可据情况加用 CCB、袢利尿剂、β 受体阻滞剂、血管扩张剂等。④贫血的治疗：除外缺铁等原因后，Hb 小于 100g/L 或 HCT 小于 33%，即可开始应用重组人促红细胞生成素（rHuEPO）。每周 50~100 IU/kg，皮下注射。目标值达标为 Hb 上升至 110~120g/L 或 HCT 达到 33%。⑤合并糖尿病：均予以皮下注射胰岛素控制血糖（目标 HbA1c 小于 7%，但对于老年人、情绪抑郁或有低血糖倾向的病人，可放宽至 HbA1c 在 7%~8%）。

（2）A 组治疗方法。伴高血压患者首选缬沙坦 80mg，每日 1 次（代文，由北京诺华制药有限公司生产）降压，如服用后血压控制不佳，此药不加量，根据患者具体情况加 CCB、β 受体阻滞剂、血管扩张剂等降压。无高血压患者口服缬沙坦 80mg，每日 1 次（代文，由北京诺华制药有限公司生产）。

（3）B 组治疗方法。在 A 组基础上予加用陈氏降浊方（生黄芪 30g、山药 10g、山茱萸 10g、牛膝 10g、薏苡仁 15g、茯苓 15g、芡实 15g、车前子 10g、水蛭 10g、僵蚕 10g、白术 10g）。由福建省人民医院中药房代煎。制作过程：将所有药加水过药面泡 0.5 小时，煎煮 2 次，分别煎煮 1 小时和 0.5 小时，煎液过滤，两次煎液混合，浓缩，搅匀，装袋，每袋 100mL，高压灭菌。每次 100mL，每日 2 次。

4. 观察指标

（1）实验室指标。分别检测治疗前、治疗两月后两组血清 Sflt-1，肾功能，尿蛋白定量，血、尿、粪常规，肝功能等指标，均于福建省人民医院检验科完成。

（2）中医证候积分。参照《中药新药治疗慢性肾衰竭的临床研究指导原则》中脾肾气虚夹瘀证的标准，证候表现根据无、轻、中、重度评 0、1、2、3 分，主症加倍，其累计分数为积分。

5. 疗效判定

（1）临床疗效判断标准。根据《中药新药临床研究指导原则》及王海燕等“原发性肾小球疾病分型与治疗诊断标准专题座谈会纪要”制定。临床缓解：24 小时尿蛋白定量不大于 0.3g，肾功能正常；显效：与基线值相比，24 小时尿蛋白定量下降不小于 40%，GFR 维持在基线（波动不大于 5%）或上升；有效：与基线值相比，24 小时尿蛋白定量下降在 10%~40%，GFR 维持在基线（波动不大于 5%）或上升；稳定：与基线值相比，24 小时尿蛋白定量下降小于 10%，GFR 维持在基线（波动不大于 5%）或上升；无效：不符合上述标准。

（2）中医疗效判断标准。根据尼莫地平法：〔（治疗前积分 − 治疗后积分）/ 治疗前积分〕× 100，计算。临床痊愈：症状消失或基本消失、证候积分改善不小于 95%；显效：症状明显改善、证候积分改善不小于 70%；有效：症状好转、证候积分改善不小于 30%；无效：症状无明显改善，甚或加重、证候积分改善小于 30%。

6. 统计学处理

本课题的数据在分析和处理上都选用 SPSS 20.0 软件。计量资料正态性分布的以均数 ± 标准差（$\bar{x}\pm s$）表示，用 $P<0.05$ 表示有统计学意义。计数资料用 χ^2 检验。若计量资料属于正态分布，采用 t 检验，不属于正态分布，则用秩和检验。符合正态分布的两组治疗前后的差值 d 采用 t 检验，不符合正态分布，则用秩和检验。相关性分析，两变量均符合正态分布，用直线相关 Pearson 检验，不符合正态分布，用等级相关 Spearman 检验。

二、实验结果

1. 两组治疗前试者年龄、性别、原发病比例

经检验，均无显著性差异，$P>0.05$，见表 3-4-18。

表 3-4-18　两组治疗前试者年龄、性别、原发病比例分析

组别	n	年龄（岁）	性别		原发病（例）				
			男	女	慢性肾小球肾炎	糖尿病肾病	高血压肾病	狼疮性肾炎	IgA 肾病
A	32	52.18 ± 12.88	18	14	19	7	3	1	2
B	31	51.00 ± 12.87	16	15	20	6	2	0	3
t/χ^2		0.366	0.136				1.487		
P		0.716	0.712				0.829		

2. 两组治疗前后实验室指标及证候积分对比

见表 3-4-19。

表 3-4-19　两组治疗前后实验室指标及证候积分对比（$\bar{x} \pm s$）

		血清 SFlt-1（pg/ml）	血清肌酐（μmol/L）	24 小时尿蛋白定量（g/24h）	GFR［ml/(min·1.73m²)］	中医证候积分
A 组	治疗前	113.75 ± 22.83	145.63 ± 19.48	1.13 ± 0.35	51.66 ± 3.57	20.69 ± 4.58
	治疗后	100.54 ± 20.65*	155.50 ± 23.61*	1.04 ± 0.33*	49.01 ± 4.59*	14.34 ± 2.40*
B 组	治疗前	106.12 ± 22.35	142.84 ± 18.19	1.23 ± 0.31	52.03 ± 2.80	20.16 ± 3.70
	治疗后	89.93 ± 16.38*△	144.68 ± 18.76△	0.89 ± 0.24*△	51.26 ± 3.89△	6.35 ± 2.63*△
$t1/P$	—	2.338/0.026	−4.605/0.000	2.280/0.030	3.158/0.004	7.251/0.000
$t2/P$	—	3.877/0.001	−1.288/0.208	6.350/0.000	1.344/0.189	15.06/0.000
$t3/P$	—	2.255/0.028	2.010/0.049	2.027/0.047	−2.096/0.04	−12.59/0.00

注：与同组治疗前比较，*$P < 0.05$；与 A 组治疗后比较△ $P < 0.05$。

3. 两组治疗前 SFlt-1、GFR、24 小时尿蛋白定量相关性分析

可见：SFlt-1 治疗前与 24 小时尿蛋白定量前分析结果显示 r=0.254，P=0.045，两变量间具有正相关性。其与 GFR 分析结果显示 r=0.123，P=0.338，表示两变量间不具有相关性。详见表 3-4-20。

表 3-4-20　两组治疗前 SFlt-1、GFR、24 小时尿蛋白定量相关性分析

Pearson 分析		24 小时尿蛋白定量	GFR
SFlt−1 治疗前	r	0.254	0.123
	P	0.045	0.338
	n	63	63

4. 两组治疗后临床疗效、中医疗效比较

见表 3-4-21。

表 3-4-21　两组间疗效的比较

组别		疗效（例 /%）				总有效率
		显效	有效	好转	无效	
A 组	临床疗效	0（0.0）	8（25.0）	11（34.4）	13（40.6）	60.0%
	中医疗效	0（0.0）	1（3.1）	19（59.4）	12（37.5）	62.5%
B 组	临床疗效	5（16.1）	17（54.8）	3（9.7）	6（19.4）	80.6%△
	中医疗效	1（3.2）	14（45.2）	13（41.9）	3（9.7）	92.3%△

注：与 A 组治疗后比较△ $P < 0.05$。

三、讨论

中医无慢性肾脏病之名，目前主要是在CKD的诊断基础上，根据其具体症状来命名，分别归属于中医“肾劳”“水肿”“尿浊”“虚劳”“溺毒”“关格”等范畴。陈扬荣教授以三焦辨证理论为基础，提出了慢性肾衰竭病机关键为肺失通调、脾胃气机升降失司、肾脏虚损，以致三焦气化失常，五脏俱虚，水液等代谢产物排泄不畅进而出现“痰”“湿”“毒”“瘀”等病理产物。治疗上，陈教授非常注重疏利三焦，采用宣降、疏调、通调等多种的治疗方法，使气机升降得以枢转，水道得通。

陈氏降浊方是陈教授疏利三焦治法的最佳体现，其主要是从健脾益肾角度切入，加以利水化瘀法。全方由生黄芪、山药、山茱萸、牛膝、薏苡仁、茯苓、芡实、车前子、水蛭、僵蚕、白术组成。方中以生黄芪、白术益气健脾共为君药；茯苓健脾利湿、山药健脾补肾、山茱萸补肾涩精、芡实补脾益肾共为臣药；佐以薏苡仁、车前子利水泄浊，水蛭活血祛瘀、僵蚕祛痰散浊；牛膝补肾，引诸药下行为使药。全方共奏健脾补肾、降浊化瘀的功效，直中慢性肾衰竭本虚标实之特点。扶正之中兼有祛邪，方能邪去正安。

SFlt-1是一种络氨酸激酶活性的糖蛋白，由Flt-1蛋白的胞外前6个结构域加上1个特异性31氨基酸尾部组成，是Flt-1胞外域剪接而成，其主要作用是能够影响VEGF的部分生物活性，对抗VEGF的血管生成、修复等生物功能。其调节机制主要为：① SFlt-1能够与膜表面受体Flt-1竞争性的结合VEGF家族，使得可用于结合VEGFRs配体的浓度大大减少，从而达到抑制VEGF促受损血管恢复及再生等作用。② SFlt-1单体能够与VEGFR-1或 VEGFR-2形成二聚体，从而抑制其二聚体功能的表达及活化，阻断了VEGF的生物活性。Giovana S等发现SFlt-1的血清浓度与蛋白尿程度具有明显的正相关性，表明SFlt-1浓度越大，蛋白尿的漏出量越多。而在正常人体中，VEGF家族与SFlt-1能够达到动态平衡，一旦平衡被打破，就会触发一系列的反馈机制，导致肾小球内皮细胞功能障碍，受损血管再生、修复失常，蛋白尿发生。本研究结果显示治疗前患者血清SFlt-1与24小时蛋白尿均存在正相关关系，与目前多项研究结果相符合。

本研究发现，陈氏降浊方联合缬沙坦胶囊能显著降低脾肾气虚夹瘀型CKD 3a期患者降低24小时尿蛋白定量水平，疗效优于对照组，且能够保护患者肾功能，延缓肾功能减弱。中医辨证理论指导下，采用黄芪、白术、水蛭等配伍组成的陈氏降浊方，能通过发挥益气健脾、活血化瘀法显著改善患者临床症状，降低证候积分，减少蛋白尿漏出。其机制可能与其降低SFlt-1水平，促进受损血管再生、修复相关。但由于本研究时间过短、大部分患者蛋白尿不多、缺少肾脏病理结果等因素限制，不同原发病或肾脏病理与SFlt-1表达之间的相关性仍值得进一步探讨。

（作者：李鹏飞、陈扬荣、吴竞　摘自《福建中医药大学》2018年硕士毕业论文）

陈氏降浊方对脾肾气虚夹瘀型糖尿病肾病（CKD 3a期）患者临床疗效及尿重组人结缔组织生长因子、血清肝细胞生长因子的影响

糖尿病肾病（DKD）是糖尿病（DM）发展而来常见的最重要的慢性并发症之一，至今已逐渐成为终末期肾脏疾病（ESRD）的重要病因，近年来，随着糖尿病发病率在我国呈不断增长趋势，糖尿病肾病患者也呈大幅度的增加。DKD在临床上主要是以持续性白蛋白尿、肾小球滤过率进行性下降、水肿、高血压为主要表现，最终导致终末期肾脏疾病，出现肾小球滤过率下降，肾功能损伤等症状。

DKD是由多种因素综合相互作用的结果，其发病机制仍尚未完全阐明，据目前相关研究实验发现其发病机制大致与肾脏血流动力学异常、遗传因素、代谢紊乱、炎症反应以及氧化应激等相关。近年来，研究发现，DKD的发生与发展主要与组织间的细胞因子调控失衡有关。因此，研究导致DKD肾功能损伤的关键因子对于防治DKD有着非常重要的意义。

尿重组人结缔组织生长因子（CTGF）作为一种新的致纤维化生长因子，可以诱导肾小管上皮细胞转化为肌成纤维细胞，使细胞外基质合成增加，导致肾脏纤维化，肾功能下降；血清肝细胞生长因子（HGF）作为一种可溶性细胞因子，可以通过抑制转化生长因子β-1及其Ⅰ型受体表达，从而阻断肾小管上皮细胞的表型发生转化，维持小管上皮表型，进而减少细胞外基质含量，抑制肾脏纤维化，维持肾功能水平。

DKD归属祖国医学“下消”“肾消”“水肿”“肾络”等范畴。该病病机主要是“本虚标实”。虚主要以脾肾两虚为主，实多为湿浊、瘀血等。脾虚则运化失职，湿浊内停，肾虚则失于气化，不能制水，则逐渐产生湿、瘀、浊等病理产物。因此益肾健脾、祛浊化瘀是临床上治疗DKD的重要治法之一。

陈氏降浊方是全国名老中医传承工作室专家陈扬荣教授用50多年的临床用药经验所总结出的经验方，以补益脾肾、祛浊化瘀为治法，主要由生黄芪、山药、牛膝、山茱萸、茯苓、薏苡仁、车前子、芡实、水蛭、白术、僵蚕组合而成。该方已经在临床上应用了50余年，具有一定的临床疗效。多年的临床实践表明，陈氏降浊方在调脂，降低尿蛋白，改善肾功能，延缓肾功能进展等多方面取得了良好的疗效。本研究通过观察对照组和观察组治疗前后血肌酐、肾小球滤过率、24小时尿蛋白定量、血脂、血糖及尿CTGF、血清HGF等指标的变化，对比两组治疗前后的中医症证候积分及相关指标的变化，研究陈氏降浊方对糖尿病肾病（CKD 3a期）患者的临床疗效，探讨治疗DKD的可能作用机制。

一、临床资料与方法

1. 病例来源

本次观察脾肾气虚夹瘀型糖尿病肾病（CKD 3a 期）的患者根据简单随机分组法，分为对照组 32 例、观察组 32 例。源于 2018 年 1 月至 2019 年 1 月福建省人民医院内分泌、肾内科门诊及住院的患者，共纳入 64 例。

20 例健康者来源于福建省人民医院 2018 年 1 月至 2019 年 1 月期间体检中心的健康体检者，以检测正常的尿 CTGF、血清 HGF 水平。

2. 诊断标准

（1）2 型糖尿病的诊断标准。参考《中国 2 型糖尿病防治指南》（2013 版），由中华医学会糖尿病分会中所提到的糖尿病的诊断标准。

（2）糖尿病肾病的诊断标准。依据 2014 年版《糖尿病肾病防治专家共识》，由中华医学会糖尿病学分会微血管并发症组建议。符合：①大量蛋白尿；②在 10 年以上的糖尿病病程的 1 型糖尿病患者中出现微量白蛋白尿；③糖尿病视网膜病变伴有微量白蛋白尿。临床上出现以上任意 1 条应该考虑肾脏损伤是由糖尿病引起。

有以下情况需排除，必要时需做肾穿刺活检术以明确诊断：①1 型糖尿病病程不足 10 年且出现蛋白尿者；②无明显原因而出现肾功能急剧衰竭者；③无糖尿病视网膜病变者；④有明显血尿者；⑤顽固难治性高血压；⑥同时有合并其他系统性疾病的症状或体征；⑦肾脏彩超发现异常；⑧予 ACEI 或 ARB 治疗后 2~3 个月内 GFR 降低大于 30%。

（3）中医辨证分型标准。参考 2002 年《中药新药治疗慢性肾衰竭的临床研究指导原则》。见表 3-4-22。

表 3-4-22　脾肾气虚夹瘀型的辨证分型

证型	主症	次症	舌脉
脾肾气虚（本证）	气短懒言，腰膝酸软，倦怠乏力，食少纳呆	脘腹胀满，大便不实，口淡不渴	舌淡且有齿痕，脉沉细
瘀证（兼证）	面色晦暗，腰痛	肌肤甲错，四肢麻木	舌质紫暗或有瘀斑瘀点，脉涩或细涩

证候临床表现依据无、轻、中及重度记 0、1、2、3 分，主症翻倍，其累计分数为总积分，并分别计算治疗前后中医证候总积分。

注：上述辨证均在两名主治医师或以上职称医师指导下进行，若符合本证的主症 1 项和次症 1 项或以上，兼证符合主症或次症其中任 1 项或以上，辨证方可成立。

3. 纳入标准

（1）符合西医 DKD 诊断标准，诊断为 DKD 的患者。

（2）年龄在 18~70 周岁。

（3）符合2012年KDIGO指南CKD 3a期标准者。

（4）符合中医辨证为脾肾气虚夹瘀型的患者。

（5）知情并同意加入研究的患者。

4. 病例排除标准

（1）与纳入标准不符合者。

（2）有结核病史，处于发热、泌尿系感染及其他系统感染等急性期者。

（3）应用免疫抑制剂者。

（4）严重心血管疾病，即心电图检查和（或）超声心动图检查有病理性的异常，肝功能异常升高大于2倍以上者。

（5）患有凝血功能障碍性疾病及出血性疾病的患者。

（6）妊娠及哺乳期妇女、对本药过敏者、有精神病史者及有手术、外伤等应激情况的患者。

（7）凡存在导致肾功能急剧下降，或难以控制的高血压、严重创伤、重症感染、肾损害性药物的使用、肾后性梗阻及有效血容量的不足等。

（8）在治疗期间服用了其他损害肾功能的药物或食物，如：①环孢素；②氨基糖苷类抗生素、含有马兜铃酸的中药、非甾体类抗炎药；③对比剂，包括各种含碘对比剂；④工业毒物：除草剂、甘油、杀虫剂、甲醇等；⑤重金属盐类：如汞、铅、金等。

5. 研究方法

（1）西药基础治疗。参考2014年版《糖尿病肾病防治专家共识》，由中华医学会糖尿病学分会微血管并发症组主编。①生活方式干预：对所有患者进行糖尿病教育，在治疗期间均戒酒烟；均配合规律饮食、适当运动、控制体重等治疗。②饮食治疗：糖尿病饮食，严格限制钠盐摄入，钠盐摄入量应在3000mg/d以下；每日摄入的总热量应使患者接近理想体重，控制在每千克体重125.5~146.5kJ，肥胖者可适当减少热量，消瘦者可适当增添热量。患者应优质低蛋白饮食，蛋白质摄入量控制在0.6~0.8g/d，若蛋白摄入量不大于0.6g/d，可酌情适当补充复方α-酮酸。③血糖控制目标：糖化血红蛋白不超过7%，对于中老年患者（65岁以上），糖化血红蛋白控制目标可适当放宽，为7%~9%。血糖控制应遵循个体化，因本次研究纳入标准GFR在45~59mL/min，可首选胰岛素注射控制血糖，口服降糖药物可依据DKD用药原则，如糖苷酶抑制剂类或格列奈类，服药期间应密切关注患者血糖变化情况，以免出现低血糖等不良事件。④严格控制血压：血压靶目标：140/80mmHg。首选ACEI（如贝那普利，由北京诺华制药有限公司生产，10mg/片）10mg，每日1次，如患者不耐受贝那普利，出现干咳等不良反应，予以停用；次选ARB（如缬沙坦，由北京诺华制药有限公司生产，80mg/片）80mg，每日1次，降压治疗；如降压欠佳时，可联合CCB（如硝苯地平缓释片，由拜耳医药保健有限公司生产，30mg/片）30mg，每日1次；若血压仍未达标时，可选择如α受体阻滞剂、β受体阻滞剂这类别的降压药。⑤纠正脂质代谢紊乱：血脂干预治疗切点：血 LDL-C ＞ 3.38mmol/L，三酰甘油＞ 2.26mmol/L。具体用药：首选口服他汀类药物，如阿托伐他汀钙片，（由北京诺华制药有限公司生产，20mg/ 片）20mg，每晚 1 次；以 TG 升高为主的可首选贝特类降脂药，如苯扎贝特（由浙江亚太药业股份有限公司生产，0.2g/ 片）0.2g，每日 2 次。

（2）陈氏降浊方。在西药基础治疗上＋中药陈氏降浊方，中药方剂主要成分为：黄芪 30g、山药 10g、牛膝 10g、山茱萸 10g、茯苓 15g、薏苡仁 15g、车前子 10g、芡实 15g、水蛭 10g、白术 10g、僵蚕 10g。由福建省人民医院代煎。制作过程：将所有中药完全浸泡于水中半小时，煎煮 2 次，第 2 次煎制时间及用水量比第一次少，分别煎煮 1 小时和 0.5 小时，混合搅匀，取药汁装袋，每袋 100mL，高压灭菌。每次 1 袋，每日 2 次，餐后内服。两组疗程均为 60 天，所有指标在治疗前后均应各检测一次。

（3）分组方法。采用简单随机分组法，将 64 例符合纳入标准的患者，即编 01-64 号码，采取随机抽样的方法，抽到双数编号为 A 组对照组，抽到单数编号为 B 组观察组（剔除编号者，顺次补上）。A 组对照组（单纯西药治疗组）、B 组观察组（单纯西药＋陈氏降浊方治疗组）各 32 例。

6. 临床观察项目

（1）疗效指标。血肌酐（SCr）、肾小球滤过率（GFR）、空腹血糖（FBG）、糖化血红蛋白（HbA1c）、24 小时尿蛋白定量（24hUV）、血脂（TG、TC、LDL-C）、尿 CTGF、血 HGF。于治疗前后 60 天各检测一次，并每两周随访一次。

注：肾小球滤过率（GFR）采用 GFR：EPI 方程公式，福建省人民医院亦是采用此公式计算。（其中血肌酐浓度单位：μmol/L）。

GFR：EPI（GFR）〔mL/（min · 1.73m^2）〕=a×（血肌酐浓度 /b）c×（0.993）年龄。

其中 a：①黑人：女性 =166，男性 =163；②其他人种：女性 =144，男性 =141；b：女性 = 62，男性 =80；c：女性 =-0.329 或 -1.209，男性 =-0.411 或 -1.209。

24 小时尿标本留取：嘱咐患者清晨 8 点排完最后一次小便（即从 8 点至次日早晨 8 点），告知患者最后一次小便需留入尿桶里。再将 24 小时的全部小便排入清洁尿桶内，防止小便腐坏，在留取第一次小便后需要加入防腐剂。次日早晨需准确测量并记录总尿量，然后搅拌均匀取约 10mL 小便送往检验。注意：在留取小便过程中，嘱患者不需特意多喝水或少喝水。

（2）安全性指标。①一般体检项目，如体温、脉搏、呼吸、血压等。②肝功能、粪常规＋ OB、血常规、心电图、血压等，均在治疗前及治疗后 60 天分别记录 1 次。

7. 统计学处理

运用 SPSS 22.0 软件对本课题数据进行处理和分析，计量资料同组治疗前后比较，计算其治疗前后差值 d，若符合正态分布的采用配对 *t* 检验，不符合正态分布的采用秩和检验；不同组治疗前后比较，符合正态分布的采用独立样本 t 检验，不符合正态分布的采用秩和检验。等级资料采用秩和检验，其中 $P<0.05$ 或 $P<0.01$ 有统计学意义。计数资料的对比采用卡方检验；相关性分析，若符合正态分布，采用直线相关 Pearson 相关分析，若不符合正态分布，则采用等级相关 Spearman 相关分析，以 $P<0.05$ 为显著性差异，具有统计学意义。

二、结果

1. 性别、年龄、病程、BMI 分析

见表 3-4-23。

表 3-4-23　对照组、观察组两组患者一般资料分析表（$\bar{x}\pm s$）

	对照组	观察组	P
性别（男 / 女）	15/16	14/17	0.799
年龄（岁）	54.84 ± 6.94	54.52 ± 7.33	0.859
DKD 病程（年）	13.06 ± 3.97	12.48 ± 4.79	0.605
BMI（kg/m^2）	24.52 ± 1.36	24.26 ± 1.18	0.429

注：①两组患者治疗前性别比较用卡方检验，经检验 $\chi^2=0.065$，$P>0.05$，无显著性差异，脱落后两组均具有可比性。②两组患者治疗前年龄、糖尿病病程情况、BMI 比较用独立样本 t 检验，经检验，$P>0.05$，均无显著性差异，具有可比性。

2. 对照组、观察组患者治疗前临床生化指标水平比较

见表 3-4-24。

表 3-4-24　对照组、观察组患者治疗前临床生化指标水平比较（$\bar{x}\pm s$）

	对照组	观察组	P
FGB（mmol/L）	8.39 ± 1.32	8.33 ± 1.23	0.859
HbAlc（%）	7.50 ± 1.13	7.52 ± 0.95	0.942
TC（mmol/L）	5.10 ± 1.04	5.21 ± 0.92	0.651
TG（mmol/L）	2.61 ± 0.77	2.58 ± 0.78	0.881
LDL-C（mmol/L）	3.12 ± 0.48	3.14 ± 0.34	0.789
24hUV（g/24h）	2.16 ± 0.53	2.14 ± 0.56	0.866
GFR（ml/min）	49.12 ± 3.96	48.98 ± 3.85	0.890
SCr（mmol/L）	136.51 ± 15.85	136.95 ± 17.74	0.917

注：对照组和观察组治疗前各临床指标比较分析，均 $P>0.05$，无显著性差异，具有可比性。

3. 对照组、观察组患者治疗前后各临床生化指标水平比较

见表 3-4-25~ 表 3-4-29。

表 3-4-25　两组患者治疗前后血糖的比较（$\bar{x} \pm s$）

	对照组		观察组	
	治疗前	治疗后	治疗前	治疗后
FGB（mmol/L）	8.39 ± 1.32	7.64 ± 1.25▲	8.33 ± 1.23	7.54 ± 1.18▲☆
HbAlc（%）	7.50 ± 1.13	7.35 ± 1.14▲	7.52 ± 0.95	7.33 ± 0.94▲☆

注：①同组治疗前后比较：▲ $P < 0.05$。②两组治疗后组间比较：☆ $P > 0.05$。

表 3-4-26　两组患者治疗前后血脂的比较（$\bar{x} \pm s$）

	对照组		观察组	
	治疗前	治疗后	治疗前	治疗后
TC（mmol/L）	5.10 ± 1.04	3.89 ± 0.89▲	5.21 ± 0.92	3.45 ± 0.73▲★
TG（mmol/L）	2.61 ± 0.77	1.79 ± 0.67▲	2.58 ± 0.78	1.46 ± 0.54▲★
LDL-C（mmol/L）	3.12 ± 0.48	2.62 ± 0.46▲	3.14 ± 0.34	2.35 ± 0.41▲★

注：①同组治疗前后比较：▲ $P < 0.05$。②两组治疗后组间比较：★ $P < 0.05$。

表 3-4-27　两组患者治疗前后 24 小时尿蛋白定量比较（$\bar{x} \pm s$）

	对照组		观察组	
	治疗前	治疗后	治疗前	治疗后
24hUV（g/24h）	2.16 ± 0.53	1.77 ± 0.56▲	2.14 ± 0.56	1.50 ± 0.48▲★

注：①同组治疗前后比较：▲ $P < 0.05$。②两组治疗后组间比较：★ $P < 0.05$。

表 3-4-28　两组患者治疗前后肾功能的比较（$\bar{x} \pm s$）

	对照组		观察组	
	治疗前	治疗后	治疗前	治疗后
SCr（mmol/L）	136.51 ± 15.85	129.97 ± 15.80▲	136.95 ± 17.74	122.04 ± 15.48▲★
GFR（ml/min）	49.12 ± 3.96	50.38 ± 3.80▲	48.98 ± 3.85	52.36 ± 3.81▲★

注：①同组治疗前后比较：▲ $P < 0.05$。②两组治疗后组间比较：★ $P < 0.05$。

表 3-4-29　两组患者治疗前后血 HGF、尿 CTGF 的比较（$\bar{x} \pm s$）

	对照组		观察组	
	治疗前	治疗后	治疗前	治疗后
HGF（ng/l）	1389.09 ± 304.76	1573.25 ± 282.56▲	1405.93 ± 287.60	1691.97 ± 280.19▲★
CTGF（pg/ml）	42.78 ± 6.48	33.26 ± 5.50▲	42.58 ± 6.32	26.33 ± 5.44▲★

注：①同组治疗前后比较：▲ $P < 0.05$。②两组治疗后组间比较：★ $P < 0.05$。

4. 相关性分析

Pearson 相关性分析得出观察组治疗后尿 CTGF 与血清 HGF 呈负相关（$P < 0.01$）。见表 3-4-30。

表 3-4-30　观察组治疗后血清 HGF、尿 CTGF 双变量相关性分析（$\bar{x} \pm s$）

	尿 CTGF（ng/L）	
	r	P
血清 HGF（ng/L）	−0.496	0.005

5. 疗效分析

（1）中医证候积分的比较。见表 3-4-31。

表 3-4-31　两组患者中医证候积分的比较（$\bar{x} \pm s$）

组别	例数（n）	治疗前	治疗后
对照组	31	22.48 ± 2.19	13.26 ± 3.98
观察组	31	22.52 ± 2.22	8.94 ± 3.44

注：①两组治疗前对比，$P > 0.05$，无显著性差异，具有可比性。②两组治疗后中医证候积分均降低，$P < 0.05$；观察组较对照组中医证候积分下降明显，$P < 0.05$。

（2）两组治疗后中医证候总体疗效分析。见表 3-4-32。

表 3-4-32　两组患者治疗后中医证候总体疗效分析

组别	例数（n）	显效	有效	无效	有效率
对照组	31	7	12	12	61.29%
观察组	31	13	13	5	83.87%

注：两组经非参数秩和检验，$Z=-2.116$，$P=0.034$，$P < 0.05$，有显著性差异。

（3）两组患者治疗后临床综合疗效的分析。见表 3-4-33。

表 3-4-33　两组患者治疗后临床综合疗效分析（$\bar{x} \pm s$）

组别	例数（n）	显效	有效	无效	有效率
对照组	31	0	20	11	64.52%
观察组	31	1	26	4	87.10%

注：两组经非参数秩和检验，$Z=-2.195$，$P=0.028$，$P < 0.05$，有显著性差异。

6. 安全性评价

对照组与观察组两组在治疗期间均依从性较好，能够配合临床指标复查、随访等，治疗过程中患者生命体征平稳，每月复查一次肝功能，血、尿、粪常规，常规心电图。

三、讨论

1. 祖国医学对 DKD 的认识

（1）对糖尿病肾病中医病名的认识。糖尿病肾病作为现代医学的名称，在古代医籍中并无记载糖尿病肾病这一病名，但根据其病机和临床证候表现，可将本病归属于“尿浊”“关格”“肾劳”“水肿”等。《太平圣惠方》卷五十三中记载，“饮水随饮便下，小便味甘而浊淋，腰腿消瘦者，肾消也”，提出了“肾消”的病名。《外台秘要》中王焘中曾也提出“肾消病”病名，引隋代甄立《古今录验方》中记录：“消渴，……渴而饮水不能多，小便频数，阴痿弱，但腿肿，脚先瘦小，此肾消病也”，其描述与现代糖尿病肾病临床表现较为贴切。宋朝《太平圣惠方》中提出“夫消肾，小便浊淋，白浊如脂者”，对于现代糖尿病肾病出现的蛋白尿的临床表现做出了简单的概括。

随着对糖尿病肾病的进一步研究，现代诸多医家在总结古代对该病病名认识的基础上，并结合其临床表现，对本病的中医病名提出了多方面的阐述。吕仁和等认为，一方面，糖尿病肾病病位主要在肾脏，病程中始终贯穿肾元受损之病机，故以“消渴病肾病”作为糖尿病肾病的中医病名较为符合，治疗方面以补肾为主；另一方面，提出本病继发于消渴病。南征在研究了大量的相关文献后，对“消肾”进行了阐述，“消肾者……肾水燥涸，渴引水浆，下输膀胱，小便利多，腿胫消瘦，骨节疼，故名消肾”，提出将本病中医病名定义为“消渴肾病”，不再将“病”字添置其后。“消渴肾病”病名说明了糖尿病的病因病位，也较为完整地呈现了糖尿病肾病的中医特色，对目前来说是一个比较规范、贴切、科学的糖尿病肾病中医病名。

（2）对糖尿病肾病病因病机认识。在总结古代相关中医文献并总结现代医学对糖尿病肾病的认识基础上，祖国医学认为，本病的发病因素一方面受先天禀赋不足，五脏虚损的影响，另一方面受后天饮食不节，情志失调，外感毒邪，劳欲过度等因素的影响。由于糖尿病肾病病程较长，临床上涵盖了不同的发展阶段，而每个阶段的临床表现又各有不同，加上由于各医家受地域、个人经验等多方面因素影响，因此对于本病的中医病机认识，至今尚未形成统一认识。但根据各医家临床心得及相关文献研究，大体归纳本病的病机有“本虚标实”“微型癥瘕形成”“毒损肾络”“玄府病机”“邪伤肾络”“伏邪藏匿”等观点。

糖尿病肾病其发病机制较为复杂多变，虚实夹杂，但仍存在一些共性的东西，大多数医家肯定了其主要病机为脾肾两虚，此病机在糖尿病肾病的发病机制中占有重要地位。同时认为瘀血始终贯穿本病病程，既是致病因素又是其病理产物，相互因果。因此益肾健脾、祛浊化瘀作为临床治疗糖尿病肾病的一个重要治法，值得深入研究探讨。

（3）陈扬荣治疗糖尿病肾病经验。陈扬荣教授通过临床实践及个人经验，认为本病的根本病机主要在于“本虚标实”。本虚多以脾肾两虚为本，常常累及心、肝、肺诸脏，瘀血则多为标实之证。肾为先天之本，主藏精，为封藏之本，脾为后天之本，主运化。先天之精与后天之本是相互作用，相互依存的。二者相辅相成，共同维持生命活动。其中脾肾气虚夹瘀型的糖尿病肾病患者在临床上也较多见，在本病发展过程中，瘀血既为糖尿病肾病病变演变形成的病理产物，也是其诱发、加重因素。中医有“气为血之帅”之说，血液的运行顺畅，依赖于气的推动作用，脾肾亏损则血运无力，血液运行阻滞则致瘀阻经脉。瘀血始终贯穿于糖尿病肾病病程中的每一个发展过程，是糖尿病肾病发病的关键因素，影响着其病程，长期作用于机体可使病情迁延难愈，病机复杂化。

由于糖尿病肾病病程冗长，病情复杂多变，“久病入络”，日久则循经入络，损伤经脉，累及肾脏，损伤肾络而成瘀。因此陈扬荣教授在治疗本病时，常常加用水蛭、僵蚕、地龙等虫类药加强活血化瘀功效，中药中虫类药物大多为血肉有情之品，具有益肾固本的作用，且药性大多偏辛咸，辛能通络，咸能软坚，多具有搜风剔络、软坚散结、活血化瘀等功效。但虫类药物药效虽好，应注意：①中病即止：即不可过度服用活血化瘀作用较强的药物，防止祛邪伤正，损伤正气，同时运用该类药物时应把握好用药剂量，以防加重病情。②注意配伍：虫类药物大多咸寒、温燥，药性峻烈，因而陈扬荣教授在运用活血药物时常常辅以如当归、黄芪等补气温经补血之品及麦冬、生地黄等滋阴之品。总之，临床上在运用该药物治疗过程中，应密切关注病情的变化，灵活调整治疗方案。

2. 现代医学对糖尿病肾病的认识

（1）尿 CTGF 与 DKD 关系。CTGF 是 Bradham 1991 年首次发现的一种新型细胞生长因子。定位于染色 6q23，富含半胱氨酸的肝磷脂结合多肽，其分子量为 36KD~38KD，主要由 349 个氨基酸残基构成，广泛存在于多种人类组织中，尤以肾脏含量最高。在生理状态下，CTGF 在体内处于低或无表达状态，但是在病理状态下，比如在糖尿病、肿瘤、IgA 肾病、器官纤维化等疾病刺激下，CTGF 分泌增加，特别在伴有 ECM 积聚的肾小球毛细血管外区域和肾小管间质，其 CTGF 表达含量明显上升。

CTGF 在肾脏过度表达主要与肾脏纤维化有关，特别在肾小球硬化、肾间质纤维化发生、发展过程中发挥重要作用。转化生长因子 -β 被认为是致纤维化最强的细胞因子。CTGF 则作为其下游调节因子，发挥一部分 TGF-β1 的功能，在肾脏纤维化时，CTGF 的表达增加，含量增加。CTGF 在 TGF-β1 诱导下，使肌成纤维细胞分泌 CTGF 增加，同时还介导 TGF-β1，使肾小管上皮细胞转分化为肌成纤维细胞，细胞外基质沉积过多，加速肾脏损伤，促进肾小管及间质脏纤维化。王献耀等人发现在肾纤维化大鼠肾脏组织中，TGF-β1 与 CTGF 两者呈明显正相关，随着 TGF-β1 表达增多时，CTGF 含量也随之明显增多。研发还发现，尿 CTGF 对早期肾损害有较敏感的预测价值，提示在尿蛋白出现之前肾脏已经存在一定程度损害。研究表明，当患者血中 CTGF 水平开始升高时，此时肾脏 CTGF 水平升高更加显著，肾脏 CTGF 表达增加，则导致肾小球相对滤过更多的 CTGF，加之肾脏局部又可以分泌 CTGF，引起尿 CTGF 含量进一步升高。且随着糖尿病肾病病情的进展，肾脏损伤程度加剧，尿 CTGF 水平明显增加。因此检测尿 CTGF 可以作为早期判断糖尿病肾病病变程度的指标。由此可见，若控制 CTGF 的表达，对于延缓肾脏纤维化，改善肾功能具有重要意义。

（2）血清 HGF 与 DKD 关系。HGF 是一种多效性因子，由一个分子量为 84KD 的二聚体分子构成。其受体是原癌基因 c-met 的产物，HGF 通过与特异性膜受体结合进而发挥其多样生物学作用。HGF 存在于动物和人体内的多种组织和细胞中，其分布主要有肾、肝、肺、胰腺等器官。而肾脏是 HGF 受体表达含量最高的器官之一。HGF 在肾小球中大多产生于内皮细胞和系膜细胞，在肾小管中则主要在间质细胞、内皮细胞中表达。 HGF/c-met 可能通过自分泌、旁分泌、内分泌 3 种方式的一种或多种作用于肾脏局部发挥其作用，参与肾脏的分化、增殖、修复及再生等，是肾脏的营养因子。

HGF 作为一种诱导、调节及抗纤维化的生长因子，可调节肾小管间质病变过程中的各个环节，对肾脏起保护作用，防止肾脏纤维化。在生理状态下，机体中血清 HGF 含量极少。当在病理状态下，如高血糖、高血脂等情况下，血清 HGF 含量升高，代偿性促进肾组织修复，刺激基质降解、延缓肾小球及小管间质纤维化，改善其肾功能。研究还表明，HGF 可以促进肾小管上皮细胞增生以及诱导肾小管的形成。若给予外源性 HGF 可以减轻肾脏组织受损，促进肾小管上皮细胞 DNA 合成、促使近端小管上皮的再生以及肾功能的恢复。研究证实，HGF 可以刺激上皮细胞的迁移，保持肾小管上皮细胞的分化状态、影响其增殖，促进细胞外基质的降解。Minzuno 等人也认为 HGF 能降低 TGF-β 的表达及抑制成肌纤维细胞的形成，延缓肾小球硬化。大量文献表明 HGF 在慢性肾脏病变中分泌增加，起到抗纤维化作用，是肾脏的一种保护细胞因子。若是发展到晚期肾小球硬化及肾间质纤维化加剧，HGF 则逐渐降低直至降至正常水平以下。因此 HGF 的表达水平对于糖尿病肾病的诊断及病情程度、预后都具有一定指导作用。若在肾脏病变早期就给予适当的 HGF 治疗，可能可以降低减少肾脏组织受损，延缓肾脏纤维化。

（3）尿 CTGF、血清 HGF 与 DKD 关系。研究显示，在糖尿病肾病早期，在持续高血糖、高血压、蛋白尿等作用下，机体组织遭到损害，导致 CTGF 表达增多。由于人体具有自我防御协调能力，故启动机体部分抑制损伤机制，HGF 代偿性地表达增多，进而对抗前者损伤，起到保护肾脏作用。而随着病程的进展，肾脏组织纤维化程度加剧，细胞的自我防御反应能力下降，HGF 失代偿，则 HGF 含量也随之降低。因本课题研究的纳入标准是糖尿病肾病（CKD 3a 期）患者，处于此期的患者肾脏组织尚未完全纤维化，因此 HGF 仍会代偿性增加以起到保护肾脏的作用。故 HGF 含量在糖尿病肾病（CKD 3a 期）时是高于其基础水平的。也正如此，通过对 HGF、CTGF 的检测了解其肾脏损害程度具有重要的参考意义，同时对于评估糖尿病肾病（CKD 3a 期）患者的预后也有较大帮助。

3. 陈氏降浊方的组方

陈氏降浊方是全国名老中医传承工作室专家陈扬荣教授运用 50 多年的临床用药经验，根据糖尿病肾病脾肾气虚夹瘀型的病机特点及相关理论，以补益脾肾、祛浊化瘀为治法，按照君、臣、佐、使的组方规律而自拟的经验方。50 年多的临床疗效证明陈氏降浊方能改善糖尿病肾病临床症状、肾功能及延缓糖尿病肾病进展。

陈氏降浊方主要由生黄芪、山茱萸、山药、薏苡仁、牛膝、芡实、茯苓、车前子、白术、水蛭、僵蚕组成。方中以生黄芪补气固表、白术健脾补气为君药；山药健脾补肾，山茱萸、芡实益肾固精，茯苓健脾渗湿共为臣药；以薏苡仁利水渗湿，车前子清热利湿，水蛭活血祛瘀，僵蚕化痰散结为佐药；牛膝补益肝肾，活血逐瘀通络，引诸药下行为使药。全方共11味药组成，配伍后共奏补益脾肾、祛浊化瘀的综合功效，切中糖尿病肾病本虚标实的病机特点。

4. 陈氏降浊方主要临床疗效相关分析

（1）陈氏降浊方改善脂质代谢水平的分析。根据研究结果显示，两组治疗后均能有效地降低血脂 TG、TC、LDL-C（$P < 0.05$），但陈氏降浊方联合西药组改善血脂的程度优于单纯西药组（$P < 0.05$）。从祖国医学角度讲，血脂代谢紊乱常常由于脾肾脏腑功能失调引起，大多是在脾肾两虚基础上衍生的瘀血、痰浊所导致的。大体属中医“虚”“瘀”“毒”“痰”等范畴，其中“虚”为脾肾两虚，“瘀”为久病夹瘀，“毒”为脂浊、瘀血日久成毒，“痰”为痰浊阻滞。陈氏降浊方中水蛭能活血逐瘀消癥，僵蚕能祛风化痰，茯苓能健脾渗湿，山药能补脾肺肾、固精止带。本虚与标实同时兼顾，使脏腑功能得以恢复，瘀血得化，痰浊得消。因此，陈氏降浊方可能可以有效地改善脂质代谢紊乱。研究还发现，肾小球硬化与血脂关系密切，脂质在肾脏组织的沉积，不仅会加速肾小球动脉硬化，还会使血液黏滞度增加，血流速度减慢，导致肾小球毛细血管血栓形成，肾脏缺氧、缺血，加速肾脏损害。因此调节脂质代谢紊乱，对延缓糖尿病肾病病程进展有十分重要的意义。

（2）陈氏降浊方降低尿蛋白水平的分析。本实验结果提示，两组经治疗后均能有效地降低 24 小时尿蛋白水平（$P < 0.05$），且陈氏降浊方联合西药观察组尿蛋白下降程度优于单纯西药对照组（$P < 0.05$）。证明陈氏降浊方组在降低尿蛋白优于单纯西药对照组。机制考虑为其可以使肾脏血流动力学异常得到改善，肾小球滤过屏障得到修复，蛋白尿漏出减少。此外，陈氏降浊方组方配伍中，方中黄芪、茯苓益气健脾、祛浊利湿；山茱萸、芡实补肾固精，使脾气健运，肾气充足，分清辨浊，从而降低尿蛋白。现代药理学研究表明：①黄芪可以促进肾小球基底膜的修复，增加肾脏血流量、减轻肾小球脂质的沉积，减少蛋白尿的排泄。②黄芪和山药配伍可升高血清 SOD 活性，降低 MDA 含量，降低糖尿病肾病蛋白尿漏出，具有肾脏保护作用。③芡实可以通过提高 SOCS-3 表达，降低 IGF-1 过度表达，从而降低尿蛋白水平。④黄芪水蛭制剂可以下调 TGF-β1 表达，抑制 DKD 的相关炎症反应，减少蛋白尿的排出，改善肾功能。因此减少尿蛋白水平与延缓肾脏纤维化密切相关。

（3）陈氏降浊方改善肾功能水平的分析。本实验结果发现，两组经治疗后均能改善患者肾功能水平，肾功能水平无升高趋势，且陈氏降浊方联合西药观察组治疗后，改善肾功能其总体疗效优于单纯西药对照组（$P < 0.05$）。其作用机制考虑为陈氏降浊方可能可以减轻肾脏炎

症反应，改善肾组织缺氧，缺血状态，改善肾小球内皮滤过功能，促进肌酐代谢，从而升高GFR，降低SCr水平，改善肾功能，延缓DKD进展。由于糖尿病肾病病程较长，久病致瘀，故本方中选用水蛭，水蛭咸苦入血，逐瘀能力强。药理学发现水蛭可以有效地增加肾血流量和肾小球滤过率，改善肾脏组织代谢，减轻自由基对肾脏的损伤作用，修复肾脏组织，使肾小球的滤过功能得到改善，对肾脏起到保护作用。

（4）陈氏降浊方升高血清HGF、降低尿CTGF水平的分析。研究结果显示，两组治疗均能升高血清HGF、降低尿CTGF水平（$P < 0.05$）。且观察组总体疗效优于对照组（$P < 0.05$）。说明陈氏降浊方在升高血清HGF、降低尿CTGF水平方面有一定疗效。HGF对肾脏有着保护作用：①HGF可能通过降低TGF-β的表达，抑制肾脏肥大及ECM的集聚，减少基底膜增厚和蛋白尿漏出，延缓肾脏组织硬化。②HGF还能作为一种抗氧化剂，起到保护肾脏的作用，可以防止高糖病理状态下引起的氧化应激损伤，还可以通过降低肾小球滤过率，从而改善DKD的临床症状。③HGF还具有保护肾小球血管内皮细胞，减轻肾脏的相关炎症反应的作用。④HGF还能激活ECM降解有关的蛋白酶解系统，抑制金属蛋白酶抑制因子表达，增加胶原酶合成，从而对抗肾脏纤维化。而CTGF作为TGF-β下游因子，可以介导TGF-β，诱导上皮细胞转型表达的致纤维化作用，刺激肾小管上皮细胞向肌成纤维细胞转分化，加速肾脏纤维化。故上调CTGF的表达对肾脏疾病有预后价值。

结合本研究相关性分析得出观察组治疗后尿CTGF与血清HGF呈负相关。许多临床研究也证实了HGF与CTGF是一对抗纤维化与促纤维化作用相反的细胞因子。若尿CTGF升高，血清HGF降低，则糖尿病肾病（CKD3a期）肾小球硬化及肾间质纤维化程度可能会加剧，从而使肾功能下降。而本研究中陈氏降浊方治疗DKD能取得良好疗效，其机制可能在于其可以通过升高血清HGF、降低尿CTGF水平，从而改善肾脏组织纤维化，改善肾功能，保护肾脏。但陈氏降浊方是通过何种途径调节血清HGF、尿CTGF水平以及具体的机制仍需要进一步研究，必要时可行大量动物实验取病理切片以深入研究。

（5）临床疗效分析。本实验结果显示对照组、观察组两组经60天的治疗后均能改善中医证候积分，且观察组治疗后中医证候积分降低程度明显优于对照组，且临床症状得到较好的缓解。观察组与对照组中医证候疗效总有效率分别为83.87%和61.29%，观察组明显优于对照组。观察组与对照组临床总疗效有效率分别为87.10%和64.52%，观察组明显优于对照组。说明陈氏降浊方联合西药观察组总体疗效优于单纯西药对照组，能够明显降低中医证候积分、改善临床相关指标，提高临床疗效，且该试剂安全性高、无明显副作用，发挥了中西医结合的优势，在调节血脂、减少尿蛋白水平，改善肾功能水平等方面显示出良好的前景。

（作者：朱小洪、吴竞、陈扬荣　摘自《福建中医药大学》2019年硕士毕业论文）

第五节

王永学术传承

王永，北京中医药大学毕业，医学博士，主任医师，中西医结合临床硕士研究生导师。世界中医药联合会动脉粥样硬化性疾病专业委员会委员，海峡两岸医药卫生交流协会心血管专业委员会委员，福建省中医药学会络病分会常务委员，福建省中西医结合学会心血管病学分会委员，福建省中西医结合学会高血压分会委员，福建省老年学学会理事。长期从事心血管病研究近30年。

相关论文：

灯盏细辛注射液治疗急性病毒性心肌炎临床观察

一、资料与方法

1. 一般资料

83例均为福建省人民医院1999年8月至2003年12月住院病例，均符合心肌炎诊断标准，住院前均有上呼吸道感染或肠炎病史，VMC特异性IgM＞1：320，有典型的临床表现及心电图改变。排除高血压心脏病、冠状动脉粥样硬化性心脏病、风湿性心脏病、中毒性心肌炎、甲亢性心脏病、贫血性心脏病、结缔组织损害性心肌炎、心脏血管神经官能症、二尖瓣脱垂、先天性心脏病。按随机数字表法分为两组。治疗组43例，男性19例，女性24例；年龄18~43岁，平均29.94±7.59岁；病程3~52天，平均30.56±16.31天；其中频发室性早搏16例，多源室性早搏6例，偶发室性早搏4例，室性早搏并房性早搏9例，房室传导阻滞10例，ST-T段和（或）T波改变28例，QRS波大于0.12秒者8例。对照组40例，男性18例，女性22例；年龄17~41岁，平均27.35±7.25岁；病程5~59天，平均32.32±16.62天；其中频发室性早搏13例，多源室性早搏7例，偶发室性早搏6例，室性早搏并发房性早搏8例，房室传导阻滞8例，ST-T段和（或）T波改变29例，QRS波大于0.12秒者6例。两组年龄、性别、病程及病情轻重比较无显著性差异（$P>0.05$）。

2. 治疗方法

两组均予10％葡萄糖注射液500mL加入胰岛素8IU、ATP40mg、维生素C 2g、辅酶A

100IU 静脉滴注，每日 1 次，疗程 15 天，并根据心律失常严重情况予地塞米松 5~10mg/d 静推 3~7 天；治疗组在此基础上以灯盏细辛注射液（云南生物谷灯盏花药业有限公司生产）30mL 加入 5% 葡萄糖注射液 250mL 静脉滴注，每日 1 次。疗程 15 天。

3. 观察指标

①中医症状（心悸、胸闷、气短、乏力、自汗）积分：治疗前后分别计算患者的症状积分，症状积分评分标准为显著而持续者 3 分；时轻时重者或间断出现者 2 分；轻度或偶然出现者 1 分；无症状者 0 分。并进行治疗前后的比较及两组比较。②治疗前后心肌酶学及心电图的变化。

4. 疗效标准

①临床疗效标准：根据《新药（中药）临床研究指导原则》分为临床治愈（症状、体征消失，实验室各项检查恢复正常）、显效（临床症状、体征基本消失，心电图、心肌酶学基本恢复正常，其他有明显改善）、有效（临床症状、体征有所改善，实验室各项检查指标有一定改善）、无效（临床症状、体征及实验室检查均无改善）四级。②心电图早搏疗效标准：分为临床治愈（早搏变为偶发或完全消失）、显效（早搏减少 80% 以上）、有效（早搏减少 50% ~80%）、无效（早搏减少小于 50%）四级。

5. 统计学处理

计量资料以（$\bar{x}\pm s$）表示，采用 Ridit 分析和 t 检验。

二、结果

1. 两组临床疗效比较

见表 3-5-1。结果示治疗组总有效率优于对照组（$P<0.05$）。

表 3-5-1　两组临床疗效比较 n（%）

组别	n	临床治愈	显效	有效	无效	总有效
治疗组	43	15（34.88）	16（37.21）	9（20.93）	3（6.98）	40（93.02）$^{\triangle}$
对照组	40	7（17.50）	14（35.00）	13（32.50）	6（15.00）	34（85.00）

注：与对照组比较，$\triangle P<0.05$。

2. 两组治疗前后症状积分比较

见表 3-5-2。结果示治疗组中医症状积分下降程度明显优于对照组（$P<0.05$）。

表 3-5-2　两组治疗前后中医症状积分比较（$\bar{x}\pm s$）

组别	n	治疗前	治疗后
治疗组	43	12.17±2.55	7.54±1.86$^{\star\triangle}$
对照组	40	11.38±2.88	8.95±1.96*

注：与本组治疗前比较，$^{\star}P<0.05$，$^{\star\star}P<0.01$；与对照组治疗后比较，$\triangle P<0.05$。下同。

3. 两组治疗前后心肌酶学指标比较

见表 3-5-3。

表 3-5-3　两组治疗前后心肌酶学指标比较（$\bar{x} \pm s$）

组别		n	AST（u/L）	LDH（u/L）	CN（u/L）	CN-MB（u/L）
治疗组	治疗前	43	87.25 ± 17.36	332.26 ± 71.84	316.79 ± 66.35	40.34 ± 15.32
	治疗后	43	59.03 ± 16.92	264.34 ± 65.33	233.61 ± 57.32	23.31 ± 11.29
对照组	治疗前	40	88.12 ± 18.21	334.96 ± 70.51	327.27 ± 67.78	41.31 ± 16.96
	治疗后	40	70.57 ± 13.32	293.62 ± 67.16	275.34 ± 59.93	29.12 ± 14.15

注：结果示治疗组各项指标的改善优于对照组（$P < 0.05$）。

4. 两组心电图早搏疗效比较

见表 3-5-4。

表 3-5-4　两组心电图早搏疗效比较 n（%）

组别	n	临床治愈	显效	有效	无效	总有效
治疗组	43	15（34.89）	17（39.53）	9（20.93）	2（4.65）	41（95.35）
对照组	40	11（27.50）	12（30.00）	12（30.00）	5（12.50）	35（87.50）

注：结果示治疗组疗效优于对照组（$P < 0.05$）。

三、讨论

急性病毒性心肌炎是由病毒引起的心肌细胞炎性浸润、变性坏死和间质水肿，伴随着明显的心肌代谢和微循环障碍及心功能减退。中医学认为本病属于“温病”范畴，为外邪侵袭，内舍于心，心气阴两虚，瘀血内阻所致。灯盏细辛具有活血化瘀、通脉活络之功；研究显示，灯盏细辛具有降低血液黏度、改善血液流变性、清除氧自由基、抑制脂质过氧化反应作用，可防止生物膜损伤，并可抑制钙泵对钙离子的转运，防止钙超载引起的细胞损伤。

本研究显示，灯盏细辛能明显改善急性病毒性心肌炎临床症状、心肌酶学，并能减少早搏，从而使总有效率得到明显提高。

（作者：王永、陈扬荣、叶盈、吴耀中、陈炳旺　摘自《中国中医急症》2005 年 9 期）

三七总皂苷对内毒素休克大鼠血清 TNF-α 的影响

一、材料与方法

1. 材料

（1）动物。清洁级健康雄性 SD 大鼠 120 只，体重 200±25g，购自北京维通利华实验动物中心。

（2）试药。内毒素E Coli $O_{111}B_4$购自Sigma-Aldrich公司；三七总皂苷为广西梧州制药（集团）股份有限公司生产的冻干粉针，批号：Z20025652；TNF-α 测定试剂盒购自Sigma-Aldrich公司。

（3）实验仪器。Muhiskan MK3 全自动酶标仪，产自芬兰 Labsystem 公司。

2. 方法

（1）药物剂量。给药剂量按照实验动物研究“等效剂量”计算方法确定：三七总皂苷小剂量组每只 5mg，三七总皂苷大剂量组每只 10mg。

（2）内毒素及药物配置。称取 120mg 内毒素（$O_{111}B_4$）溶于 12mL 生理盐水中，终质量浓度为 10mg/mL。三七总皂苷小剂量组：取冻干粉针 300mg 溶于 60mL 生理盐水中，终质量浓度为 5mg/mL。三七总皂苷大剂量组：取冻干粉针 600mg 溶于 60mL 生理盐水中，终质量浓度为 10mg/mL。

（3）模型复制。将 120 只大鼠称重并编号，随机分为生理盐水组、内毒素组、三七总皂苷小剂量组、三七总皂苷大剂量组，每组 30 只。按上述分组顺序分别予生理盐水、内毒素液、三七总皂苷小剂量液、三七总皂苷大剂量液各 1mL 腹腔注射，每日 1 次，连用 3 日，实验前禁食 12 小时，自由饮水。于末次注射后 1 小时时分别以 0.45％戊巴比妥钠按 45mg/kg 体重腹腔注射进行麻醉，固定大鼠行尾静脉穿刺，生理盐水组以生理盐水 0.4mL 尾静脉注射；其余四组以内毒素按 10mg/kg 体重尾静脉注射，持续注射 5 rain，注射毕内毒素后再注射 0.2mL 生理盐水（内毒素与生理盐水之和为 0.4mL），以确保内毒素完全进入体内，制成内毒素休克大鼠模型。于注射后 30 分钟、90 分钟、2 小时、4 小时、6 小时各时间点每组随机取 6 只大鼠，心脏取血 3mL，1500rpm 离心 10 分钟，留取血清，严格按试剂盒说明书进行测定。

3. 统计学处理

应用 SPSS 11.5 统计软件。计量资料以（$\bar{x} \pm s$）表示，采用单因素方差分析，如方差齐则再以 LSD 进行组间比较。

二、结果

见表 3-5-5。于注射内毒素 30 分钟、90 分钟、2 小时各时间点，各模型组血清 TNF-α 水平逐渐升高，至 2 小时达高峰，4 小时时回落，明显高于生理盐水组（$P < 0.01$）；且内毒素组明显高于三七总皂苷大、小剂量组（$P < 0.01$）。6 小时时，三七总皂苷大、小剂量组血清 TNF-α 水平已恢复正常，但内毒素组血清 TNF-α 水平仍明显高于其他三组（$P < 0.01$）。

表 3-5-5　各组大鼠不同时间点血清 TNF-α 水平比较（$\bar{x} \pm s$）

组别	n	0.5 小时（pg/ml）	1.5 小时（pg/ml）	2 小时（pg/ml）	4 小时（pg/ml）	6 小时（pg/ml）
生理盐水组	6	73.33 ± 17.66$^{\triangle}$	74.83 ± 14.50$^{\triangle}$	80.84 ± 16.29$^{\triangle}$	79.00 ± 18.55$^{\triangle}$	78.00 ± 17.69$^{\triangle}$
内毒素组	6	191.00 ± 44.45*	295.34 ± 59.15*	343.68 ± 24.32*	285.17 ± 29.52*	139.68 ± 26.23*
三七总皂苷小剂量组	6	130.00 ± 24.86$^{*\triangle}$	213.00 ± 36.38$^{*\triangle}$	268.33 ± 25.26$^{*\triangle}$	213.50 ± 36.54$^{*\triangle}$	100.17 ± 26.10$^{\triangle}$
三七总皂苷大剂量组	6	122.00 ± 25.85$^{*\triangle}$	200.50 ± 28.02$^{*\triangle}$	264.00 ± 21.69$^{*\triangle}$	200.67 ± 42.73$^{*\triangle}$	88.50 ± 26.36$^{\triangle}$

注：与生理盐水组比较，$^{*}P < 0.01$；与内毒素组比较，$^{\triangle}P < 0.01$。

三、讨论

内毒素进入机体后，激活血液及组织中单核－巨噬细胞、中性粒细胞，产生大量细胞因子及炎性介质，导致细胞、组织损伤，微循环障碍，多器官功能衰竭，而心肌细胞损害，致心功能损害，在休克的发生、发展中起重要作用。炎症因子释放是上述病理发生、发展的关键环节。目前认为 TNF-α 是内毒素进入体内首先动员的炎症因子，是内毒素激起机体级联反应过程中的关键因子。在感染性休克、出血性休克、外伤性休克中均表现 TNF-α 的增高，但程度不同，前者较后两者增高更为显著。内毒素作用后，可致炎症细胞激活，可产生大量 TNF-α，使血清 TNF-α 明显升高，其不仅可引起其他炎症因子大量产生而致组织损伤，也可以直接作用于心肌、血管内皮细胞，引起心肌细胞结构改变，导致心肌损伤，收缩功能不全，从而参与内毒素休克的发生。

本研究显示，注射内毒素后，各组血清 TNF-α 水平明显升高，以内毒素组升高最显著；三七总皂苷可明显降低内毒素大鼠血清 TNF-α 水平含量；6 小时时，三七总皂苷组已降至正常，表明三七总皂苷具有抗炎作用，与文献报道一致。通过三七总皂苷抗炎作用，可明显降低内毒素所致心肌炎症反应，降低 cTnI 释放，减轻心肌病理损伤。

（作者：王永、苗丽娜、江明、陈扬荣　摘自《中国中医急症》2009 年 10 期）

三七总皂苷对内毒素休克大鼠血清肌钙蛋白的影响

一、材料与方法

1. 材料

（1）动物。清洁级健康雄性 SD 大鼠 120 只，体重 200±25g，购自北京维通利华实验动物中心。

（2）试剂与药物。内毒素 E Coli $O_{111}B_4$ 购自 Sigma-Aldrich 公司。血栓通（RNS）为广西梧州制药（集团）股份有限公司生产冻干粉针，批号：Z20025652，规格：150mg/支。Access

Acco TnI（cTnI）测定试剂盒，购自美国 Beckman Coulter 公司。

（3）实验仪器。Multiskan MK3 全自动酶标仪，出自芬兰 Labsystem 公司。

2. 实验方法

（1）药物剂量。给药剂量按照实验动物研究“等效剂量”的计算方法确定剂量如下：RNS 小剂量组 5mg/ 只，RNS 大剂量组 10mg/ 只。

（2）LPS 及药物配置。①称取 120 mg 内毒素（$O_{111}B_4$）溶于 12mL 生理盐水中，终浓度为 10mg/mL。② RNS 小剂量组：取其冻干粉针 300mg 溶于 60mL 生理盐水中，终浓度为 5mg/mL。③ RNS 大剂量组：取其冻干粉针 600mg 溶于 60mL 生理盐水中，终浓度为 10mg/mL。

（3）模型复制。将 120 只大鼠称重并编号，应用随机数字仪随机分为 NS 组、LPS 组、RNS 小剂量组、RNS 大剂量组，每组 30 只。按上述分组顺序分别予 NS、NS、RNS 小剂量液、RNS 大剂量液各 1mL 腹腔注射，每日 1 次，连用 3 日，实验前禁食 12 小时，自由饮水。于最后 1 次注射后 30 分钟时分别以 0.45% 戊巴比妥钠按 45mg/kg 腹腔注射进行麻醉，固定大鼠于实验鼠板后，尾静脉穿刺后，以生理盐水 0.4mL 对生理盐水组进行尾静脉注射，并以 LPS 10mg/kg（如大鼠体重为 200g，则取 LPS 液 0.2mL）对其余 4 组进行尾静脉注射，注射时间持续 5 分钟，注射 LPS 后再注射 0.2mL 生理盐水（LPS 与生理盐水之和为 0.4mL），以确保 LPS 完全进入动物体内，制成内毒素休克大鼠模型。于注射后 30 分钟、90 分钟、2 小时、4 小时、6 小时各时间点每组随机取 6 只大鼠心脏取血 2mL，经 1500Xg 离心 10 分钟，留取血清，严格按试剂盒说明书进行操作，在 8 小时内完成测定。

3. 统计学处理

计量资料以均数 ± 标准差（$\bar{x}\pm s$）表示，采用 SPSS 11.5 软件，运用单因素方差分析，如方差齐，则再以 LSD 进行两组间比较。统计结果以 $P<0.05$ 为有显著性差异。

二、结果

内毒素注射 30 分钟时，各组 cTnI 均无明显升高。以后各时间点 cTnI 逐渐升高，与对照组比较，其余 3 组 cTnI 均明显增高（$P<0.01$），且 LPS 组明显高于 RNS 小、大剂量组（$P<0.01$）。结果见表 3-5-6。

表 3-5-6　RNS 对内毒素休克大鼠血清 cTnI 的影响（n=6，$\bar{x}\pm s$）

组别	0.5 小时（ng/ml）	1.5 小时（ng/ml）	2 小时（ng/ml）	4 小时（ng/ml）	6 小时（ng/ml）
生理盐水	0.052±0.017	0.055±0.019	0.053±0.012	0.058±0.012	0.062±0.012
LPS 组	0.050±0.014	0.273±0.055▲	1.210±0.105▲	1.455±0.120▲	1.687±0.174▲
RNS 小剂量组	0.048±0.012	0.197±0.044▲*	1.017±0.097▲*	1.185±0.105▲*	1.347±0.114▲*
RNS 大剂量组	0.053±0.017	0.187±0.049▲*	0.998±0.112▲*	1.163±0.111▲*	1.317±0.107▲*

注：▲ $P<0.01$，vsNS；$P<0.01$，vsLPS。

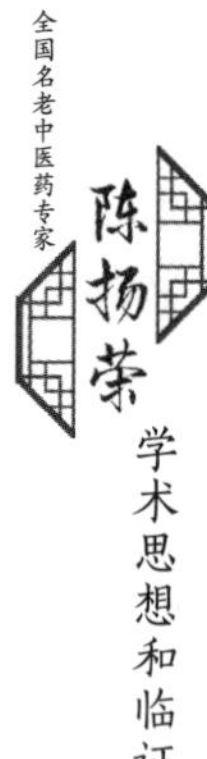

三、讨论

内毒素进入体内，通过一系列信号传递，致大量炎症因子释放，引起细胞结构损伤、微循环障碍，多器官功能衰竭，从而导致休克发生。其中心肌细胞损害，致心室收缩功能障碍，在休克的发生、发展中起重要作用。

肌钙蛋白是肌细胞内肌纤维上的一种调节蛋白，主要调节心肌收缩过程中粗细肌丝之间的相对滑行，由3个亚单位组成，分别为T（TnT）、肌钙蛋白I（cTnI）和肌钙蛋白C（TnC），三者组成复合体，共同调节心肌舒、缩功能。其中，cTnI心肌亚型（cTnI）是心肌特有的一种心肌蛋白。正常情况下，血中的肌钙蛋白浓度很低，当心肌受损时cTnI被迅速释放到血中。有人对15例感染性休克的患者进行观察发现，有12例cTnI升高，升高率达80%，说明在感染性休克心肌损伤检测中仍有较高敏感性，由于其敏感性高、特异性强，可作为感染性休克时心肌细胞受损的可靠标志。

有人对15例感染性休克的患者进行观察发现，有12例cTnI升高，升高率达80%，说明cTnI在感染性休克心肌损伤检测中仍有较高敏感性，由于其敏感性高、特异性强，可作为感染性休克时心肌细胞受损的可靠标志。

内毒素作用后，可造成大鼠心肌炎性细胞浸润，心肌细胞及炎性细胞合成大量炎性介质，可直接损伤心肌细胞。本实验研究显示，内毒素作用后，LPS组cTnI升高最为明显，而RNS组小剂量组及大剂量组cTnI增高幅度均明显低于LPS组，说明RNS在对抗内毒素引起大鼠心肌损伤方面具有显著作用，在防治休克的发生、发展中起重要作用。

（作者：王永、苗丽娜、江明、陈扬荣　摘自《中国中医药现代远程教育》2009年9期）

血栓通针剂治疗充血性心力衰竭45例临床观察

从2002年4月到2004年12月，我们在常规治疗基础上采用血栓通针剂治疗充血性心力衰竭45例，并与常规治疗对照组45例进行比较，现报道如下。

一、临床资料

1. 诊断标准

所有病例均符合中华医学会心血管病学分会于2002年制定的诊断标准，并按美国纽约心脏协会（NYHA）分级标准进行分级。

2. 观察对象

90例均为住院资料完整并排除合并糖尿病、肺心病及严重肝、肾功能损害的患者。以Ⅱ、Ⅲ、Ⅳ级心功能进行分层，然后每级按入院先后顺序分两组，共收集90例。治疗组45例，其中冠状动脉粥样硬化性心脏病（陈旧性心肌梗死）24例，高血压性心脏病21例；对照组45例，其中冠状动脉粥样硬化性心脏病（陈旧性心肌梗死）23例，高血压性心脏病22例。2组临床资料和常规基础用药之间具有良好可比性，经 t 及卡方检验无显著性差异（$P > 0.1$）。见表3-5-7、表3-5-8。

表3-5-7　2组基础用药比较

药物	治疗组（n=45）		对照组（n=45）	
	用药例数	用药量（mg）	用药例数	用药量（mg）
盐酸贝那普利	38	7.0 ± 1.73	36	6.88 ± 1.63
酒石酸美托洛尔片	27	15.05 ± 3.13	25	15.5 ± 3.19
地高辛	18	0.141 ± 0.042	18	0.144 ± 0.045
苯磺酸氨氯地平片	13	5	11	5
利尿剂类	44	—	40	—
硝酸酯类	30	—	29	—
抗生素类	11	—	10	—

表3-5-8　2组临床资料比较

项目	治疗组（n=45）	对照组（n=45）
性别（男/女）	29/16	27/18
年龄（岁，$\bar{x} \pm s$）	66.3 ± 10.25	67.6 ± 11.70
病程（a，$\bar{x} \pm s$）	7.5 ± 4.3	7.3 ± 4.6
心血管（Ⅱ/Ⅲ/Ⅳ级）	15/15/15	15/14/16

二、治疗方法

对照组以常规抗心衰治疗（低盐饮食、吸氧、休息、利尿、抑制神经内分泌因子活性等）；治疗组在常规治疗基础上加血栓通针剂〔广西梧州制药（集团）股份有限公司生产，主要成分：三七总皂苷，批号：Z20025652，规格：150mg/支〕300mg加入5%葡萄糖注射液250mL，静脉滴注，3.5小时滴完，每日1次，疗程14天。在不影响治疗情况下，两组用药应尽量保持可比性。

三、观察指标

1. 疗效标准

根据《中药新药临床研究指导原则》分为：临床近期治愈，心功能纠正至1级，症状、体征基本消失，各项检查基本恢复正常；显效，心功能进步2级以上而未达到1级心功能，症状、体征及各项检查明显改善；有效，心功能进步1级以上而未达到1级心功能，症状、体征及各项检查有所改善；无效，心功能无明显变化或加重或死亡。

2. 左心室功能

采用Hp550型超声诊断仪，3.0MHz探头进行检查，采用双平面Simpson公式法测定左心室收缩末期容积（LVESV），左心室舒张末期容积（LVEDV）及射血分数（LVEF），以上指标均连续测定3次，取平均值。如为心房颤动者，连续测5次LVEF取其平均值。

3. 纤溶功能和内皮素-1（ET-1）测定

采用酶联免疫吸附双抗体夹心（ELISA）法测定血浆组织纤溶酶原激活物（tPA）、组织纤溶酶原激活物抑制物（PAI）、ET-1，采用免疫浊度法测纤溶酶原（PLG），采用法国STAGD-STA全自动血凝仪测定纤维蛋白原（FIB）。试剂盒由上海太阳生物技术公司提供，严格按试剂盒说明书进行操作。

四、统计方法

疗效比较应用Ridit分析，计量资料采用两组比较 t 检验。

五、治疗结果

1. 两组临床疗效比较

见表3-5-9。

表3-5-9 2组疗效比较（n，%）

组别	n	临床近期治愈	显效	有效	无效	总有效
治疗组	45	16（35.6）	18（40.0）	9（20.0）	2（4.4）	43（95.6）
对照组	45	10（22.2）	14（31.1）	15（33.3）	6（13.3）	39（86.7）

注：2组相比，治疗组总有效率优于对照组（$P<0.05$）。

2. 两组治疗前后纤溶系统比较

见表3-5-10。

表3-5-10 2组治疗前后纤溶系统比较

组别		n	tPA（ng/ml）	PAI（ng/ml）	FIB（g/L）	PLG（mg/L）	ET-1（pg/ml）
治疗组	治疗前	45	6.63±2.25	46.76±15.13	4.56±1.50	302.65±78.32	16.78±5.65
	治疗后	45	7.82±3.02[2)]	37.12±10.32[1)3)]	3.42±1.32[1)3)]	243.54±83.14[1)3)]	14.12±4.69[2)3)]
对照组	治疗前	45	6.56±2.27	47.83±15.21	4.61±1.52	332.05±80.25	17.32±5.71
	治疗后	45	7.31±2.95	42.03±12.50	3.99±1.38	286.29±72.13	16.16±4.73

注：与本组治疗前比较，1）$P<0.01$，2）$P<0.05$；与对照组治疗后比较，3）$P<0.05$。

3. 两组治疗前后左室功能比较

见表3-5-11。

表 3-5-11 2 组治疗前后左室功能比较（$\bar{x} \pm s$）

组别		n	LVEDV（ml/m²）	LVESV（ml/m²）	LVEF（%）
治疗组	治疗前	45	193.24 ± 13.74	132.29 ± 16.24	31.84 ± 4.47
	治疗后	45	185.51 ± 12.16[1）2）]	117.52 ± 14.20[1）2）]	36.71 ± 6.13[1）2）]
对照组	治疗前	44	195.30 ± 13.99	133.61 ± 17.37	31.65 ± 4.51
	治疗后	44	188.64 ± 12.57	124.59 ± 16.26	34.02 ± 5.56

注：与本组治疗前比较，1）$P < 0.01$；与对照组治疗后比较，2）$P < 0.05$。

六、讨论

心力衰竭的发生发展机制是神经内分泌细胞因子系统的长期、慢性激活，促进心肌重塑，加重心肌损伤和心功能恶化，又进一步激活神经内分泌细胞因子，形成恶性循环。

目前已明确，慢性充血性心力衰竭患者肾素－血管紧张素－醛固酮系统激活，致血管紧张素－Ⅱ（Ang Ⅱ）增高，Ang Ⅱ增高又可致 PAI-1 增高，而 PAI-1 对 tPA 具有抑制作用。tPA 可使 PLG 激活，转变为纤溶酶，纤溶酶可使纤维蛋白（原）溶解。另有研究发现，慢性心衰患者血浆 ET-1 水平升高，而 ET-1 是一种强效缩血管物质，可直接参与心肌重构和心衰的发展过程，与心衰的严重程度成正相关。心衰时血浆 FIB 和 ET-1 升高可进一步加重其微循环障碍。中医认为，气虚、阳虚致血瘀、水泛为心衰基本病机。血栓通有效成分为三七总皂苷，具有活血化瘀、通脉活络之功。本研究显示，血栓通针剂可明显降低血浆 PAI、FIB、PLG 和 ET-1 水平，与对照组比较差异显著，这与既往报道相同；它可明显升高 tPA 水平，但与对照组比较无显著性差异。PAI 下降减少了对 tPA 的抑制，从而有效地激活了 PLG，进而使 FIB 下降，通过反馈作用 PLG 亦下降。随着 PAI、FIB 和 ET-1 下降，与对照组相比，LVESV 明显下降（$P < 0.05$），LVEF 明显提高（$P < 0.05$），从而心功能得到明显改善，总有效率明显提高（$P < 0.05$）。因此，血栓通针剂治疗充血性心力衰竭有明显疗效。

（作者：王永、严萍、赵红佳、陈炳旺、陈扬荣　摘自《福建中医药》2005 年 3 期）

第六节

王玉海学术传承

王玉海，医学硕士，主治中医师。师从福建省中医临床基础学术带头人、全国第三批老中医药专家学术经验继承指导老师陈扬荣教授。兼任中国民族医药学会传染病分会常务理事，中国中西医结合学会传染病分会青年委员，福建省中西医结合学会脏腑学说分会委员，福州市中医药学会理事，福州市中西医结合学会理事。从事感染病工作 10 余年，擅长各型病毒性肝炎、酒精性肝病、脂肪肝、药物性肝炎及手足口病、麻疹、登革热等常见传染病的诊治。主持福建省科技厅引导性项目 1 项。参与多项国家级、省市级科研课题研究。发表学术论文 10 余篇。

相关论文：

基础治疗加肝病治疗仪治疗乙型肝炎肝纤维化及代偿期肝硬化

我们采用基础治疗联合 DSG-Ⅱ型肝病治疗仪治疗乙型肝炎肝纤维化和代偿期肝硬化患者，取得较好疗效。现报道如下。

一、资料与方法

1. 一般资料

福州市传染病医院 2009 年 10 月至 2011 年 4 月住院患者共 109 例，均为乙型肝炎肝纤维化及代偿期肝硬化患者。随机分为两组，治疗组 69 例，男 57 例，女 12 例；年龄 23~68 岁，平均 36.5±5.6 岁；病程 5~24 年，平均 12±6.8 年；其中肝纤维化 43 例，代偿期肝硬化 26 例。对照组 40 例，男 34 例，女 6 例；年龄 22~62 岁，平均 34.6±7.6 岁；病程 6~23 年，平均 11±5.2 年；其中肝纤维化 23 例，代偿期肝硬化 17 例。

两组患者在性别、年龄、病情、病程方面比较，无显著性差异，具有可比性（$P > 0.05$）。

2. 诊断

诊断标准：参照 2000 年西安肝病会议修订的标准。排除其他肝炎病毒重叠感染、失代偿期肝硬化、重型肝炎、自身免疫性肝炎、肝豆状核变性、慢性瘀胆型肝病、酒精性肝病等。

3. 治疗方法

对照组患者采用基础治疗：5% 葡萄糖水 + 还原性谷胱甘肽 1.2 + 甘草酸二铵 150mg，静脉滴注，每日 1 次；另口服阿德福韦酯 10mg/ 次，每日 1 次。治疗组患者在上述治疗基础上加用 DSG-Ⅱ型肝病治疗仪局部照射肝区（穴位包括期门、章门等），每日1次，30分钟/次。两组患者均以1个月为1个疗程，共治疗两个疗程。

4. 观察指标

两组患者分别于治疗前和治疗结束时抽取空腹静脉血检查肝功能、肝纤维化指标，并用彩超检查肝门静脉内径及其血流速度。

5. 疗效评价标准

显效：症状消失，ALT、TBil复常，肝纤维化指标基本正常；彩超显示肝内回声明显好转，肝内管径清晰，血流速度加快。好转：症状减轻，ALT、TBil比原值下降50%，肝纤维化指标比原值下降50%；彩超显示肝内回声好转，肝内管径模糊，血流速度无明显变化。无效：症状稍改善，ALT、TBil无变化或继续上升，肝纤维化指标无改善；彩超显示肝内回声无好转，肝内管径变细，血流速度变慢。

6. 统计学方法

应用 SPSS 11.0 统计学软件，计量资料以（$\bar{x} \pm s$）表示，采用 t 检验，计数资料采用 χ^2 检验。

二、结果

1. 治疗后两组患者的症状及体征变化情况

见表 3-6-1。

表 3-6-1　治疗后两组患者症状体征变化比较

组别	n	乏力				纳差				腹胀				肝区不适			
		显效	好转	无效	有效率（%）	显效	好转	无效	有效率（%）	显效	好转	无效	有效率（%）	显效	好转	无效	有效率（%）
对照组	40	20	13	7	−82.5	20	13	7	−82.5	28	4	8	−80	23	7	10	−75
治疗组	69	48	17	4	（94.2$^{\triangle}$）	47	15	7	（90.0$^{\triangle}$）	51	15	3	（95.6$^{\triangle}$）	61	6	2	（95.9$^{\triangle}$）

注：与对照组比较，△ $P < 0.05$。

2. 两组患者治疗前后肝功能变化情况

见表 3-6-2。

表 3-6-2　两组患者治疗前后肝功能检测结果比较（$\bar{x} \pm s$）

组别		ALT（U/L）	AST（U/L）	TBil（μmol/L）	Alb（g/L）
对照组（n=40）	治疗前	110 ± 64	135 ± 51	72.9 ± 35.1	29.8 ± 3.6
	治疗后	72 ± 33**	67 ± 23**	43.5 ± 27.3*	31.3 ± 2.8
治疗组（n=69）	治疗前	124 ± 85	146 ± 45	86.3 ± 25.8	29.6 ± 3.7
	治疗后	45 ± 17$^{**\triangle}$	47 ± 21$^{**\triangle}$	34.5 ± 9.8$^{**\triangle}$	32.0 ± 2.2

注：与本组治疗前比较，$^{*}P < 0.05$，$^{**}P < 0.01$；与对照组治疗后比较，△ $P < 0.05$。

3. 两组患者治疗前后肝纤维化指标变化情况

见表 3-6-3。

表 3-6-3 两组患者治疗前后肝纤维化指标变化比较（$\bar{x} \pm s$，ng/ml）

组别		Ⅳ-C	LN	HA	PⅢP
对照组（n=40）	治疗前	89.3 ± 26.8	122.6 ± 31.8	212.8 ± 69.3	8.3 ± 2.2
	治疗后	69.8 ± 22.5*	106.4 ± 25.3	108.3 ± 28.6**	7.2 ± 3.2
治疗组（n=69）	治疗前	92.8 ± 24.7	113.9 ± 27.8	183.6 ± 49.5	7.2 ± 2.3
	治疗后	72.8 ± 27.6*△	102.7 ± 30.2△	128.3 ± 38.5*△	7.3 ± 2.6

注：与本组治疗前比较，*P < 0.05，**P < 0.01；与对照组治疗后比较，△ P < 0.05。

4. 两组患者治疗前后门静脉主干内径及血流速度

见表 3-6-4。

表 3-6-4 两组患者治疗前后门静脉主干内径及血流速度比较（$\bar{x} \pm s$）

组别		门静脉主干内径（mm）	门静脉血流速度（mm/s）
对照组（n=40）	治疗前	13.4 ± 1.6	14.8 ± 3.5
	治疗后	13.2 ± 1.3	15.3 ± 4.1
治疗组（n=69）	治疗前	13.2 ± 1.4	15.7 ± 3.1
	治疗后	13.0 ± 1.8	16.7 ± 3.8

三、讨论

中医学虽无肝纤维化、肝硬化病名，但依据其临床表现可归入“胁痛”“黄疸”“痞满”“积聚”“癥瘕”“瘀血”等范畴。综合各家经验，其病因、病机多沿湿、热、毒、瘀、虚等来阐述。有人认为肝血瘀阻是肝纤维化的本质，另有研究表明慢性肝炎肝纤维化时肝窦狭窄、闭塞，甚至消失，肝窦内红细胞聚集，微血栓形成，这些变化与中医瘀血理论颇为相合。近些年，大多数学者主张采用活血化瘀类复方中药抗肝纤维化，同时兼顾扶正、补益、健脾、益气等法。

DSG-Ⅱ型肝病治疗仪是依据中医外治法理论，通过刺激肝脏所属经络、穴位、皮肤、黏膜、肌肉，达到改善肝病患者症状及生化指标的目的。该治疗仪集传统中医理论、现代医学和量子医学于一体，应用脉动生物信息（与人体心脏搏动节律同步）提取治疗者的心率信号，发出与其心率节律相同的脉动红外波，照射肝区，增加组织对能量的渗透吸收，有效改善肝脏微循环，使肝脏氧和营养物质的供给得到改善，增加肝细胞的修复能力，促进肝病患者的康复。DSG-Ⅱ型肝病治疗仪对乙型肝炎肝纤维化及代偿期肝硬化患者的症状体征改善比较明显，在改善患者肝功能及肝纤维化指标方面效果显著。本研究发现其对改善患者肝血流及门静脉主干内径作用不明显，是否与疗程短有关，值得探讨和进一步观察。应用肝病治疗仪安全舒适，操作简易，患者较易接受，可在临床推广应用。

（作者：王玉海、李芹、林恢、刘政芳　摘自《中西医结合肝病杂志》2012 年 4 期）

慢性肝炎患者血浆内毒素水平与肝纤维化指标及肝脏病理的关系

动物试验研究已表明肝纤维化的发生发展与内毒素血症关系密切，但目前尚未见有关慢性肝炎患者血浆内毒素（ET）水平与肝纤维化指标间关系的临床研究。本研究旨在通过检测慢性肝炎患者的血浆内毒素水平和肝纤维化酶谱等客观指标，并通过对部分病例进行肝穿刺活检，探讨慢性肝炎患者血浆内毒素水平与肝纤维化指标及肝脏病理的关系，进一步从临床证实内毒素与肝纤维化指标的相关性，并探讨内毒素血症导致肝纤维化的可能机制。

一、临床资料

1. 一般资料

选择 2002 年 6 月至 2003 年 7 月住院并符合文献中慢性肝炎诊断标准的患者 75 例，其中男 48 例，女 27 例；年龄 16~65 岁；病程最短 8 个月，最长 15 年；临床分度：轻度 24 例，中度 42 例，重度 9 例。并选择同期体检正常健康者 15 例作为对照组。

2. 检测方法

采空腹外周静脉血 1mL，使用细菌内毒素检测仪（BET-32B 型），采用鲎试剂基质显色法检测 ET，试剂盒由中国湛江经济技术开发区海洋生物制品厂提供。采空腹外周静脉血 6mL（与内毒素检测血标本同日采集），使用放射免疫分析仪（GC-400 型）检测血清 HA 和 LN，使用酶标检测仪（ELK-800 型）检测 PC- Ⅲ和Ⅳ -C，HA 和 LN 放免分析药盒由上海海研医学生物技术中心提供，PC- Ⅲ和Ⅳ -C 试剂盒由上海芪元公司提供，试验用品准备及操作严格按照说明书进行。肝穿刺活检方法：用 1 秒钟经皮肝穿术活检取得肝组织，采用 10% 甲醛固定，连续石蜡包埋，连续切片，分别作 HE 及网状纤维染色，专人阅片并报告。

3. 统计学处理

计量资料用（$\bar{x}\pm s$）表示，每项指标各组间比较采用单因素方差分析，组间比较采用 t 检验，计数资料用 χ^2 检验，两个指标间关系用相关分析。

二、结果

1. 慢性肝炎患者血浆内毒素水平及内毒素血症发生情况

轻度患者 ET 57.11±4.98 EU/L；中度患者 ET 60.28±8.74 EU/L，其中 13 例发生内毒素血症，占 31%；重度患者 ET 74.37±11.75 EU/L，均发生内毒素血症。

2. 慢性肝炎患者血清肝纤维化指标检测结果

见表 3-6-5。

表 3-6-5　慢性肝炎患者血清肝纤维化指标检测结果（$\bar{x} \pm s$，μg/L）

组别		n	HA	LN	PC- Ⅲ	Ⅳ -C
患者组	轻度	24	76.42 ± 37.56	110.56 ± 13.01	12.37 ± 6.11	156.41 ± 31.87
	中度	42	174.32 ± 46.38 ①	177.38 ± 18.42 ①	19.41 ± 7.35 ①	200.33 ± 42.39 ①
	重度	9	207.37 ± 70.63 ①	186.07 ± 33.79 ①	31.26 ± 11.53 ①	383.06 ± 102.71 ①
对照组		15	56.53 ± 12.81	102.73 ± 19.71	8.77 ± 2.30	112.00 ± 14.07

注：与对照组比较，① $P < 0.01$。

3. 血清肝纤维化指标与内毒素水平的关系

慢性肝炎患者血清肝纤维化指标与内毒素水平呈正相关，内毒素水平随肝纤维指标升高而升高。进一步分析发现 20 例活检病例血清肝纤维化指标与内毒素水平亦呈正相关，具体结果见表 3-6-6 和表 3-6-7。

表 3-6-6　血清肝纤维化指标与内毒素水平的关系

项目	ET	r	P
HA	正相关	0.555	0.01
LN	正相关	0.295	0.005
PC- Ⅲ	正相关	0.337	0.001
Ⅳ -C	正相关	0.519	0.001

表 3-6-7　20 例活检患者血清肝纤维化指标与内毒素水平关系

项目	ET	r	P
HA	正相关	0.735	0.001
LN	正相关	0.622	0.003
PC- Ⅲ	正相关	0.528	0.017
Ⅳ -C	正相关	0.637	0.003

4. 肝脏病理分级分期与肝纤维化指标及内毒素水平的关系

对 20 例行肝穿活检的慢性肝炎患者肝组织炎症活动分级、肝纤维化分期分别与血清四项肝纤维化指标和内毒素水平进行相关分析，结果提示肝脏的炎症活动和肝纤维化程度与血清肝纤维化指标及内毒素水平存在相关性。详见表 3-6-8 和表 3-6-9。

表 3-6-8　20 例活检患者血清肝纤维化指标、内毒素水平与病理分级关系

项目	病理分级	r	P
HA	正相关	0.645	0.002
LN	正相关	0.683	0.001

续表

项目	病理分级	r	P
PC- Ⅲ	正相关	0.740	0.001
Ⅳ -C	正相关	0.680	0.001
ET	正相关	0.018	0.018

表 3-6-9　20 例活检患者血清肝纤维化指标、内毒素水平与病理分期关系

项目	病理分期	r	P
HA	正相关	0.630	0.003
LN	正相关	0.630	0.003
PC- Ⅲ	正相关	0.767	0.001
IV-C	正相关	0.661	0.002
ET	正相关	0.463	0.040

三、讨论

1. 慢性肝炎内毒素血症的发生率及对病情的影响

有研究表明慢性肝炎内毒素血症的发生随肝脏病变的加重而升高，各型肝炎内毒素血症发生率分别为急性肝炎 7.8%，慢性肝炎（重度）28%，急性重症与亚重症肝炎为 37%，慢性重型肝炎与慢性重症淤胆型肝炎为 100%。本组病例内毒素血症发生率与文献报道基本一致，并经病理活检证实内毒素血症与肝脏病理损害相关。目前研究认为内毒素通过诱导一系列炎症递质和细胞因子而引起组织的病理改变。在肝内首先损伤血窦，然后累及肝细胞；在肝外损伤毛细血管内膜，引起血小板聚集，发生慢性弥散性血管内凝血（DIC），消耗凝血因子，导致凝血酶原活动度（PTA）下降。内毒素还可抑制肝内 Na^+，K^+-ATP 酶、细胞色素氧化酶、肝脏微粒体混合功能氧化酶活性，从而导致胆红素结合和排泄障碍，使血液中总胆红素持续上升。

2. 慢性肝炎血清肝纤维化指标与肝脏病理的关系

许多研究已证实，血清 HA、LN、PC- Ⅲ、Ⅳ -C 的含量可反映慢性肝炎肝脏病理损害的程度，是判断慢性肝炎患者肝纤维化的可靠指标。肝病患者肝组织的炎症活动度与肝纤维化程度呈正相关，其中 HA 反映炎症程度较敏感，PC- Ⅲ反映肝纤维化积蓄较敏感，LN、IV-C 与肝组织汇管区及小叶内炎症相关，与肝纤维化程度相平行。本研究亦证实血清肝纤维化指标与肝脏病理分级、分期呈正相关，肝纤维化指标水平越高，肝脏炎症活动越明显，肝脏病理损害也较重。

3. 慢性肝炎血清肝纤维化指标与内毒素的关系

动物实验已证实内毒素与肝纤维化指标有关，组织学观察亦表明，血浆内毒素水平与肝组织胶原蛋白之间呈正相关，注射内毒素后可加重肝纤维化的程度。李夏青等通过动物实验证实肠源性内毒素血症一旦形成，大量内毒素可进入肝细胞内，直接与肝细胞相互作用。内毒素

血症参与肝纤维化的机制可能与库普弗细胞在受内毒素刺激后释放大量细胞因子如TNF-α、TNF-β、IL- 1、ET-1、NO、自由基等有关。尤其是TNF-α、TNF-β、IL-1等可刺激肝星状细胞（HSC，即贮脂细胞）增殖，使过多的细胞基质产生，并促进静息状态的HSC转变为肌原纤维母细胞或肌成纤维样细胞，从而启动肝纤维化。许多研究发现，慢性肝炎、肝硬化患者血浆TNF-α水平显著升高，并与肝脏炎症活动及肝细胞坏死程度密切相关，这与慢性肝炎、肝硬化患者血中内毒素水平升高是一致的。慢性肝炎、肝硬化患者血清TNF-α与HA、LN含量变化呈正相关，提示TNF-α可能促进肝纤维化的发生发展。IL-1不仅参与炎症反应，也可刺激纤维细胞产生胶原，IL-1在肝纤维化中的作用表现为对HSC的增殖及胶原合成的双向调节作用。内毒素可直接作用于肝窦内皮细胞、HSC和库普弗细胞，使ET-1合成和释放增加，还能刺激单核巨噬细胞释放TNF-α、IL-1等引起ET含量升高。ET-1参与调节HSC增殖，介导激活型的HSC向收缩型转化，通过炎症过程刺激肝纤维增生；ET通过中介循环内毒素促进肠道内毒素转运过程，参与肝纤维化过程中肠源性内毒素的发生发展。内毒素还可直接激活库普弗细胞产生大量氧自由基（OFR），OFR能攻击生物膜中的多不饱和脂肪酸，引起脂质过氧化反应，其在体内胶原基因表达中起主导作用，是连接组织损伤和纤维化两个过程的纽带。

综上所述，内毒素通过激活库普弗细胞促进肝星状细胞增殖和胶原基因的表达，从而促进肝纤维化的发生发展。

（作者：陈云、姜洪、王玉海　摘自《现代中西医结合杂志》2004年20期）

金线莲研究进展及其在治疗感染性疾病方面的应用

金线莲是一种多年生珍贵的中药材，为兰科开唇兰植物花叶属草本植物。目前，在我国有23种左右兰科开唇属植物，在民间有部分以全草入药，统称为金线莲。本文就金线莲研究进展及其在治疗感染性疾病方面的应用等介绍如下。

一、金线莲的一般特征

金线莲属于阴性植物，自然生态条件独特，其适宜生长于天气凉爽、光照不强、湿度较高且具有一定海拔高度（300~1200m）疏松、透气、湿润的腐殖土、红壤或黄壤土壤类型的环境中，通常存在于深山老林下或溪涧旁潮湿草丛中或竹林下，特别是阔叶林下的阴湿地带，一般呈零星分布。大部分的金线莲生长于亚洲的热带、亚热带或大洋洲地区，在中国境内金线莲主产地主要为东南沿海地区，以福建、台湾、广东和浙江等省较多。

金线莲中文学名花叶开唇兰，别名金蚕、金线兰、树草莲、金石松、金线虎头蕉、金线入骨消等，在我国药用历史悠久，民间素有“金草”“神药”“乌人参”和“药王”等美称，其全草药用，味甘微苦、性平微寒，具有清热凉血、除湿解毒、强心固肾、止痛镇咳等功效，可治疗肺结核咳血、糖尿病、肾炎、膀胱炎、重症肌无力、遗精、风湿性及类风湿关节炎、小儿惊风、妇女带下以及毒蛇咬伤等症，被视为珍稀名贵药材，其药用价值备受人们青睐。金线莲可全草入药的特点随着研究的深入，其优良药用价值更加凸显并日益受到世人关注，具有广阔的开发利用前景。

二、金线莲成分研究

金线莲的化学成分较为复杂，所含成分种类繁多且含量有高有低，有效成分的提取、分离和精制也比较麻烦，外加其药源稀少，价格昂贵，分子生物学研究滞后等原因，所以对于金线莲有效化学成分系统的分析研究报道较少。目前已有的对金线莲成分研究的报道也仅限于一般的营养成分，如氨基酸、微量元素、多糖等，而较少涉及药用有效成分。关于其化学成分报道目前主流观点认为其主要成分为生物碱、氨基酸、糖类、皂苷、黄酮类、有机酸、甾体化合物、挥发油类等。

三、金线莲药理研究

随着对金线莲研究的不断深入，在其药理作用的研究方面有了一定的研究成果，目前的研究重点主要集中在以下几个方面。

1. 降血糖

研究发现，金线莲能明显抑制肾上腺素、外源葡萄糖引起的小鼠血糖升高，同时，正常小鼠的血糖值在灌服金线莲水提物后也能显著降低，该试验结果说明金线莲具有抑制肾上腺素并促进糖原的分解，有降糖作用，且对四氧嘧啶和链脲霉素引起的小鼠血糖升高具有显著的防治作用。上面的这个试验结果，也在一定程度上验证了民间煎服金线莲用以治疗糖尿病的合理性。

2. 消炎镇痛

对比人工栽培、野生和组织培养 3 种不同来源金线莲的水提物药理试验，结果显示该 3 种金线莲均有明显的消炎镇痛作用，其三者之间的药理学作用无明显差异，同临床中常用治疗各种炎症的药物功效相似。

3. 保肝

金线莲 3 种不同提取液（水煎、醇提、榨汁组）各给药组与对照组比较，结果发现不同提取液均可显著降低 CCl4 肝损伤小鼠血清中的 ALT、AST 水平，说明对肝损伤均具有一定的保护作用，这提示其作用机理可能是通过清除肝脏细胞中的自由基，同时通过稳定细胞膜作用，从而对肝脏起到一定的保护功效。

4. 降血压、强心

通过试验发现，金线莲提取物对肾血管性高血压模型大鼠（RHR）具有良好的降压作用，表明金线莲提取物有降压、保护血管内皮损伤和改善血管内皮功能的作用。同时，郑纯等在对金线莲的生药鉴定中发现，金线莲含有强心苷类成分，具有强心功效。

5. 其他

从已有的文献报道来看，金线莲还对减肥、抑制 LDL 氧化、清除活性氧自由基、利尿、改善骨质疏松、缓解急性毒性、抗肿瘤等均具有良好的药理作用。

四、金线莲临床应用研究

目前，随着对金线莲的药用有效成分的分离与鉴定、药理及临床等方面研究的广泛开展和深入，其临床应用研究成果也越来越丰富。特别是近年来金线莲在抗病毒、抗肿瘤、高血压、糖尿病等治疗方面的独特疗效，已引起了医学界的日益关注。现代分析方法研究结果表明金线莲具有滋补强壮的功效，其维生素种类齐全、多糖含量较高，氨基酸含量和微量元素含量均高于野山参和国产西洋参。另外金线莲的抗菌体具有神奇的抗菌和抗癌功效，作用于肺部肿瘤细胞效果显著。金线莲全草可入药，具有清热解毒、利尿、强心、凉血、降血压、祛风利湿和固肾平肝等作用，用于治疗发热、蛇伤、止泻和无名肿痛等效果显著，无毒副作用。国内民间用其治疗口干发热、心火、肝火、肺病、吐血、遗精、膀胱炎、肾炎、血淋、血虚、高血压、糖尿病、肝脾疾患、毒蛇咬伤、小儿惊风、发育不良、腹痛和妇女带下等多种病症，均具有良好的效果。国内各大医院的多年临床应用表明，金线莲具有肝保护、抗乙肝病毒、抗氧化、抗肿瘤活性、降高血糖、降高血脂、降高血压、降高尿酸、防治小儿哮喘、防治小儿抽动秽语综合征、抗炎、利尿、镇静、消炎止痛等多种治疗功效。同时，市场上已有含金线莲的中成药，如金线莲口服液、复方金线莲，以及用有机溶剂或水提取技术制成的粉末、颗粒剂、片剂、糖衣片等。

五、金线莲在治疗感染性疾病方面的应用

1. 抗乙肝病毒及治疗慢性乙肝的作用

金线莲具有明显的抗乙肝病毒活性作用。已有的实验结果表明，金线莲提取物对抑制含乙肝病毒基因的细胞分泌的乙型肝炎表面抗原（HBsAg）和乙型肝炎 e 抗原（HBeAg）均有一定的抑制作用，且这种作用会随着药物浓度的提高和时间延长而不断增强。另外，采用复方金线莲口服液还可以治疗慢性乙型肝炎，具有改善肝功能，促进 HBV-DNA 阴转和 ALT 复常，为一种安全有效、毒副作用小、价格低廉且易于操作和推广的治疗慢性病毒性乙型肝炎的有效药物。

2. 治疗手足口病皮疹和口腔疱疹

金线莲具有清热解毒、镇痛、抗炎及提高机体免疫力的功效，可应用于手足口病的治疗。按照《手足口病诊疗指南（2010 年版）》中的治疗规定，通过对比中医组、西医组和中西医组

临床疗效，结果显示，使用中药复方金线莲口服液联合金线莲喷雾剂治疗，临床上取得了很好的疗效，在皮疹和口腔黏膜病变消退时间方面有较强的优势，并且能更有效地缩短总疗程。利用金线莲喷雾剂外用喷口腔，每日3~4次，相对于其他用药，其能更好地改善患儿口腔疼痛及缩短口腔疱疹或溃疡消退时间。与此同时，此方法既节约成本降低费用，又可彰显中医药防治手足口病的灵活性、有效性和安全性。

3. 治疗幽门螺杆菌感染

幽门螺杆菌（Hp） 被公认为是慢性胃炎、溃疡病的元凶之一。过去由于在Hp感染的治疗中广泛使用抗生素，且超疗程过量使用，导致Hp对多种抗生素普遍耐药，治疗效果越来越不理想。颜耀斌通过对120例患者的研究结果显示，以质子泵抑制剂联合金线莲为基础的根除方案优于过去传统以铋剂联合两种抗生素为基础的方案，此方案对中医辨证为气滞证、郁热证、瘀血证的Hp感染的根治率高于阴虚证、虚寒证的根除率，且根除率高、治疗成本较低，毒、副作用较少。

4. 抑制鸡新城疫病毒的增殖

通过体外抑制鸡新城疫病毒（NDV）的试验，结果表明金线莲水提取物的3种不同方式（先病毒后药物组、先药物后病毒组、药物与病毒混合组）对NDV感染活性均有一定程度的影响。金线莲水提取物与NDV混合后，对NDV的抑制率更高，表现出很强的抗病毒活性，说明金线莲水提取物可能通过直接杀灭病毒来保护细胞并且对NDV感染细胞具有早期预防作用。另外，金线莲水提取物浓度的增加与NDV抑制率存在明显的正相关。

5. 抑菌作用

以6种常见致病菌和腐败菌（包括革兰阳性菌、革兰阴性菌、真菌和酵母菌）作为供试菌，金线莲的体外抑菌试验结果表明，其水提取物及乙醇提取物对供试的4种细菌和2种真菌均具有不同程度的抑菌作用，说明金线莲的两种提取物均含有抑菌活性物质，具有广谱抗菌活性。两种提取物的抑菌效果均随着提取物浓度的提高而增强，且在较低浓度下就有较明显的抑菌作用，特别是对分布广泛、耐药性较强的金黄色葡萄球菌抑制作用较为显著，对供试致腐真菌即黑曲霉和啤酒酵母，也具有一定的抑制效果，此结果说明金线莲提取物具有广谱抗菌活性，且在较低浓度时具有较明显的抑菌作用，并且在作为天然的抑菌消炎药物方面具有潜在的应用价值。

六、结语

近年来随着金线莲在临床治疗上的广泛应用，特别是在治疗感染性疾病等疑难病症方面得到了一定的认可，其研究也逐渐成为热点并日益引起医药界的重视。目前比较成熟的研究报导多集中于金线莲组织培养及栽培，在药理方面对金线莲的研究大部分局限于对粗提取物的研究，但具体是何种活性成分起作用，其有效成分是直接作用还是通过调节机体的免疫功能或是其他途径均未开展广泛及深入研究，限制了金线莲在临床上充分的开发利用，日后应加强金线莲的药物化学（成分的分离、鉴定等）、药理及临床的研究，进一步明确其有效成分及功效，参考国际上常用的研究方法收集数据，为我国中草药开发提供可靠依据。同时，金线莲在临床治疗方面的研究也需要进一步归纳总结，其产品开发与应用必然将具有更广阔的空间。

（作者：王玉海、周文、官升灿、刘小龙、李芹　摘自《湖南中医杂志》2018 年 6 期）

金线莲液在改善环磷酰胺致免疫抑制小鼠免疫功能中的作用研究

近年来，随着人们对金线莲研究与认识的深入，其作用及临床价值逐渐得到人们重视。大量研究发现，金线莲在控制血压血糖、镇痛抗炎、保肝、改善免疫功能中有着积极的作用。因此，为进一步探究金线莲液在改善免疫功能中的作用及机制，本研究以昆明种小白鼠为实验对象，以腹腔注射环磷酰胺来建立免疫抑制模型，现报道如下。

一、材料与方法

1. 实验材料

（1）实验动物。健康昆明种小白鼠 48 只，雌雄各半，体重 27.26±1.07g，由福建省吴氏实验动物中心提供。

（2）实验药品及试剂。金线莲液（福州市传染病医院院内制剂，规格 10mL/ 支，系金线莲鲜草水提液），批号 20151201；注射用环磷酰胺（江苏恒瑞医药股份有限公司，国药准字 H32026196）；溶血素（北京天坛生物制品股份有限公司，国药准字 S10850042）。

（3）实验主要仪器。流式细胞仪（美国 BD FACSVerse TM）；超净工作台（日本 AIRTECH 超净工作台 VS-1306）；倒置显微镜（广东江门数码倒置显微镜 motic）；离心机（美国 Thermo）。

2. 实验方法

（1）分组。分组前，先将 48 只昆明小鼠集中喂养 10 天，环境、温度适宜。再将其随机分为 4 组，分别为模型组、金线莲液低剂量组、金线莲液高剂量组、正常组，每组 12 只，雌雄各半。

（2）模型制备。小鼠免疫低下模型的制备，采取腹腔注射 CTX 150mg/（kg·d）的方法。

（3）给药。金线莲液低、高剂量组分别予以 0.01mL/（g·d）、0.02mL/（g·d）剂量的金线莲溶液（50g/10mL）灌胃，正常组及模型组予以生理盐水灌胃作为对照，每日 1 次，连续 25 日。在用药第 18 日除正常组外，其余三组分别建立小鼠免疫低下模型，正常组注射生理盐水作为对照。见表 3-6-10。

表 3-6-10 小鼠分组给药处理（n=10）

组别	灌胃处理（1~25 日）	腹腔注射（第 18 日）
金线莲液低剂量组	0.01mL/（g·d）	CTX〔150mg/（kg·d）〕
金线莲液高剂量组	0.02mL/（g·d）	CTX〔150mg/（kg·d）〕
模型组	生理盐水	CTX〔150mg/（kg·d）〕
对照组	生理盐水	生理盐水

（4）取材。所有小鼠于造模后第 7 日（即喂养第 25 日）称量各组小鼠体重，摘取各组小鼠眼球取血，以 4% 乙二胺四乙酸二钠（EDTA-Na2）抗凝，取 20μL 全血用于白细胞计数测定，剩下的血样置于干燥管内，离心取上层血清于 -70℃低温冰箱内保存，后脱颈处死。处死后，摘取各小鼠胸腺、脾脏，剔除表面结缔组织进行称重。

3. 观察指标

（1）免疫器官指数测定。小鼠称重，脱颈椎处死小鼠后取脾脏、胸腺，剔除表面结缔组织，称重。按下列公式计算免疫器官指数：免疫器官指数 = 免疫器官重量（mg）/ 小鼠体重（g）。

（2）炎症因子测定。将低温保存的大鼠血清，利用放射免疫法测定其 IL-4、IL-6、IL-10 及 IFN-γ 浓度（pg/L）。试剂盒由美国 Ray Biotech 公司提供。

（3）外周血白细胞计数测定。将外周血样，用血球计数板测定外周血白细胞计数。

（4）统计学方法。应用统计软件 SPSS 19.0 进行数据处理分析，计量资料表示为均数 ± 标准差（$\bar{x} \pm s$），并进行两组 t 检验，计数资料表示为〔n（%）〕，并且进行两组 χ^2 检验，$P < 0.05$，表示有显著性差异。

二、结果

1. 各时期各组小鼠体重比较

实验前、后各组小鼠体重比较可见，实验前各组体重无显著性差异（$P > 0.05$），实验后除正常组体重有轻度增长外，其余三组小鼠体重均明显降低，各组体重与正常组对比差异有统计学意义（$P < 0.05$）。见表 3-6-11。

表 3-6-11 各时期各组小鼠体重比较（$\bar{x} \pm s$）

组别	实验前例数	实验前体重（g）	实验后例数	实验后体重（g）
正常组	12	28.66 ± 3.52	9	30.14 ± 4.19
模型组	12	28.97 ± 1.76	10	24.64 ± 2.41*
金线莲液低剂量组	12	27.54 ± 3.26	11	27.21 ± 3.18*
金线莲液高剂量组	12	28.28 ± 3.18	10	25.69 ± 2.71*

注：与正常组相比，*$P < 0.05$。

2. 金线莲液对小鼠免疫器官的影响

结果显示，金线莲液低剂量组、金线莲液高剂量组、模型组的脾脏指数、胸腺指数与正常组相比，均有一定程度的降低（$P < 0.05$）；金线莲液低剂量组、金线莲液高剂量组的脾脏指数、胸腺指数较模型组相比有所增加（$P < 0.05$）；金线莲液低剂量组脾脏指数、胸腺指数较金线莲液高剂量组高，有显著性差异（$P < 0.05$），见表 3-6-12。

表 3-6-12　各组脾脏指数、胸腺指数及重量比较（$\bar{x} \pm s$）

组别	例数	脾脏重量（g）	胸腺重量（g）	脾脏指数	胸腺指数
正常组	9	0.576 ± 0.092	0.041 ± 0.006	19.29 ± 3.40	1.36 ± 0.14
模型组	10	0.118 ± 0.016	0.015 ± 0.004	4.86 ± 0.94*	0.62 ± 0.12*
金线莲液低剂量组	11	0.396 ± 0.086	0.025 ± 0.006	14.60 ± 3.10*▲	0.91 ± 0.16*▲
金线莲液高剂量组	10	0.311 ± 0.056	0.017 ± 0.003	12.28 ± 2.76*▲#	0.68 ± 0.14*▲#

注：与正常组相比，*$P < 0.05$；与模型组相比，▲ $P < 0.05$；与金线莲低剂量组相比，#$P < 0.05$。

3. 金线莲液对小鼠外周血白细胞计数的影响

实验后金线莲液低剂量组、金线莲液高剂量组、模型组的外周白细胞总数与正常组相比，均有所降低（$P < 0.05$）；金线莲液低剂量组白细胞较金线莲液高剂量组高（$P < 0.05$）。见表 3-6-13。

表 3-6-13　各组外周血白细胞计数比较（$\bar{x} \pm s$）

组别	例数	外周血白细胞（$\times 10^9$）
正常组	9	8.16 ± 0.62
模型组	10	4.87 ± 0.52*
金线莲液低剂量组	10	7.07 ± 0.51*▲
金线莲液高剂量组	9	5.26 ± 0.61*▲#

注：与正常组相比，*$P < 0.05$；与模型组相比，▲ $P < 0.05$；与金线莲低剂量组相比，#$P < 0.05$。

4. 金线莲液对小鼠炎症反应的影响

实验后金线莲液低剂量组、金线莲液高剂量组、模型组的 IL-4、IL-10 与正常组相比，均有所降低（$P < 0.05$），IL-6、IFN-γ 与正常组相比均有所升高（$P < 0.05$）。金线莲液低剂量组 IL-4、IL-10 较金线莲液高剂量组低，IL-6、IFN-γ 较高，结果有显著性差异（$P < 0.05$）。见表 3-6-14。

表 3-6-14　各组炎症因子值比较（$\bar{x} \pm s$）

组别	例数	IL-4（pg/L）	IL-6（pg/L）	IL-10（pg/L）	IFN-γ（pg/L）
正常组	8	0.073 ± 0.008	0.394 ± 0.013	0.059 ± 0.004	0.073 ± 0.003

续表

组别	例数	IL-4（pg/L）	IL-6（pg/L）	IL-10（pg/L）	IFN-γ（pg/L）
模型组	8	0.054 ± 0.005*	1.407 ± 0.057*	0.042 ± 0.006*	0.258 ± 0.008*
金线莲液低剂量组	8	0.062 ± 0.004*▲	1.183 ± 0.078*▲	0.049 ± 0.005*▲	0.227 ± 0.013*▲
金线莲液高剂量组	8	0.066 ± 0.004*▲#	0.911 ± 0.057*▲#	0.055 ± 0.003*▲#	0.163 ± 0.029*▲#

注：与正常组相比，$\star P < 0.05$；与模型组相比，▲ $P < 0.05$；与金线莲低剂量组相比，$\#P < 0.05$。

三、讨论

免疫器官是机体执行免疫功能的组织结构，也是动物机体发挥免疫反应的主要场所。脾脏和胸腺是机体重要的免疫器官，两者相对重量的变化在免疫评价中占有重要的地位。此外，机体免疫功能状况与细胞免疫关系密切，细胞免疫的识别和效应阶段由 T 细胞特异性识别介导。动态检测小鼠免疫器官、免疫细胞等指标能够在一定程度上反映出经过免疫损伤和金线莲液干预后小鼠的免疫状态。

小鼠免疫抑制模型可采用腹腔注射环磷酰胺（CTX）、地塞米松和氢化可的松等药物来制作，其中环磷酰胺是一种常用的细胞毒化疗药，能使小鼠细胞免疫功能受到明显抑制，有研究表示，可用其建立长期免疫低下模型。本研究通过对小鼠腹腔注射 CTX 进行造模。为避免在实验初期注射药物，导致小鼠死亡而影响实验进展，笔者先常规喂养 17 日，并分别给予两治疗组不同剂量的金线莲液，以维持小鼠体内较稳定的免疫状态，之后于喂养第 18 日时注射药物造模。研究结果显示，模型组的脾脏、胸腺重量比正常组低（$P < 0.05$），且造模后，金线莲液低剂量组、金线莲液高剂量组、模型组的体重也低于正常组，可见造模后小鼠体重减轻，脾脏、胸腺有所萎缩，表明小鼠免疫低下模型造模成功。

胸腺是 T 淋巴细胞成熟的场所，直接反映了机体的细胞免疫水平，是机体重要的中枢免疫器官。脾脏在受到刺激后，能分化出大量 T、B 淋巴细胞参与免疫作用，是重要的外周免疫器官。因此，测定胸腺和脾脏重量可以反映药物对免疫器官发育状况及免疫功能的影响，其脏器指数是衡量机体免疫功能的指标之一。贾琳等人在萝摩多糖粗提物对小鼠免疫功能的研究中发现，免疫抑制后，小鼠的脾脏指数、胸腺指数均有所降低，而药物治疗后脏器指数有所改善。齐丽娟研究发现，银杏酚酸和银杏外种皮多糖能有效提高免疫抑制小鼠的脏器指数，改善免疫功能。本研究也得出了类似的结论。可见，金线莲液能提高免疫抑制小鼠的免疫器官指数，改善器官萎缩，增强免疫功能。

白细胞是体内重要的免疫细胞，具有较强的吞噬功能，在机体损伤治愈、抗御病原的入侵和对疾病的免疫方面起着重要的作用。当其计数减少时，机体防御系统破坏，免疫功能下降，加大了感染发生的可能性。吕翠霞等人研究发现，不同周龄组小鼠白细胞计数表现有一定差异性，且白细胞计数越低，越容易出现感染。本研究也选择了外周血白细胞作为观察指标之一。结果显示，实验后金线莲液低剂量组、金线莲液高剂量组、模型组的外周血白细胞总数与正常组相比，均有所降低（$P < 0.05$）；金线莲液低剂量组白细胞较金线莲液高剂量组高（$P < 0.05$）。可见，金线莲液能提高免疫抑制小鼠外周血白细胞计数，改善免疫功能。

在免疫损伤的发生中，机体会产生一系列的炎症反应，贯穿着促炎因子与抗炎因子的相互作用。IL-6、IFN-γ 是体内重要的促炎因子，IL-4、IL-10 作为抗炎因子，由 Th2 细胞产生，具有一定的免疫抑制作用。本研究发现，实验后金线莲液低剂量组、金线莲液高剂量组、模型组的 IL-4、IL-10 与正常组相比，均有所降低（$P < 0.05$），IL-6、IFN-γ 与正常组相比均有所升高（$P < 0.05$）。金线莲液低剂量组 IL-4、IL-10 较金线莲液高剂量组低，IL-6、IFN-γ 较高，结果有显著性差异（$P < 0.05$）。由此可见，在造模后促炎因子升高，抗炎因子降低，表明造模后机体处于炎症反应剧烈状态。而在使用金线莲进行治疗后，促炎因子降低，抗炎因子升高，表明治疗能控制体内的炎症反应，改善免疫抑制状态。此外，在金线莲液低剂量组与高剂量组的对比中，我们发现，金线莲液高剂量组的促炎因子低于低剂量组，抗炎因子高于低剂量组，可见在炎症反应方面高剂量金线莲液对小鼠的治疗效果更佳。

综上所述，金线莲液能有效改善免疫抑制小鼠的免疫功能，增加脾脏指数与胸腺指数，减轻体内炎症反应，提高外周血白细胞水平，不同剂量金线莲液在改善免疫抑制小鼠免疫功能中的机制不同。当剂量低时，主要在对免疫器官指数影响和白细胞方面起作用，当剂量升高时主要在抗炎方面发挥作用而起到免疫改善功能，为下一步临床实验提供有利支撑。

（作者：王煜、李芹、王玉海、李百川　摘自《医学理论与实践》2017 年 22 期）

第七节

章亭学术传承

章亭，男，副主任医师，医学博士，硕士生导师。北京中医药大学第八临床医学院、厦门市中医院科教部主任，厦门市中医药学会秘书长，中华中医药学会名医学术思想研究分会委员，中华中医药学会肝胆病分会委员，中国民族医药学会肝病分会常务理事，世界中联专业（工作）委员会舌象研究专业委员会常务理事，福建省中西医结合学会肝病分会青年委员会副主任委员。

2005 年博士毕业于北京中医药大学临床基础温病专业，导师为陈扬荣教授，毕业后师从康良石教授、杨叔禹教授，是厦门市第一批及第二批中医青年后备人才，福建省第三批名老中医药专家学术经验继承工作继承人，国家中医药管理局传染病中医临床人才研修班学员。

毕业后一直从事中西医结合肝病的临床、科研工作及名老中医学术思想传承工作。临床中，在中医经典理论及康良石中医肝病“疫郁”理论指导下，结合现代医学诊治肝脏疾病。主持过市、省卫生厅课题 2 项，作为主要研究者参与国家“十五”“十二五”科技攻关项目子课题 2 项，国家中医药管理局行业专项课题 1 项，省、市级课题多项。以第一作者发表论文 10 余篇，以副主编参与撰写《康良石教授中医肝病理论及实践》一书。

相关论文：

陈扬荣教授肺肝同调治疗慢性乙型病毒性肝炎胁痛经验

慢性乙型病毒性肝炎是一种常见病、多发病，胁痛又是其常见的临床症状。全国第三批名老中医药专家学术经验继承指导老师陈扬荣教授通过研究历代文献并结合临床实践，从人体气机升降、五行生克制化、经络相连角度提出肺肝同调治疗慢性乙型病毒性肝炎胁痛的思路，在临床中取得了较好的疗效。现将陈扬荣教授肺肝同调的治疗经验总结于下，以飨读者。

一、肺肝同调的理论依据

肺居人体之上焦，为阳中之阴，肝居人体之下焦，为阴中之阳。《素问·刺禁论》云：“肝生于左，肺藏于右。”指出了肝气主升，其气生于左，肺气主降，其气藏于右。叶天士在《临症指南医案·虚劳》中明确指出：“人身左升属肝，右降属肺”。黄元御在《四圣心源·天人解》中描述出人体气机升降的圆运动，肝肺之升降调节着人体一身气机之升降，二者之间有着相互制约和协调的关系。陈扬荣教授临床观察发现慢性乙型病毒性肝炎胁痛，绝大多数患者痛发于右，按人体气机运动，应考虑肺降的问题，故治疗中要注意肺肝同调。

肝五行属木，肺五行属金。肝肺之间还存在着相克的关系，肺金克制肝木，生理上讲肺金制约着肝木，病理上则有肺金太过的金乘木和肝木太过的木侮金。黄元御《四圣心源·天人解·五行生克》："木性发散，敛之以金气，则木不过散。"慢性乙型病毒性肝炎是一种慢性传染性疾病，对于患者心理常常造成巨大的压力，故多伴有情绪抑郁或易怒，常见有肝气郁结导致肺气不降，或肝气横逆犯肺，故治疗中要注意肺肝同调。

足厥阴肝经与手太阴肺经之间有着密切的联系。两经在气血循行的关系上，一为十二经之始，一为十二经之末，气血由肝经复入肺经而循环往复。两经之间还有着经脉相连的关系。《灵枢·经脉》指出："肝足厥阴之脉……其支者，复从肝别贯胸，上注肺。"《灵枢·经筋》曰："手太阴之筋……上结缺盆，下结胁里，散贯胸，合贲下，抵季肋。"陈扬荣教授认为慢性乙型病毒性肝炎致病病原肝疫毒皆从血行感染，病邪直入血分，病邪终伏于肝，必然容易影响肝经气血循行，肺肝之间经脉相连，故治疗中要注意肺肝同调。

二、肺肝同调治法

陈扬荣教授依据肺肝气机升降、五行生克、经脉相连的相互关系，提出疏肝降肺、佐金制木、清金泄木 3 种肺肝同调的方法治疗慢性乙型病毒性肝炎胁痛。

1. 疏肝降肺法

多因情志抑郁，肝失疏泄，肝郁气滞，气机郁结而不得升发，肝气当升不升影响人体整体的气机升降进而导致肺气当降不降，临床中可见气机郁结之情志抑郁，多愁易悲，胸胁少腹胀闷不适，还可伴肺气不降如胸闷、咳嗽、右胁不适等症状。治疗中在运用四逆散、柴胡疏肝散等方基础上加用杏仁、旋覆花、紫苏梗等降肺气之品。疏肝降肺，肝升肺降，使人体气机得畅。

例：赵某，女，42 岁。发现慢性乙型肝炎 10 余年，右胁不适 2 周。患者 10 余年前体检发现乙肝大三阳，肝功能正常，未予治疗，每年体检肝功能正常。2 周前因与家人生气，出现右胁胀闷不适，伴情志抑郁，胸闷善太息，咽部不利，纳食正常，舌淡红苔薄白，脉弦略细，二便尚调。查肝功能示 ALT：65 IU/L，AST：42 IU/L，乙肝病毒标志物检测（HBV-M）：大三阳，乙肝病毒基因（HBV-DNA）：1.27×10^7copies/ml。中医诊断：胁痛。证属肝肺失调证。治法：疏肝降肺。方选四逆散加减。处方：柴胡 12g，枳壳 10g，白芍 15g，陈皮 10g，炙甘草 6g，杏仁 6g，旋覆花 10g，紫苏梗 6g。7 剂，每日 1 剂，水煎服，分早晚 2 次温服。复诊见：右胁痛、胸闷、咽部不利症状消失，肝功能正常，脉细略弦。嘱其调畅情志，续予逍遥散成药养肝体助肝用。

2. 佐金制木法

多因肝气横逆，上冲犯肺，肺气不得肃降。肝属木，肺属金，木得金则平。临床中可见肝气横逆的情志易怒，性格暴躁，两胁窜痛的表现，还可见到因肝气上冲而出现的肺气上逆的症状，如气喘不平、胸闷等。治疗上当平抑上逆之肝气，配合肃肺气以佐金制木。方选龙胆泻肝汤加桑白皮、杏仁、枇杷叶等肃肺之品，佐肺金平肝木。

例：王某，男，32岁。患者有慢乙肝病史10余年，平素性情暴躁易怒。2天前因与同事发生争执，出现两胁窜痛，呼吸气促难平，食欲差，口干口苦，二便尚调。舌质红，苔薄黄，脉弦略数。查肝功能正常，乙肝小三阳，HBV-DNA：3.54×10^5 copies/mL。中医诊断：胁痛。证属肝气横逆犯肺。治法：佐金制木。方选龙胆泻肝汤加减。处方：龙胆草10g，栀子6g，黄芩6g，柴胡12g，生地黄10g，当归6g，郁金10g，桑白皮10g，杏仁6g，枇杷叶6g。5剂，每日1剂，水煎服，分早晚2次温服。复诊诸症消失，嘱其调畅情志。

3. 清金泄木法

本法是治疗肝气化火，因肝火内燔，耗伤肺之阴液，导致肺气不降，甚则上逆的病症，临床中除可见到前法的症状，还可见到肺阴伤的表现，如口燥咽干，舌体瘦而色红，脉见细象，病程多较长。治法上当养肺阴，降肺气，清金以制木，从而增强清泻肝火之力。方用泻青丸加沙参、麦冬、石斛、枇杷叶等。

例：张某，女性，47岁。平素性情急躁，发现慢性乙型病毒性肝炎20余年，近半年来反复出现右胁胀痛，胸闷，口燥咽干，纳食尚可，大便偏干，小便黄，舌质偏瘦，舌质红，苔薄，脉弦细略数。查乙肝大三阳，HBV-DNA：2.17×10^6 copies/mL。肝功能提示：ALT 92 IU/L，AST 50 IU/L。中医诊断：胁痛。证属肝火上炎，肺胃阴伤。治法：清金泻木。方用泻青丸加减。处方：当归6g，龙胆草6g，川芎6g，栀子6g，大黄6g，防风3g，麦冬10g，石斛6g，沙参10g，枇杷叶10g。共7剂，每日1剂，水煎服，分早晚2次温服。复诊2次，前方基础上加减治疗3周后症状基本消失，肝功能正常。嘱其畅情志，以食疗善后。

三、结语

此肺肝同调治疗慢性乙型病毒性肝炎三法，从肝气郁结左升不及影响右降，到肝气横逆，上冲犯肺，到肝火上炎，灼伤肺阴。提示我们临床肝病治疗中不应仅见肝治肝，应在人体整体气机运行、五行生克制化、经脉相连等的中医理论指导下拓宽思路，进一步提高我们的治疗效果。

（作者：章亭、张晓娜、陈扬荣　摘自《福建中医药》2017年5期）

陈扬荣教授治疗慢性乙型病毒性肝炎的思路和方法

慢性乙型病毒性肝炎（简称“慢乙肝”）的发病特点是病程漫长，不易痊愈，治疗颇为棘手。福建省中医温病学专家陈扬荣教授治疗慢乙肝积累了丰富的经验，他结合现代医学研究成果，认为慢乙肝发病机制责之正虚邪损，治疗强调扶正祛邪。

一、气虚、阴伤、毒侵、血瘀是慢乙肝发病的基本病理

1. 正气亏虚是慢乙肝发生的内在基础

陈教授认为慢乙肝的发生是由于感染者机体功能低下、紊乱或免疫缺陷，在急性期未能彻底清除病毒，出现免疫耐受现象，导致病毒在体内长期感染而成，与中医所述“邪之所凑，其气必虚”之说相符合。正气虚衰，不足以抵御病邪入侵而致本病。病邪能否入侵机体或入侵后能否引起病变，往往取决于机体正气的强弱。对于慢乙肝患者，造成正气亏虚的原因有四：一为先天气虚，禀赋不足，机体抵抗力弱；二为病邪耗气，正邪交争，正不敌邪，邪盛而正耗；三为久病气损，慢乙肝病变发展过程比较长，脏腑功能受损，气化不足；四为多思善虑，饮食失节，损伤脾气，脾失健运，气血乏源，正气不足。由于先天不足或后天耗气，致使病邪乘虚而入，邪入而正气与之相搏，若正不胜邪，则正虚邪留，而致慢性病变。

2. 疫毒伏留是慢乙肝发生的首要因素

温疫学说认为疫毒具有致病性、传染性、致病特异性、潜伏性等特点。现代医学认为乙型肝炎病毒是慢乙肝的特异性病原体，具有致病性、传染性、潜伏性和嗜肝性的特点，据此可以认为乙型肝炎病毒符合疫毒范畴，慢乙肝正是因为这种嗜肝疫毒的侵入而发生。有学者认为慢乙肝的病因与湿热疫毒有关，陈教授则认为就“湿热”与“疫毒”而言，两者在慢乙肝的发生机制上有着协同关系，即湿热之邪是随疫毒侵入而犯及机体的，即是一种诱因或病变的促发因素，而无本质上的共同性和结合性。临床中湿热易清，疫毒难祛之病证不胜枚举，所以疫毒之邪是本，湿热之邪是标，故不宜合称。若把中医学理论和现代医学观点相结合，可称这种导致慢乙肝的疫毒之邪为“肝疫毒”。虽然只是病因名称认识上的不同，但对临床治疗却有重要的指导意义，前者重在清热利湿，后者则重在清肝解毒。

3. 阴液耗伤是慢乙肝缠绵难愈的重要条件

阴液是机体生命活动的物质基础，在正常生理条件下参与人体新陈代谢活动，濡养全身脏腑和组织。因慢乙肝病程较长，疫毒伏肝，肝气受损，横逆克脾，脾失健运，水谷精微化生不足，阴液亦无所化。且肝体阴而用阳，得阴则化，慢乙肝患者久治未愈，会出现情志方面的改变，如焦虑、暴躁、忧郁等，使肝失条达之性，郁结化火伤阴。阴液既伤，特别是肝阴受损，导致阴不制阳，虚火内生，临床可见肝区疼痛、口干心烦、失眠多梦、舌红苔少而干、脉细数等。若慢乙肝日久未愈，又可伤及肾精，“五脏之后，穷必及肾”，导致肝肾阴虚出现耳鸣、腰膝酸软等症。虽然阴虚可见肝阴不足、肾精亏损等不同，但对一个有机整体，阴、津、精、血却是同源，即所谓“精血同源”“津血同源”。故陈教授认为，阴伤在慢乙肝早期主要累及脾胃，后期则主要累及肝肾，阴液亏损，引起脏腑功能下降，造成全身抵抗力差，致使病情缠绵不愈。

4. 肝络血瘀是慢乙肝病变发展的主要环节

清代吴澄认为："积瘀凝滞，不问何经，总属于肝，盖肝主血也。故凡败血积聚从其所属，必归于肝，故见胁肋小腹胀痛者，皆肝经之道也。"可见，肝与血瘀的产生息息相关，肝的功能正常与否，与瘀血形成关系密切，如肝不藏血，则血溢经外而成瘀；肝失疏泄，则气机郁滞，血行不畅而成瘀，且血受热灼可导致血液黏稠而促发瘀血的形成。另一方面，若瘀血一旦形成，又常常阻滞肝络，加重肝脏功能的失调。因此，陈教授认为瘀血既是重要的病理产物，亦是慢乙肝病变发展过程的主要环节，瘀血在慢乙肝发病之始就已产生，并贯穿于病变的全过程。现代研究表明，在慢乙肝患者中均有不同程度的外周微循环障碍及血液流变学指标的异常，在肝细胞广泛病变的基础上有结缔组织增生，而这些异常往往与瘀血有联系。由于瘀血阻滞肝络，肝失疏泄，使气血运行不畅，疫毒难祛且伏留于肝，耗伤气血，进而使病情迁延反复，逐渐演变成肝硬化或肝癌。

综观上述，陈教授认为慢乙肝的发病过程中，肝疫毒的持续感染是病理因素，正气不足、阴津亏损是病理基础，瘀血阻滞是病理产物，四者之间互为因果，直接影响本病的发展、变化和转归，这是本病的关键所在。关于慢乙肝的治疗组方，陈教授认为必须从益气养阴、解毒活血为治疗慢乙肝的基本组方框架的原则，把中医学的宏观认识与西医的微观认识有机结合才能有望取得积极的治疗效果。

二、益气养阴、解毒活血是治疗慢乙肝的重要治法

1. 治病求本，当益气

《素问》有"邪之所凑，其气必虚""正气存内，邪不可干"等论，表明正气旺盛，则外邪不可独入。肝病发病初期，邪正相搏，治疗当以祛邪为主，但当邪气消退到一定程度，即应佐以扶正，以资除邪之力，使正气渐复。否则正气损伤而邪气留恋深窜，逐步形成慢性肝炎。到慢性肝炎阶段，临床表现多为正气虚弱，根据陈教授多年来对临床症状的观察，大部分患者常有全身疲乏无力，肝区隐痛或者痛有定处，以及情志不舒、饮食不佳、恶心、上腹不适、大便稀薄等正气虚衰症状。所以强调治病求本，本为正益。肝病以脾胃受害为多，如李东垣指出："脾胃之气既伤，而元气亦不能充，而诸病之所由生也。"脾胃为后天之本，气血化生之源，脾失健运日久则化源不足而气血两虚，导致邪毒滞留不去，故益气健脾应为治疗重点。

2. 肝病迁延，当养阴

慢乙肝患者因肝病日久，疫毒内伏，邪毒易耗阴液，着于肝体，阻滞肝气，劫伤肝阴，终致肝阴不足。肝肾同源，肝阴虚往往导致肾水亏虚，形成肝肾两虚，病程迁延不愈，治疗上陈教授强调应当遵循《难经・十四难》"损其肝者，缓其冲"的原则，治以养阴柔肝，尽早使用滋养阴液之品，"务在先安未受邪之地"。肝为血脏，体阴而用阳，护肝当以滋养肝阴为准则，

切不可劫阴耗血，必须注意顾护阴液，培本固元，使邪祛而正不伤，正旺而邪自退，达到治愈慢乙肝的目的。

3. 疫毒难祛，当解毒

陈教授认为正气不足是慢乙肝发生的内在因素，肝疫毒的侵入是发病的必要条件，故益气养阴治本的同时，必须抵制或杀灭肝疫毒，因此解毒是治疗慢乙肝的关键。清热解毒可顿挫毒邪鸱张之势，同时可以防止壮火食气，热毒耗阴，以保护正气。因此，清热解毒法针对疾病的病因病机和病位而设，符合中医学“邪去正安”“邪不去则病不愈”的原则。多年来清热利湿一直是治疗急性乙肝的主法，但乙肝慢性期与急性期不同，慢性期湿热已退居相对次要地位，甚至表现出无湿无热，而以气虚或阴虚为主，一味清利只会进一步加重病情，若应用苦寒药疗效往往欠佳，甚至更伤脾胃。陈教授认为，此时可投以甘寒解毒之品，如玄参、半边莲、白花蛇舌草等，使肝疫毒从血分清除，而甘寒之品又可顾护阴液，谨防苦寒败胃，在热灼阴血的情况下尤为重要。

4. 久病不愈，当活血

周学海在《读医随笔·虚实补泻论》认为：“病久气血推行不利，血络之中，必有瘀凝故致病气缠延不去，必疏其络而病气可尽也。”可见活血祛瘀法对血瘀证治疗的重要性。肝络瘀阻是慢乙肝的病机枢纽，活血化瘀法应贯穿疾病治疗的全过程。肝之用，一主藏血，二主疏泄；而肝之为病，则多见胁下疼痛，或胀痛，或窜痛，或隐痛。有医者认为胁乃肝位、痛为气滞不行所致，处方用药主用疏肝理气，常择柴胡、延胡索、陈皮之类。而陈教授认为慢乙肝致病病原肝疫毒皆从血行感染，病邪直入血分，形成瘀毒胶结态势，其痛乃因瘀血阻络，阻滞气道，致气为血阻而流行不畅。疏肝理气仅治其标，难治其本，活血化瘀药才是治本之道。因此，陈教授坚持活血化瘀，使血脉通利，气血流畅，有利驱邪外出，促进机体的恢复，防止疾病的发展。

总之，陈教授认为正虚邪损是导致慢乙肝的根本原因，阴伤血瘀是慢乙肝的主要病理环节。临床虽可见寒热虚实等不同见证，但总以本虚标实为特点。因此，在治疗慢乙肝时，陈教授注重用益气养阴解毒活血法，再根据具体病情加以辨证治疗，一法为主，多法联用，有助于提高临床疗效。另外，陈教授认为慢乙肝多病程长，治疗时切不可求之过急须要守法，更不宜朝令夕改，致使病情迁延，若病情较缓，当以治本为重。

（作者：章亭、黄争荣、吴竞　摘自《中华中医药杂志》2005 年 4 期）

康氏抗纤颗粒抗肝纤维化的实验研究

肝纤维化是继发于肝脏炎症或损伤后组织修复过程中的代偿反应，以细胞外基质在肝内过量沉积为病理特征。肝纤维化的关键细胞和分子事件为肝星状细胞的激活和凋亡，细胞外基质的过度合成和基质降解能力的下降。康氏抗纤颗粒是全国首批500名名老中医之一的康良石教授，根据其康氏疫郁理论组成，几十年来运用于临床，取得良好的抗肝纤维化效果。现在我们进一步从整体动物实验来探讨该方抗肝纤维化的疗效及作用机理。

一、材料与方法

1. 动物

清洁级Wistar大鼠100只，雄性，体重180g±20g，购自上海中科院动物试验中心，高脂低蛋白食物购自上海军事医学科学研究所。

2. 药物与试剂

康氏抗纤颗粒由厦门中医院药剂科制备，含生药量1.4g/g。方药组成：龟甲、鳖甲、郁金、丹参、黄芪、西洋参等16味；重组人干扰素100万单位支，由上海生物制品研究所生产，批号：200304002。肝纤维化试剂盒透明质酸购自上海海研医学生物技术中心，肝功能试剂盒购自贝克曼公司，单克隆即用型鼠抗人 α 平滑肌肌动蛋白（α-SMA）购自北京中山生物试剂公司。

3. 肝纤维化动物模型的建立

随机选取15只大鼠为正常对照组，剩余大鼠采用韩德五复合病因刺激复制肝纤维化模型，采用高脂低蛋白食物（以玉米面为饲料，加0.5胆固醇，实验第1、2周加20猪油），10酒精为唯一饮料。皮下注射四氯化碳（第1次用0.5mL/100g体重，以后每隔3日皮下注射40油剂四氯化碳0.3mL/100g体重）。每周末处死2只大鼠观察病理改变，到实验第9周中度肝纤维化形成。在治疗期间每隔3日给予皮下注射四氯化碳0.15mL/100g体重维持量。

4. 分组与给药方法

将肝纤维化模型大鼠随机分成四组（康氏抗纤颗粒大剂量、康氏抗纤颗粒等效剂量治疗组、IFN-γ 阳性对照组、生理盐水阴性对照组），连续给药8周。实验剂量按照实验动物研究“等效剂量”的计算方法，确定剂量如下：康氏抗纤颗粒大剂量组以8g/kg生药量灌胃，每日1次；康氏抗纤颗粒等效剂量组以4g/kg生药量灌胃，每日1次；IFN-γ 阳性组以IFN-γ9万U/kg体重，肌注，每日1次；生理盐水阴性对照组以生理盐水2mL胃，每日1次；正常对照组以生理盐水2mL灌胃，每日1次。治疗8周后，末次给药后，禁食禁水12小时，乙醚麻醉主动脉取血，摘取肝脏。

5. 检测方法

分离血清，检测肝功能、放免法检测血清透明质酸。取部分肝组织检测羟脯氨酸含量，取部分肝左叶放入10%中性磷酸甲醛液中固定，石蜡包埋切片，进行HE染色及Masson染色，α-SMA免疫组织化学染色，采用HMIAS-2000高清晰度彩色医学图文分析系统，对各组切片随机选取10个视野测量阳性面积占肝脏视野面积比进行定量分析。

6. 统计学处理

计量资料以（$\bar{x} \pm s$）表示，多组间均数两两比较采用 LSD 单因素方差分析方法。用 SPSS 10.0 软件包进行统计分析。

二、结果

1. 血清肝功能指标的变化

见表 3-7-1。

表 3-7-1　各组大鼠血清 ALT、AST 及 Alb 的比较

组别	n	Alb（g/L）	ALT（U/L）	AST（U/L）
正常组	13	$16.92 \pm 1.33^{\#\#}$	$60.85 \pm 10.17^{\#\#}$	$186.85 \pm 65.36^{\#\#}$
模型组	12	$14.50 \pm 1.93^{**}$	$159.0 \pm 39.09^{**}$	$370.00 \pm 97.38^{**}$
康氏抗纤颗粒大剂量组	10	$17.76 \pm 1.67^{\#\#}$	$62.50 \pm 11.19^{\#\#}$	$181.50 \pm 37.16^{\#\#}$
康氏抗纤颗粒等剂量组	10	$16.25 \pm 0.75^{\#\#}$	$71.90 \pm 17.53^{\#\#}$	$197.90 \pm 21.57^{\#\#}$
干扰素组	10	$13.93 \pm 1.38^{**}$	$82.60 \pm 26.16^{\#\#}$	$214.70 \pm 28.72^{\#\#}$

注：与正常组比较：$*P < 0.05$，$**P < 0.01$；与模型组比较：$\#P < 0.05$，$\#\#P < 0.01$（下表同）。

模型组血清白蛋白明显降低，显著低于正常组（$P < 0.01$），丙氨酸转氨酶与天冬氨酸转氨酶明显升高，显著高于正常组（$P < 0.01$）。康氏抗纤颗粒大剂量、康氏抗纤颗粒等剂量治疗后的肝纤维化大鼠血清白蛋白显著升高，与模型组比较有显著性差异（$P < 0.01$），与正常组比较无差异且各治疗组间无差异。干扰素组的血清白蛋白无明显升高与模型组比较无差异，与正常组及其他治疗组比较有显著性差异（$P < 0.01$）。各治疗组的血清丙氨酸转氨酶与天冬氨酸转氨酶均显著降低，与模型组比较有显著性差异（$P < 0.01$），其中康氏抗纤颗粒大剂量组、康氏抗纤颗粒等剂量组丙氨酸转氨酶与正常组比较没有差异，干扰素组丙氨酸转氨酶则显著高于正常组（$P < 0.05$）。各治疗组的天冬氨酸转氨酶与正常组比较没有差异，且各治疗组间无差异。见表 3-7-1。

2. 血清透明质酸及肝组织羟脯氨酸指标的变化

模型组大鼠血清透明质酸及肝组织羟脯氨酸含量明显升高，显著高于正常组（$P < 0.01$）。各治疗组的透明质酸与模型组比较均降低，有显著性差异（$P < 0.01$），与正常组比较则显著升高（$P < 0.01$），各治疗组之间没有差异。各治疗组肝组织羟脯氨酸含量明显低于模型组（$P < 0.01$），与正常组则明显升高（$P < 0.01$），各治疗组之间没有差异。见表 3-7-2。

表 3-7-2　各组大鼠血清透明质酸及肝组织羟脯氨酸指标的比较

组别	n	透明质酸（ug/L）	肝组织羟脯氨酸（mg/g）
正常组	13	$184.15 \pm 29.06^{\#\#}$	$2.23 \pm 0.51^{\#\#}$

续表

组别	n	透明质酸（ug/L）	肝组织羟脯氨酸（mg/g）
模型组	12	648.25 ± 175.91**##	4.56 ± 0.70**
康氏抗纤颗粒大剂量组	10	408.76 ± 163.33**##	2.95 ± 0.43**##
康氏抗纤颗粒等剂量组	10	353.59 ± 90.93**##	2.94 ± 0.72**##
干扰素组	10	473.68 ± 196.00**##	3.02 ± 0.58**##

3. 肝纤维化及 α-SMA 免疫组织化学染色面积变化

模型组肝纤维化面积明显增加，显著高于正常组（$P < 0.01$）。各治疗组的肝纤维化面积与模型组比较明显减少有显著性差异（$P < 0.01$），与正常组比较则显著增加（$P < 0.05$），各治疗组间肝纤维化面积没有差异。模型组 α-SMA 免疫组织化学染色面积明显增加，显著高于正常组（$P < 0.01$）。各治疗组的 α-SMA 免疫组织化学染色面积比模型组减少有显著性差异（$P < 0.01$）。康氏抗纤颗粒等剂量组与康氏抗纤颗粒大剂量组及干扰素组治疗后 α-SMA 免疫组织化学染色面积与正常组比较则有显著性差异（$P < 0.01$）。康氏抗纤颗粒大剂量组 α-SMA 免疫组织化学染色面积较干扰素组少而且有显著性差异（$P < 0.05$）。见表 3-7-3。

表 3-7-3　各组大鼠肝纤维化及 α-SMA 免疫组织化学染色面积变化比较

组别	n	肝纤维化面积（%）	α-SMA 免疫组织化学染色面积（%）
正常组	13	0.181 ± 0.035##	0.0212 ± 0.0080##
模型组	12	15.60 ± 3.54**	1.820 ± 0.442**
康氏抗纤颗粒大剂量组	10	2.20 ± 0.52*##	0.432 ± 0.168**##
康氏抗纤颗粒等剂量组	10	2.13 ± 0.60*##	0.677 ± 0.214**##
干扰素组	10	2.27 ± 0.72*##	0.798 ± 0.268**##

三、讨论

肝纤维化是多种慢性肝病发展至肝硬化过程中所共有的病理组织学变化，阻断或逆转肝纤维化的形成对防治肝硬化具有重要意义。治疗肝纤维化常见对策为治疗原发病，防止肝损害，减少炎症，抑制星状细胞活化增殖，促 ECM 降解等。临床上抗肝纤维化的药物主要有细胞保护类药物（如水飞蓟宾、马洛替酯、维生素 E）等。但临床作用不确切，故尚无合适的抗肝纤维化西药。中医药在干预肝纤维化方面已显示出较明显的优势，中药复方多成分、多环节、多层次、多靶点的药理学作用，可能是其优势的重要特点之一。康氏抗纤颗粒主要由龟板、鳖甲、郁金、丹参、黄芪、西洋参等 16 味中药组成。方中黄芪、西洋参、龟板、鳖甲佐以郁金、柴胡、佛手、丹参、牡丹皮等补脏气令气行血亦行，补阴液则津足而利血行，且软坚散结；败酱草、茜草等凉血、活血化瘀，能宣通瘀塞络道防止动血；佐以清气分之毒、搜血分之邪的栀子根、茵陈、白花蛇舌草等，共奏扶正祛邪、化瘀通滞之功。几十年来用于临床治疗肝纤维化患者数百例，取得了良好的抗肝纤维化效果。并且在前期进行的临床研究中，发现康氏抗纤颗粒具有明显的抗炎症反应及逆转肝纤维化的作用。

本实验表明，康氏抗纤颗粒可以降低血清丙氨酸转氨酶和天冬氨酸转氨酶，提高血清白蛋白的含量，降低血清透明质酸及肝组织羟脯氨酸的含量，减少肝纤维化面积，降低肝组织 α-SMA 的表达，表现出明显的抗纤维化作用。分析康氏抗纤颗粒抗纤维化作用的机理可能包括以下几个方面：①保护肝细胞：血清转氨酶的变化是反映肝细胞损害的敏感指标，血清白蛋白是由肝细胞合成，其含量变化与有功能的肝细胞数量成正比。实验中康氏抗纤颗粒能显著降低血清ALT、AST和升高Alb，与模型组相比有显著性差异，说明康氏抗纤颗粒有良好的保护肝细胞作用。炎症和肝细胞损伤是肝纤维化的启动因素，因此保护肝细胞，防止肝损伤，必然有助于阻断肝纤维化的发生。②调节胶原代谢：羟脯氨酸是胶原蛋白特有的氨基酸，肝脏羟脯氨酸的含量可反映肝脏胶原蛋白合成的量。羟脯氨酸是胶原代谢的重要产物，胶原蛋白代谢异常，一定会反映在羟脯氨酸的变化上。康氏抗纤颗粒组能显著降低肝组织羟脯氨酸的含量，与模型组相比有显著性差异。血清透明质酸是人体结缔组织基质的主要成分，由间质细胞合成，主要与肝窦内皮细胞受体结合而被摄取降解。故肝纤维化、肝硬化时升高的主要原因是肝内细胞合成增多，摄取降解的能力下降。实验表明，康氏抗纤颗粒可以显著降低血清中的透明质酸含量（$P<0.01$）。以上表明，康氏抗纤颗粒可以通过减少肝脏胶原的合成达到阻断肝纤维化的效果。③减少活化的肝星状细胞：激活的肝星状细胞表达 α-SMA，因此，α-SMA 被认为是肝星状细胞活化的标志。激活的肝星状细胞转化为肌成纤维母细胞并分泌大量细胞外基质成分，沉积于肝脏形成肝纤维化。实验表明，康氏抗纤颗粒能显著降低 α-SMA 的表达，与模型组相比有显著性差异，表明康氏抗纤颗粒抗肝纤维化作用机制与减少活化的肝星状细胞数量有关。

（作者：章亭、陈扬荣　摘自《中国中医基础医学杂志》2005 年 6 期）

第八节

朱为坤学术传承

朱为坤，男，医学硕士，福建中医药大学副教授。兼任世界中医药学会联合会中医临床思维专业委员会常务理事，中国中医药促进会温病分会理事，福建省中医药学会中医经典分会常委兼秘书长、感染病分会常委、络病分会委员。长期从事《温病学》的教学、临床和科研工作。近年来，参与多项国家级和省部级科研课题研究，主持厅级课题2项，发表学术论文10余篇，参与著作、教材编写4部，参研的成果获得省部级以上科研奖励4项。

相关论文：

从营气与营阴探讨“入营犹可透热转气”

发热伴出疹症是温病营分证常见的证候，探讨营分证的本质及治法对于发热伴出疹症的临床治疗具有重要的参考价值。自清代医家叶天士提出“入营犹可透热转气”以来，古今医家、学者进行了诸多研究，探讨了“透热转气”的机制、方药及临床运用，形成了许多丰硕的成果。对于营气和营阴的认识是理解“透热转气”的关键。

一、营气、营阴与血

1. 营气

营气的理论肇始于《黄帝内经》，“荣”与“营”相通，统计发现《黄帝内经》提及“营”者83处、“荣”者99处。其中有“营气”含义者，“营”52处、“荣”32处。且有3篇直接以“营”命名，分别是《灵枢·营卫生会》《灵枢·营气》《灵枢·五十营》。营气是由水谷精微的精华所化生，运行于脉内，与运行于脉外、由水谷精微的彪悍部分化生的卫气相对。正如《灵枢·营卫生会》所说：“人受气于谷，谷入于胃，以传与肺，五脏六腑，皆以受气，其清者为营，浊者为卫，营在脉中，卫在脉外。”此明确了营气与卫气的来源及分布。《灵枢·决气》曰：“壅遏营气，令无所避，是谓脉”，指出能统摄营气，使其不散乱的称为脉，进一步说明营气只在脉内运行。

2. 营阴

《黄帝内经》中并无“营阴”一词的记载，后人在阐释《黄帝内经》理论，所言之“营阴”与“卫阳”相对，二者均属于气的范畴。如《灵枢悬解》提到“营阴卫阳，相随而行”。《黄帝内经》之后的《难经》《神农本草经》《伤寒杂病论》《诸病源候论》等均未见“营阴”。“营阴”二字最早见于明代《本草汇言》谓益母草“施于胎前之证，血虚形怯，营阴不足者”。温病学派形成后，温病学家们重视营阴在温病中的重要作用。温病临床热象重，易伤阴，卫气分阶段常见肺、胃、大肠津液不足；营血分阶段常有营阴损伤，致使血凝成瘀；到后期则可伤及肝血肾精。温邪从气分传入营分，即由脉外进入脉内，从脉外津液损伤转为脉内营阴的亏损。

3. 血

《灵枢·决气》曰：“中焦受气取汁，变化而赤是谓血。”此中之“气”是营气，“汁”为津液，当指后世温病学家所强调的“营阴”。《灵枢·邪客》说：“营气者，泌其津液，注之于脉，化以为血，以荣四末，内注五脏六腑。”《灵枢·痈疽》言：“津液和调，变化而赤为血。”其中之“津液”均指血中津液，即“营阴”。两句均说明营气和营阴是生成血的重要物质。营气、营阴和血同行于脉内，营气与营阴不停地化赤生血，以补充机体对血的消耗。营气、营阴受损除了影响血的生成外，还可出现其他病机：营气不足，影响其对血的推动和固涩作用；营阴亏耗，使血变黏稠，甚则产生瘀血。

二、营分证与“入营”

营气功能失常和营阴不足是营分证的重要病机。一般认为营分证的病机是“营热阴伤，扰神窜络”，其形成方式有4种：气分传入、卫分逆传、伏邪内发、温邪直中。当温邪从气分传入营分时，病位从脉外进入脉内，病机由脉外脏腑之气功能失常转变为脉内营气功能失常，同时出现营阴不足和心神受扰。因此，可以认为温邪从气分传入营分形成营分证，在病机上主要是营气功能失常和营阴不足，心神受扰的程度相对较轻。温病容易伤阴，叶天士说：“热邪不燥胃津，必耗肾液”，治疗上应“救阴不在血，而在津与汗”，强调养阴保津的重要性。吴鞠通指出：“留得一分正气，便有一分生理”，此之“正气”按前文之意当指津液；又曰：“正气日虚一日，阴津日耗一日，须加意防护其阴”，均体现其对养阴保津的重视。营阴的损伤在脉内，位置更深，补充更难，更需防护。

“入营”是温邪初入脉内。营分证和血分证的病位均在脉内，营分证进一步内陷则为血分证。血分证主要病机是“动血耗血，瘀热内阻”，因温邪严重耗伤营阴，进而损伤及血，使血黏稠致瘀，瘀热互结，阻塞脉道，加之热迫血行，使血不循常道，溢出脉外，临床可见各种急性出血的表现。正如叶天士所说：“入血就恐耗血、动血。”因此“入营”是温邪初入脉内，尚未伤血，此刻及时祛除温邪，可防进一步耗血、动血。故营分证是血分证的表浅阶段，也是温病病程中治疗的关键阶段。

三、“入营”与“透热转气”

“入营”轻型方可“透热转气”，“犹可”是“还可以”之意，说明并非所有的“入营”

均可使用“透热转气”法。温邪进入脉内，尚未出现大量出血，此时均可称为营分证，故营分证的范围较广，可分为热灼营阴、热陷心包和内闭外脱3种情况。热灼营阴是温邪刚从气分传入营分的证候，病机上以营气功能失常和营阴不足为主，同时伴有轻度的心神受扰，此时病情相对较轻，故可使用“透热转气”法。热陷心包与内闭外脱均属于危重证，常见于热灼营阴进一步发展，或温邪从卫分逆传营分，或直中营分等，均见营阴大伤，心神受扰较甚，此时病情危重，不能透热转气，而应开窍醒神或固脱救逆。

以营气为介导，实现“透热转气”，气是导热的重要介质，气无形，热亦无形，以气导热较其他有形介质更为迅速，故要将营热透转出于脉外，必以气为介导。脉内的气为营气，借助药物的作用，通过营气的介导，清除脉内之温邪，防止温邪进一步伤血，而出现“耗血、动血”的危重变化。“透热转气”中“气”指脉外之气，而非气分证。故“透热转气”的含义并非是将温邪从营分透转出气分，使营分证变成气分证；而是借助营气将脉内之热透出脉外而解，使营分之邪得清，从而截断温邪内传，逆势扭转病情。现代医家所言之“截断扭转”法，与“透热转气”有异曲同工之妙。

四、透热转气代表方——清营汤

清营汤组方。“透热转气”清营汤首载于《温病条辨》，由犀角、生地黄、玄参、竹叶心、麦冬、丹参、黄连、金银花、连翘（连心用）9味药组成，主治手厥阴暑温，症见“脉虚，夜寐不安，烦渴舌赤，时有谵语，目常开不闭，或喜闭不开”，亦可用于太阴温病，症见“寸脉大，舌降而干……不渴”。叶天士曰：“入营犹可透热转气，如犀角、玄参、羚羊角等物。”《临证指南医案》载：“暑久入营，夜寐不安，不饥微痞。阴虚体质，议理心营。鲜生地、玄参、川连、金银花、连翘、丹参。”书中出现竹叶心、金银花、连翘（心）两两配伍（含3种同时运用）者共64处，大多用于治疗温邪深入营血之病证，多与犀角、生地黄等配伍。同时，叶天士重视养阴生津，《临证指南医案》中最常用的养阴药是生地黄（347处）、麦冬（281处）、玄参（元参）（132处）。可见，清营汤之方药组成源于叶天士，成为“透热转气”法的代表方亦是实至名归。

清营汤功效。“透热转气”清营汤中清热的药物主要是犀角、黄连、金银花、连翘（心）和竹叶心。犀角、连翘心和竹叶心均可清脉内之热，兼清心热，以恢复神志，其中犀角力最强。因疾病是连续变化的过程，温邪从气分初入营分，当有部分气分热邪未解，黄连、金银花、连翘可清脉外气分余热。“透热转气”法是以清营热为主，又借助金银花、连翘心和竹叶心轻清之功，开通脉内外之气道，使温邪在脉内得清的同时，借助营气透转脉外，残存之热在脉外，又有药物清之。可见，犀角、黄连、金银花、连翘（心）和竹叶心，此五者相互配合，清除营分证脉内外之热。生地黄、麦冬、玄参可补营阴之不足，此即吴鞠通所创之增液汤。同时，因营阴损伤，血变黏稠，有形成血瘀证的倾向，故用丹参活血防瘀。丹参的使用，使温邪未入血分前，先保护血，避免疾病的进一步发展，正如叶天士所言："先安未受邪之地。"全方清营热、透营气、养营阴、保护血，共同实现"透热转气"的精妙治法。故将清营汤作为该法的代表方有充分的临床依据。

五、小结

"卫之后方言气，营之后方言血"，不说"气之后方言营"，原因有三：一则强调卫气、营血以脉为界分成两个大的阶段；二则营分证的形成除了气分传入，还有卫分逆传、温邪直中等特殊情况；三则气与营的界限模糊，在《黄帝内经》《伤寒论》等古医籍中，多是卫对营、气对血，未论及气与营的关系，故叶天士说："辨营卫气血……与伤寒同。"营气、营阴和血共同运行于脉内，轻型营分证以营气功能失常和营阴不足为主，治疗上当清透温邪，恢复营气功能，同时滋养营阴，防止瘀血的形成。发热伴出疹症临床常见于温病的营分证，在前期研究中，笔者发现，清热透发是治疗该症的主要治法。对营分证本质的深入认识和对"透热转气"机制的深层探析，可为发热伴出疹症的临床治疗思路提供重要的参考。

（作者：朱为坤、纪立金、李芹　摘自《中华中医药杂志》2018年第2期）

温病下法特点及其源流探析

下法之理法源于《黄帝内经》，而方药详于《伤寒杂病论》，又经金元之发展，至明清得到温病学家的极大推广与创新。温病下法与伤寒的不同，不是简单的"下不厌早"和"下不厌迟"的差异，而是继承与发展的关系。现今有关温病下法的研究很多，有专门研究医家，也有专门研究某部代表作或某个下法理论学说，还有将温病与伤寒下法进行比较研究，内容丰富，形成了诸多成果，为后世研究下法的运用提供了许多借鉴。但这些研究并未归纳出温病下法的特点。本文就此展开相关的探讨。

一、下法理法方药之本源

《黄帝内经》中有关于下法理论最早的记载，如《素问·阴阳应象大论》"中满者，泻之于内"，《素问·热论》"其满三日者，可泄而已"，《素问·至真要大论》"留者攻之"，说明中焦脘腹胀满不舒，属于里实内结者，当用下法。真正将下法运用于临床实践并创制出有效方药的首推东汉医家张仲景，其在《伤寒杂病论》载下法内服方28首，共用药39味，使用频次前三的是大黄（23次）、甘草（8次）、枳实（8次），特别是《伤寒论》中创立诸多下法代表方，如阳明腑实证之三承气汤，血蓄下焦证之桃核承气汤、抵当汤，结胸证之大陷胸汤、大陷胸丸、十枣汤，脾约证之麻子仁丸等。这些理法方药影响了历代医家下法的理论研究和临床运用，并得到不断发展和扩充。

二、温病下法特点与源流

明清时期形成的温病学，在下法理论和运用上有很多的突破与创新，既是对《黄帝内经》《伤寒杂病论》的继承发扬，又受到金元时期百家争鸣学术思想的影响。温病的种类繁多，单《温病条辨·上焦篇》所载温病就有风温、温热、温疫、温毒、暑温、湿温、秋燥、冬温、温疟等九种之多。汪廷珍在《温病条辨·中焦篇》按语中说："温热、湿热，为本书两大纲"。将温病分为温热、湿热两类，是一种较常用、简便易行的分类方法，也是当前公认的最好的分类方法。另外，因某些温病临床表现的特殊性，还进一步划分出温疫类和温毒类。纵观明清温病学家对下法的论述和现代医家对温病下法的研究，以下就温疫类、温热类和湿热类探讨温病下法的特点并探寻其源流。

1. 温疫祛邪下不厌早

温疫的病因是疠气，具有很强的传染性与流行性，且病情往往较重。对于温疫，除了要加强防控外，治疗的要点在于迅速祛除温邪。祛除疠气之邪的治法很多，下法是较为重要的一种。因此运用下法治疗温疫时，贵在早，贵在快。

（1）逐邪勿拘结粪。明清时期，瘟疫肆虐，据史料统计，明清两代平均每四年就有一次疫病流行。《明史》记载：崇祯"十四年……秋七月……临清运河涸，京师大疫。"此与吴又可在《温疫论·自序》中所说的"崇祯辛巳疫气流行，山东、浙省、南北两直，感者甚多"，当属同一年，即1641年。1642年吴又可写成《温疫论》，总结1641年温疫的特点和诊疗经验。该书指出："大凡客邪贵乎早治，乘人气血未乱，肌肉未消，津液未耗，病人不至危殆，投剂不至掣肘，愈后亦易平复"。说明尽早祛邪的重要性。而祛邪要重视下法，"勿拘于下不厌迟之说……承气本为逐邪而设，非专为结粪而设也……邪为本，热为标，结粪又其标也。"明确指出温疫攻下的主要目的是祛邪。有学者认为，吴又可"逐邪勿拘结粪"的观点主要是"祛邪为首务、祛邪务早、攻下重在祛邪、祛邪重用大黄"，其贡献大于"杂气""膜原"等著名论述。

（2）吴又可下法探源。吴又可对下法的认识是在继承仲景的基础上，深受金元医家刘完素和张子和的影响。刘完素提倡"火热论"，善用寒凉，重视攻下，提出："无问风寒暑湿，有汗无汗，内外诸邪所伤，但有可下诸证；或表里两证俱不见，而日深，但目睛不了了，睛不和者；或腹满实痛者，或烦渴，或谵妄，或狂躁喘满者，或蓄热极而将死者，通宜大承气汤下之"。扩展了仲景下法的临床运用。张子和更是创立"攻邪派"，擅长汗、吐、下三法，冲出六经辨证的束缚，理清祛邪扶正的关系，进一步拓宽了下法的范围，并严格把握下法的尺度。其在《儒门事亲》中指出："《内经》之所谓下者，乃所谓补也，陈莝去而肠胃结，癥瘕尽而营卫昌，不补之中，有真补者存焉。"指出下法可推陈出新，促进气血之运行，虽非补药而功似补药，"损有余，乃所以补其不足也……下中自有补"。有学者指出张氏之说与古印度吠陀医学"净身"治法相似，重视机体自身的净化。

（3）温疫下不厌早。吴又可极力推崇刘完素与张子和之说，创立“逐邪勿拘结粪”理论，强调逐邪在温疫治疗中的重要性。后世诸多温病学家，如戴天章、杨栗山、余师愚等人，继承了吴又可祛邪的理论，并在此基础上有所发挥。《广瘟疫论》载：“时疫下法与伤寒不同：伤寒下不厌迟，时疫下不厌早；伤寒在下其燥结，时疫在下其郁热……伤寒一下即已，仲景承气诸方多不过三剂，时疫用下药至少三剂，多则有一二十剂者”。此论承“逐邪勿拘结粪”之说，并深入探讨了温疫与伤寒在下法运用上的区别。《伤寒温疫条辨》曰：“伤寒其邪在表，自气分而传入血分，下不厌迟；温病其邪在里，由血分而发出气分，下不厌早”。将“下不厌早”从“时疫”扩展至“温病”，使“温病下不厌早”之说开始盛行。《疫疹一得》云：“毒火注于大肠，有下恶垢者，有利清水者，有倾肠直注者，有完谷不化者……此热注大肠，因其势而清利之，泄自止矣。”指出热注大肠，大便不实，仍可攻下，临床上扩展了下法的运用。作为温疫学派的代表，吴又可提出温疫“逐邪勿拘结粪”，戴天章进一步发挥为“时疫下不厌早”，这是对温疫病因和发病的特异性，提出下法的特殊用法。而温疫与温病是不同的概念，杨栗山误认为“温病下不厌早”，更与“伤寒下不厌迟”相较，得出温病与伤寒下法的最大区别，岂不谬哉！

2. 温热保津下之有度

温热类温病之病因有热而无湿，临床热象重，易伤津液，卫气分阶段常见肺、胃、大肠之津液不足；营血分阶段常有营阴损伤，致使血凝成瘀；到后期则可伤及肝血肾精。故而在治疗温热类温病时，当时时顾护其津液以防伤及真阴。运用下法治疗温热类温病，更当谨慎而适度，以防下后伤津。

（1）一分正气一分生理。《温病条辨·原病篇》摘录《灵枢·热病》条文，其注解指出：“留得一分正气，便有一分生理”，此“正气”按前文之意当指津液。可见吴鞠通对温病保护津液的重视，认为温病在治疗过程中只有留存津液，方有治愈希望。《温病条辨·中焦篇》中，吴又可指出：“正气日虚一日，阴津日耗一日，须加意防护其阴”，并创制攻下养阴的护胃承气汤。随后，又提到：“阳明温病，下之不通，其证有五”，创制5种调胃承气汤的加减方，分别是新加黄龙汤、宣白承气汤、导赤承气汤、牛黄承气汤和增液承气汤。吴鞠通提出温热病容易伤阴，“不得再用枳、朴伤气而耗液，故改用调胃承气”。可见吴又可对攻下保津存阴之重视，更因《温病条辨》对调胃承气汤的灵活加减运用，使其成为温病攻下保津的典型代表。

（2）攻下保津存阴之源。《温病条辨》受张仲景、吴又可、叶天士的影响较多，论中涉及仲景及其著作多达133处，涉及又可32处、天士25处。《伤寒论》并非重阳不重阴，而是要具体辨证，白虎、承气之辈均为攻邪保津之典范，更有“阳明三急下”（252~254条）、“少阴三急下”（320~322条）之证候，用大承气汤急下存阴，以防土燥水竭。可见，仲景对固存津液，防止伤津亡阴早有训诫。吴又可重视在温疫治疗中保存津液，在《温疫论·数下亡阴》中指出，“下证以邪未尽，不得已而数下之”，如已阴伤，而“热渴未除，里证仍在，宜承气养荣汤”，攻下兼养阴。吴鞠通据此创制增液汤，“寓泻于补，以补药之体，作泻药之用，既可攻实，又可防虚”。《温热论》曰：“热邪不燥胃津，必耗肾液”，强调热邪伤津是温病的主要病机，治疗上提出：“救阴不在血，而在津与汗”，强调养阴当保津的重要性。可见，吴鞠通保津的思想与此三家颇有渊源。

（3）一分津液一分生理。吴鞠通治疗温病的保津思想对后世医家影响深远，王孟英在《温热经纬·〈内经〉伏气温热篇》中也摘录了《灵枢·热病》的条文，并引用吴鞠通的注解，将“留得一分正气，便有一分生理”直接改为“留得一分津液，便有一分生理”，更加直截了当地指出保津在温病治疗中的重要性。后世医家大多沿用此说，如吴锡璜在《中西温热串解·卷二·温热死候》中引用吴鞠通对《灵枢·热病》条文的注解，即为“留得一分津液，便有一分生理”。

3. 湿热建中轻法频下

湿热类温病的产生往往是内外相因，先有脾胃受损，后又感湿热之邪，外湿引动内湿为病。《临证指南医案》指出：“夏令脾胃司气，兼以久雨泛潮，地中湿气上干，食味重浊少运，所谓湿胜成五泄也”。《温病条辨》将湿温的病因进一步概括为“内不能运水谷之湿，外复感时令之湿”。故在湿热类温病治疗上当清湿热与健脾胃二者兼顾。运用下法治疗湿热类温病时，更当在重建中州、顾护脾胃的基础上使用攻下之法。

（1）湿热轻下顾脾。湿热类温病，当湿热阻滞肠道时，容易出现大便溏垢如败酱、里急后重等证候。叶天士指出：“伤寒邪热在里，劫烁津液，下之宜猛；此多湿热相搏，下之宜轻。伤寒大便溏为邪已尽，不可再下；湿温病大便溏为邪未尽，必大便硬，慎不可再攻也，以粪燥为无湿矣”。辨明了伤寒与湿温在下法上的区别。伤寒里热结实，津伤便坚，当猛攻以速祛内结之燥屎，便溏则为邪尽之征，不可再下；湿热搏结肠腑，气阻便溏，宜轻下以缓除里滞之湿热，便干则为湿尽之象，不可再攻。湿热之病本有脾胃先伤，感湿热则脾胃更伤，过度攻下则脾胃再伤，故当于治疗之全程护其脾胃。叶氏临证常顾于此，如《临证指南医案》载：“肠胃属腑，湿久生热，气阻不爽，仍以通为法。”方用“生於术、川黄连、厚朴、淡生姜渣、广皮白、酒煨大黄”，通下清利湿热，同时兼顾脾胃。

（2）攻下顾脾之源。金元时期是温病学的成长阶段，对于温病的认识已经有所积累，但诊疗体系尚未确立，所以不难理解李东垣对金末大疫认识的局限性。金哀宗天兴元年（1232），蒙古军队包围了金的都城——汴京，汴京在解围之后却发生了大疫，死亡100多万。对这场温疫，《金史》有两处记载，分别在《本纪第十七·哀宗纪上》和《列传第二·后妃下》。面对如此严重的疫情，李东垣却提出“此百万人岂俱感风寒外伤耶”的疑问，怀疑这么多人患病，不全是外感。王好古更是直截了当地指出：“为饮食劳倦所伤而殁”，都是脾胃损伤，非外感。显然王好古受其业师李东垣思想的影响，又限于当时医学家对温病认识的不足，所以对温疫视而不见。有学者认为，正是由于东垣过分强调脾胃，使他的外感温热病学思想深深地掩埋在“脾胃”二字中，不易被后人发现。但也正是这些隐藏于“脾胃论”中的温病学思想，才有后世诸多温病学家对东垣的著作进行深入研究。《内外伤辨惑论》载：“枳实导滞丸：治伤湿热之物，不得施化，而作痞满闷乱不安”。枳实导滞丸为东垣所创，用攻下之法治疗湿热证，并注意顾护脾胃。此论对叶天士的影响较大，从其在《温热论》中的论述可见一斑。

（3）湿热轻法频下。章虚谷最早提出“轻法频下”的治法，其在注《温热论》时指出：“伤寒化热，肠胃干结，故下宜峻猛，湿热凝滞，大便本不干结，以阴邪瘀闭不通。若用承气猛下，其行速而气徒伤，湿仍胶结不去，故当轻法频下”。此处之“阴邪”当指“湿热”，是与“伤寒化热”相对而言的，且湿热之邪本为阴阳合邪。王孟英批判其“岂可目为阴邪，谓之浊邪可也”，显然是不够恰当的。湿邪黏滞缠绵，无法速祛，湿热相合阻滞肠道，当缓缓图之，故使用攻下之法当力轻而次频，即所谓“轻法频下”。后世俞根初承此说，提出“每有迟一二日，热复作，苔复黄腻，伏邪层出不穷。往往经屡次缓下，再次清利，伏邪始尽”。该文虽论伏暑，“伏邪”指暑湿之邪，然可将其治法推广至湿热类温病。同时，俞氏创枳实导滞汤，用攻下之法通导肠腑湿热积滞，兼顾脾胃。何秀山评价此方“开者开，降者降，不透发而自透发……此为消积下滞，三焦并治之良方。”

三、小结

下法是中医重要的祛邪方法之一，温病的第一治疗法则即为祛除温邪，故下法在温病的治疗中占有极其重要的地位。随着温病学的形成与发展，下法亦形成相对独立的体系，并展现出自身的特点。温病有特殊的病因病机，在临床表现与病程变化上表现出自身的特点，故其治疗与伤寒、内伤杂病不同。温病之下法源于《黄帝内经》与《伤寒杂病论》，同时深受金元时期医家的影响，至明清形成鲜明的特色：温疫祛邪下不厌早；温热保津下之有度；湿热建中轻法频下。温病下法的特色不仅丰富了下法的内容，更进一步指导了临床的实践运用。

（作者：朱为坤　摘自《光明中医》2017 年 1 期）

温病早期血瘀初探

血瘀理论始于《黄帝内经》，书中虽无血瘀之名，然有“血凝涩”“脉不通”“血著”等记载，但都是限于对寒凝致瘀的认识。直至《伤寒论》中提出外感热病热瘀结于下焦的蓄血证后，各医家才开始重视温病血瘀理论的研究。通过历代医家的努力，对温病血瘀理论的认识不断深化，其理论体系日臻完善。传统理论指出温病血瘀在营，血分证时出现。我们认为血瘀是一个连续发展的病机过程，可能早在卫、气分证即开始产生。本文就温病早期血瘀进行初步探讨，不正之处，望诸贤不吝赐教。

一、血瘀的概念

血瘀，是指血液运行迟缓或不通畅的病理状态。血非气不运，血又得寒而凝，得热而行，故血瘀的形成与气的状态、血中之寒热和血中实邪阻滞关系十分密切。血瘀和瘀血的含义不完全相同。瘀血是指阻滞于脉中或溢于脉外而未及时排出、吸收的血液，是一种病理产物形成的病因。血瘀可以造成瘀血，瘀血作为一种继发病因，也可导致血行迟缓，造成血瘀。血瘀是一种病理过程，属病机；瘀血既是一种病理产物，又可引起其他病理改变，而属病因。二者常互为因果，相伴存在，故在临床表现上多有一致。

二、温病血瘀的成因

温病是感受温邪引起的，温热伤津贯穿温病全过程。随着热势的增高，一方面使阴津损伤程度加重；另一方面温热日久可化火生毒，重耗阴液，渐至营血阴伤，血受煎熬则黏稠而涩滞。同时，“壮火食气”（《素问·阴阳应象大论》），温热火毒大量消耗正气，使气虚，无力推动血行，亦无力摄血。因此，热、毒、虚皆可能产生血瘀。

三、温病早期血瘀的可能机理

传统理论指出血瘀是在营分证开始形成，到血分证最为严重，故叶天士提出：“入血就恐耗血动血，直须凉血散血”（《温热论》），温病血瘀只有发展到血分证时，才需使用活血化瘀之品。然而，温病是一个连续发展的病理过程，血瘀的形成是渐进的，故血瘀不是在营血分阶段才形成的，而是此时方见临床特征。因此，在温病早期即卫气分阶段可能出现血瘀的病机变化，只是尚未出现临床表现。温病早期血瘀的产生亦可能与热、毒、虚有关。

1. 热与瘀

温邪最基本的特征是温热之性。《金匮要略》中就有“热伤血脉……热之所过，血为之凝滞”的记载，可见热可致血瘀。热邪迫血妄行，引起血溢脉外也会致瘀，《血证论》云：“凡离经之血……反阻新血之化机……虽清血、鲜血也是瘀血。”瘀血已成而热邪未退则热与瘀结，《温热逢源》载：“因病而有蓄血，温热之邪与之纠结，热附血而愈觉缠绵，血得热而愈形胶固。”传统理论认为只有当温病发展到营血分阶段时，才因血热、出血或热与瘀结而出现血瘀或瘀血。

在温病早期，热即可损伤机体，出现血瘀的病机变化。卫分尽管在表，但在表之温邪可使经络不通，血行不畅，正气不能达表以抗邪，从而使温邪难以驱除；同时温热的性质决定了其化燥伤阴的特性，因此有出现血瘀的可能。气分阶段，热邪更盛，出现壮热、口大渴、汗大出等阳明热盛的表现。阳明为多气多血之经，阳明热盛必然耗气伤血，使血涩滞而艰于运行，亦有可能出现血瘀。

2. 毒与瘀

毒乃热毒、邪毒、疫毒也，“热毒壅内，络气阻遏”（《温热经纬》），何廉臣在《重订广温热论》中说："毒火盛而蔽其气，瘀其血""血毒壅结，瘀热凝塞"。温热之邪郁久可化火生毒，或直接感受温毒之邪，毒侵五脏六腑，扰乱气血；或逆乱经脉，迫血妄行，溢出脉外，或阻塞经络，防碍血行，凝于脉内，均可导致血瘀。

大多数温病在早期并没有毒的表现，在病程中温邪郁久可化火生毒。但某些温病如大头瘟、烂喉痧是感受温毒引起的。另一些温病如春温、暑温之温邪较强可迅速化火化毒，此两种情况均可在温病早期出现毒邪内侵，形成血瘀。

3. 虚与瘀

温邪可伤津耗气，侵袭脏腑，使气津和脏腑功能受到一定的损害，功能失常，均可引起血瘀。温邪伤津，一方面使津液亏虚，生血乏源；另一方面使血受煎熬，涩滞难行，从而出现血瘀。温邪亦可耗气，一则气虚而无力推动血行，血留脉中；二则气虚无力收涩血流，血溢脉外。温邪还可损伤五脏六腑，使其虚衰而失去正常的功能，如心不主血脉，脾不统血等而出现血瘀，形成瘀血；瘀血阻滞气机，进一步影响脏腑功能，从而又加重血瘀，造成恶性循环。素体阴津亏虚属阳热体质者，或老年人之阴精亏损，或小儿之纯阳稚阴，感受温邪之后，易致津亏血耗，而发生血瘀。

温病早期，即使温热之性不显，在一定程度上可出现津伤气耗，脏腑功能失调，具有血瘀的前兆。对于素体阴虚者，则易在温病早期出现血瘀病变。

四、现代研究对温病早期血瘀的认识

温病血瘀的形成有个隐潜的发展过程，且不局限于某一部位，往往累及全身脏腑经络，其临床宏观征象多至营血分阶段才明显化，主要表现为舌紫绛、舌瘀暗或瘀点瘀斑，脏腑出血或皮肤斑疹，局部肿块及疼痛等。现代研究借助血液学、血液动力学、微循环、病理形态学等现代方法和手段，从微观角度来认识温病血瘀，发现温病出现宏观血瘀征象时，血液成分、血液动力学、凝血系统、血液微循环及组织形态学均会发生异常变化。相对于温病的宏观血瘀征象，可将这种微观指标的异常变化称为"微观血瘀"。

1. 临床观察发现温病早期有微观血瘀

温病患者卫气营血全过程都有高黏滞综合征，并随卫气营血证候的传变而加重，如早期配合使用活血化瘀之品可取得满意疗效。徐氏等进行解毒化瘀汤（七叶一枝花、白花蛇舌草、丹参、黄连、生大黄、枳实）治疗温病内毒素血症的临床研究，发现温病内毒素血症发生率随卫气营血证候演变而增高，约占温病患者总数的36%左右，使用解毒化瘀汤对温病卫气营血不同阶段的患者进行治疗，均取得了一定的疗效，可降低体温，拮抗血白细胞及中性粒细胞的升高，抑制内毒素。

2. 实验研究证实温病早期有微观血瘀

第一个温病模型建立后，对温病的研究开始重视动物实验并使用现代医学手段。戴氏研究发现，家兔在温病气分阶段出现急性感染性DIC，认为此时已出现血瘀病理改变。在治疗上应在传统的清热保津基础上加用活血化瘀之品，以提高临床疗效。“微观血瘀”的概念提出后，对温病血瘀实质的认识进一步加深。有学者研究发现，温病气分证微观血瘀病理的形成与内皮细胞释放的血管活性物质之间的平衡失调有关，也可能与TNF-α所导致的炎症级联反应（TNF-α→IL-6→IL-8）有关，并发现光镜下肺脏有微血栓存在，且内皮细胞释放的血管活性物质的平衡遭到破坏。另有研究发现，病情轻重不同的卫分证存在不同的病理变化，病情较轻的一般卫分证阶段无血瘀的病理变化，而重症卫分证存在血瘀的病理变化。

五、小结

温病的早期出现血瘀的征兆或潜证，可能已经有血瘀的病机改变，只是此时的主要病机并不是血瘀，因此血瘀的表现被主要症状所掩盖，而尚未展现出来。当血瘀进一步发展，病机的主要矛盾转移到血瘀上时，即到营血分时，血瘀才由潜证变为显证，从而在临床上见到各种血瘀的表现。虽然温病早期血瘀属于潜证，但是本着“早治防变”的精神，在针对主要病机和主要症状进行治疗的同时，应配合使用活血化瘀之品，截断血瘀的进一步发展，减缓或消除后期显证血瘀的出现，从而减轻临床症状，缩短病程，提高疗效。

（作者：朱为坤、陈扬荣、张喜奎　摘自《福建中医药》2009年6期）

《温热论》中温热病气分虚证理论初探

气分证是温病发展过程中的一个重要阶段，其范围甚广，以脏腑功能失常为其主要的病机特点，其中又包括功能亢进和功能衰退两方面。然目前对温病气分证的认识大多重视功能亢进方面的失常，而忽视功能衰退即气分虚证。长期以来，由于对温热病气分虚证认识的缺乏，致使对温热病气分证的病机特点大多重视热盛、津伤，而忽视气虚、阳虚，在治疗上重视清热、生津，而忽视益气，故而可能出现津气欲脱，甚至亡阳厥脱等危重证。

《温热论》又名《叶香岩外感温热篇》，是清代著名温病学家叶天士的代表作之一。《温热论》中散在记述了温热病气分虚证的临床特征、治疗大法以及如何从临床症状、辨舌验齿等方面判断气分虚证的有无及程度。对于气分虚证叶天士多认为是津伤，较少论及气虚、阳虚，治疗上多在清气热的基础上加用甘寒养阴之品。《温热论》中虽未明确提出气分虚证的概念，亦未形成系统的理论，然对温病的临床治疗有重要的指导作用。本文就《温热论》中有关温热病气分虚证的理论进行探讨，以期完善温热病气分证实质研究的内容，使温热病的卫气营血辨证体系更加完整，并可指导临床温热病气分虚证的治疗。

一、战汗与温热病气分虚证

《温热论》中第6、第7条均论述了温邪流连气分的证候特点和治疗大法。温邪流连气分日久，而未入营血，就有可能在气分阶段出现虚证。第6条使用益胃法，第7条使用分消走泄法，据其治法的不同，可以判断第6条论述温热病，第7条论述湿热病。因此要探索叶天士对温热病气分虚证的认识，应从第6条入手。

《温热论》中第6条说明温邪流连气分的治疗大法、战汗形成的机理、临床特点及护理措施等，并讨论了战汗的预后及其与脱证的鉴别。《温热论》曰："若其邪始终在气分流连者，可冀其战汗透邪，法宜益胃，令邪与汗并，热达腠开，邪从汗出。"叶天士提出温邪流连气分，邪虽未去，正气亦未大衰，可以希望通过战汗来祛邪外出。其采用的治疗大法是"益胃"，即用轻清的药物，清气生津，宣展气机，同时灌溉养胃之品，使气机宣通，热达于外，腠开汗出，病邪可以随之外透。战汗后，虽邪已去，然元气受损，患者出现汗出肤冷、倦卧不语、脉虚软和缓。叶天士提出妥善的处理方法是"安舒静卧，以养阳气来复"，即让患者保持安静，使其充分休息，待元气恢复，则诸证自消。如患者战汗后出现肤冷汗出、躁扰不卧、脉急疾，则为气随汗脱、虚阳外越、即将亡阳之危象。

温热病由具有温热性质的温邪引起，以损伤机体的津液为主要致病特点，同时温热太盛亦可消耗正气，诚如《素问·阴阳应象大论》所云"壮火食气……壮火散气"。从"益胃"之法可知温邪流连气分引起了胃中津气的损耗，此即温热病气分气津两伤之虚证。叶天士认为此时之虚证并不严重，不需大量养阴益气，而只要"益胃"，通过战汗祛除温邪。然战汗可耗伤正气，甚至出现亡阳厥脱，如直接通过养阴益气之法来增强正气，同时配合清气之品，以祛邪外出，即可避免战汗后可能出现的危证。

二、从舌象辨温热病气分虚证

叶天士发展了辨舌在临床上的应用，特别是对于温病，辨舌显得尤为重要。大多数医家认为温病在卫气分阶段以辨舌苔为主，营血分阶段以辨舌质为主，然临床多需将二者结合。《温热论》中主要从黄苔、黑苔、绛舌等方面辨温热病气分虚证。

1. 黄苔

黄苔为邪热入里、病在气分的标志，但黄苔有润燥之不同，从而判断津伤的程度。《温热论》中第13条指出：黄苔而滑，乃"热未伤津"，应"清热透表"；如黄苔薄干，为"邪虽去而津受伤"，虽言邪已去，然苔仍黄，仍在气分，乃温热病气分津伤之虚证，宜用"甘寒轻剂"，在清气热的同时养阴生津。

2. 黑苔

黑苔为黄苔的进一步发展，提示病情进一步加重，可伤阴亦可损阳，出现阴虚或阳虚。《温热论》中第23条所谓"无苔而有如烟煤隐隐者"，实为薄黑苔，其病症较黑苔轻。如苔润伴"不渴肢寒"，为温邪耗气伤阳，此乃温热病气分阳虚证，应使用"甘温扶中"法，温补中阳；如苔燥伴“口渴烦热”，为温邪伤津耗阴，此乃温热病气分热盛津伤证，应使用“甘寒益胃”法，生津润燥。第24条之黑苔是对23条薄黑苔进一步发展的论述，温热病气分气虚证进一步发展，可出现阳气欲脱甚至亡阳厥脱即“肾气竭”之危证，治疗除了叶天士所说“人参、五味子”生脉类外，还应参考使用四逆辈以回阳救逆。气分热盛津伤证进一步发展可能出现“津枯火炽”或“土燥水竭”，治疗应“泻南补北”或“咸苦下之”，总以祛热存阴为要。

3. 绛舌

绛舌多为邪热深入营血分的标志，然亦非绝对。《温热论》中第15条指出：绛舌“若烦渴烦热，舌心干，四边色红，中心或黄或白者，此非血分也，乃上焦气热烁津”，是为上焦气分邪热亢盛，耗伤津液，治疗上“慎勿用血药，以滋腻难散”。叶天士指出“急用凉膈散”，用苦寒之品清除上焦之郁热，然其津已耗，如配甘寒增液之法，似乎效果更佳。

三、从验齿辨温热病气分虚证

《温热论》中第32、第34条，分别从齿的润燥、齿垢、齿缝出血来判断温热病气分阴伤的程度。如胃热盛、胃津受损，则齿光燥如石，严重者出现焦躁而有垢，或齿缝流血。治疗方面叶天士指出热盛津伤可微下之或用玉女煎。

四、小结

从《温热论》中可以看出，叶天士对温热病气分虚证已有一定的认识，其有阴虚与阳虚之不同，阴虚多见津伤，阳虚多为气损，亦可出现津气两伤、阴阳俱虚之证。然在治疗方面似乎偏重养阴而忽视益气，盖其强调温热病之温热性质也。后学者需领悟其良苦用心，时时顾护津气，诚如吴锡璜所言“留得一分津液，便有一分生机”。同时，气虚、阳虚亦不可忽视，《素问·生气通天论》指出“凡阴阳之要，阳密乃固”，阳气为人体之根本，只有阳气充足，方能固守阴津。张景岳指出“天之大宝，只此一丸红日；人之大宝，只此一息真阳”，再次强调人体阳气的重要性。由此可知，温热病气分虚证既要重视阴津，又需顾护阳气，方能镇守正气、祛邪外出，避免津气欲脱，甚至亡阳厥脱之危重证。

（作者：朱为坤　摘自《甘肃中医学院学报》2018年1期）

第四章

中医温病教学研究

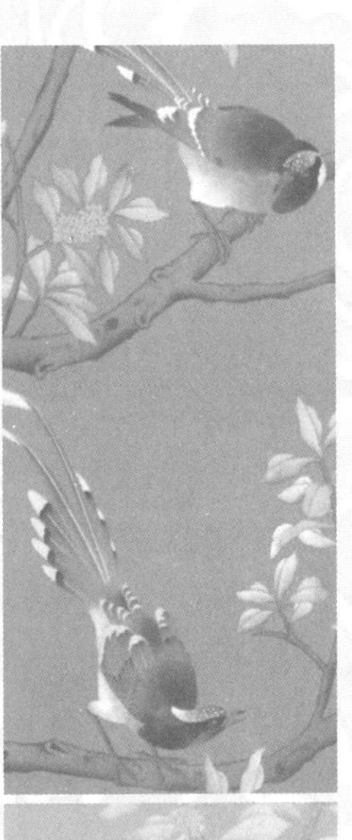

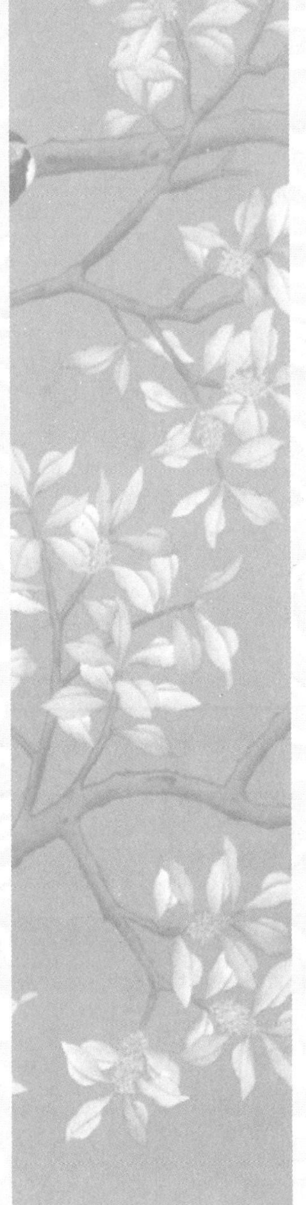

温病学是一门研究温病的发生发展规律及其诊治方法的临床学科。温病学理论和诊治方法在中医学中占有很重要的地位，具有指导临床工作的实际意义，而且成为中医科研工作的重要课题。1987 年陈扬荣教授调入福建中医学院温病教研室任教师，他看到了温病学传统教学以课堂讲授为主，脱离临床实际，达不到培养学生动脑动手能力。从 1990 年开始，陈扬荣教授进行教学改革，活跃课堂教学，开设温病学实验课，开展课间临床见习，提高了教学质量。继而，为了培养能适应新科技革命要求的“创新型”或“适应型”人才，陈扬荣教授确定以课程建设为中心，标志着系部进入更新层次发展阶段。但随着教学不断发展和科学技术日益进步，以及中医现代化，高校必须深入科学技术研究领域，用新成果更新教学内容，提高教学水平，必须加强学科建设。只有抓好课程建设，学科建设才有广泛的基础，陈扬荣教授不停步向前进。温病学所在中医临床基础学科，通过评估验收，被评为省级重点学科。通过 12 年的努力，温病学获得 3 次奖励：1993 年 4 月，获福建省高等学校优秀教学成果二等奖；1997 年，获福建省教育成果一等奖；2001 年 1 月，获福建省教育教学成果二等奖。

相关论文

温病学课堂教学—实验—课间见习

温病学是一门研究温病的发生发展规律及其诊治方法的临床学科。温病学的理论和诊治方法在中医学中占有很重要的地位，具有指导临床工作的实际意义，而且成为中医科研工作的重要课题。长期以来，温病学传统教学都以课堂讲授为主，教师教学生读，脱离临床实际，达不到培养学生动脑动手能力。从1990年开始我们进行教学改革，活跃课堂教学，开设温病学实验课，开展课间临床见习，提高了教学质量。

一、课堂教学

温病学课堂教学，使用全国统编五版教材，根据部颁教学大纲的要求和规定学时及本课程的总论、各论、名著等 3 个部分的内容进行讲述。讲课中突出温病教学大纲的重点，删除相邻学科教材内容重复的部分，否则令学生听课乏味生厌，特别注意有关内容的联系比较，如与中医基础、中医诊断、中药方剂及伤寒等学科中的有关内容以及本课程 3 个部分之间的联系。讲课时通盘考虑，精心安排，明确重点，做到既有联系又避免不必要的重复。

总论是温病学的基本理论部分，对于其中具有普遍指导意义的重要内容如病因，卫气营血辨证，三焦辨证，辨舌，辨斑疹、白㾦，诊治方法等体现温病特色的内容，作为授课重点。在总论部分以教师讲授为主，讲清讲透，力求概念明确，说理清楚，其次安排学生讨论，加深对内容的理解和掌握。对辨舌用幻灯进行直观教学，以加深印象，便于理解记忆。

各论部分，共有8个病，各以不同证型，介绍四时温病的病因病理、传变规律和辨证施治。这部分内容，如相似证鉴别，类同治法比较等，可引导学生自己动手，采用对比方法以分析其异同，培养学生综合分析能力。在每个病讲授过程中，可引用单一证型的临床实例以资印证，加深学生“临诊”。在每个病讲授结束后，留下一定时间列举典型病例，允许学生相互议论，应用课堂所学过的理论知识，分析讨论其病因、病理、辨证、治则和方药，在这基础上采用自由发言或提问式方法，请学生发表各自不同的辨证和处理方案，然后由教师详细剖析，总结该病例的特点和治疗，以培养学生分析问题和解决问题的能力。这种课堂理论联系“实际”的锻炼，有利于及时消化，巩固新学的知识，加深掌握该病的内容，但必须注意选择典型病例以打破单一证型的限制，互相联系。

温病学的教材中还选录了相当数量的明清温病学原著，限于课时，对本科生的要求，主要是通过对原著的学习，以达到巩固深化温病学的基础理论、基本知识。因此选读的原著，最好是温病学的总论与各论涉及的名著选，特别是叶天士《温热论》、薛生白《湿热病篇》。但讲解这部分内容容易重复，必须把重点放在讲清叶、薛的原文本身含义，另一方面不要把原文讲成《医古文》，应重点讲透各注家对原文的异同看法，然后以临床的实用性作一一对照，这样使学生学得不致枯燥，又扩大了知识面。

二、开设实验课

开设温病学实验课的目的，在于在学生掌握温病学基础理论、基本知识和基本技术的基础上，通过实验验证以加深理解温病学的理论。实验还可以促使学生能够客观地认识事物，培养观察、比较、分析综合、归纳的能力和实际操作的基本技能，为将来科研工作打下一定的基础。这是提高温病学教学质量和中医现代化的有效途径。上实验课，采用分组实验，5~7个学生为一组，使用家兔供学生自己动手操作。到目前为止，开展实验的有家兔性温病气分证动物模型的复制、家兔性温病营分证动物模型的复制、实验性家兔脏器组织病理形态学观察等。在实验前，要求学生严格按实验教学指导进行实验，以掌握教学要点；实验后布置复习思考题，并要求学生写出实验报告。通过实验教学及学生动手操作，使学生对中、西医尤其是温病学实验研究等知识，有一个比较系统的了解和掌握，并比较熟练地掌握温病学有关动物实验的方法和技术，培养学生科研意识，激发学习温病学的兴趣。

三、开展课间见习

温病学课间临床见习是理论联系实际的重要环节，为使学生有更多时间及早接触临床，我们开辟福州市传染病院新的实习点，理论联系临床实际的教学问题得到解决，进一步加强教学中实践性环节，组织学生进行课间见习，以增加感性认识和加强基本技能的训练，培养学生的实践能力。我们选择传染病发病高峰期为见习时间，每周下午4次，在见习全过程中保证每个学生见习6次，见习内容为温病学教材的病种，特别是与中医四时温病特征相类似的传染病，如肠伤寒、流行性出血热、细菌性痢疾、传染性肝炎、流行性脑脊髓膜炎、猩红热、流行性乙型脑炎等。见习学生由一位教师带队下医院，临床带教师资由传染病院西学中主治医师为主担任，指导见习学生进行中医望、闻、问、切四诊和西医的视、触、叩、听的检查，然后由临床带教医师结合病人体征，讲述西医的诊断、鉴别诊断与治疗，又谈中医的辨证治疗。学生在接触临床中，进一步消化、巩固、深化所学的知识，又弥补了中医院校学生所缺乏的西医传染病的知识，看到了西医的长处，更体会到中医中药特色、特效。学生通过临床见习增长知识、才干，进一步巩固专业思想，对温病学习鼓起更大的劲头。

教学改革实践表明，只有形成课堂教学—实验—课间见习的良性循环，才能使学生从“学院型”变为“实用型”人才。

（作者：陈扬荣　摘自《中医高教研究》1991年第1期）

关于中医系教学改革的初步尝试

中医教育和其他高等教育一样，必须进行改革。改革的目的是为了培养能适应新技术革命要求的“创造型”或“适应型”人才。对此，1年来福建中医学院（现福建中医药大学）中医系进行了教学改革的初步尝试，取得一定的成绩，对提高教学质量起着积极的推进作用。

一、教学计划

教学计划是学校组织教学和教学管理的依据，是学生在校教育的总设计，应该由国家主管部门统一制定。但现行教学计划，中医专业规定必须修完46门学科的课程（其中绝大多数是必修课），总学时为3844学时，周学时一般达25~26学时，甚至高达27学时。医学专业课程比理工、文史专业要多是客观必需的，特别是中医学生既要继承又要发扬，现代医学课程也是必不可少的，这样每门课程按教学计划和大纲规定的教学内容与有限的教学时数产生矛盾，于是在教学过程中，教师和学生都感到压力很大，致使能力培养和创造精神成了一句空话。1990年中医系在院领导支持下，针对本专业的培养目标，征求各教研室意见，认真研究，对本专业教学计划，进行调整充实，提出各学科的调整意见，包括课程设置、课时、课序等，送院部集体审定。审定后的教学计划在规定的内容和时数内，允许各教研室在内容上可以有所侧重，亦可根据实际要求，适当调整，例如中医诊断课程，重点放在四诊，课时要保证，对课程中伤寒六纲辨证、温病卫气营血、三焦辨证、内科气血津液辨证等作一般简介，所以教学计划应“大集中，小自由”，给各教研室一定程度的自主权，不能统得过死，这样每位教师可发挥主观能动性，使教学内容年年有所更新、有发展。

二、教材问题

目前福建中医学院使用全国五版统编教材，这套教材有它的长处，对稳定教学秩序起积极的作用，但也有不足之处，最主要的是现行的中医教材重复较多，分科模糊，条理化差，系统性不够，主编人缺乏统稿，因此教师对教材不满意。比如：《伤寒论》《金匮要略》与《中医内科学》，《中医史》与《中医各家学说》，《中医基础理论》与《黄帝内经》等，许多内容重复。又如痰饮，《中医基础理论》讲，《中医内科学》也讲，《金匮要略》还再讲；一条桂枝汤，一条白虎汤，《中药学》《方剂学》《伤寒论》《温病学》都在讲，诸如此类，在中医教材中常见。问题是重复的内容该不该讲，是否根据不同学科有所侧重？至于各种病的辨证分型，由于各教材的编写者标准不一，临床各科中既有重复又有差异，缺乏内在逻辑联系。另外，各学科都强调本学科的系统性，求全求广，但某些知识在临床上究竟有多少用处，学生并不清楚，学生的学习基本上处于盲目被动状态，作为教师应心中有数。诸如，《中医内科学》讲便血之一证型用黄土汤，目前临床上基本上不用，是否讲授？教师应有各自主见，在教材未再更新的条件下，应允许教师取舍，在教材内容上做到“少而精”，删繁就简，这样可节省不少课时，用于充实学生的医学新知。

三、课堂教学方法问题

课堂教学一定要避免注入式，提倡启发式，但更重要的是培养学生分析问题、解决问题的能力，不可凡事都依靠课堂讲授，要培养他们的自学、钻研和创造能力。

教师在课堂教学中如何联系实际？学生在未接触临床实际之前，教师联系临床授课，学生的感受是不深的，因为他们缺乏临床实践，课堂上讲得太多并非有更多好处，临床学科应如何联系临床，需把握分寸，只有针对性的联系，获得知识才是牢固的。至于中医基础课重点在它的理论性和理论的指导性，所以讲授时，可不必过多联系临床。

教学法研究至关重要，近几年来教研室的教研活动普遍减少，未被重视。课堂上照本宣科、满堂灌的现象重新出现。我们认为搞好教学法研究是课堂教学的重要一环，不容忽视。因此，中医系率先开辟“教学论坛”活动，每两周举行一次，狠抓教学法的研讨，全系教师积极参加。“教学论坛”的主讲教师都能结合所教学科的实际进行畅谈，从而使教学法研究活动更切合实际，更富有成效。另一方面，“教学论坛"活动的开展，增进了各教研室教学法研究的意识，如集体备课，解决疑、难点教材内容的统一教法，内经教研室集体编写“内经教案”等，明显地提高了教学质量。与此同时，系领导对教学观摩活动做了周密的安排，每两周安排一次全系教师跟班对某一学科主讲教师的集体听课，对课堂讲授内容、教学方法、教书育人等各方面进行检查，通过听课评教，进一步促进教师改进教学，提高授课质量。同时，各教研室亦建立听课制度，系领导每月两次，教研室教师每月1次自选班级自定时间听主讲教师的课，这种教学观摩活动已逐步深入并形成制度，通过互听、互评、互学，不仅提高教师水平，也提高了教学质量。

四、建立题库改革考试制度

考试是一个影响教学全局的重要环节，要充分发挥考试的反馈调控作用，就需从经验管理提高到科学计量管理的水平上来。对此，题库建设势在必行。改革中，首先遇到的是标准化问题。如出题原则，试题类型、数量，难易度的分量，每道试题的分值，完成考试的时间，评分标准等。为了使考试质量管理确实建立在科学的基础上，去年中医系各学科的题库基本完成，做到试题标准化规格化。建立题库的过程，促进了教师对教学大纲和教材内容的加深理解，学生选择题库中的试题，也可以检查自己所学的内容掌握程度如何，从而使学生的学习向大纲要求的方向靠拢。题库不但提高了教与学的效果，亦可广泛地用于对教学质量的评估。

五、加强不同层次学科建设，不断改善实验条件

高校有两个中心，一是教学，一是科研，为把中医系办成教学、科研两个中心，满足培养本科生、硕士研究生人才的需要，加强了重点学科及实验室的建设。1990 年中医系《中医基础理论》—内经教研室被批准为省级重点课程。根据社会发展需要，我们便将文献型中医基础理论专业硕士研究生作为实验型研究生，培养上在加强硕士生基础理论教学的同时侧重实验研究，拓宽其知识面，重视他们的科研、外语和实践能力的培养，保证人才质量。

中医系对已建立的中医基础、中医诊断两个实验室进一步提高，1990 年又创建温病学实验室，在学校中医临床学科开了先例，走在全国中医院校的前列。由于开设了实验课，充实了一批新设备，采用了一些新技术、新方法，对提高教学质量，产生了极大影响。中医系现已形成一个较完整的学术梯队，全系有教授 4 人、副教授 13 人、讲师 29 人、助教 13 人，教师中获得博士学位的 1 人、硕士学位的 9 人，承担校、厅、委级的科研项目 14 项。搞科研对教师而言，是一个全面的很有效的训练方式，是提高教师学术水平的主要途径，科学研究充实了教学内容，提高了教学质量和师资队伍建设，他们互相依赖，互为促进，形成了良性循环。

六、压缩行政开支参加学术活动

从当代学科的交叉性，信息流通的频繁性以及专业要求的基础知识的广泛性来看，参加活跃的学术活动势在必行，在交流中可以猎取信息，触及学术发展的动态，积累学术的优势。在学术活动中，还能广泛地接触同行学者，这对于开阔学术眼界，启发创造思维等，有难以估计的效果，对提高教师教学、科研有着重要的促进作用。我们在经费困难的情况下，压缩行政开支，积极支持教师参加学术交流活动。1991 年，中医系派出教师 4 人参加华东地区教学协作会议，10 人参加省内外各学科学术交流会，4 人参加华东地区自学考试命题会议。外出参加学术活动教师占全系教师人数的三分之一。

七、加强理论联系临床实践

中医学院培养学生，绝大多数面向临床。一个好医生，往往要有扎实的理论基础，又有丰

富的临床实践，因此，理论联系实际，是教学改革的一项重要内容。目前，在教学中普遍存在着课堂讲授过多，接触实际太少，能力培养不够等问题。因此，加强实际环节，改进教学方法是中医教育亟待解决的问题。在学院领导下，与教务处协调，中医系中医专业临床学科有计划逐步转移到附一院临床基地讲授，1990年3月八八级文科班已正规纳入附一医院教学轨道。温病学科也开辟福州传染病院新的实习点，使学生有更多时间接触临床，弥补了中医学院学生所缺乏的西医传染病的知识，又解决了温病学科理论联系实际的难题。这样，进一步加强了教学理论联系实际的重要环节，培养学生的实践能力。

中医系教学环节实践的初步尝试证明，从培养“学院型”人才逐步转向培养“实用型”人才方面，迈出了扎实的步伐。

（作者：陈扬荣　摘自《中医高教研究》1992年第1期）

回顾历史放眼未来抓课程建设工作

一、系级教学工作的回顾

从中医系近五年情况来看，现确定以课程建设为中心，标志着系部进入更新层次发展的阶段。1990年中医系集中精力抓教学，为学院培养高级中医人才，这一时期教学是中医系的唯一中心，建立集体备课，解决疑难点的教材内容的统一教法，开辟“教学论坛”，建立试题库，改革考试制度，组织教学观摩活动等，由教学水平来体现系级水平。但随着教学不断发展和科学技术日益进步、中医现代化，高校必须深入科学技术研究领域，用新成果更新教学内容，提高教学水平，在培养人才的同时大力开展科学研究，这时教学、科研成为高校的两个中心。1991年我们面上总动员，并深入到各教研究室，确定先抓三分之一，继而推向全系的方针，建立激励机制，科题中标激增，1992年科研项目达23项，但是科研相对教学来说，还局限于个体型，因此也就很难承接高级别的科研项目。要培养出高层次的人才，取得高水平的成就，必须加强学科建设，充分发挥多学科联合的综合优势和群体力量，1992年经专家评估论证，中医基础理论学科被批准为省级重点学科。从系级来看，学科水平成为学校水平的衡量标准，而课程建设处于系级中心地位是必然的，只有抓好课程建设，学科建设才有广泛的基础，学科水平就很快提高。因此课程建设必然带动系级整体工作的推进，其中最核心的就是提高教学质量和科研水平。

二、课程建设的条件与内容

课程是学校组织教学活动和科研活动的基本单元。课程建设是一项系统工程，课程建设条件和内容是并行不悖的。

我们在抓课程建设时围绕以下几项：

1. 课程教学配套资料

有符合课程教学要求的配套教学文件，有专业培养目标的各层次教学大纲教案、教材及与课程有关的配套教学参考书和图书资料。

2. 实验室

实验室设备处于完备状态，有负责实验室的教师和符合要求的实验技术人员，实验开出率达100%并不断更新。有各种管理规范化的制度，教学设备手段具备。

3. 师资队伍

课程组集体团结，教师教学工作规范，教书育人工作处于全系前列。师资职称结构和年龄结构合理，梯队形成，高职称教师开课率高。培养教师有规划，有措施，有显著成效。

4. 学术水平

课程组近3年，每3人有1个省级以上科研课题，每人有1篇教学研究论文。课程组有3篇科研论文或有各级教学成果奖或科研成果奖。

5. 教学改革

课程有教学改革计划，有明确的研究课题，实施措施落实。在教学内容和教学方法等方面的改革取得明显效果，并有总结材料，建立题库并投入使用。

6. 管理制度

课程组按时活动，研究问题，管理严格，有规范化的制度。教学岗位责任齐全。六项建设彼此联系，互相影响，既有促进，又有制约，抓好六项建议，实现一流课程的目标就有保证。

三、课程建设管理

课程建设管理贯穿全面发动，筛选定点，择优扶植，规划论证，规划实施，检查验收的全过程。我们在工作过程中，边工作，边总结，提出了《中医系课程建设质量评估体系量化指标》，各课程按指标要求落实实施。这份工作文件在指导课程建设规划、建设、检查验收、评选等工作中发挥了重要作用，保证课程建设的顺利进行。

课程建设是一件细致、艰巨、复杂的内涵建设，必须经过一定时间努力才能达到。我们拟通过三年的努力，使中医系各课程达到系级优秀课程，争取每年有三个课程达优，达优必须按系规定申报程序进行，根据评选条件、评选办法，严把质量关。

（作者：陈扬荣　摘自《中医高教研究》1995年第1期）

中医学专业教学改革初探

随着中医学理论和现代科学技术的发展以及社会对“适应型”人才的需求，1990年中医学专业在拓宽专业口径，更新教学体系，加强专业基础及能力培养等方面做了卓有成效的工作。《中医系教学改革的初步尝试》发表于《中医高教研究》，经2年多的实践取得了显著的成绩。

一、修订教学计划

重点放在拓宽专业口径，建立与之相适应的课程体系。我们认为：一个专业口径的宽窄不是由课程的多少所决定的，而是由专业课程的内容辐射范围决定的。因此，针对本专业培养目标，对课程设置课时、课序等相应修订，特点是：①在规定的课时内，允许各学科的教学内容有所侧重、更新。②较大幅度增加实验课时数。③确定必修课的13门主干课程，基本理顺了教与学、知识与能力、理论与实践的关系，初步建立以能力培养为中心的教学体系。

二、课堂教学改革

①强调教学法研究，开辟《教学论坛》活动，由18位教师主讲。从1990年至1992年选编了46篇教学研究论文，汇编《教学论坛》3集。这些论文出自不同的教师，内容涉及教学改革的各个不同侧面。有24篇分别发表于《中医高教研究》及《医学教育》，有26篇被院教学研讨会选用为大会交流。②强调集体备课，集体编写教案。如《中医基础理论教案》《内经教案》在华东地区院校交流受到好评，从而推向全国中医院校。③组织教学观摩，有6位教授、副教授，12位讲师，10位助教登台教学观摩，互相学习，改进教学。④开设第二课堂，根据本专业各年级特点，如组织“英语角”兴趣小组、病例专题讲座、中医科研选题与设计系列讲座、中医基础知识竞赛等，活跃了学术气氛，调动了学生的学习主动性和积极性。

三、建立试题库，健全考试制度

考试是一个影响教学全局的主要环节，要充分发挥考试的反馈调控作用。本专业各学科在学校首先建立了较为科学化、系统化、标准化的试题库，学科已采用题库试卷。统一评卷及考卷质量分析及评估各项指标达到A级。

四、加强学科基本建设

①建立系列电化教学。②建设110平方米多功能示教室。③加强教学文件档案管理。④重新修订《中医基础实验指导》。⑤加强青年师资培养，选送优秀青年教师外出进修等。1992年5月经专家评估论证，本专业《中医基础理论》学科被批准为省重点学科，并申报博士点学科。

五、加强理论联系实践

在学校领导的协调下，1990年本专业临床学科有计划地转移到附一院临床基地讲授，边讲边实践，成为学校30多年来的一大突破性改革。

六、积极开展科研活动

科研充实了教学内容，提高了教学质量和师资队伍建设。本专业承担科研项目从1990年的14项到1992年上升为24项。省级成果经国家中医药管理局专家鉴定，达到国内外级的增加8项，国家级1项，在量与质上有显著的上升，达到先进水平。编中医教材2本：《中医基础理论》《中西医结合妇产科》。协编教材5本：《中医内科学》《中医妇科学》《中医儿科学》《中医诊断学》《全国医古文函授教材》。主编专著2本：《经带证治》《禽畜类药膳》。合作编写教学参考用书6本：《针灸推拿学史》《中华食疗大全》《吴本学术文集》《李濂医史》《古代汉语指南》《现代中医各家学说》。在国家级刊物上发表论文6篇，省级杂志发表论文56篇，省级教学研究刊物上发表26篇教学研究论文。1991年福建省优秀中医药科技图书评奖，《内经选析》《外感温热浅释》获二等奖，《中医内科临证自学必读》获三等奖。

七、加强学生思想工作

为了建立有效的学习管理体制，教学改革的基点必须建立在学生学习的自觉性上，坚持学风和制度的建设作为教改的一个重要组成部分。加强学生思想工作的特点是党政齐抓共管，强调教师教书育人。具体措施是：①建立一支专职和兼职相结合的学生思想工作队伍。②明确教师教书育人的职责。教师做到四“管”，即管上课出勤、管课堂秩序、管作业态度、管考场纪律；一“关心”，即关心学生学习情绪。③发挥班、团干部的带头作用，引导、团结同学，学会自我管理。1990年至1991年在全院校风建设中连续2年获得第一名。

总之，本专业经过2年半的改革实践，在拓宽口径，改革旧的教学体系，打好基础，培养学生独立学习能力方面进行了有步骤的全面教学改革。在教育思想和教学实践上都有所突破，获得明显成效，在学校影响较大。

（作者：陈扬荣、陈小峰、陈竹、方群　摘自《福建中医学院学报》1993年第3期）

温病学实验教学的突破带动课程建设系统改革与实践

中医温病学以其独特的临床疗效和理论体系，在人类的疾病防治中鲜明地展示了它的价值和作用，为世人所瞩目。然而，长期以来未能正确理解继承和发扬的辨证关系，过多地强调古代传统知识的传授，显得老化，不能满足日益发展的临床医疗与科研工作的社会需要。突破旧的，探索新的，成为我们工作重点，课程成员从1988年开始群策群力，对原有的教学模式进行彻底改革，坚持进行以实验教学为突破口，带动课程建设系统改革与实践，全面提高了教学质量，特别是为了加强学生实践能力和科研意识培养做了大量扎扎实实的工作，取得了显著成果。现在已形成课堂教学—实验教学—课间见习的新教学体系，并经7届学生的探索和实践，取得极好效果，确保人才质量。课程建设系统改革和实践在全国中医高校温病学教学中占据领先地位。1995年，中医温病学课程被评为福建省优秀课程。

一、精心创建，完善实验教学

中医开温病实验教学课前所未见，学校温病实验教学从无到有，从简陋到比较齐全，经历了一个不断探索开发和完善的过程，取得很多有益的经验，兄弟院校高度评价了此项改革中敢于探索，不断坚持前进的精神和取得的成效。

1. 自己动手，创建实验教学预备室

学校建校30多年来，温病学的教学始终停留在课本上理论教学，教师讲学生学。为加强实践性教学，提高教学质量，培养动手能力，1989年我们自己动手开始创建温病学实验教学预备室，把仅有的一间教研室用木板隔成两间，设立一间只有8m²的实验教学预备室。根据温病学教学大纲的基本要求，拟定了“温病学动物实验基础知识及基本操作训练”“家兔内毒素性温病卫气分证动物模型的复制”“内毒素性家兔温病营分证动物模型的复制”等研制方案。仅4个月时间上述实验研制成功，共用6个月的时间设计了温病学的6项实验内容，成功地完成各项内容预试验，国家教委有关领导参观了预备室，赞扬说：“这么简小的实验室能完成较系列的实验教学内容，真不容易。”1990年调整原有教学计划，课程结构体系重新组建成课堂教学、实验教学、课间见习，并编写《温病学实验教学指导》，开设本科生实验课，这在我校中医临床学科开了先例，是中医临床教学改革的一次突破，走进了全国中医院校的前列，受到省教委好评，并拨专款支持实验室建设。实验教学的开设对突破中医传统教学的框架，推动中医教学改革，培养和检验学生分析问题与动手解决问题的能力，科学评估教学质量都极有意义。

2. 严格基本要求，开设实验讲座

为了使学生的实验操作规范化，我们以十分严肃认真的态度对待学生的实验规范化操作训练。在实验教学中严格要求，以培养学生基本操作技能和实验能力为主线，凡实验结果有误差的重做，而重做的实验要适当扣分。同时还举行了“实验讲座”，向学生重点介绍实验过程中的难点和解决问题的思路和方法，培养学生的科学研究能力。

3. 科研移植，充实实验

由于教学实验经费不足，我们坚持以科研带教学。教授、副教授5人都有不同级别的课题，他们把可能转化的科研课题移植到教学实验中去，在国内各中医院校首先推出一批新实验，如白虎汤对家兔温病气分证防治作用的实验，清营汤对家兔温病营分证防治作用的实验，内毒素性家兔营分证白细胞及血小板聚集率改变的实验。实验内容由6项增加到10项，以后每年更新2项，形成系列。重新编写新的《温病学教学实验指导》5次。实验课开出率保持100%。

二、深化教学内容，加强课堂教学方法

为了改变单一的课堂教学方法，深化教学内容，加强课堂教学方法，适应教学手段现代化的高标准要求，我们不断改进与深化，做到既继承又发扬，取得良好效果。

1. 更新课程内容体系

在更新温病学基本理论总论、各论部分的同时增开温病原著选读（明清时代），提高学生对原著阅读和理解的能力。

2. 丰富教学内容

融科研成果于教学之中，及时地将有关成果充实到教学内容中，提高教材质量，做到教学与科研的统一。

3. 加强直观教学，充分运用现代教学手段

如对温病辨舌，采用自制幻灯片进行直观教学以加深印象，便于理解记忆，学活学牢。

4. 编写摄制并使用教学录像片

温病气分证抽象而难以理解是教学难度较大的内容之一，我们自己编写并深入病房还到野外拍摄温病“气分证”电教片，把大自然、病房搬进课堂，做到感性与理性统一。在1991年5月由我们主办的全国中医院校温病学医、教、研会议上交流产生很大影响。专家认为该片教学形象和写实，深化授课内容。学生看得到、摸得到、做得到，激发学生对温病的兴趣，开阔了视野，培养了动手能力，是一部难得的优秀电教片。目前已形成电教片系列，满足教学需要。

5. 改革考试方法

教考分离，建立试题库与华东各院校协作，征集编写试题，实行题库联网，并输入微机，现有软盘一套，可供各种命题要求的需要。

三、开展课间见习，注重能力培养

温病学课间临床见习的安排是理论联系实际的重要环节，我们积极开辟福州市传染病院实习基地，使温病理论联系临床实际的教学问题得到解决，进一步加强教学中实践性环节，选择传染病发病高峰期为见习时间，每周下午4次，在见习全过程中保证每个学生8次（24小时），见习内容是与中医四时温病特征相类似的传染病，如肠伤寒、流行性出血热、细菌性痢疾、传染性肝炎、流行性脑脊髓膜炎、猩红热、流行性乙型脑炎等。临床带教师资由传染病院西学中主治医师担任，学生在接触临床中进一步消化、巩固、深化所学的知识，又提早进入临床能力的培养。

四、不断创业，既出硕果又出人才

温病学课程的教师勤勤恳恳，任劳任怨，为温病学课程教学质量的提高付出辛勤劳动，建立了新的教学体系，大大激发了学生学习兴趣和能力。近几年的教学评估，学生对这门课程的反映很好。90级一位学生修完课程说：“我现在才知道了怎样做实验。”91级一位学生在教学座谈会上说：“温病学实验内容丰富，教师也放手让我们做实验，很有收获。”少部分学生还自愿参加教师的科研课题充当小助手。93级一位学生（三年级）修完课程写出“在卫汗之可也”论文。

目前有供本科生使用的温病实验室1间，预备实验室1间，面积共约110平方米，还有供研究生使用的活血化瘀研究室，建立了完备的见习基地与福州市传染病院的协作关系。温病教研室现有教授2人、副教授3人、讲师1人、技术员1人。他们治学严谨，教书育人，积极开展教学法研究和科学研究，取得了出色成绩。5年来有2人被评为福建省优秀教师，出版专著4本，统编教材1本，自编系列《温病学实验指导》5本。在国际学术会议上宣读交流的论文有5篇，参加全国性学术会议12篇。在国内著名学术刊物上正式发表11篇，在高校学报上发表32篇，省级杂志上发表21篇，在中医高教研究上发表教学法研究有7篇，共发表论文78篇。另外，成果获部、委奖1项，省级奖4项，省优秀新产品奖1项，受到同行的好评。他们实验教学的突破，带动课程建设系统改革和实践的成果，对全国中医院校起了带头与推动作用。

（作者：陈扬荣、陈裔清、杜建、邱天水、陈锦芳、戴春福、郑旭　摘自《福建中医学院学报》1996年第3期）

开展医教研协作提高临床教学质量

培养21世纪高素质中医药人才，临床教学至关重要。为全面提高人才培养质量，我们于1997年立题，对中医药高等教育的临床教学管理模式进行了深入的研究与探讨。通过3年来的实践和改革尝试，目前已建立医教研协作临床教学管理新模式，并在教学、科研、医疗工作中发挥重要作用，取得良好的效果。现将本课题研究情况作一科学总结。

一、立题背景与依据

临床教学作为高等医学教育的一个重要环节，对提高人才培养质量起着关键性作用，其传统形式：学院与教学医院紧密合作，医院承担理论联系实际、培养学生临床实践与辨证思维能力的任务，并以严格的程序进行临床带教。然而，随着医院体制改革的深化，医院不再是完全由国家财政拨款支持的福利事业单位。为在激烈的医疗市场竞争中求生存求发展，医院必须在提高医疗质量、加强医疗服务、扩大医疗市场上下工夫。故无经济效益的临床教学工作受到严重影响。严峻的现实促使我们重新寻求学院与医院间新的合作形式，提出了加强医教研协作，改革临床教学管理模式的设想。

考虑到该设想的现实可行性，我们广泛征求各教学医院的意见，并达成共识。大家一致认为：建立医教研协作网络，应以科研工作为结合点，并结合当前医院工作的实际情况。通过协作，加强院校之间的联系，在人才培养课题研究和临床医疗上充分发挥各自的特长和优势，相互支持，相互促进，优势互补，不断提高人才培养质量、课题中标率和医疗水平。这表明建立医教研协作临床教学模式是必要的和可行的；同时，亦为该课题的研究提供了客观可靠的科学依据。

二、模式建立与实践

1. 明确研究方向制定实施细则

确定研究方向：建立医教研协作临床教学模式，促进医教研全面协作，实现优势互补。

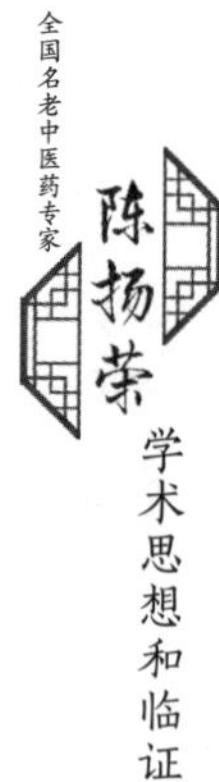

为实现上述目标，我们建立了“福建中医学院医教研协作研究会”，有组织、有计划、分步骤地实施该课题的各项研究工作。根据医教研协作的范畴和特点，我们制定了相应的实施细则。

明确了各项协作的具体内容、要求、协作程序及工作条例、工作制度并付诸实施。

教学协作方面：开展临床教学管理协作、教学内涵建设协作、临床教学改革协作、临床师资培养协作、对外教学协作、研究生教学协作、临床教学评估协作。

医疗协作方面：开展临床医疗工作协作、医药学术研讨协作、医学情报交流协作、医疗设备服务协作、医院管理工作协作、建立国外医疗点联合体协作。

科研协作方面：开展科研情报信息交流协作、科研咨询服务与人才培训协作、科研课题申报立项研究协作、科研成果推广应用协作。

2. 健全组织机构实施网络建设

“福建中医学院医教研协作研究会”成立后制定《研究会章程》，明确了会员单位的任务、权利与责任，规定了研究会例会制度。从研究会工作需要及地域特点上考虑，划分为4个片区，确定各片区联络牵头单位。根据工作职能要求，研究会常设医疗教学组、专家课题组、信息通讯组，做好常务性与服务性工作，使研究会机构健全，工作制度完善，有力地保证了医教研协作的全面启动与网络建设实施。

网络建设：一是建立医教研协作网络会员单位制度，以保证课题研究实施过程中的工作协调与组织管理；二是利用学院图书馆自建的《福建中医药信息网》为各会员单位提供科研信息、学术交流、检索与查新等方面的服务。

3. 开展协作调研组织人员培训

为获取院校间协作的最佳效果，我们根据福建省卫生厅与福建省教委《关于开展福建省高等医药院校临床教学基地评审工作的通知》精神，采取“走出去，请进来”的办法，组织了13所教学医院赴北京、上海的相关院校考察，借鉴兄弟院校的宝贵经验，使学校临床教学基地建设顺利地通过了福建省高等医药院校临床教学基地的评审，为临床教学计划的顺利实施提供了有力的保障。

为进一步提高临床教学总体水平，我们通过医教研协作网，对临床带教老师和医疗科研骨干进行定期或不定期的轮训。通过全面、系统的临床教学师资培训，大大提高了临床教师的带教能力、医务人员的科研能力及临床教学管理人员的管理能力，真正达到提高临床教学质量和人才培养总体水平的目的。

4. 加强信息交流开展科研协作

利用医教研协作网及时向会员单位通报科研信息。如每年福建省自然科学基金课题、福建省卫生厅课题研究方向、福建省教委B类课题申报工作以及福建省科委农医处课题申报要求与范围等；并以学术研讨会、简报、征集会员单位的医疗专长，为各专家和有专科医疗特色的单位建立档案资料等形式，沟通科研合作意向。为使医院申报科研课题能中标、上档次、出成果，学院专门组织专家课题组，对各会员单位的课题申报作全面的指导；学院图书馆情报信息网站则积极为各教学医院及时提供科研立项申报前的查新检索服务。

通过科研协作，近年来各会员单位共申报了100多项科研课题，其中有56项中标。特别是福建省教委B类课题申报工作，如厦门市中医院一年中共申报11项课题，经专家评审通过、批准立项5项，立项率达到45%以上，这是该院在以往从没有的高中标率，充分体现了开展医研协作的重要性与其活力。

5. 促进临床医疗深化教学协作

开展院校间临床医疗与教学协作方面：为南平市第一医院中药制剂5个协定处方的改造确定剂型进行咨询服务；为福州市中医院、宁德地区第一医院与浦城县中医院“肾愈散”治疗肾病综合征课题的临床协作进行了沟通工作；为泉州市人民医院“过敏鼻炎灵”治疗过敏性鼻炎的立项课题与建瓯市中医院进行专科医疗合作给予牵线搭桥；为宁德地区第一医院“U型棒椎弓根钉治疗腰椎滑脱的临床应用”“腰椎复位器的推广应用”举办了专场临床技术推广介绍会，组织了20多家医院代表参加，促进了教学医院间临床医疗协作。

“院系合一”后，院系教学协作是本课题研究的重点之一。为充分发挥附属医院的教学功能，学院把临床教研室设在医院，后期临床教学任务全部由附属医院承担。为提高教学质量，医院加紧课程设置，目前已有省优、院优课程共7门。同时，学院与各附属、教学医院共同协作，组织各临床科室带教老师，进行了以实践能力为主的临床出科考试制度的改革，并建立了《临床实习试题库》，结合临床出科考试。学院还组织部分专家、教授到各教学医院开展专题讲座，如中医系副主任戴春福教授到三明市第二医院，为该院开设了《中西医结合治疗慢性炎症性疾病的思路与方法》的讲座，活跃了教学医院学术气氛，增进了带教老师对新知识、新进展、新思路、新技术的认识。教学协作的另一项重点内容是开展临床教学质量监控和评估。学院根据人才培养目标，建立临床教学质量监控体系，制定《临床教学质量评估方案》，医院则根据评估体系的质量要求进行科学化、规范化教学与管理，以此优化临床教学全过程，全面提高教学质量。

三、几点体会

（1）认真做好前期的可行性调研论证，是课题立项研究的重要依据，明确研究方向与实施细则是课题研究的重要保障。

（2）“医教研协作网的建立”是该课题研究的重要依托，是推动医教研全面协作的重要保障，也是社科类应用理论研究中值得探讨的一种研究方法。

（3）加强信息交流，建设信息网络；发挥专家与设备专长，坚持常务性咨询服务，是推动医教研全面协作不断深化的重要两翼。

（4）开展骨干培训，组织课题申报，是发挥高校优势互补的重要途径，也是促进医教研整体水平的提高、保证临床教学质量不断发展的重点。

（5）促进临床医疗，深化教学协作的重要方法，应不断探讨多形式、多层次、多方面的协作方式，由点到面，协作成功一种方式，总结推广一种模式，逐步改革、探讨规范性与规律性的整体改革模式。

（6）医教研全面协作，既存在着各方面或某个问题的具体协作，又是一个包含着内在有机联系的、互相促进的、相辅相成的整体水平提高的协作关系，也是该课题的特点。必须充分认识到这一点，才能对医教研协作如何推动临床教学模式改革、提高教学质量，有个完整全面的概念认识。作为模式的建立可能是分散的几个模式的有机组合；作为整体，则是通过若干个改革模式的不同效益，形成互相推动的内在合力，从而促进医教研整体水平与临床教学质量的提高。

（作者：陈扬荣、方群、严文锦、程必武、黄应清、周小玲　摘自《福建医科大学报》2000 年第 2 期）

中医院校实验教学改革思路与方法的实践

根据中医院校中医专业的培养目标与新世纪对人才知识结构的需求，以适应医学模式的转变，以跨学科综合性教学为指导思想，打破现行实验教学框架，重新规划实验课的设置，拟定新的实验教学大纲和教学内容，编写《实验指导》，形成与新的理论课教材内容“分而不离、合而不拘、方向一致、互为推动”的新的实验教学课程体系。真正实现学生作为实验课活动的主体，提高他们解决实际问题的动手能力、拓宽知识思维、创新意识能力，启迪中医学生借助现代科学手段把中医学推向世界的愿望和能力。

1. 实验室管理体制改革，学科融合优化

根据国家教委制定的《高等学校实验室工作规程》。结合中医院校教学实验室管理体制现状，为了加强教学实验室的建设和管理，提高实验教学的质量，确保投资效益。按照新的实验课程体系，兼顾同类实验技术统合的原则，根据中医、西医课程的教学特点，中医课程将原有的 3 个实验室即“中医基础理论实验室”“中医诊断学实验室”“温病学实验室”，合并为 1 个实验室，名为“中医基础实验室”；西医课程将原来的 10 个实验室，重组成 3 个综合性教学实验室，即将生理、病理生理、药理，通常所谓的“三理”实验室，组建成“人体机能学实验室”；将生物学遗传学、免疫学、生物化学、病原学实验室组建成“生命科学基础实验室”；将人体解剖学、组织胚胎学、病理解剖学实验室组建成“人体形态学实验室”。实验室管理体制的改革打破了传统的实验室管理体制。以实验方法学为原则建立的实验室强化了学科间的联系，是现代医学教育思想在实践中的一次尝试。实验室通过了1999年5月福建省教育厅组织的全省高校基础课教学实验室评估，为全面落实国家教委《高等学校实验室工作规程》打下了一个坚实的基础。实验室正规化管理，形成了一个独立的实验教学系统，管理机构实行院、系两级管理的教学新体制。

实验室由实验室主任负责，建立了严格的管理规章制度，健全了各类人员的岗位职责。初步形成了一支有一定实力的实验队伍。实验课程重新整合后，打破了课程的界限，使之相互渗透，融为一体，形成了新实验教学体系。新组合的实验课程，能比较全面地对教学进行通盘考虑，有利于建立各专业实验教学自身的理论体系和必须掌握的现代实验技术操作系统，真正解决学生的基本操作，这无疑对培养学生的操作技能将起重要的作用，是加强大学生动手能力的重要突破。

2. 实验教学手段改革，加强学生的自主性

传统的实验教学实行的是课前预习—课堂实验—课后完成实验报告、教师评阅的3段式教学，相当部分的学生上实验课最终目的是通过考核或得到好的分数，所以常会出现学生不重视预习，实验时不愿意动手，课后不认真思考，甚至出现缺课、抄袭报告等现象。要加强学生素质教育就必须构建与之相适应的新的课程教学体系。新的课程体系要有利于激发学生形成认知活动的主观能动性；有利于提高学生知识迁移、学用结合等实践活动的有效性，有利于引导学生培养科学的工作和学习作风及创新能力；有利于促进对整个学科体系全面而深入的理解。因此，中医院校的实验教学应该具有自己独立、系统的体系。以便更能充分地发挥实验教学的整体优势，提高教学质量和效益，以便集中财力，加强实验室硬件建设，最终达到加强学生素质教育的目的。

3. 实验教学内容改革，增加创新综合实验

教学改革的关键是教学内容的改革，实验教学改革也应该把实验教学内容的优化放在改革的首要位置。西医实验课程中，凡是以医学实验技能、分子生物学实验技能、实验动物学和病原体检测为主要内容，我们将它们归属为现代医学实验技术类，再按照实验基本技术和基本操作的不同，分为人体机能学和生命科学基础二门实验课程。实验课内容凡是用肉眼或显微镜观察正常或急病机体器官、组织形态的，我们将它们归属为人体形态学实验课。中医课程中，中医实验课程的总课时相应地缩短，实验项目随之精简。但为了能保证学生在实验中领会中医理论的精髓，在实验项目的选择上对原有的22项实验项目进行重新调整，精选其中较能反映中医特色的实验项目在原来项目的基础上进行改良，确定9项突出中医基础理论、中医诊断学及温病学特点的实验项目。这些都是根据课程的教学内容确定，重点放在培养学生的基本技能、基本操作上，将一些操作上具有共性的实验归在一起，减少印证性实验，增加探索性实验，同时开设综合性实验和实验设计，考试以实验操作为主。实验经过筛选、重组和整合，提高了实验档次，内容丰富，方法新，系统性、科学性、可操作性强，更有利培养学生整体实验概念和科研意识，提高学生综合实验技能以及创新能力。

4. 实验教学形式改革，加大实验的开放性

在实验教学方法上充分利用多种形式，除了常规课堂实验教学外，重点是增大实验教学的开放程度。利用课内外时间适当地介绍一些实验技术和方法发展史，以及科学方法论，使学生能自觉在自然辩证法的理论指导下上实验课，增加思想的开放性。要加强多媒体教学手段的运用，把实验的基本操作演示制成多媒体教学软件，既可集中教学、讲解，又可根据各自的弱点，有针对性地观摩相应章节。可在较少时间内掌握较多的基本操作技能。让学生充分发挥自己的主动性和创造性，自己去查阅有关资料，循序渐进地提高技能和素质。开放实验室，选择一些简单的单元操作，由学生自主自行完成。

总之，中医院校的实验课改革，包括教学内容、教学方法等方面的改革，对学生的实验方法、技能、作风等进行培养和训练，使学生学习和掌握科学的思维方法、理论联系实际的方法，好的实验教学对加强学生素质教育将起重要作用。

（作者：陈扬荣、纪立金、白平、江明、郑兰英　摘自《中医高教研究》2002年第3期）

第五章

师生情

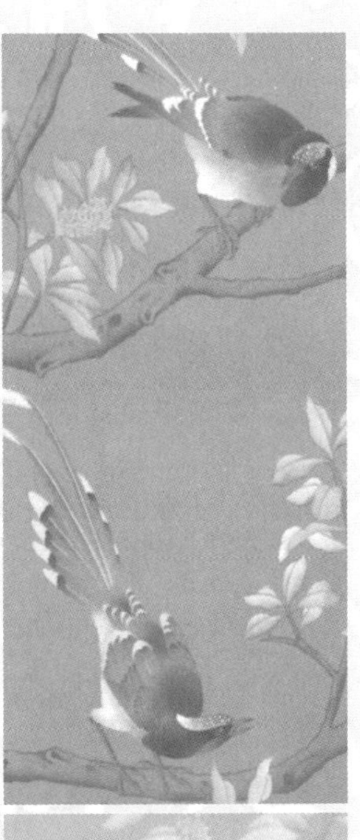

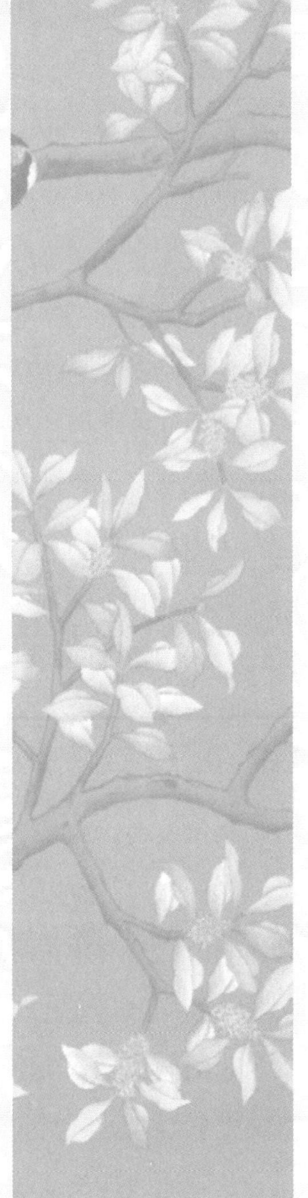

第一节

我的老师

我的老师陈扬荣教授，作为福建省重点学科中医临床基础学科创建者之一及带头人，在长达50多年的临床教学工作中，形成了自己独特的中医诊疗风格。注重古为今用，宗古而不泥古，致力于创新探索，是一名精中医懂西医的中医临床专家。对中医温病、内科疑难杂证，肾脏疾病，肝炎、消化道疾病等的发病机理和治疗研究颇深。深受患者喜爱，是福建省著名的中医内科与温病专家。

我于2003年有幸被选中成为第三批全国名老中医专家学术经验继承人，跟师于陈扬荣教授，在3年的临床跟师实践过程中，我在繁忙的临床工作之余，坚持每周3次的跟师学习。老师高尚的医德医风、严谨的治学精神、精辟的中医理论见解和独到的中医辨证论治思想，以及临床上神奇的中医疗效，使我受益匪浅。在当今中医界西化的环境中，陈老师对中医理论及中医疗效孜孜不倦的追求，及临床上应用廉价单纯中药汤剂解决不少疑难杂症的经验，更加深了我对中医学深奥的理论和临床独特疗效的认识，使我更坚信了中医的科学性。使我在临床工作中像陈老师一样，对患者的每一个临床症状、每一个临床体征都不放过，认真收集归纳，用中医的整体观点来进行辨证施治，改掉过去自己在临床上常以辨病来治疗，用西医的病名套中医的治疗方药的不良习惯。现在，我在临床实践中，常会想到陈老师常说的一句话：“中医学的精髓就在于辨证论治，离开了中医的辨证，中医就失去了它的意义，就无法在这个社会上生存下去。”所以我不论在3年的跟师学习过程中还是在自己日常的临床工作中，学会了重视“辨证”。在跟师过程中，常常会注意观察老师的“辨证”，再对比自己心中暗自的“辨证”，看看我和老师的“辨证”之间，相同在哪里、差异在哪里，同时再查找为何出现差异、原因何在，这样就有了较大的收获。短短3年的跟师学习，使我的医疗水平提高了一大步，由主治医师晋升为副主任医师，同时作为主研者，完成了省厅级课题2项，撰写了学术论文6篇在省内外刊物上发表。2006年顺利出师毕业后，虽然不能常常陪伴在老师身旁，但还是会将在跟师期间所学的知识，应用于临床实践中。

老师对中医温病的理论研究及温病理论临床应用上有很深的造诣，例如：他提出了“血瘀是温病气分证的一个重要病理变化”，创立了“清热养阴化瘀法作为温病气分症治则”，填补了温病气分无血瘀理论的空白，丰富了中医对温病气分证的证治；在肾病治疗的临床上，他将清代温病大家吴鞠通的“三焦理论”应用在慢性肾衰竭的中医辨证治疗之中。根据慢性肾衰竭的临床表现及证候分类，认为慢性肾衰竭病机关键为肺、脾、肾（上、中、下三焦）三脏功能虚损，三焦气化功能失常以致水液、代谢产物排泄不畅而出现“痰”“湿”“毒”“瘀”等一系列邪实的病理状态。该病病情多属本虚标实。在临床实践中，应用这个理论辨证治疗慢性肾衰竭患者，取得了很好的临床疗效。

同时，陈老师还重视利用现代科学技术来丰富中医理论的研究，例如在由陈老师为项目负责人的福建省卫生厅中医药重点科研项目“狼疮性肾炎的中医药基础和临床研究”中，陈老师提出了应用中医温病“伏气温病”理论来辨证治疗狼疮性肾炎，创立了“补肾清热毒方”。在良好的临床疗效基础上，由陈老师指导他的博士研究生进行动物实验的研究，得出补肾清热毒方可诱导过度增生细胞凋亡、改善肾功能、减轻肾损害的结论。进一步证实了补肾清热毒方的临床疗效。

虽然陈老师现在已年近八旬，但依然坚持在临床一线，只要身体状况允许，他都会进行病房查房和门诊诊疗工作。每天依然坚持诵读经典，立足临床，孜孜不倦地向我们传授中医精髓与辨证经验，并鼓励我们不断创新、研究探索，丰富和发展中医理论，给我们后者树立了很好的学习榜样。

（作者：吴竞）

第二节

我的博士生导师

每个学生的成长，都倾注了导师的心血和汗水。每个毕业的学生，都离不开导师辛勤的培育。笔者能够顺利地博士毕业，要感谢笔者的恩师、博士生导师陈扬荣教授。

1. 学识渊博，经验丰富

笔者是 2000 年读的博士研究生，半年的基础课程结束后，进入了课题研究阶段。选个有意义的、高水平的课题非常重要。陈扬荣教授是福建中医学院（现福建中医药大学）副院长，平日工作非常繁忙，但从没有放松对温病学专业的研究和传授。陈教授在温病学领域造诣很深，并且临床经验丰富，定期出门诊和查房，很多患者找到他，都能够得到有效的治疗。尤其是在治疗免疫系统疾病方面，包括肾脏病方面积累了大量的经验，也总结了很多疗效显著的经验方。其中狼疮性肾炎患者最多，经验方治疗后效果非常满意。因此，陈教授便拿出他多年总结的治疗狼疮性肾炎的经验方，希望笔者能够进一步研究其取得疗效的分子机制。还记得那天，陈教授把笔者叫到他的办公室，给笔者写了经验方，郑重地交到笔者的手里。笔者如获至宝，决心不辜负导师的期望，把狼疮性肾炎的中医药治疗作为课题研究的方向和重点。

2. 治学严谨，实事求是

陈教授治学严谨，思维缜密。他让笔者从临床入手，首先进行经验方治疗狼疮性肾炎临床疗效的观察和总结，然后再进行机制研究方面的课题设计，这样科研和临床就更紧密地结合在一起。笔者在福建省人民医院收集用经验方治疗的狼疮性肾炎的患者，保留原始数据，都遵陈教授教导务必认真、仔细，因为医学是治病救人的，不能有一丝的马虎，必须实事求是。在查阅文献的过程中，陈教授让笔者不仅要看国内的文献，也要查阅国外的文献，立足国内外最前沿的研究进展，并要把每一篇相关的文献读懂、读透，这样设计的课题才更有理论依据。在陈教授严格要求和反复修改下，笔者完成了课题的实验设计，并依照陈教授的要求，完成了博士论文的综述部分，毕业时这几篇综述得到评阅老师的一致称赞。在陈教授的指导下，笔者养成了大量读文献的习惯，做科研、写文章都有科学依据。

3. 高标准，严要求

为了更好地完成实验研究部分，陈教授经过调研、权衡，最终为笔者联系了国内顶尖级的国家级实验室——解放军总医院国家肾病重点实验室（陈香美院士为实验室主任），从一开始就为课题的研究设定了非常高的标准。在国家重点实验室的2年时间，笔者不敢有丝毫松懈，严格按照课题设计，完成实验研究，并且取得了相当好的实验结果。期间，笔者不但学习了很多科研方法，科研思维得到很大的提升，动手操作能力也得到了提高。陈教授对科研课题的高标准、严要求，让笔者养成了严谨、求真、务实的科研习惯，对后来的工作也有极大的促进作用。另外，陈教授也经常从福建专程来北京看望笔者，不但关心笔者的衣食住行，对课题实施过程中遇到的困难和问题也给予及时地指导和帮助，这些往事经历让笔者感动万分。

4. 高瞻远瞩，胸怀博大

陈教授看问题总是目光长远，他总是在思考学科的长远规划和学生的长远发展。笔者的论文初稿完成后，经过了陈教授的几次精心修稿，他对论文提出的一些指导性建议，使论文能够顺利完成。他建议笔者早些发表文章，为后续进一步深入研究打下基础。博士毕业时，笔者在核心期刊共发表12篇文章，其中作为第一作者的有8篇。陈教授鼓励笔者多报课题，培养科研思维能力。在陈教授的精心指导下，笔者申报并承担了福建省级课题2项，参加申报课题多项。陈教授对学生虽然在学术上非常严格，但在日常生活、工作中，总是能理解和鼓励学生不断进步。对于现代医学及不同的学术争鸣，他能兼容并蓄，取长补短，不断丰富和发展学科建设。

5. 关爱学生，亦师亦长

陈教授经常跟我们讲，要学会做事情，更要学会做人，教导学生要有良好的品格。正如孟子提出修身齐家治国平天下，首先要修身，才能平天下。陈教授高尚的品格常常言传身教、耳濡目染我们，他的谆谆教导犹在耳畔。虽然陈教授平日很严肃，对学生要求很严，但是在生活中还是非常关心学生的，非常平易近人。有一次，陈教授来北京开会，期间专门到学校去看笔者，和笔者一起吃饭。陈教授因为日夜操劳，身体出现点小问题，一边吃药，一边询问和关心笔者在学校的生活和学习情况，让笔者很感动，至今记忆犹新。陈教授既像老师，又像家长，把学生当作自己的孩子一样关爱。3年的博士生活，让我学会了很多、成长了很多，这都离不开陈教授的悉心地关怀，坚强地支持、殷切地鼓励和拨云见日般地指导，离不开陈教授辛勤地付出。

笔者非常荣幸能成为陈扬荣教授的博士生，师恩难忘。作为学生唯有更加努力地工作和学习，才能不辜负导师的辛勤培育。

（作者：任文英）

陈扬荣教授学术论文一览

1. 李兰芳，吴竞，陈扬荣．陈扬荣教授辨治淋证经验［J］．亚太传统医药，2019，15（4）：104–106.

2. 朱小洪，吴竞，陈扬荣．陈扬荣教授从三焦理论辨治 IgA 肾病血尿经验[J]. 亚太传统医药，2019，15（3）：103–105.

3. 章亭，张晓娜，陈扬荣．陈扬荣教授肺肝同调治疗慢性乙型病毒性肝炎胁痛经验［J］．福建中医药，2017，48（5）：45–46.

4. 李鹏飞，吴竞，陈扬荣．陈扬荣从三焦理论辨治慢性肾衰竭经验［J］．中医药通报，2017，16（5）：18–20.

5. 朱为坤，陈扬荣．从《周易》与《黄帝内经》探析心肾相交的机理［J］．四川成都：中华中医药学会第十二届全国内经学术研讨会学术论文集，2012：303–307.

6. 朱为坤，陈扬荣．补肾清热毒方治疗狼疮性肾炎的临床疗效与动物实验研究［J］．福建福州：经济发展方式转变与自主创新——第十二届中国科学技术协会年会（第三卷），2010：1–4.

7. 朱为坤，陈扬荣，张喜奎．温病早期血瘀初探［J］．福建中医药，2009，40（6）：50–51.

8. 王永，苗丽娜，江明，陈扬荣．三七总皂苷对内毒素休克大鼠血清 TNF–α 的影响［J］．中国中医急症，2009，18（10）：1648–1649.

9. 王永，苗丽娜，江明，陈扬荣．三七总皂苷对内毒素休克大鼠血清肌钙蛋白的影响［J］．中国中医药现代远程教育，2009，7（9）：84–85.

10. 卢峰，王永，陈扬荣，陈炳旺，叶盈．灯盏细辛对内毒素休克大鼠血流动力学的影响［J］．中国中医急症，2008，17（8）：1112–1113.

11. 林金忠，王永，魏霖，陈扬荣．三七总皂苷对内毒素休克大鼠血流动力学的影响［J］．中国中医急症，2008，17（8）：1114–1115.

12. 王丽萍，陈扬荣．狼疮性肾炎从热瘀论治［J］．中国中医药信息杂志，2008，15（6）：92–93.

13. 张越，陈扬荣．卫气营血的免疫相关性探讨［J］．中医研究，2007，20（12）：1–2.

14. 任文英，王新高，陈香美，陈扬荣，邱全瑛．补肾清热毒方对狼疮小鼠肾组织细胞 Fas、FasL 的作用［J］．北京中医，2006，25（11）：687–691.

15. 陈扬荣，任文英，吴竞，阮诗玮，江明．补肾清热毒方对 cGVHD 狼疮小鼠 Th1/Th2 细胞的调节作用［J］．中国中西医结合肾病杂志，2005，6（7）：413–415.

16. 章亭，陈扬荣．康氏抗纤颗粒抗肝纤维化的实验研究［J］．中国中医基础医学杂志，

2005，11（6）：431-433.

17. 王尔宁，黄争荣，江明，陈扬荣，林坦．益气养阴解毒活血方及其拆方对免疫性肝损伤小鼠防治作用的实验［J］．福建中医学院学报，2005，15（3）：27-30.

18. 任文英，陈香美，王新高，邱全瑛，陈扬荣，师锁柱，王兆霞，尹忠．慢性移植物抗宿主病狼疮小鼠模型肾组织细胞凋亡及Th1/Th2细胞因子的研究［J］．中华风湿病学杂志，2004，8（11）：644-648.

19. 任文英，陈香美，邱全瑛，陈扬荣，王新高，师锁柱，王兆霞．慢性移植物抗宿主病狼疮样小鼠模型的诱导［J］．中国比较医学杂志，2004，14（4）：215-220.

20. 陈扬荣，任文英，江明，阮诗玮，陈壮威．补肾清热毒方对慢性移植物抗宿主病（cGVHD）狼疮样小鼠模型的影响［J］．中国医药学报，2004，19（2）：90-92.

21. 郑京，郭跃进，洪江淮，张洪生，滕云，刘新迎，王智，陈扬荣．基质金属蛋白酶对狼疮性肾炎Fas介导凋亡的影响［J］．中国中西医结合肾病杂志，2003，4（11）：637-639.

22. 张丽霞，郑京，洪江淮，王智，丘余良，陈扬荣．热毒炽盛型SLE与肾小球Fas、Bcl-2、Bax蛋白表达［J］．中医药学刊，2003，21（9）：1518-1519.

23. 任文英，陈香美，邱全瑛，陈扬荣，王新高，师锁柱，王兆霞．慢性移植物抗宿主病模型的诱导及补肾清热毒方的疗效观察［J］．北京中医药大学学报，2003，26（3）：31-34，69.

24. 郑京，洪江淮，张洪生，滕云，王智，阮诗玮，陈扬荣．狼疮性肾炎肾小球中PCNA、Fas、Bcl-2、Bax蛋白表达的意义［J］．中国中西医结合肾病杂志，2003，4（2）：101-102.

25. 陈扬荣．《广瘟疫论》学术思想之探析［J］．中华医史杂志，2003，33（1）：14-15.

26. 任文英，陈扬荣，阮诗玮，王智．补肾清热毒方联合西药治疗狼疮性肾炎的疗效观察［J］．中国中西医结合杂志，2002，22（12）：906-908.

27. 陈扬荣，江明，陈锦芳，陈晓玲，郑旭．温病气分证病理实质与治则的研究［J］．中医杂志，2002，43（11）：856-858.

28. 陈扬荣，江明，李庆阳．老年脾肾虚证LPO、SOD、血脂关系的探讨［J］．中国中医基础医学杂志，2002，8（7）：44-45.

29. 张月英，陈扬荣，王玉海，潘晨．抗纤1号胶囊抗肝纤维化的血清学和形态学实验研究［J］．山东中医药大学学报，2002，26（3）：219-220，238.

30. 任文英，陈扬荣，阮诗玮，王智．补肾清热毒方联合西药治疗狼疮性肾炎的疗效观察［J］．北京中医药大学学报，2002，25（3）：57-59.

31. 陈扬荣．捶击点穴治疗跟痛症60例［J］．中国临床康复，2002，6（10）：1500.

32. 陈扬荣．清法刍议［J］．中国医药学报，2002，17（5）：263-264.

33. 陈扬荣，江明，王玉海．抗纤1号胶囊对肝纤维化大鼠LN、PC Ⅲ、Ⅳ-C及Alb、Glo的影响［J］．中国医药学报，2002，17（4）：210-211.

34. 张月英，潘晨，王玉海，陈扬荣．抗纤1号胶囊抗肝纤维化的血清学和形态学实验研究[J]．胃肠病学和肝病学杂志，2002，11（1）：36–38.

35. 张月英，潘晨，王玉海，陈扬荣．抗纤1号胶囊抗肝纤维化的血清学和形态学实验研究[J]．中西医结合肝病杂志，2001，11（增刊）：6–9.

36. 张月英，王玉海，陈扬荣，潘晨．抗纤1号胶囊对肝纤维化大鼠作用的实验研究［J］．福建中医学院学报，2001，11（4）：42–44.

37. 陈扬荣．自拟清痹汤治疗类风湿关节炎40例［J］．福建中医药，2000，31（6）：32–33.

38. 江明，李奕棋，李庆阳，陈扬荣．老年脾、肾虚与细胞免疫关系研究［J］．江西中医学院学报，2000，12（3）：123–124.

39. 陈枝伯，陈扬荣．戴天章与《广瘟疫论》［J］．福建中医学院学报，2000，10（1）：44–45.

40. 江明，郑旭，陈扬荣，陈锦芳，陈晓玲．清热化瘀养阴汤与白虎汤退热作用的实验观察[J]．浙江中医学院学报，1999，23（3）：11.

41. 江明，张召群，林若勤，陈扬荣．清热利湿复方对肝损害大白鼠肝功能的影响［J］．福建中医药，1999，30（1）：34.

42. 陈扬荣．浅谈痹病之辨治［J］．福建中医药，1999，30（1）：41.

43. 陈扬荣，陈晓玲，郑旭．温病气分证应注重清热养阴与活血化瘀［J］．福建中医学院学报，1999，9（3）：8–9.

44. 陈扬荣，江明，陈锦芳，陈晓玲，郑旭．清气养阴治疗温病气分证的实验研究［J］．山东中医药大学学报，1999，23（2）：150–151.

45. 江明，张召群，林若勤，陈扬荣．滋养肝肾和温补脾肾中药复方对肝损害大白鼠肝功能的影响［J］．福建中医学院学报，1998，8（2）：34–35.

46. 陈扬荣．温病急症诊治研究的辨证思维［J］．江西中医学院学报，1998，10（3）：100–102.

47. 游枫慧，陈扬荣，黄显．二种中药复方对肝损伤大白鼠肝功能的影响［J］．中国医药学报，1997，12（6）：50–51.

48. 陈扬荣．也谈金匮肾气丸之衍变［J］．福建中医药，1996，27（6）：33.

49. 陈扬荣，陈裔清，杜建，邱天水，陈锦芳，戴春福，郑旭．温病学实验教学的突破带动课程建设系统改革与实践［J］．福建中医学院学报，1996，6（3）：45–47.

50. 陈扬荣．温病急症若干问题的探讨［J］．江西中医学院学报，1996，8（1）：2–3.

51. 陈扬荣．温病急症诊治研究及应用［J］．福建中医学院学报，1996，6（2）：45–46.

52. 陈扬荣，许志福．温病急症——厥证、高热初探［J］．福建中医药，1995，26（2）：5.

53. 江明，陈扬荣．慢支肺脾肾虚证型与血浆环核苷酸 cAMP 和 cGMP 关系的探讨［J］.

福建中医学院学报，1995，5（1）：16–17.

54. 陈扬荣．捶击点穴治疗跟痛症60例［J］．中国中医骨伤科，1995，3（2）：26.

55. 陈扬荣，江明．清气化瘀复方对家兔温病气分证TXB2和6–K–PGF1α的DIC影响［J］．中国中西医结合杂志，1995（S1）：290–291.

56. 陈扬荣，江明．清气化瘀复方对家兔注射内毒素后血栓素B2和6–酮–前列腺素F1d的影响［J］．中国中药杂志，1994，19（8）：499.

57. 陈扬荣．心肌炎的中医治疗［J］．福建中医学院学报，1994，4（1）：1.

58. 杜建，陈扬荣，陈裔清，戴春福，邱天水，陈锦芳，郑旭．温病学课程建设和教学改革［J］．福建中医学院学报，1994，4（2）：47–48.

59. 陈扬荣．论湿温治法"三禁"及临证识变［J］．江西中医学院学报，1993，5（3）：6–8.

60. 陈扬荣，陈小峰，陈竹，方群．中医学专业教学改革初探［J］．福建中医学院学报，1993，3（3）：191–192.

61. 陈扬荣，戴春福，郑旭，江明．白虎汤降低家兔气分证体温的观察［J］．安徽中医学院学报，1993，12（2）：49–50.

62. 陈扬荣，戴春福，郑旭，江明．清气化瘀复方对家兔温病气分证血瘀的防治作用［J］．福建中医学院学报，1993，3（2）：91–94.

63. 陈扬荣．中医治疗糖尿病的管见［J］．福建中医药，1992，23（5）：37–38.

64. 陈扬荣．小议肾无实证［J］．福建中医药，1991，22（1）：52.

65. 陈扬荣．杨栗山与《伤寒温疫条辨》［J］．福建中医药，1988，19（3）：17–18.

66. 陈扬荣．急性热病应用下法的体会［J］．福建中医药，1983（5）：27–29.

67. 陈扬荣．治疗肾盂肾炎点滴体会［J］．福建中医药，1982（3）：58.

68. 陈扬荣．急性感染性疾病应用下法的体会［J］．福建医药杂志，1981（5）：45–47.

69. 王琦，陈扬荣．通里攻下法在急性热病中的临床意义［J］．天津医药，1978（2）：84–87.

70. 张越，郝钰，吴珺，陈扬荣，邱全瑛．清养汤对流感病毒感染小鼠的死亡保护作用［J］．吉林中医药，2008，28（12）：932–933.

71. 张越，陈扬荣．辛甘化阳法在《温病条辨》中的应用［J］．中国中医基础医学杂志，2007，13（11）：822–823.

72. 王永，陈扬荣，江明，叶盈．血栓通（三七总皂苷）对内毒素休克大鼠心肌保护作用的研究［J］．光明中医，2006，21（8）：57–58.

73. 吴竞，杨爱国，阮诗玮，王智，陈扬荣，洪江淮，丘余良．保肾口服液对IgA肾病小鼠肾小球转化生长因子β1蛋白及mRNA的影响［J］．福建中医学院学报，2006，16（4）：30–31.

74. 陈扬荣，洪振丰，白平，纪立金，郭素华，程必武．福建中医学院实验教学体系的重构与实践［J］．中医教育，2006，25（4）：33–36.

75. 陈扬荣，王尔宁，黄争荣，江明．益气养阴解毒活血方对免疫性肝损伤小鼠血清 IL-6、TNF-α 的影响［J］. 中国中医基础医学杂志，2006，12（6）：428-432.

76. 陈锦芳，陈扬荣，戴春福，张明选，郑旭．《温病学》教学模式的改革［J］. 福建中医学院学报，2005，15（6）：51-52.

77. 王永，陈扬荣，叶盈，吴耀中，陈炳旺．灯盏细辛注射液治疗急性病毒性心肌炎临床观察［J］. 中国中医急症，2005，14（9）：813-814.

78. 黄争荣，陈华，江明，王尔宁，陈扬荣．益气养阴解毒活血方对免疫性肝损伤小鼠血清 IL-6、TNF-α 的影响［J］. 福建中医药，2005，36（4）：40-41.

79. 陈扬荣，黄争荣，纪立金，江明．益气养阴解毒活血方治疗慢性乙型肝炎 31 例的疗效观察［J］. 福建中医药，2005，36（1）：1-2.

80. 陈扬荣，任文英，江明，阮诗玮，陈壮威．补肾清热毒方对 cGVHD 狼疮小鼠肾组织细胞凋亡的调节作用［J］. 中华中医药杂志，2005，20（3）：151-154.

81. 吴水生，陈扬荣，李海松．论肾虚的阶段性、局部性和层次性［J］. 中国中医基础医学杂志，2001, 7（7）：12-13.

82. 陈扬荣，方群，严文锦，程必武，黄应清，周小玲．开展医教研协作，提高临床教学质量［J］. 福建医科大学学报（社会科学版），2000, 1（2）：30-32.

83. 张超群，陈扬荣，林若勤．四种中药复方对肝损伤大白鼠肝功能的影响［J］. 中国中西医结合杂志，1997，17（S1）：144-145.

84. 陈扬荣，江明．清气化瘀复方防治内毒素性家兔温病气分证发热作用的实验观察［J］. 浙江中医学院学报，1994，18（6）：30-31.

85. 陈扬荣，戴春福，江明．温病气分证应注重活血化瘀［J］. 甘肃中医学院学报，1994，11（2）：11.

86. 陈扬荣．也议甘温除热［J］. 陕西中医学院学报，1994，17（4）：9.

87. 陈扬荣．自拟尫痹汤对类风湿关节炎疗效观察［J］. 中国中医骨伤科，1994，2（1）：22-24.

88. 陈扬荣．吴有性与《温疫论》［J］. 中华医史杂志，1994（4）：228.

89. 陈扬荣，戴春福，江明．清气化瘀复方对内毒性家兔血小板功能的影响［J］. 成都中医学院学报，1993，16（2）：44-46.

90. 陈扬荣，高茵娜，唐平，林章琴．藿砂合剂治疗急性胃肠炎 23 例［J］. 江西中医药，1985（3）：15.

91. 陈扬荣．谈脾胃升降功能及其临床应用．福建医药杂志，1979（1）：27-29.

92. 章亭，黄争荣，吴竞．陈扬荣治疗慢性乙型病毒性肝炎的思路和方法［J］. 中华中医药杂志，2005，20（4）：228-230.

93. 吴竞．陈扬荣教授治疗肾性血尿的临床经验［J］. 福建中医药，2005，36（4）：12-13.